チャート
第4版

脳神経外科
NEUROSURGERY

三木 保 編集

医学評論社

編集

東京医科大学医学部	三木　保

執筆者

広島大学大学院医歯薬学総合研究科	栗栖　薫
広島大学大学院医歯薬学総合研究科	木下康之
東京医科大学八王子医療センター	池田幸穂
防衛医科大学校	島　克司
関西医科大学附属滝井病院	山内康雄
久留米大学医学部	服部剛典
久留米大学医学部	宮城知也
柳川リハビリテーション病院	重森　稔
東京医科大学医学部	中島伸幸
東京医科大学医学部	三木　保
獨協医科大学越谷病院	兵頭明夫
獨協医科大学越谷病院	鈴木謙介
筑波大学大学院人間総合科学研究科	松村　明
秋田大学大学院医学系研究科	溝井和夫
日本医科大学千葉北総病院	小林士郎
聖トマス大学人間文化共生学部	稲垣隆介
東邦大学医学部	周郷延雄
日本大学医学部	片山容一
日本大学医学部	永岡右章
名古屋市立大学医学部	山田和雄
名古屋市立大学医学部	大蔵篤彦
	（執筆順）

＊正誤情報，発行後の法令改正，最新統計，診療ガイドライン関連の情報につきましては，弊社ウェブサイト（http://www.igakuhyoronsha.co.jp/）にてお知らせいたします。

＊本書の内容の一部あるいは全部を，無断で（複写機などいかなる方法によっても）複写・複製・転載すると，著作権および出版権侵害となることがありますので，ご注意ください。

序

　多くの若い臨床医には，いつまでも手放したくない，医学生時代の手垢が付くまで使ったテキストというものがあります．それらの特徴は，単に学習事項の羅列ではなく，優先度と重要度が意識された上で，理解すべき事項が基礎的項目から応用項目に至るまで有機的かつコンパクトにまとめられているという点ではないでしょうか．

　近年，医師国家試験も brush-up され，従来の暗記型よりも，実地で求められる問題解決型の洗練された出題が多くなっています．したがって医師国家試験を目指す医学生にとってまさに必須のテキストは，前述のようなものではないかと思います．

　本書は，平成 5（1993）年の第 1 版発刊以来，多くの医学生によって，初期研修医になってから，さらに，内科，外科の研修においてまでも愛用されています．

　本書の特徴は，神経はなじみにくい，不得意だという方にとっても，神経診断学，神経画像診断学，そして治療までをもわかりやすく一冊で完結できるようにまとめてあるという点にあります．また，今回の改訂では，各分野で学生・研修医指導に情熱みなぎる先生方に，最新の知見を折り込みつつ，医学生として，研修医として理解しておくべきポイントをわかりやすくまとめていただきました．もちろん，医師国家試験にも対応できています．

　頭痛，めまい，嘔吐などは卑近な症状でありますが，これらの症状に対して鑑別を要する疾患は膨大です．一方，脳神経外科学の対象となる脳卒中，脳腫瘍，頭部外傷なども同様な症状で発症します．また，これらの疾患は適正な診断治療がなされないときわめて重篤な結果に陥ることも少なくありません．

　脳神経外科は特別な科目ではありません．患者さんを診るときには必ず必要となる知識の一つです．読者の皆さんが医学生の時代に本書を手に取ることにより，脳神経外科学の根幹をなす神経学から外科治療までの実際に役に立つ知識を基本から学び，そしてそれが医師としての幅広い臨床能力に結びつくことを願ってやみません．

　最後に，ご多忙の中ご執筆いただいた先生方，ならびに編集にお力添えをいただいた医学評論社編集部に深く感謝申し上げます．

平成 23 年 9 月吉日

三木　保

初版序

"Ars longa, vita brevis"とは，ヒポクラテスの箴言集のはじめに出てくる言葉として有名である．この言葉が英訳されたとき，「芸術は永く，されど人生は短し」としてしまったらしい．それにしても，今をいかに生きるかを教えた語句として，極めて教訓的である．漢詩の「少年老い易く，学成り難し，……」と同じと考えてよい．

わが国では，学問大系として脳神経外科学が教育のなかに取り入れられたのは，昭和40年頃からで，それ以前は外科学の一部として講義がなされていたように思われる．わずかに始まって約30年である．しかし，時代は神経外科学を要求し，その後の脳神経外科学の発達は目覚ましく，放射線診断機器や磁気装置の開発は驚異的であり，今日では国際的にもわが国の脳神経外科学は高い評価を受けるにいたった．

もちろん，脳外科医はこの日進月歩の脳の先端医学を修得し，これから脳神経外科学を学ぶ諸君にup-to-dateの知識を与えようとしている．諸君らがこの新シリーズのなかで，わが国を代表する著者により執筆された本書の内容を勉強し，理解されることは私にとって喜びである．

本書の構成は基礎神経診断学から神経放射線診断，画像読影，脳神経外科手術，あるいはinterventional neurosurgeryとしての技術解説，脳機能の働きまでを簡明にのべ，学生が学ぶ最適な参考書として執筆を願った．

私はかつて断片的に神経外科を学んだが，顧みるといかに系統的に，そして基礎的に何が大切かを教えてくれる参考書がなかった．自らが興味をもち，自らに学ぶうちに参考書はどうあるべきかを考えた．

かつて，マドリード大学の正面の入口に大きな二人の石像があったのを思い出した．この大学は神経解剖学で有名なCajalが学んだ大学である．その像は二人の人物と一頭の馬から出来ていて一人は倒れながら片手でトーチを差し上げ，次の若者に渡そうとしている，実にすばらしいモチーフを石像としたものである．学問とは次代の若者が受け継ぎ，そして次のランナーに引き継ぎ，それは永遠に繰り返すものなのである．

平成5年3月吉日

伊東　洋

カラー写真

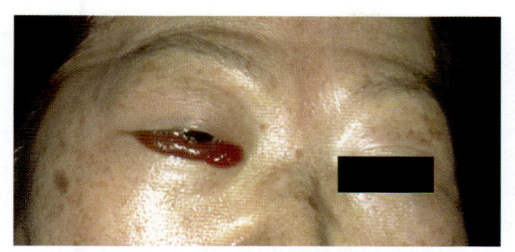

No.1 海綿静脈洞部硬膜動静脈瘻症例の眼症状（本文・図6-8）
右眼の眼球突出，結膜の充血と浮腫がみられる。右眼の周囲を聴診すると拍動性雑音が聴取される。

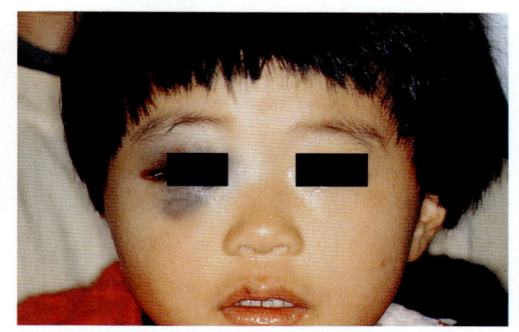

No.2 眼鏡様皮下血腫（パンダの目徴候）（本文・図7-8）
右眼窩部に眼鏡様皮下血腫を認める（4歳，女児）。

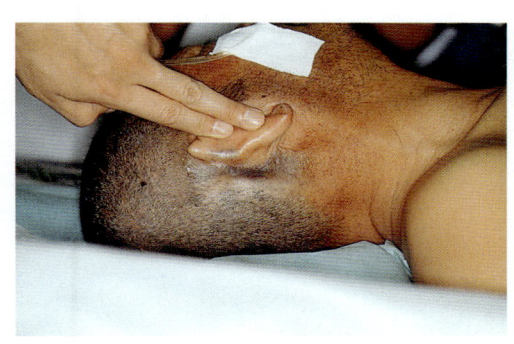

No.3 Batlle徴候（本文・図7-9）
右耳介後部乳様突起部の溢血斑を認める（36歳，男性）。

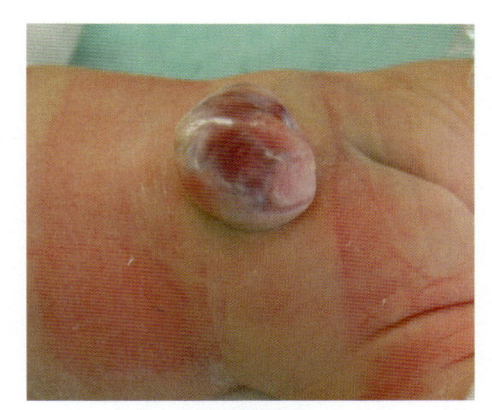

No.4 出生時の脊髄髄膜瘤（本文・図8-1）
右が尾側。囊胞状に膨らんでいる部分の尾側，正中に神経が露出している。この症例では，囊胞内は神経組織以外，ほとんど髄液である。

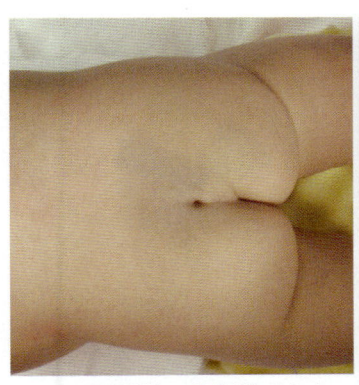

No.5 閉鎖性二分脊椎（本文・図8-2(a)）
殿裂の異常と皮膚陥没を認める。

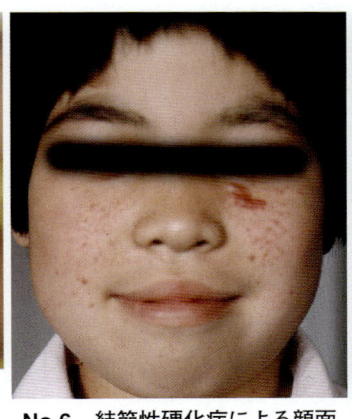

No.6 結節性硬化症による顔面血管線維腫（本文・図8-21）

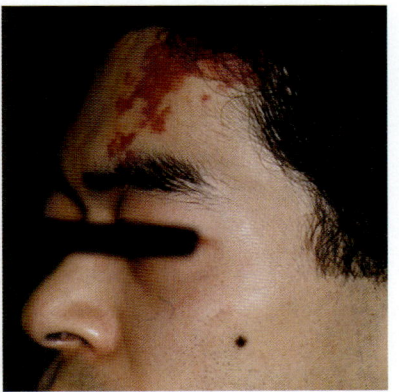

No.7 Sturge-Weber症候群による三叉神経領域の一側性血管腫（本文・図8-23）

目　次

I　総　論

1　診察・診断　　栗栖　薫・木下康之

医療面接 …………………………………………3
1. 医療面接の前に　3
2. 話の進め方　3
3. 問　診　4

神経系の診察 ……………………………………7
1. 一般的診察　8
2. 脳神経　11
3. 運動系　15
4. 感覚系　20
5. 反　射　22
6. 髄膜刺激症状　24

中枢神経の構造・機能 …………………………24
1. 大脳の局在機能・障害　25
2. 小脳の機能・障害　29
3. 脳幹の局在機能・障害　29
4. 脊　髄　31

脳神経外科の境界領域 …………………………31
1. 眼科領域　31
2. 耳鼻科領域　33
3. 内分泌内科領域　34
4. 婦人科領域　34
5. 歯科領域　34

【チェック問題1】………………………………36

2　主要症候

意識障害　　池田幸穂
1. 脳神経外科疾患と意識障害　38
2. 意識障害の重症度分類　39
3. 意識障害の評価法　39
4. 特殊な型の意識障害　41
5. 脳死　42
6. 意識障害時の診察法　43

頭蓋内圧亢進と脳ヘルニア　　島　克司
1. 頭蓋内圧亢進の病態　46
2. 頭蓋内圧亢進の原因　48
3. 頭蓋内圧亢進の症状　48
4. 頭蓋内圧モニタリング　50
5. 脳ヘルニア　52
6. 頭蓋内圧亢進の治療　55

脳浮腫　　山内康雄
1. 病態と概念　57
2. 原　因　58
3. 症　状　58
4. 画像診断　58
5. 治　療　59

頭　痛　　服部剛典・宮城知也・重森　稔
1. 頭痛に関する解剖　61
2. 分　類　62

認知症　　服部剛典・宮城知也・重森　稔
1. 鑑　別　64
2. 外科的治療が有効な認知症　66

けいれん　　服部剛典・宮城知也・重森　稔
1. てんかんの分類　67
2. てんかんの原因と頻度　68
3. 難治性てんかん　69
4. てんかんの診断　69
5. てんかんの治療　70
6. けいれん重積状態　70

【チェック問題2】………………………………72

3　画像検査　　中島伸幸・三木　保

頭部単純X線撮影 ………………………………74
1. 撮影法　74
2. 読影法　76

X線コンピュータ断層撮影（X線CT） 80
 ① 原理と技術 80
 ② 検査の種類 81
 ③ 検査の安全 84
 ④ 読影法 84

磁気共鳴画像（MRI） 87
 ① 原理と技術 87
 ② 造影磁気共鳴画像 97
 ③ 磁気共鳴血管撮影（MRA） 98
 ④ MRIと最新技術 99

脳血管撮影 101
 ① 撮影法 101
 ② 脳血管撮影画像と正常解剖 102
 ③ 脳血管撮影が必要な病態 108

核医学検査・シンチグラフィ 108
 ① 原理 108
 ② 適応 109
 ③ その他 109

脳槽造影法 113
 ① 検査の適応 113
 ② RI脳槽造影法 113
 ③ CT脳槽造影法 114
 ④ 脳槽造影と病態 114

国試既出問題からみた画像診断のポイント 115
 ① CTと病態 115
 ② MRIと病態 119
 ③ 脳血管撮影と病態 124
 【チェック問題3】 125

4 治療　兵頭明夫・鈴木謙介

インフォームドコンセント 127
薬物治療 127
 ① 意識障害・脳圧コントロール 127
 ② 脳卒中 129
 ③ 頭痛 130
 ④ けいれん 130
 ⑤ 感染 130
 ⑥ 化学療法 131

手術治療 131
 ① 術前検査 131
 ② 脳神経外科手術のモニター・麻酔 131
 ③ 開頭手術 133
 ④ 穿頭術 135
 ⑤ 経蝶形骨洞的下垂体腺腫摘出術 137
 ⑥ 内頚動脈内膜剥離術 137
 ⑦ 脳室-腹腔シャント術 138
 ⑧ 先天奇形 139
 ⑨ 脊椎・脊髄疾患 139
 ⑩ 機能的脳神経外科手術 140
 ⑪ 術後管理 141

脳血管内治療 141
 ① 脳動脈瘤塞栓術 141
 ② 内頚動脈ステント留置術 142
 ③ 脳動静脈奇形 143
 ④ 脳動静脈瘻・内頚動脈-海綿静脈洞瘻 143
 ⑤ 脊髄動静脈奇形・脊髄動静脈瘻 144
 ⑥ 術前腫瘍血管塞栓術 144
 ⑦ 脳血管内治療の合併症 144

放射線治療 144
 ① 放射線照射機器の種類 144
 ② 適応と実際 145
 ③ 合併症 146

リハビリテーション 146
 【チェック問題4】 147

II 各 論

5 脳腫瘍　松村 明

脳腫瘍総論 151
 ① 分類（WHO分類） 151
 ② 症状 151
 ③ 脳腫瘍の局在による局所症状 152
 ④ 鑑別と診断 154
 ⑤ 治療 157

神経膠腫 158
 ① びまん性星細胞腫 158

- ②退形成性星細胞腫　159
- ③膠芽腫　159
- ④毛様性星細胞腫瘍　161
- ⑤乏突起神経膠腫　162
- ⑥上衣腫　163
- ⑦髄芽腫　165
- ⑧中枢神経系原発性悪性リンパ腫　166

髄膜腫 ……………………………………… 167
- ①定　義　167
- ②頻　度　167
- ③症　状　168
- ④画像診断　169
- ⑤病　理　171
- ⑥治　療　171

下垂体腺腫 ……………………………… 172
- ①定　義　172
- ②頻　度　172
- ③好発部位　172
- ④症　状　173
- ⑤画像診断　174
- ⑥病　理　175
- ⑦治　療　175

聴神経腫瘍 ……………………………… 176
- ①定　義　176
- ②頻　度　176
- ③好発部位　177
- ④症　状　177
- ⑤神経耳科学検査　177
- ⑥画像診断　177
- ⑦病　理　178
- ⑧治　療　178

頭蓋咽頭腫 ……………………………… 178
- ①定　義　178
- ②頻　度　179
- ③好発部位　179
- ④症　状　179
- ⑤画像診断　179
- ⑥病　理　180
- ⑦治　療　181
- ⑧鑑別診断　181

胚細胞性腫瘍（生殖細胞腫瘍）……… 182
- ①定　義　182
- ②頻　度　182
- ③好発部位　182
- ④症　状　183
- ⑤血清腫瘍マーカー　183
- ⑥画像診断　184
- ⑦病　理　184
- ⑧治　療　186

血管芽腫 ………………………………… 186
- ①定　義　186
- ②頻　度　186
- ③好発部位　186
- ④症　状　187
- ⑤画像診断　187
- ⑥病　理　187
- ⑦治　療　187

転移性脳腫瘍 …………………………… 188
- ①定　義　188
- ②頻　度　188
- ③好発部位　188
- ④原発巣　188
- ⑤症　状　188
- ⑥画像診断　189
- ⑦病　理　190
- ⑧治　療　190

頭蓋骨腫瘍 ……………………………… 191
- ①定　義　191
- ②頻　度　191
- ③好発部位　191
- ④症　状　191
- ⑤画像診断　192
- ⑥治　療　192

【チェック問題5】……………………… 193

6　脳血管障害　　溝井和夫

脳血管障害の分類と疫学 …………… 195
- ①分　類　195
- ②疫　学　195
- ③危険因子　195

くも膜下出血 ……………………… 196
脳動脈瘤 ………………………… 196
- ① 病　態　196
- ② 疫　学　197
- ③ 検　査　198
- ④ 治　療　198
- ⑤ 解離性脳動脈瘤　200

脳動静脈奇形 …………………… 201
- ① 概　念　201
- ② 病　態　201
- ③ 診　断　201
- ④ 治　療　203

硬膜動静脈瘻 …………………… 203
- ① 病　態　203
- ② 発生部位　203
- ③ 症　状　204
- ④ 海綿静脈洞部硬膜動静脈瘻の病態と症状　204
- ⑤ 内頚動脈-海綿静脈洞瘻の病態と症状　204
- ⑥ 診　断　204
- ⑦ 治　療　205

脳内出血・高血圧性脳内出血 …… 206
- ① 病　因　206
- ② 高血圧性脳内出血の発生部位と症状　206
- ③ 検　査　207
- ④ 治　療　207

虚血性脳血管障害 ……………… 208
- ① 分　類　208
- ② 一過性脳虚血発作　210
- ③ アテローム血栓性脳梗塞　211
- ④ 脳塞栓症　211
- ⑤ 画像所見　212
- ⑥ 脳梗塞急性期の内科的治療　214
- ⑦ 脳梗塞の外科的治療　214
- ⑧ 脳幹梗塞による重要症候群　216

もやもや病 ……………………… 217
- ① 定　義　217
- ② 症　状　217
- ③ 診　断　219
- ④ 治　療　219

脳静脈洞血栓症・脳静脈血栓症 … 22
- ① 病　態　220
- ② 原　因　220
- ③ 症　状　220
- ④ 診　断　220
- ⑤ 治　療　220

リハビリテーション …………… 220
- ① リハビリテーションの分類　220
- ② 急性期リハビリ　221
- ③ 回復期リハビリ　222
- ④ 維持期リハビリ　222
- ⑤ 維持期リハビリと介護保険　222
- 【チェック問題6】………………… 224

7　頭部外傷
小林士郎

頭部外傷の分類 ………………… 227
- ① 荒木分類　227
- ② Glasgow Coma Scale による分類　228
- ③ びまん性損傷　228

頭部外傷の発生機序 …………… 229
- ① 外力の種類　229
- ② 脳損傷発生のバイオメカニクス　229
- ③ 直撃損傷と反衝損傷　230
- ④ 一次性脳損傷と二次性脳損傷　230

頭部外傷の診断 ………………… 231
- ① 問　診　231
- ② 頭皮および全身の状態　231
- ③ 神経学的検査　231
- ④ CT　232
- ⑤ 頭蓋単純X線撮影　234
- ⑥ 脳血管撮影　234
- ⑦ 脳　波　234
- ⑧ 頭蓋内圧測定　234
- ⑨ 誘発電位　234
- ⑩ 超音波断層診断法　235
- ⑪ 核磁気共鳴画像法（MRI）　235

頭部外傷の治療 ………………… 235
- ① 軽症例に対する治療方針　235
- ② 中等症・重症例に対する治療方針　236
- ③ 頭部外傷の予後判定　238

頭蓋軟部外傷 ………………………… 238
- ① 開放性頭蓋軟部外傷　239
- ② 閉鎖性頭蓋軟部外傷　239

頭蓋骨骨折 ……………………………… 240
- ① 線状骨折　240
- ② 陥没骨折　241
- ③ 頭蓋底骨折　243
- ④ 視神経管骨折　245
- ⑤ 眼窩底破裂（吹き抜け）骨折　245
- ⑥ 進行性（拡大性）頭蓋骨骨折　246

開放性頭部外傷 ………………………… 246

急性外傷性頭蓋内出血 ………………… 247
- ① 急性硬膜外血腫　247
- ② 急性硬膜下血腫　250
- ③ 急性外傷性脳内血腫　252

脳挫傷 …………………………………… 253

頭部外傷後遺症 ………………………… 254
- A．肉眼的病変の著明なもの …………… 254
  - ① 骨折に起因するもの　254
  - ② 外傷性脳血管障害　256
  - ③ 血腫　257
  - ④ 外傷性脳神経損傷　260
- B．肉眼的病変の著明でないもの ……… 262
- C．外傷性てんかん ……………………… 262

小児頭部外傷 …………………………… 263
- ① 解剖学的特異性　263
- ② 児童虐待　263
- ③ 小児頭部外傷後嘔吐症　265

【チェック問題7】…………………… 266

8　先天奇形　　　　　　稲垣隆介

神経管閉鎖不全症 ……………………… 270
- ① 二分脊椎　270
- ② 二分頭蓋　273

大脳の奇形 ……………………………… 274
- ① くも膜嚢胞　274
- ② 孔脳症　274
- ③ 裂脳症　275

後頭蓋窩の奇形 ………………………… 276
- ① Dandy-Walker 症候群　276
- ② Chiari 奇形　276
- ③ 脊髄空洞症　277

頭蓋縫合早期癒合症 …………………… 278
- ① 矢状縫合早期癒合症　278
- ② 冠状縫合癒合症　278
- ③ 多縫合早期癒合症　279
- ④ 前頭縫合早期癒合症　279
- ⑤ 症候性頭蓋縫合早期癒合症　279

頭蓋頸椎移行部奇形 …………………… 280
- ① 頭蓋底陥入症　280
- ② 環軸椎亜脱臼　280
- ③ 歯状突起分離症　280
- ④ Klippel-Feil 症候群　280

母斑症 …………………………………… 281
- ① 神経線維腫症Ⅰ型（von Recklinghausen 病）　281
- ② 結節性硬化症（Pringle 病）　281
- ③ Sturge-Weber 症候群　282

【チェック問題8】…………………… 284

9　水頭症　　　　　　　稲垣隆介

水頭症総論 ……………………………… 287
- ① 分　類　287
- ② 治　療　288

小児水頭症 ……………………………… 288
- ① 先天性水頭症　289
- ② 出血に伴う低出生体重児の水頭症　289
- ③ 感染後水頭症　290
- ④ 鞍上部くも膜嚢胞に伴う水頭症　290

特殊な水頭症 …………………………… 290
- ① 正常圧水頭症　290
- ② 中脳水道狭窄症　291

【チェック問題9】…………………… 294

10　炎症性疾患　　　　　周郷延雄

脳膿瘍 …………………………………… 295
- ① 感染経路　295
- ② 発生部位　296
- ③ 起炎菌　296

④年　齢　296
　　⑤症　状　297
　　⑥診　断　297
　　⑦鑑別診断　298
　　⑧治　療　299
　　⑨予　後　300
　硬膜下膿瘍 …………………………… 300
　　①発生原因　300
　　②発生部位　300
　　③症　状　300
　　④診　断　300
　　⑤治　療　301
　硬膜外膿瘍 …………………………… 301
　　①症　状　301
　　②診　断　301
　　③治　療　301
　　　【チェック問題10】…………… 302

11　機能神経外科

片山容一・永岡右章

　機能神経外科の概要 ………………… 303
　難治性疼痛 …………………………… 303
　　①三叉神経痛　303
　　②その他の難治性疼痛　304
　不随意運動 …………………………… 305
　　①錐体外路系の機能　305
　　②Parkinson病　305
　　③Parkinson症候群　307
　　④その他の不随意運動　307
　　⑤顔面けいれん　308
　てんかん ……………………………… 309
　定位脳手術 …………………………… 310
　　　【チェック問題11】…………… 311

12　脊椎・脊髄疾患

山田和雄・大蔵篤彦

　脊髄・脊椎の解剖 …………………… 313
　　①脊　髄　313
　　②脊　椎　314

　脊椎・椎間板障害 …………………… 316
　　①頸椎椎間板ヘルニア　316
　　②頸椎症　316
　　③頸部脊柱管狭窄症　317
　　④後縦靱帯骨化症　318
　　⑤黄色靱帯骨化症　318
　　⑥胸椎椎間板障害　318
　　⑦腰椎椎間板ヘルニア　319
　　⑧腰部脊柱管狭窄症　319
　脊髄腫瘍 ……………………………… 320
　　①髄内腫瘍　321
　　②硬膜内髄外腫瘍　322
　　③硬膜外腫瘍　323
　脊髄動静脈奇形 ……………………… 323
　　①脊髄の血管解剖　323
　　②種類と症状　325
　　③診　断　325
　　④硬膜動静脈瘻　325
　　⑤脊髄前動静脈瘻　326
　　⑥脊髄内動静脈奇形　327
　　⑦その他の脊髄血管障害　327
　脊椎・脊髄損傷 ……………………… 327
　　①脊椎骨折の原因別分類　327
　　②脊髄損傷の症状　328
　　③画像診断　329
　　④治　療　329
　脊髄空洞症 …………………………… 330
　　　【チェック問題12】…………… 331

13　末梢神経の外科

山田和雄・大蔵篤彦

　　①末梢神経の解剖　332
　　②末梢神経損傷　332
　　③絞扼性神経障害　335
　　④胸郭出口症候群　337
　　⑤末梢神経腫瘍　338
　　　【チェック問題13】…………… 339
　和文索引 ……………………………… 340
　欧文索引 ……………………………… 347

I 総論

1 診察・診断 *3*
2 主要症候 *38*
3 画像検査 *74*
4 治療 *127*

1 診察・診断

医療面接

1 医療面接の前に

　医師にとっては，患者さんの視点に立った安全性の高い医療提供が社会的責務である。患者さんや家族に不快感を与えないような**マナー**，**身だしなみ**に加え，医療安全や**患者プライバシー**への配慮も必要とされている。
　① 医療安全
　・患者さんの安全を常に心がける。
　・患者さんの個人情報を守秘する義務がある。
　・院内感染を予防するためにこまめな手洗いを実行する。
　② プライバシーへの配慮
　③ マナー，身だしなみ
　・医師は身だしなみをよくし，礼儀正しく振る舞う。
　・医師と患者の好ましい位置関係は，**90度法**による対座法である（**図1-1**）。

2 話の進め方

　診断に必要な正しい情報を患者さんから詳細に引き出すこと（**問診**）に加え，人間として患者さんに接して**信頼関係**を築くことが医療面接の目的である。そのためには，面接者の**共感的態度**（理解的態度や支持的態度）が重要である。

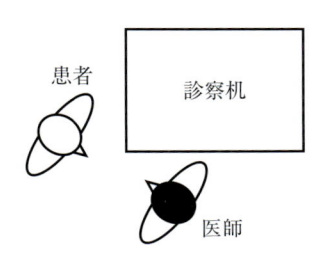

図1-1　診察における好ましい位置関係

総論

> **CHART 1**
> 医療面接の目的は，患者さんから情報を引き出すこと（問診）に加え，人間として患者さんとの信頼関係を築くこと

① オープニング
・適切な呼び入れを行う。必要があれば介助を行う。
・医師から自己紹介を行い，患者さんの名前をフルネームで確認する。
② 患者さんとの良好なコミュニケーション
・患者さんの状態に合った適切な声の大きさ，話のスピード，声の音調を保つ。
・わかりやすく，ていねいな言葉使いで会話する。
・積極的な傾聴を心がける。
・コミュニケーションを促進させるような言葉がけ，うなずき，あいづちを適切に行う。
・患者さんの思いや不安，検査や治療に対する希望や期待などを把握する。
③ 患者さんに話を聞く（次項参照）。
④ 患者さんに話を伝える。
・専門用語ではなく平易な言葉で話をする。
・患者さんが話を理解できているかどうかを確認する。
・患者さんが質問したり意見を話せるように配慮する。
⑤ クロージング（診察への移行）
・聞き漏らしや質問がないかたずねる。
・面接終了後，患者さんが次にどうしたらよいかを適切に伝える。

3 問 診

医療面接で収集すべき情報は，表 1-1 に示す 6 項目に集約できる。
① 主訴： 主訴（症状）に関する情報収集では，表 1-2 に示した項目を明確にする。特徴的主訴は原因疾患を推定できることができ，診断に有用である（表 1-3）。

表 1-1 医療面接で収集すべき情報

① 主訴
② 現病歴
③ 既往歴
④ 家族歴
⑤ 患者背景
⑥ システムレビュー

表 1-2 症状に関する 7 項目

① 症状の部位
② 症状の性状（性質，頻度，持続時間）
③ 症状の程度
④ 症状の経過（発症時期，持続期間，頻度や程度の時間的変化）
⑤ 症状の起きる状況
⑥ 症状を増悪，寛解させる因子
⑦ 症状に随伴する他の症状

表 1-3 特徴的主訴と代表的疾患

主　訴	代表的疾患
突然の激しい頭痛	くも膜下出血
繰り返す一側の視力障害	脳梗塞の切迫状態
両耳側半盲	下垂体腫瘍
同名半盲	後頭葉，側頭葉病変
複視	内頚動脈-後交通動脈瘤，松果体部腫瘍
眼球突出，結膜の充血浮腫	内頚動脈-海綿静脈洞瘻（CCF）
誘発される一側の顔面痛	三叉神経痛
一側の感音性難聴	聴神経腫瘍
尿崩症（DI）	胚細胞腫瘍，頭蓋咽頭腫
乳汁分泌，月経不整	プロラクチン（PRL）産生下垂体腺腫
先端巨大症，巨人症	成長ホルモン（GH）産生下垂体腺腫
満月様顔貌，中心性肥満	Cushing 病
上方注視麻痺（Parinaud 症候群）	松果体部腫瘍
性早熟	胚細胞腫瘍
下肢のみの対麻痺	脊髄円錐部腫瘍，大脳鎌髄膜腫
過呼吸による麻痺	もやもや病

CHART 2
内頚動脈瘤は，複視や眼瞼下垂（動眼神経麻痺）を来すことがある

② 現病歴：　脳神経外科的疾患の症状の発症様式，症状の経過には，疾患ごとに特有のものがあり，現病歴をていねいに聴取して診断を絞り込む。発症様式，症状の経過は多彩であるが，大きくは図 1-2 に示したように，一過性型，急性完成型，増悪型，前駆型と分類できる。

③ 既往歴：　脳神経外科疾患の多くは既往歴が診断のヒントとなる。過去に罹患した疾患や外傷については，その治療内容や現在の状態（現在の内服薬など）を明らかにする必要がある（表 1-4）。

④ 家族歴：　脳神経外科疾患には，遺伝性や家族性の疾患があるので，家族歴の詳細な聴取は欠かせない（表 1-5）。

総論

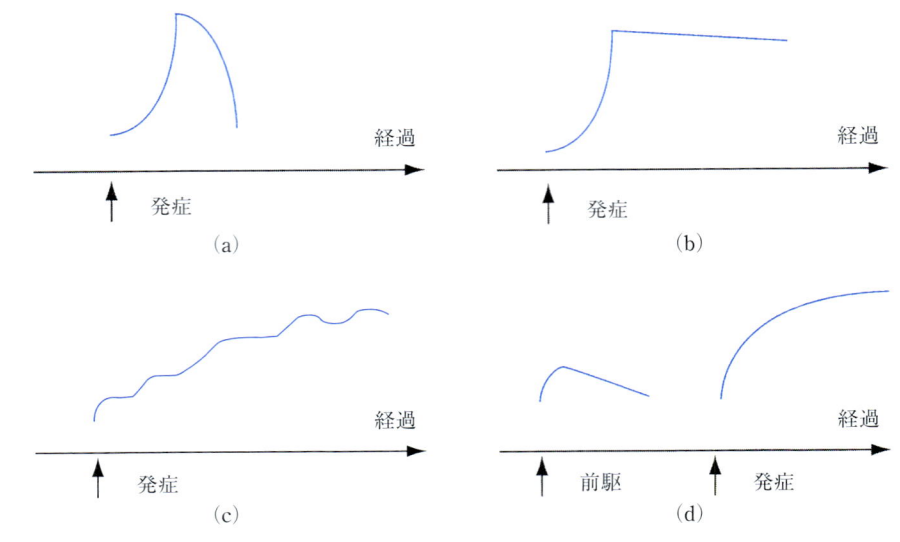

(a) 経過　↑発症

(b) 経過　↑発症

(c) 経過　↑発症

(d) 経過　↑前駆　↑発症

図 1-2　疾患による発症様式と経過の特徴

(a) 一過性型：突然発症，短時間内回復（例：一過性脳虚血発作（TIA），三叉神経痛，顔面けいれん，てんかん）。(b) 急性完成型：突然発症，発症持続（例：脳出血，くも膜下出血，脳塞栓，外傷，中毒，急性炎症）。(c) 増悪型：しだいに症状が悪化（例：多くの脳腫瘍，変性疾患）。(d) 前駆型：前駆後，一定時期を経て発症（例：小脳梗塞はめまい後，数時間〜数日後急速に意識障害が進行する。脳膿瘍では発熱後しばらくして神経症状発生。慢性硬膜下血腫は前駆に軽い頭部打撲があることが多く，数か月に発症。脳動脈瘤破裂は破裂に遡って警告徴候としての頭痛や一側動眼神経麻痺がみられることがある）。

表 1-4　既往歴と関連する疾患

既往歴	疾　患
高血圧，糖尿病，脂質異常症，心疾患	脳血管障害
心房細動	脳塞栓症
軽い頭部打撲	慢性硬膜下血腫
頭部外傷，脳血管障害	てんかん
悪性腫瘍	転移性脳腫瘍
先天性心疾患，中耳炎，う歯	脳膿瘍

表 1-5　家族歴と関連する疾患

疾　患	合併する神経疾患
遺伝性疾患	
神経線維腫症	神経鞘腫，髄膜腫
結節性硬化症	上衣下結節，てんかん
von Hippel-Lindau（VHL）病	血管芽腫
多発性嚢胞腎	脳動脈瘤
Ehlers-Danlos 症候群	脳動脈瘤
Marfan 症候群	脳動脈瘤
家族性疾患	
脳動脈瘤	脳動脈瘤
もやもや病	もやもや病

表 1-6　患者背景で収集すべき情報

職歴や職場環境
家庭環境（ペット，家族構成など）
生活習慣（1日の過ごし方，睡眠など）
嗜好（飲酒，喫煙など）
過去の受療行動，対処行動
他科受診の有無
海外居住・渡航歴

⑤患者背景：　脳神経外科疾患には，患者さんの仕事や生活習慣と密接に関わる疾患がある。飲酒や喫煙以外にも，家庭環境や生活習慣の中に診断に有用な情報が含まれていることがある（表 1-6）。

⑥システムレビュー（system review）：　脳神経外科を受診する患者さんには，必ずしも神経系統のみに病気があるとは限らない。他の系統に異常がないかを，以下のような項目，症状，徴候などを系統的に確かめておく。

- 全体的には：　体重の変化，食欲，睡眠，皮膚の状態や浮腫の有無など
- 循環器系では：　血圧，動悸や不整脈など
- 呼吸器系では：　息切れや空咳，血痰など
- 消化器系では：　心窩部痛や腹痛，便の性状など
- 泌尿器系では：　尿の性状，排尿回数（特に夜間）や飲水との関係など
- 婦人科系では：　初経，月経不整，基礎体温，乳汁分泌など

神経系の診察

神経症状とその障害程度を知り，病変の局在・広がりについて診断する。診察時に医原性障害を起こさないよう注意する。

CHART 3

- 外傷例などでは，診断確定前に不用意に動かしてはならない。損傷している脊椎に気づかずに脊髄に障害を加えることがある
- 脳出血やくも膜下出血が疑われる場合は，診察による無用なストレス，疼痛を加えて再出血を誘発してはならない

総論

1 一般的診察

a．神経学的検査のステップ

神経学的検査は，一定のステップに従い，見落としをなくすようにする。一般的診察で全身状態を把握して，次に神経系検査を行う。通常の手順を表1-7に示すが，系統的であれば診察の順序は変更してもよい。

CHART 4
患者さんの状態，緊急度に合わせて臨機応変に診察・検査を進める

b．一般的診察

1）視　診

（1）皮膚変化（母斑症など）

① カフェオレ斑（café au lait spots）と全身の皮下腫瘤：　神経線維腫症Ⅰ型（von Recklinghausen病）

② 鼻柱から両頬に黄色，赤褐色の皮脂腺腫：　結節性硬化症に特徴的

③ 一側の顔面や頭皮の血管母斑：　Sturge-Weber症候群に特徴的

（2）外観異常（下垂体ホルモン分泌異常など）

① 巨人症および先端巨大症：　成長ホルモン産生下垂体腺腫

② 満月様顔貌，中心性肥満，多毛症：　Cushing症候群

③ 性早熟（precocious puberty）：　胚細胞腫瘍（ヒト絨毛性性腺刺激ホルモン（human chorionic gonadotropin：hCG）分泌過剰）

④ 眼球突出：　眼窩内腫瘍，内頚動脈-海綿静脈洞瘻（CCF）

⑤ 皮膚の乾燥，粗糙：　下垂体機能低下症

（3）頭部の変形

① 大頭蓋：　水頭症，Dandy-Walker症候群など

② 小頭蓋：　狭頭症

③ 頭蓋の非対称：　頭蓋内圧亢進を伴う病変（くも膜嚢胞など）や脳の萎縮性病変

表1-7　脳神経外科診察のステップ

① 一般的診察（視診，触診，聴診）
② 言語機能，意識レベルの確認
③ 脳神経（座位）
④ 上肢の運動系（座位）
⑤ 起立・歩行（立位）
⑥ 下肢の運動系（臥位）
⑦ 感覚系（臥位）
⑧ 反射（臥位）

(脳欠損，孔脳症，脳萎縮)
　④ 頭部の限局性変化： 骨腫瘍，骨折，二分頭蓋の頭瘤，骨膜洞など
　(4) 頭頸移行部の異常，背部正中線上の腫瘤など： 髄膜瘤，潜在性二分脊椎，皮膚洞など
　(5) 外傷性変化
　① 眼鏡様皮下血腫(パンダの目徴候：black eye, raccoon eye)： 前頭蓋底骨折による眼窩周囲皮下出血
　② Battle 徴候： 中頭蓋底骨折による乳頭突起，耳介後部の溢血斑
　③ 髄液耳漏： 頭蓋底骨折，硬膜損傷に伴って，髄液が中耳を経由して外耳孔外へと流出

CHART 5
眼鏡様皮下血腫（パンダの目徴候），Battle 徴候は，頭蓋底骨折でみられる

　(6) 末梢神経麻痺
　① 下垂手（drop hand）： 橈骨神経麻痺
　② 猿手（ape hand）： 正中神経麻痺
　③ 鷲手（claw hand）： 尺骨神経麻痺
　④ 下垂足（drop foot）： 総腓骨神経麻痺
　⑤ 鉤足（talipes）： 脛骨神経麻痺
2) 触　診
① 縫合線を越えない軟らかい頭皮下腫瘤： 骨膜下血腫
② 縫合線を越える軟らかい頭皮下腫瘤： 帽状腱膜下血腫
③ 頭皮下腫瘤： 骨腫瘍，軟部組織腫瘍など

CHART 6
帽状腱膜下血腫は，縫合線を越えて広がる

3) 聴　診
特に血管雑音（bruit）の聴取が診断に重要である。
① 頸部での血管雑音： 頸部内頸動脈狭窄
② 眼窩での血管雑音： 内頸動脈-海綿静脈洞瘻（CCF）
③ 耳介後部での血管雑音： 横・S字状静脈洞瘻

c．言語機能・意識レベルの確認
1) 言語機能
言語障害については，まず構語（音）障害なのか，失語なのか区別しなければならない。

(1) 構語障害

構語障害とは，発語に関係する神経や筋肉の障害によって起こり，**うまくしゃべれない状態**をいう．つまり，**言葉尻がはっきりしない状態**である．口唇，舌，咽頭，喉頭などの筋やそれを支配する神経系の異常が原因となる．原因疾患として，大脳両側性脳血管障害（仮性球麻痺），球麻痺，小脳疾患，Parkinson 病，重症筋無力症などがあげられる．

(2) 失　語

失語とは，二次的脳障害（脳血管障害，脳腫瘍など）で起こり，**正常な言語活動が障害された状態**である．失語の鑑別については図 1-3 を参考に診断を進めるが，詳細は成書を参考にしてもらいたい．代表的な失語として **Broca 失語**と **Wernicke 失語**がある．

① **Broca 失語（運動性失語）**：　言語理解が可能であるが，自発言語，言葉の復唱ができない．障害部位は**優位半球の前頭葉**（Broca 野）とされる．原因疾患として脳梗塞（中大脳動脈の閉塞など），脳出血，脳腫瘍などがあげられる．

② **Wernicke 失語（感覚性失語）**：　言語了解が阻害され，流暢に発語するが何をいおうとしているのかわからない．障害部位は**優位半球の側頭葉**（Wernicke 野）とされる．原因疾患として脳梗塞（中大脳動脈の閉塞など），脳出血，脳腫瘍などがあげられる．

CHART 7

Broca 失語は，優位半球の前頭葉の障害によって生じる運動性失語

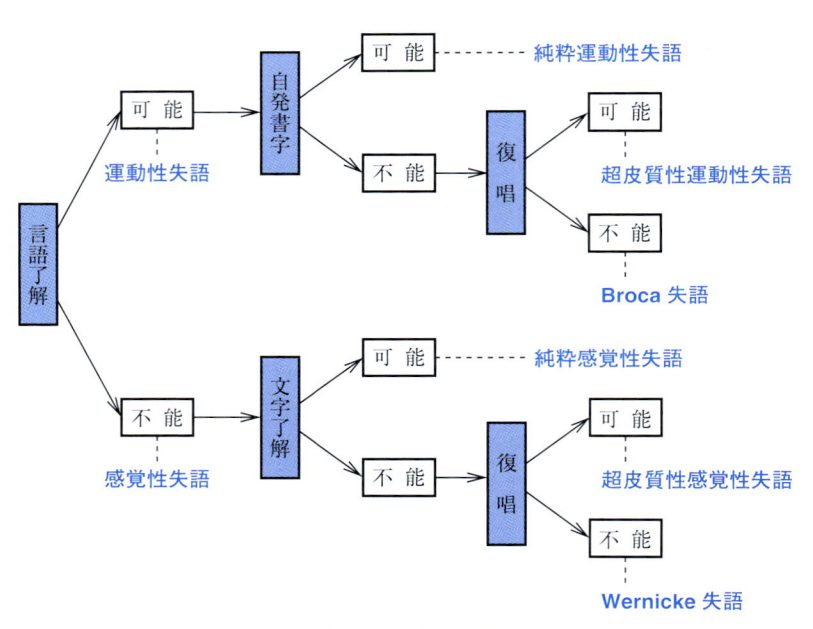

図 1-3　失語の鑑別

2）意識レベルの確認など

意識障害の程度を一定の尺度で評価し，意識レベルを決定することが障害の重症度を知り，その後の症状の増悪，改善の目安や他医との意志疎通の手段として重要である。代表的な意識レベル評価法として，Glasgow Coma Scale（GCS），Japan Coma Scale（JCS）（Ⅲ-3-9 度方式意識障害評価法）がある（表 2-1，2-2 参照）。

2 脳神経

脳神経は左右 12 対からなり，その障害により現れるサインは頭蓋内外病変の部位診断にきわめて有用である。脳神経の機能の概略を図 1-4 に示し，その診察方法を解説する。

各脳神経の名称と主な機能を表 1-8 に示す。

脳神経には副交感神経の機能をもつものもある。たとえば，動眼神経（第Ⅲ脳神経，以下，Ⅲ と略記）は瞳孔括約筋，毛様体筋に，顔面神経（Ⅶ）は涙腺・舌下腺・顎下腺に，舌咽神経（Ⅸ）は耳下腺に，迷走神経（Ⅹ）は胸部・腹部内臓に仙髄の副交感神経核からの神経とともに神経を送っている。

> **CHART 8**
>
> 顔面神経には，運動神経（表情筋，アブミ筋）のほか，感覚神経（舌前部 2/3 の味覚），副交感神経（涙腺，顎下腺，舌下腺）の成分が含まれる

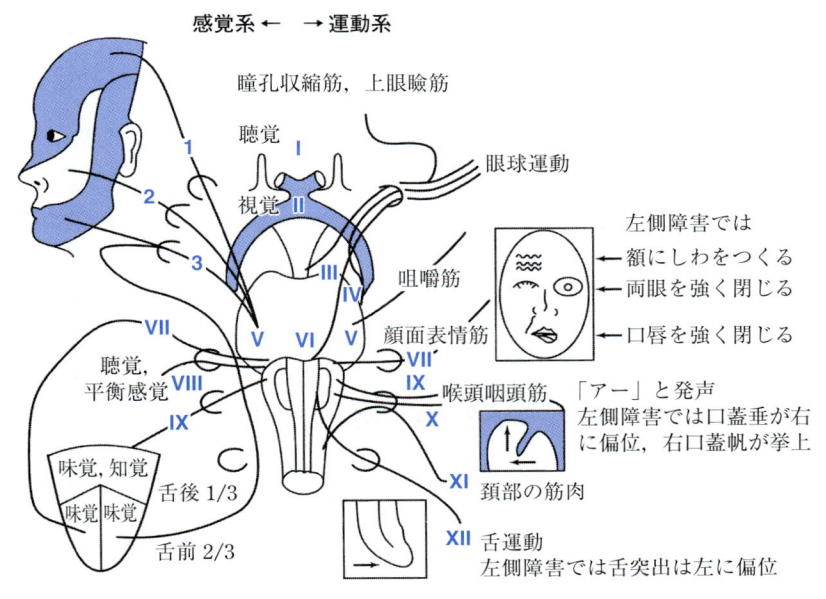

図 1-4 脳神経の走行と代表的な機能

表 1-8 脳神経の名称と主な機能

脳神経（番号）	感　覚	運　動	副交感神経
嗅神経（I）	嗅覚		
視神経（II）	視覚		
動眼神経（III）		外眼筋，内眼筋	瞳孔収縮筋，毛様体筋
滑車神経（IV）		外眼筋	
三叉神経（V）	感覚（顔面，舌前部 2/3）	咀嚼筋	
外転神経（VI）		外眼筋	
顔面神経（VII）	味覚（舌前部 2/3）	表情筋，アブミ骨筋	涙腺，顎下腺，舌下腺
聴神経（VIII）	聴覚，平衡感覚		
舌咽神経（IX）	味覚，感覚（舌後部 1/3）感覚（咽頭，喉頭）	咽頭運動筋	耳下腺
迷走神経（X）	感覚（後頭蓋窩硬膜，喉頭，声帯）	咽頭・喉頭運動筋	胸部・腹部内臓
副神経（XI）	僧帽筋上部	胸鎖乳突筋	
舌下神経（XII）		舌	

　交感神経系の経路は視床下部から脊髄に至り，第 1 胸髄から第 1，第 2 腰髄で交感神経節前線維が出て，脊柱両側で縦走する交感神経幹を形成する。大部分はそこを通過して脊柱前神経節で節後線維ニューロンとシナプスし，各臓器に至る。たとえば，瞳孔散大筋は上頚神経節からの内頚動脈神経叢を経た節後，線維の支配を受ける。

1）嗅覚：　嗅神経（I）

　タバコ，コーヒー，香水などを用い，一側ずつ検査する。アンモニアなどの刺激性の物質は，三叉神経を刺激するため不適当。

2）視力，視野：　視神経（II）

（1）視　力

　名刺や新聞などを読ませる。視力が悪いときは，眼前の指数を数えることができるか試験する。

（2）視　野

① 対座法で障害の概略を判断する。
② 一側の眼を患者さんの手で覆ってもらう。
③ 視線を動かさず，検者の眼をみているように指示し，検者の指が動くのがみえたら知らせるように伝える。
④ 視野の右上，右下，左上，左下の計 4 か所を調べる。

> **CHART 9**
> 視野障害のパターンから病変の局在が推測できる（図 1-20 参照）

3）眼瞼，瞳孔：　動眼神経（III）

・瞼裂（眼瞼下垂や左右差の有無）を視診する。

・瞳孔の形・大きさ（正円かどうか，縮瞳・散瞳・瞳孔不同の有無）を視診する。
　4）　眼球運動，眼振：　動眼神経（III），滑車神経（IV），外転神経（VI）
　① 指標（検者の右第 2 指など）を患者さんの眼前に示し，顔を動かさずに眼で指標を追うよう伝える。
　② 指標はゆっくり円滑に動かす（図 1-5）。
　③ 左右・上下 4 方向への動きを検査する。
　④ 左右・上下 4 方向の最終地点で指標の動きを止め，眼振の有無を観察する。
　⑤ 同時に，複視の有無をたずねる。
　⑥ 複視があるときは右上，右下，左上，左下を追加し，正面とで計 9 方向を検査する。
　⑦ 滑車神経麻痺では下内方をみることができないので，頭の位置を変えて視線を調節するのが特徴。頭を障害側に傾けると障害側の眼が上転する（**Bielshowsky 斜頚試験**）（図 1-6）。

CHART 10
滑車神経麻痺の患者さんは，障害側に頭を傾けると眼球の偏倚がはっきりする

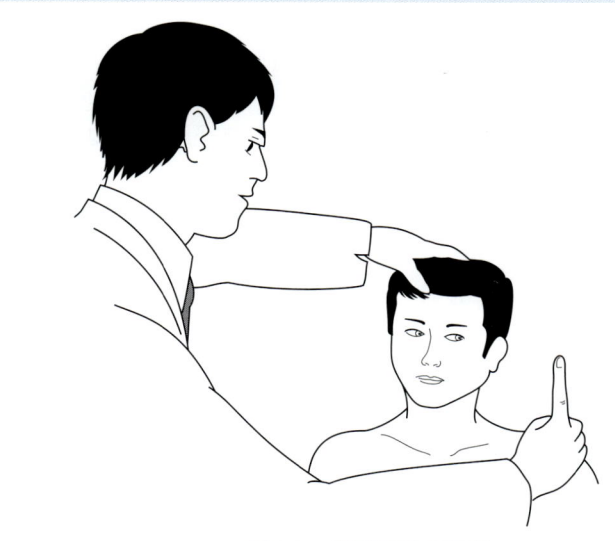

図 1-5　眼球運動の検査

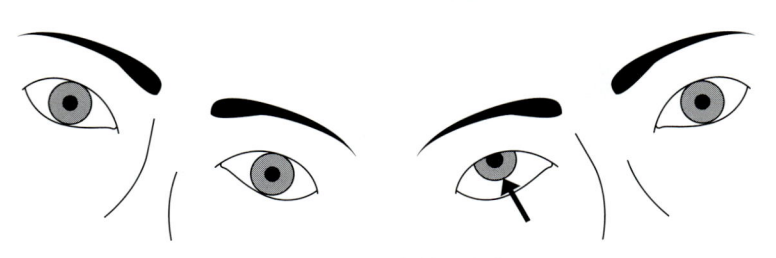

図 1-6　右滑車神経麻痺
右図のように，障害側（右）に頭を傾けると眼球の偏倚がはっきりする。

総論

5) 顔面の感覚： 三叉神経（V）
① 検査器具をみせながら，顔の触覚と痛覚を検査することを伝える。
② 3枝の各領域を区別して検査し，各領域の左右差に注意する。
注）表在感覚の検査器具としては，従来，筆やルーレットが用いられてきたが，皮膚の損傷や感染予防の観点から，触覚検査にはティッシュペーパー，痛覚検査には楊枝の先端など，ディスポーザブルなものを使用するのが望ましい。

| CHART 11
三叉神経は，舌前部2/3の知覚もつかさどる

6) 顔面筋： 顔面神経（VII）
① 上方へ眼球運動させて，額にしわ寄せをしてもらい，左右差などを観察する（一側でしわが消失していれば，末梢性の顔面神経麻痺である：図1-7）。
② 両眼をギューッと固く閉じてもらい，眼の閉じ具合，睫毛徴候（まつげの眼裂からの出具合を観察する。麻痺側では，まつげが長めに出る）の有無を観察する（図1-8）。
③ 開眼してもらった後，歯をみせて「イー」といってもらう。口角の偏位，鼻唇溝の左右差を確認する。

| CHART 12
額のしわ寄せは，末梢性顔面神経麻痺では障害され，中枢性顔面神経麻痺では障害されない

7) 聴力： 聴神経（VIII）
指こすり，音叉などで聴力を評価する。
指こすりの場合は，最初に検者の耳で指こすり音を確認し，その音を患者さんが聞き取れるか確認する。
音叉の場合は，患者さんが聞こえなくなった時点で素早く検者の聴力と比較する。
聴力に異常があった場合は，音叉を用い，Rinne試験，Weber試験を行う。

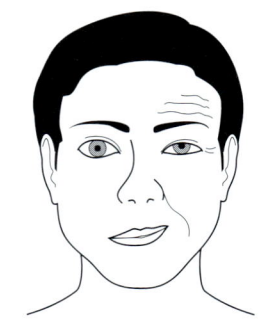

図1-7　右末梢性顔面神経麻痺 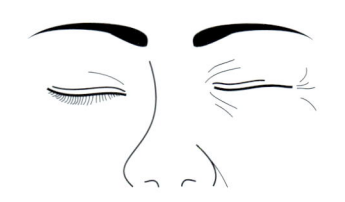　　　　図1-8　睫毛徴候（右顔面神経麻痺）

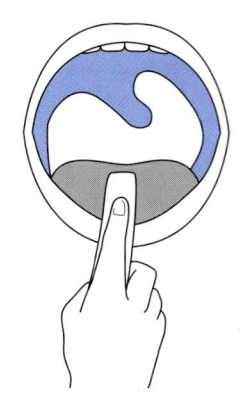

図 1-9　カーテン徴候（右側の障害）

8）軟口蓋・咽頭後壁の動き：　舌咽神経（Ⅸ），迷走神経（Ⅹ）
① 口を大きく開けて，「アー」と少し長く声を出してもらう。
② 舌圧子，ペンライトを使用し，軟口蓋の動き，偏位の有無，カーテン徴候（口蓋縫線，口蓋垂は健側に偏位し，健側のみ軟口蓋弓の挙上がみられる：図1-9）の有無を観察する。

> **CHART 13**
> 舌咽神経は，舌後部 1/3 の知覚，味覚をつかさどる

9）胸鎖乳突筋：　副神経（Ⅺ）
① 患者さんに側方を向いてもらい，患者さんの顎に検者の手掌をあてがう。
② 検者の手で顎を押し，力に負けないように抵抗してもらう。
③ 胸鎖乳突筋の筋力を判定し，反対側の手で収縮した胸鎖乳突筋を触診する。

10）舌：　舌下神経（Ⅻ）
① 口を大きく開けてもらい，舌の萎縮と線維束性収縮（核障害での細かいふるえ）の有無を観察する。
② 舌をまっすぐに出してもらい，舌の偏位の有無を確認する（障害側に偏倚する）。

3　運動系

運動機能は，錐体路系と錐体外路系からなる。錐体路系は，随意運動を行い，主に皮質脊髄路をいう。錐体外路系は，錐体路以外の運動に関与する神経系であり，筋緊張，運動の円滑化，協同運動をつかさどる。

a．随意運動

錐体路を構成する神経細胞を第1ニューロン（上位ニューロン）といい，大脳皮質運動領野に始まり，内包後脚，中脳の大脳脚と下行し，延髄に至るとその錐体交叉で対側

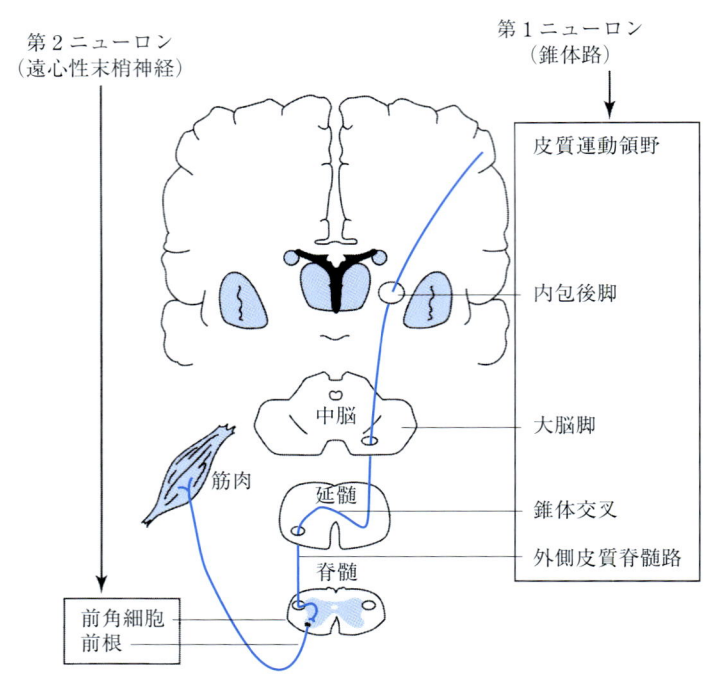

図 1-10　随意運動伝達路

表 1-9　徒手筋力テスト（MMT）の 6 段階評価の基準

5	強い抵抗に抗して運動が可能（正常）
4	弱い抵抗に抗して運動が可能
3	重力に抗して運動が可能
2	重力を取り除けば運動が可能
1	筋の収縮は触れるが運動はみられない
0	筋の収縮も触れない

へ交差，脊髄の外側皮質脊髄路を下行し，脊髄前角細胞に至る。

脊髄前角細胞は第 2 ニューロン（下位ニューロン）であり，前根内を通り筋肉に至る（図 1-10）。

1）麻痺の診察

麻痺は完全麻痺と不完全麻痺に大別される。

徒手筋力テスト（manual muscle test：MMT）では，筋力は表 1-9 に示した 6 段階に分類される。

Barré 徴候は，上下肢の軽い不全麻痺をみるのに有力な方法である。上肢の検査では両側の手掌を上にして前方に水平に挙上させる。閉眼させてそのままの位置を保つようにさせると，麻痺側の上肢は回内し，しだいに落ちてくる（図 1-11）。下肢の検査では腹臥位にて両下肢を膝で曲げて中間位に保持させると，麻痺側の下肢が自然に落下する（図 1-12）。

CHART 14
Barré 徴候は，軽い不全麻痺をみるのに有力な方法

2） 病巣の局在診断
（1） 中枢性麻痺と末梢性麻痺（表 1-10）
（2） 麻痺の特徴と高位診断
代表例として単麻痺，片麻痺，対麻痺，四肢麻痺を図 1-13 に示す。

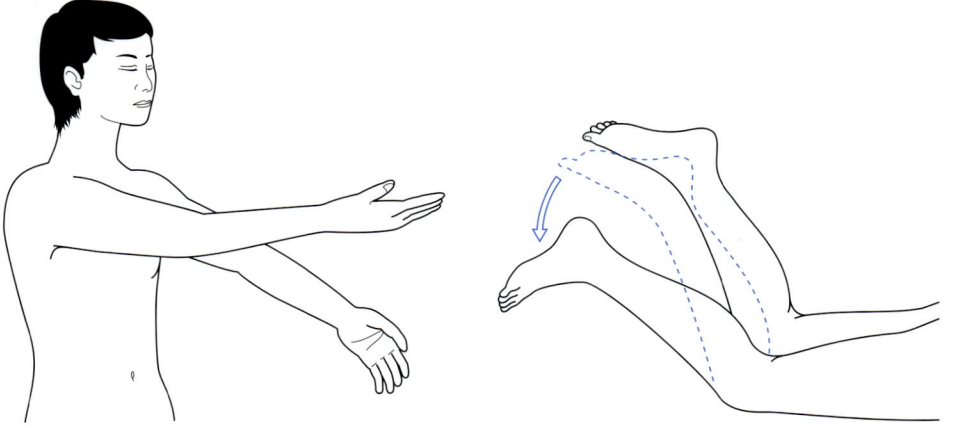

図 1-11　上肢 Barré 徴候陽性　　　　　図 1-12　下肢 Barré 徴候陽性

表 1-10　中枢性麻痺と末梢性麻痺

	中枢性麻痺	末梢性麻痺
障害部位	第 1（上位）運動ニューロン	第 2（下位）運動ニューロン
麻痺	痙性	弛緩性
深部反射	亢進	消失，減弱
筋萎縮	なし	著明

単麻痺　　片麻痺　　対麻痺　　四肢麻痺

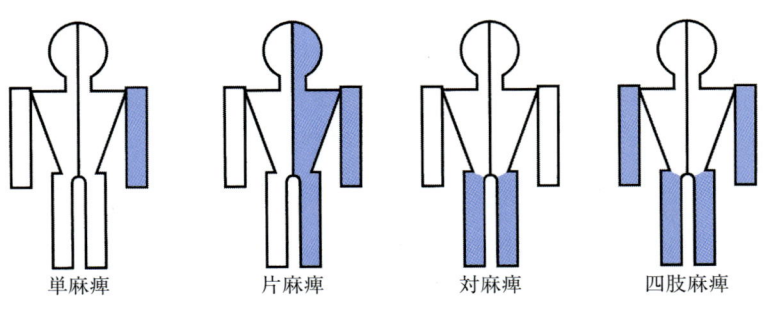

図 1-13　各種麻痺
色の部分が麻痺。

① 局所麻痺： 1つの筋肉，筋群の麻痺
・病巣： 末梢神経，大脳皮質運動野，前角障害
② 単麻痺： 1肢の麻痺
・病巣： 大脳皮質運動野，胸髄以下の脊髄半側障害，前角障害
③ 片麻痺： 一側の顔面，上下肢麻痺
・病巣： 大脳皮質運動野から上頚髄の錐体路，特に内包
④ 対麻痺： ほとんどが両下肢麻痺，まれに両側上肢麻痺
・病巣： 胸髄以下の障害，馬尾神経障害，腰仙髄神経叢障害，両側下肢に対応する大脳皮質運動野障害（両側前大脳動脈血流障害，大脳鎌髄膜腫など），前角障害
⑤ 四肢麻痺： 両上下肢麻痺
・病巣： 延髄下部から頚髄に至る病変
⑥ 交代性片麻痺： 一側の片麻痺と対側の脳神経の運動麻痺（脳幹の項（次節の ③）参照）
⑦ 脊髄性麻痺（第12章参照）

| CHART 15

胸髄以下の横断性病巣，大脳鎌髄膜腫で両下肢に限局した運動麻痺がみられる

b．不随意運動

錐体外路系の障害で起こる。振戦，舞踏病様運動，ミオクローヌス，ジストニア，アテトーシス，ヘミバリスムなどがある。

c．筋緊張の異常

他動的な運動を筋肉に加えることによって診断する。臨床的には筋緊張低下と筋緊張亢進に大別する。筋緊張亢進はさらに攣縮と固縮に分けられる。
① 筋緊張低下（hypotonia）： 筋肉が軟らかく感じられ，小脳，上小脳脚の障害で生じる。
② 攣縮（spasticity）： 筋肉が他動運動に対して弾力性の抵抗をもつ緊張亢進状態をいう。被動運動のはじめには弾力性抵抗があり，ある点を過ぎると急に抵抗がなくなり，これをジャックナイフ現象という。錐体路障害で発生する。
③ 固縮（rigidity）： 被動運動の全経過で一定の抵抗を感じる筋緊張亢進状態をいう。錐体外路系の障害された Parkinson 病に典型的にみられることが多い。

d．協調運動

ある運動を円滑に行うためには，多くの神経系が協調して関与する。これを協調運動というが，あらゆる動作のほとんどは協調運動である。協調運動は収縮筋群の動きに合致した拮抗筋群の弛緩と協力筋群の補強によって成り立つ。これには運動系，感覚系の幅広い神経系が関与するが，主役は小脳，脊髄後索である。

1) 協調運動障害
協調運動障害は，おおよそ以下のような項目からなる。
① 協同運動障害： ある運動に際して多くの筋が正しく協同して動かない。
② 測定障害： 運動の範囲，力を加減できない。
③ 変換運動障害： 拮抗筋間の迅速な交代運動を円滑にできない。
④ 企図振戦： 協調運動障害由来の誤った運動を意識的に矯正しようとして起こる。
⑤ 断綴言語： 構音障害の一つで，発声筋協調運動の障害のため生じる。
2) 協調運動の検査
① Romberg 試験： Romberg 徴候陽性とは，両足を揃えて起立した状態で，閉眼によって著明な動揺が生じるものをいう。

CHART 16

- 脊髄後根後索の障害では，閉眼によって起立不能となる
 （Romberg 徴候陽性）
- 小脳や前庭障害では，開眼・閉眼で著明な差がない
 （Romberg 徴候陰性）

② 指鼻試験： 示指を遠くから鼻先に持ってくる。開眼・閉眼で行う（図 1-14）。
③ 示指・示指試験： 腕を大きく広げた後，両示指を正中線上で合わせる。両示指の接点は障害側に偏る。
④ 踵膝試験： 一側踵を他側の膝に置き，下腿前面を母趾までこすり下ろす動作を繰り返す。
⑤ 反復拮抗運動観察： たとえば，手の回内・回外運動をできるだけ速く続けさせて，運動の円滑性や迅速性を観察する。

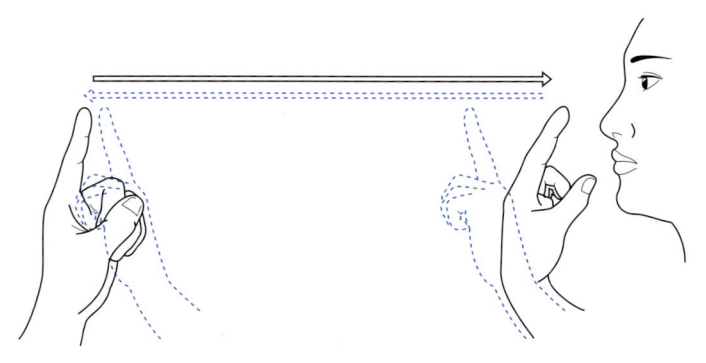

図 1-14 指鼻試験

総論

4 感覚系

末梢感覚神経は，脊髄後根を経て脊髄に入る。後索，前脊髄視床路，外側脊髄視床路に分かれて脊髄を上行し，大部分は視床腹側核に終わる。さらに別のニューロンが出て大脳中心後回に入る（図 1-15）。

a．感覚の種類

感覚には，表在感覚，深部感覚，複合感覚の3種類がある。

1）表在感覚

表在感覚は，皮膚あるいは粘膜の感覚であって，さらに触覚，痛覚，温度覚の3種類に分類される。知覚障害のレベル診断はデルマトーム（図 1-16）による。

> **CHART 17**
> 第3指は C_7，乳頭は T_4，臍は T_{10}，第1趾は L_5，肛門は S_5 の各神経節によって支配されている。C_1 領域は通常認めない

2）深部感覚

深部感覚は，骨膜，筋肉，関節などから伝えられる感覚であって，位置覚，振動覚，圧覚などがある。

3）複合感覚

複合感覚は，立体知覚，二点識別覚などの大脳皮質が関与する感覚で，その検査には，二点識別，皮膚書字試験，立体認知などがある。

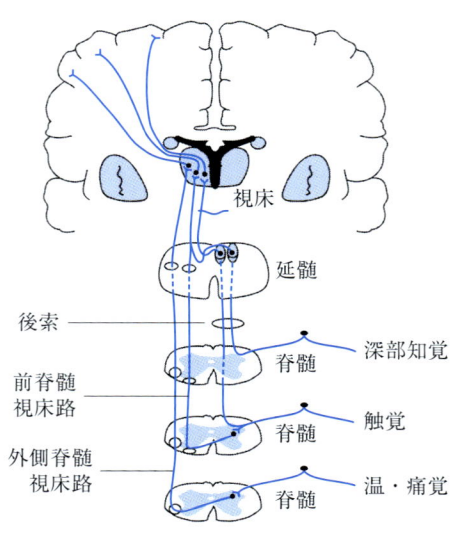

図 1-15 感覚伝達路

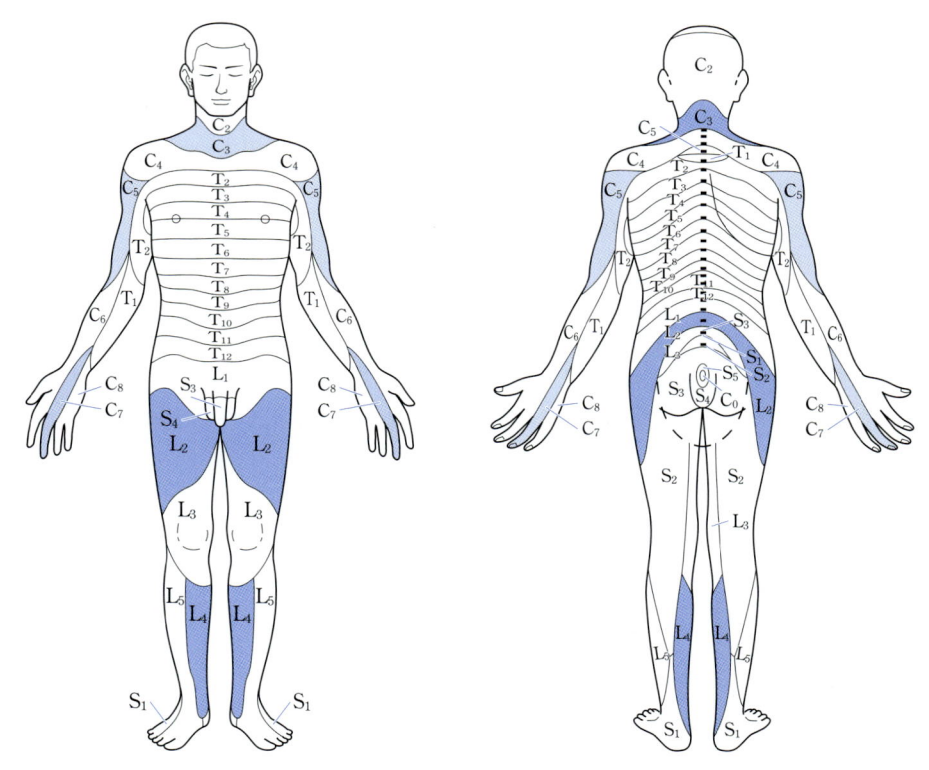

図 1-16　デルマトーム
C：cervical（頚髄），T：thoracic（胸髄），L：lumbar（腰髄），S：sacral（仙髄）。

b．感覚障害
① 量的障害：　脱出，鈍麻，過敏
② 質的障害：　異感覚症，自発痛，痛覚異常敏感症，求心性遮断痛

c．感覚系の検査
1）　四肢の表在感覚の検査
・検査器具については，皮膚の損傷や感染予防の観点から，触覚検査にはティッシュペーパー，痛覚検査には楊枝など，ディスポーザブルなものを使用するのが望ましい。
・左右の前腕・下腿などに触覚刺激を加え，触覚を普通に感じるかどうか，左右差や上下肢での差がないかを確認する。
・痛覚についても同様に検査する。
2）　下肢の深部感覚の検査
（1）　位置覚
① 患者さんに閉眼してもらう。
② 検者の左手で患者さんの第1趾を第2趾と離れるように広げ，右第1指と第2指で患者さんの第1趾側面をつまみ，水平位から上または下に動かし，どちらに動いたか答えてもらう。

(2) 振動覚
① 音叉を叩き，患者さんの内果などに押し当てる。
② 音叉の振動が徐々に弱まり，振動を感じなくなったら合図してもらう。
③ 合図のあった時点で，検者の手に感じる振動の大小で，振動覚障害の有無を判定する。
3) 複合感覚の検査
二点識別覚
2点で触ったと感じたら「2」，1点で触ったと感じたら「1」と答えてもらう。2点刺激は同時に触れるように注意する。2点識別能は身体の各部で大きな相違があるため，注意する（表1-11）。

5 反 射

反射は，知覚神経の刺激に急速に反応する不随意運動である。反射の伝達経路を反射弓といい，知覚神経，反射中枢，運動神経からなる。反射には深部反射，表在反射，病的反射の3つがある。

a．深部反射

深部反射（腱反射は同義語）は，腱を叩くことによってその筋肉を収縮させる反射である。脳幹から脊髄までの障害レベルの決定に役立つ（表1-12）。

表1-11　二点識別閾値

身体部位	閾値（mm）
舌尖	1〜2
指尖	3〜6
手掌，足底	15〜20
手背，足背	30
脛骨面	40
背面	40〜50

表1-12　スクリーニングに重要な深部反射

深部反射	レベル
下顎反射*	橋
上腕二頭筋反射	C_5-C_6
腕橈骨筋反射	C_5-C_6
上腕三頭筋反射	C_6-C_8
膝蓋腱反射**	L_2-L_4
アキレス腱反射	S_1-S_2

*：明らかに認められる場合は亢進と判断。
**：正常なら普通はある。

1) 診断的意義
・深部反射の亢進は，反射弓より中枢側の障害。
・深部反射の消失，減弱は，一般に反射弓か筋に障害。
・膝クローヌスや足クローヌスは，深部反射が亢進しているときに出現する。
2) 深部反射の検査
① 患者さんにはできるだけリラックスしてもらう。
② 手首のスナップをきかせ，適切なスピード，強さでハンマーを振る。
③ 反射について判定（正常，低下，消失，亢進）する。

b．表在反射

表在反射は，皮膚，粘膜，角膜を刺激して誘発する運動反射である。反復により疲労現象があったり，反射弓上位の病変でも消失することがある（表1-13）。

診断的意義
・深部反射の亢進，表在反射の消失は，錐体路障害。
・腹壁反射は，経産婦，老人などの弛緩した腹壁では明確でない。

c．病的反射

病的反射は，神経系の器質的疾患にのみ出現する反射であり，その出現は病的意義を有することが多い（表1-14）。

多くの病的反射があるが，最も信頼性が高い反射はBabinski反射（図1-17）である。Babinski反射陽性は，錐体路障害を意味する。

1) 診断的意義
・Babinski反射の求心路はL_5〜S_1で，遠心路はL_4，L_5である。
・足底外側部を下から上へ弧を描くようにしてこすると，第1趾が背屈し，時に他の4指が開く（開扇現象）場合，Babinski反射陽性という。

表1-13 スクリーニングに重要な表在反射

表在反射	レベル
角膜反射	橋
腹壁反射	Th_5-Th_{12}
挙睾筋反射	L_1-L_2
足底反射	S_1-S_2
肛門反射	S_3-S_5

表1-14 スクリーニングに重要な病的反射

病的反射	レベル
Hoffmann反射	C_6-Th_1
Trömner反射	C_6-Th_1
Babinski反射	L_4-S_1
Chaddock反射	L_4-S_1

総論

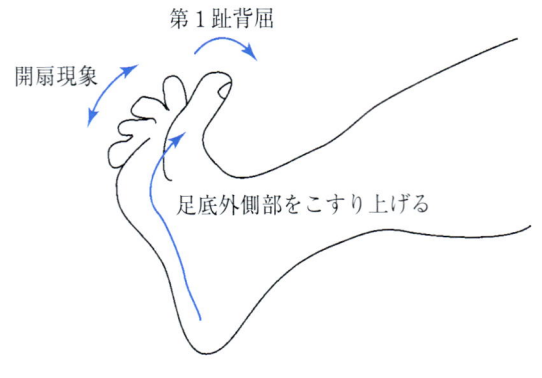

第1趾背屈
開扇現象
足底外側部をこすり上げる

図 1-17　Babinski 反射

・生後1～2年の乳児においては，Babinski 反射陽性でも病的意義はない。
2) Babinski 反射の検査
① 足底の外側を，踵から上にゆっくりと，第5趾の付け根付近までこする。
② 第1趾の背屈がみられるか観察する。

| CHART 18
Babinski 反射は，信頼の置ける錐体路徴候の一つ

6　髄膜刺激症状

　髄膜刺激症状とは，項部硬直，Kernig 徴候などをいう。髄膜炎，くも膜下出血などでみられる。
　1)　項部硬直の検査
① 仰臥位にて患者さんの後頭部を両手で抱える。
② 患者さんには頸部の力を抜いてもらう。
③ はじめに左右に回してみて力が入っていないことを確認した後，ゆっくりと頭部を前屈させ，項部硬直の有無を判定する。
④ 前屈させた際に抵抗があれば陽性である。
　2)　Kernig 徴候の検査
① 仰臥位にて患者さんの下肢を股関節と膝関節でそれぞれ90°屈曲してもらう。
② 患者さんの踵を下から押して，膝関節を135°までゆっくり伸展していき，その途中で下肢の痛みが起こった場合を陽性と判断する。

中枢神経の構造・機能

　中枢神経は，大脳，脳幹（中脳，橋，延髄），小脳，脊髄からなる。

1 大脳の局在機能・障害

大脳は，大脳半球，脳梁，大脳辺縁系，視床，視床下部，大脳基底核（尾状核，レンズ核，扁桃核，前障），内包からなる．

a．大脳半球・脳梁

大脳は，左右の大脳半球と，これらを結合する脳梁からなる．

大脳半球は，4つの部分，すなわち，前頭葉，頭頂葉，後頭葉，側頭葉に分けられる（図 1-18，1-19）．

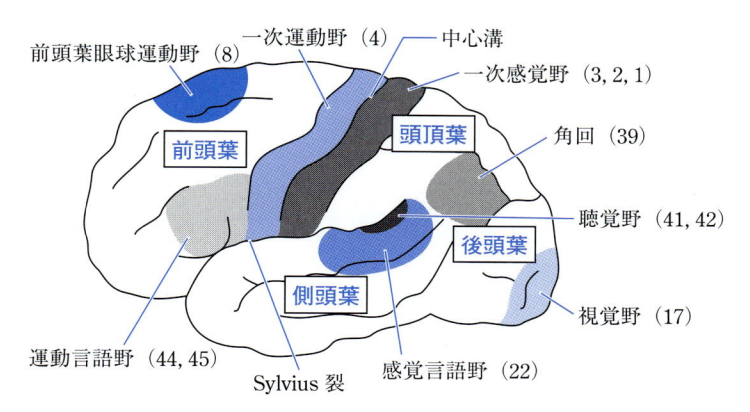

図 1-18　左大脳半球側面からみた機能局在と局所症状
数字は Brodmann による皮質野番号．

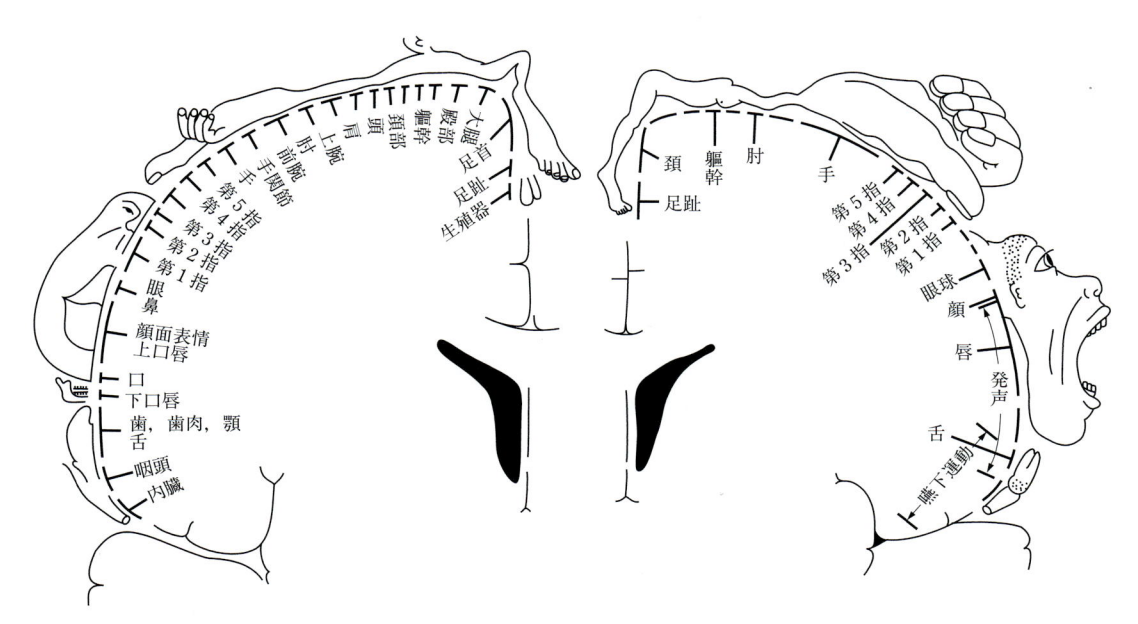

図 1-19　一次性体性知覚野（左）と運動野（右）

1) 前頭葉
(1) 機　能
精神機能，運動，発語をつかさどる。
(2) 主な症状
① 一次運動野（Brodmann area 4）：　中心溝より前の脳回が中心前回。対側の運動麻痺，一過性の深部腱反射の低下が出現する。
② Broca の運動言語野（Brodmann area 44, 45）：　右利きの場合はほとんど左半球に存在する。言語の了解は良好であるが，自発言語，言語の復唱が障害される（Broca 失語）。
③ 前頭葉眼球運動野（Brodmann area 8）：　眼球の注視運動の中枢であり，破壊により両側の眼球が障害側へ向く共同偏視を認める。
④ 前頭連合野：　自発性の欠如，無欲状態，人格の変化，抑制がとれた状態などが現れる。

2) 頭頂葉
(1) 機　能
知覚，空間識，自己身体認識をつかさどる。
(2) 主な頭頂葉症状
① 一次感覚野（Brodmann area 3-1）：　中心溝より後ろの脳回が中心後回。対側の知覚障害を認める。
② 優位半球の角回（Brodmann area 39）：　Gerstmann 症候群（手指失認，左右失認，失書，失算）を認める。

CHART 19

優位半球の頭頂葉の障害で，Gerstmann 症候群（手指失認，左右失認，失書，失算）がみられる

3) 側頭葉
(1) 機　能
聴覚，言語理解，記憶をつかさどる。
(2) 主な症状
① Wernicke の感覚言語野（Brodmann area 22）：　言語の了解が障害され，発語はあるが，何をいおうとしているのか理解できない状態となる（Wernicke 失語）。
② 聴覚野（Brodmann area 41, 42）：　一側の聴覚中枢の障害では難聴は来さないが，対側の音の距離感，音の強さがわからなくなる。
③ 側頭葉前内側部：　精神運動発作，記銘力障害などを認める。
④ 側頭葉後内側部：　視放線の一部（Meyer's loop）が走っており，反対側の同名上四半盲を認める。

> **CHART 20**
> 優位半球の側頭葉の障害で，Wernicke 失語（感覚性失語）がみられる

4）後頭葉
（1）機　能
視覚をつかさどる。
（2）主な症状
視覚野（Brodmann area 17）：　鳥距溝に沿って広がる。この部分の障害では黄斑回避を伴う同名半盲を認める。

> **CHART 21**
> 後頭葉の障害で，黄斑回避を伴う同名半盲がみられる

5）脳　梁
脳梁は，左右の大脳半球を正中で結合する神経線維束である。
（1）機　能
左右の大脳半球機能を連絡統合し，大脳機能を一体化する。
（2）主な症状
脳梁離断症候群：　脳梁の切断により，視野の左半分の文字が読めない（見ていることは認識できる），左手で触ったものの名前がいえないなどの症状を認める。

b．大脳辺縁系
大脳辺縁系とは，側脳室の辺縁を取り巻く帯状回，海馬，海馬傍回，脳弓などを指すが，密接に扁桃体，乳頭体，視床下部，視床上部，種々の視床核などと回路を形成する。
（1）機　能
個体，種族保存に必要な本能，情動中枢であり，摂食，性行動，情動，記憶に関わる。
（2）主な症状
① 三大徴候：　無感動，無動症，無言症
② Korsakoff 症候群：　失見当識，短期記憶障害，作話
③ 海馬・脳弓の障害で短期記憶障害

> **CHART 22**
> **Korsakoff 症候群**とは，失見当識，短期記憶障害，作話を三主徴とし，乳頭体，海馬，脳弓などの障害でみられる

c．視　床
(1) 機　能

末梢や大脳基底核からの情報を大脳皮質へ伝達する中継核。後腹側核，内側膝状体，外側膝状体などのように特有の感覚を中継する視床感覚中継核（特殊核）と，情報をすべての大脳皮質に投射する非特殊核に大別される。

(2) 主な症状

① 内側膝状体：　下丘より聴覚刺激を受け，側頭葉に刺激を送るため，聴力障害を認める。

② 外側膝状体：　視索から視覚刺激を受け，後頭葉に刺激を送るため，視野欠損（同名半盲）を認める。

③ 視床症候群：　対側の知覚障害，軽度の麻痺，不随意運動，自発痛。

CHART 23
視床症候群とは，対側の知覚障害，軽度の麻痺，不随意運動，自発痛からなる

d．視床下部

視床下部は，視床の下腹側にあり，第3脳室の下壁を形成している灰白質。乳頭体，視交叉，灰白隆起，漏斗を含む。

(1) 機　能

体温中枢，満腹中枢，摂食中枢，渇中枢，胃消化管系の中枢，心血管系の中枢がある。

(2) 主な症状

① 高体温，低体温
② 多食，肥満
③ 多飲，多尿（尿崩症：diabetes insipidus，DI），低ナトリウム血症
④ Cushing 潰瘍

e．大脳基底核

大脳基底核には，尾状核，被殻，淡蒼球，前障，扁桃核などが属している。被殻と尾状核を合わせて線条体，被殻と淡蒼球を合わせてレンズ核と呼ぶ。

(1) 機　能

錐体外路系の主役，すなわち運動を調整，統御している。

(2) 主な症状

① 不随意運動
② 筋緊張異常

f．内　包

内包は尾状核，視床を内側に，淡蒼球と被殻を外側にもつ神経線維群。前脚，膝，後脚からなる。

（1） 機　　能

錐体路（後脚），錐体外路（前脚），知覚路（後脚）がこの狭い部位を集中して通過している。

（2） 主な症状

① 対側の運動障害

② 対側の知覚障害

> **CHART 24**
> 内包は，高血圧性脳内出血や脳梗塞の好発部位で，対側の片麻痺や知覚障害の原因となる

2 小脳の機能・障害

小脳は，左右の小脳半球と正中部の虫部で形成され，中脳・橋・延髄とそれぞれ上小脳脚・中小脳脚・下小脳脚でつながる。

（1） 機　　能

小脳半球は，大脳高位運動中枢と連携して，あらゆる運動に関して個々の筋の調節を行い，運動を円滑で精巧なものとしている。

小脳虫部は，脳幹，脊髄と密接に連携して平衡の調整を行い，体幹，歩行の筋群を調節する。

（2） 主な症状

① 小脳虫部：　平衡障害，眼振が生じる。起立障害や歩行障害が著明であり，運動失調は主に体幹失調を認める（小脳虫部症候群）。

② 小脳半球：　同側の上下肢に失調，協調運動障害，筋緊張低下などを認める。

③ 小脳半球の障害による構音障害：　個々の音というよりも全体の調子が異常で破裂性，失調性となる（断綴言語）。

3 脳幹の局在機能・障害

脳幹には，嗅神経と視神経を除いたすべての脳神経核，網様体，オリーブ核，赤核，黒質などの神経核群が存在する。

脳幹部の障害では，脳神経の症状と対側の片麻痺を伴った交代性片麻痺が特徴的である。意識，呼吸，循環に深く関与する。

1） 中　　脳

中脳前部には大脳脚があり，その後方には黒質，赤核，内側毛帯などがあり，正中部には中脳水道がある。動眼神経核は上丘レベルにあり，下丘レベルには滑車神経核があり，上小脳脚が通過する。主な症状を表 1-15 に示す。

総論

表 1-15 中脳の主な症状

症候群	病巣部位	症状
Weber 症候群		病巣側動眼神経麻痺 対側運動麻痺
Benedikt 症候群		病巣側動眼神経麻痺 対側上下肢不随意運動 対側不全麻痺
Parkinson 症候群		無動，筋硬直，振戦
Parinaud 症候群		垂直注視麻痺，輻輳麻痺

表 1-16 橋の主な症状

症候群	病巣部位	症状 病巣例	対側
Millard-Gubler 症候群		外転神経麻痺 末梢性顔面神経麻痺	片麻痺
Foville-Millard-Gubler 症候群		外転神経麻痺 末梢性顔面神経麻痺 病巣側への側方注視麻痺	片麻痺
閉じ込め症候群		意識清明，自発言語なし，四肢麻痺 垂直性眼球運動および閉眼・開眼は可能	

| CHART 25

Weber 症候群とは，中脳レベルの障害。大脳脚と動眼神経が障害され，対側の片麻痺と病巣側の動眼神経麻痺がみられる

2） 橋

橋の中部には三叉神経核，下部には外転神経核，顔面神経核，上前庭神経核がある。橋の前方には皮質脊髄路が，正中付近には内側縦束（medial longitudinal fasciculus：MLF）（脳幹内での眼球運動核間の線維連絡），内側毛帯がある。主な症状を表 1-16 に示す。

3） 延髄

延髄には，舌下神経核，迷走神経背側核，前庭神経核，孤束核，疑核などの脳神経核がある。延髄正中部に内側毛帯，その前方に錐体路があり，側方には脊髄視床路，下オ

表 1-17　延髄の主な症状

症候群	病巣部位	症状	
		病巣例	対側
延髄外側症候群 （Wallenberg 症候群）	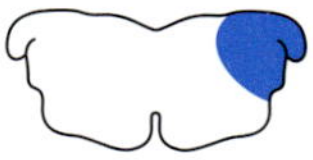	顔面の疼痛，しびれ感，温・痛覚障害 小脳失調症 Horner 症候群 嚥下困難，嗄声，構音障害	軀幹，上下肢の温・痛覚障害
延髄正中症候群 （Dejerine 症候群）	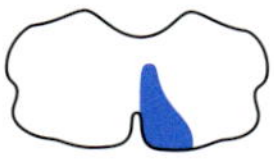	舌の萎縮と麻痺	顔面を除く四肢，軀幹の触覚と深部覚障害 顔面を除く片麻痺

リーブ核が存在する．脊髄への移行部腹側で錐体交叉の膨らみがある．錐体路が交差する部位である．主な症状を表 1-17 に示す．

CHART 26

Wallenberg 症候群とは，延髄レベルの障害．病巣側顔面の温・痛覚障害，小脳失調，Horner 症候群，第 IX・第 X・第 XI 脳神経障害（嚥下障害，嗄声，構音障害），対側の頸部以下の温・痛覚障害がみられる

4　脊　髄

第 12 章参照．

脳神経外科の境界領域

1　眼科領域

1）乳頭浮腫（うっ血乳頭）

乳頭浮腫とは，頭蓋内圧亢進に基づく視束乳頭の浮腫である．中心網膜静脈の機械的圧迫によるとされており，頭痛，嘔吐とともに頭蓋内圧亢進の三徴候である．頭蓋内圧亢進による乳頭浮腫の初期には視力障害を伴わない．
・頭蓋内圧亢進を疑う．

2）視力障害

視覚伝導路は，網膜，視神経，視交叉，視索，外側膝状体，視放線，後頭葉の視中枢の順である．

| CHART 27
【視覚伝導路】
網膜→視神経→視交叉→視索→外側膝状体→視放線→後頭葉

・急速な視力障害の発生では，下垂体卒中（下垂体腫瘍内の出血）を疑う。
・数秒～数分にわたり同側の視力障害を頻回にみた場合，脳卒中の切迫発作として注意を要する。
・一過性黒内障は，頸部頸動脈の動脈硬化，狭窄などに伴う微小血栓に起因した眼動脈の血流障害と考えられる。

3） 視野障害

視野伝導路障害では視野欠損が生じるが，病変の広がりや部位によってさまざまなタイプとなる。典型的なものは図1-20に示した。以下，図中に示したA～G各々について説明する。

・A： 一側性の視野障害は視交叉より前，すなわち視神経や網膜の障害が考えられる。
・B： 視交叉部の病変では両耳側半盲が典型である。下垂体腺腫により視交叉が下方より圧迫された場合，多くの例で耳側の上1/4の視野から欠損が始まる。
・C： 視交叉部で側方からの圧迫は鼻側半盲となる。
・D： 同名半盲は視交叉より後方での障害を意味し，障害の反対側の視野欠損をみる。
・E： 同名上四半盲は，側脳室下角を回る視放線の一部の障害で生じる。

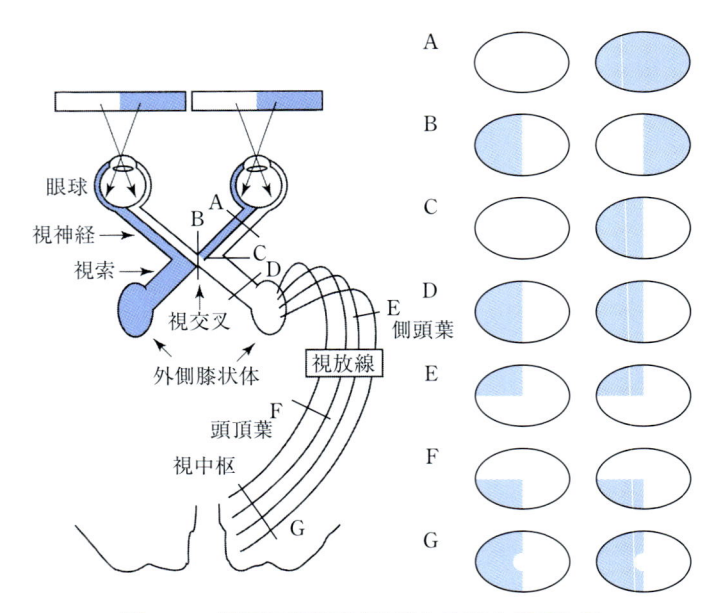

図1-20 視野伝達路障害部位に応じた視野欠損
A～G：本文参照。

・F： 同名下四半盲は，側脳室の三角部や後角部を回る視放線の一部の障害で生じる。
・G： 黄斑回避（中心視野が一部残る）があり，左右合同性の視野欠損では後頭葉（視覚野）の病変を意味する。

4） 複　視

眼球運動には，外転神経，滑車神経，動眼神経の3つの脳神経と外直，内直，上直，下直，下斜，上斜の6つの筋が関与し，その障害によって複視が生じる。眼球運動と上眼瞼挙筋運動を合わせて外眼筋運動という。

（1） 動眼神経麻痺

圧迫による動眼神経麻痺の初期症状は，瞳孔径の増大であり，最終的に眼瞼下垂などの症状を示す。

・テントヘルニアでは同側動眼神経麻痺がみられる。はじめは同側の瞳孔散大による瞳孔不同を来すが，外眼筋麻痺はみられない。
・一側の動眼神経麻痺は，内頚動脈瘤の切迫破裂を疑う。

（2） 外転神経麻痺

外転神経が脳底と頭蓋底との間を長く走るため，外転神経麻痺は眼筋麻痺のうち最もしばしばみられる。

・頭蓋内圧亢進のみでも外転神経麻痺が起こる。

5） 一側の眼球突出

眼球突出の程度を正確に測定するには，Hertel 眼球突出計を用いる。
・頭蓋内圧亢進，頭蓋底部腫瘍，眼窩内腫瘍，CCF などを疑う。

CHART 28
眼球陥凹は，Horner 症候群でみられる

② 耳鼻科領域

1） 難　聴

聴力障害は，感音難聴（蝸牛より中枢側の障害で起こる）と伝音難聴（外耳，中耳の疾患で起こる）に大別される。Rinne 試験と Weber 試験を行う。詳細な検査はオージオグラムを用いる。

・一側の感音難聴は，聴神経腫瘍を疑う。

2） 耳　鳴

低調音で鈍いうなりのような耳鳴は伝音系の障害，高調音の耳鳴は神経性障害によることが多い。

・一側の耳鳴は，聴神経腫瘍を疑う。

総論

| CHART 29
一側の感音性難聴，耳鳴は，聴神経腫瘍が原因のことがある

 3） 前庭機能障害
 中枢性めまいでは，ふらつくとか，身体の不安定感，宙に浮いた感じ，眼の前が暗くなると訴える。末梢性めまいでは，回転感が主体で周囲がぐるぐる回る，床が傾く，壁が倒れるなどと訴える。前庭機能検査としては，温度眼振検査（カロリックテスト：caloric nystagmus test）が重要である。
 ・めまいやふらつきが小脳橋角部腫瘍（聴神経腫瘍，髄膜腫など）の初発症状となることがある。

3 内分泌内科領域

 1） 糖尿病
 成長ホルモン（growth hormone：GH）や副腎皮質刺激ホルモン（adrenocorticotropic hormone：ACTH）などの下垂体前葉ホルモンの過剰分泌が原因となっていることがある。顔貌や身体所見に注意する必要がある。
 ・GH 産生下垂体腺腫（巨人症や先端巨大症）や ACTH 産生下垂体腺腫（Cushing 病）など。
 2） 低ナトリウム血症
 ・汎下垂体機能低下症の初発症状として副腎機能不全による重篤な低ナトリウム血症，意識障害にて発症することがある。

4 婦人科領域

 無月経・月経不整・乳汁分泌
 高プロラクチン血症が原因のことがある。高プロラクチン血症は，薬剤の副作用による場合と下垂体腺腫による場合が多い。
 ・プロラクチン（prolactin：PRL）産生下垂体腺腫は，無月経や月経不整を主訴に婦人科を受診して発見されることが多い。

5 歯科領域

 歯痛
 三叉神経痛が原因していることがあり，う歯などとの鑑別が必要である。突発的に電撃痛が起こり，数秒後には消失する。発作と発作の間には全く痛みがないなどが鑑別点となる。

CHART 30

歯痛が三叉神経痛の主訴となることがある

総論

【チェック問題1】
○×をつけよ。
- (1) 医療面接の目的は、診断に必要な正しい情報のみを患者さんから詳細に引き出すことである。
- (2) 神経系の診察は、決まった手順で行う必要がある。
- (3) 内頚動脈瘤は、複視や眼瞼下垂で発症することがある。☆
- (4) Battle 徴候は、頭蓋底骨折でみられる。
- (5) 帽状腱膜下血腫は、縫合線を越えない頭皮下腫瘤である。
- (6) Broca 失語は、優位半球の側頭葉障害によって生じる運動性失語である。
- (7) 滑車神経麻痺の患者さんは、障害側に頭を傾けると眼球の偏倚がはっきりする。
- (8) 三叉神経は、舌後部1/3の知覚をつかさどる。
- (9) 顔面神経麻痺では、舌前部2/3の味覚異常が生じる。☆
- (10) 末梢性の顔面神経麻痺では、額のしわ寄せが障害される。☆
- (11) 錐体路は、内包前脚を下行する。
- (12) Barré 徴候は、軽い不全麻痺をみるのに有効である。
- (13) 大脳鎌髄膜腫では、両下肢に限局した運動麻痺がみられることがある。
- (14) 小脳が障害されると Romberg 徴候陽性となる。☆
- (15) 臍部の表在感覚は、第1腰椎神経の支配領域である。☆
- (16) Babinski 反射は、錐体路徴候の一つである。☆
- (17) Kernig 徴候は、錐体路徴候の一つである。☆
- (18) Gerstmann 症候群とは、手指失認、記銘力障害、失書、失算の四徴からなる。☆

【解 説】
- × 情報だけでなく、患者さんとの信頼関係を築くことも目的である。
- × 系統的であれば診察の順序は変更しても構わない。また、患者さんの状態や緊急度に合わせて臨機応変に診察を進めなければならない。
- ○ 内頚動脈-後交通動脈分岐部動脈瘤は、動眼神経を圧迫し動眼神経麻痺を呈する場合がある。
- ○ そのほかに頭蓋骨骨折に伴う所見として、眼鏡様皮下血腫（パンダの目徴候）がある。
- × 帽状腱膜下血腫は、縫合線を越えて広がる。骨膜下血腫は、縫合線を越えない。
- × 優位半球の前頭葉障害によって生じる。
- ○ Bielshowsky 斜頚試験という。
- × 三叉神経は、舌前部2/3の知覚をつかさどる。舌後部1/3の知覚は、舌咽神経支配である。
- ○ 舌後部1/3の味覚は、舌咽神経支配である。
- ○ 額の筋は、顔面神経核より中枢では両側支配であるため、中枢性の顔面神経麻痺の場合には障害されない。
- × 内包後脚を下行する。
- ○ 上肢、下肢とも有効である。
- ○ 胸髄以下の横断性病巣でもみられる。
- × Romberg 徴候陽性は、脊髄後根後索の障害による位置覚の異常によって生じる。
- × 第10胸神経の支配領域である。
- ○ 信頼の置ける錐体路徴候の一つである。
- × 髄膜刺激徴候の一つである。
- × 手指失認、左右失認、失書、失算の四徴からなり、優位半球の頭頂葉症状の一つである。

- ⑲ 後頭葉の障害では，同名半盲がみられる。☆
  ○ 鳥距溝に沿って広がる Brodmann area 17 の障害である。黄斑回避を伴う同名半盲を認める。

- ⑳ Korsakoff 症候群は，側頭葉の障害で生じる。
  × 失見当識，短期記憶障害，作話の三主徴からなり，大脳辺縁系の障害で生じる。

- ㉑ 視床症候群は，対側の知覚障害，軽度の麻痺，不随意運動，自発痛からなる。
  ○

- ㉒ 視床下部障害の症状として胃潰瘍がある。
  ○ Cushing 潰瘍として知られている。

- ㉓ 小脳の障害では筋力低下を認める。☆
  × 筋力低下は起こらない。筋緊張低下は生じる。

- ㉔ Weber 症候群は，病側の動眼神経麻痺，対側の運動麻痺を呈し，橋下部腹側の障害で生じる。☆
  × 中脳腹側の障害で生じる。

- ㉕ Wallenberg 症候群では，対側の頚部以下の温・痛覚障害がみられる。☆
  ○ 延髄外側の障害で，病巣側顔面の温・痛覚障害，小脳失調，Horner 症候群，第 IX・第 X・第 XI 脳神経障害（嚥下障害，嗄声，構音障害），対側の頚部以下の温・痛覚障害がみられる。

- ㉖ 乳頭浮腫は，頭蓋内圧亢進を示す徴候の一つである。
  ○ 頭蓋内圧亢進の三徴候は，乳頭浮腫，頭痛，嘔吐である。

- ㉗ 視覚情報は，網膜→視索→視交叉→視神経→視放線の順序で伝達される。☆
  × 網膜→視神経→視交叉→視索→視放線の順序である。

- ㉘ 視交叉の病変では，両鼻側半盲が出現する。☆
  × 両耳側半盲が出現する。

- ㉙ Horner 症候群では，縮瞳，眼瞼裂狭小（眼球陥凹），顔面の無汗症を認める。
  ○ 交感神経麻痺の症状である。

- ㉚ 三叉神経痛は，歯痛を主訴とすることがある。
  ○ う歯との鑑別が必要となる。

☆：国試既出問題

2 主要症候

意識障害

1 脳神経外科疾患と意識障害

　意識（consciousness）とは，自己と周囲の状況を認識しうる状態にあることをいい，それが障害された場合，意識障害があると診断する。

　意識の維持・調節には，上行性網様体賦活系と，視床下部賦活系および両者によって賦活される大脳皮質の3つがあげられ，この経路の一部でも障害されると意識障害が現れる（図2-1）。脳神経外科疾患と意識障害は緊密な関係にある。頭蓋内病変の際，最も早期に現れる神経機能脱落の一徴候であり，もし対応の仕方を誤ると，どんどん意識障害が悪化し，ついには死に至る。意識障害に対する的確・迅速な対応は，きわめて重要であり，その時期・判断が適切でないと，植物状態や脳死といった状況に陥ってしまう。

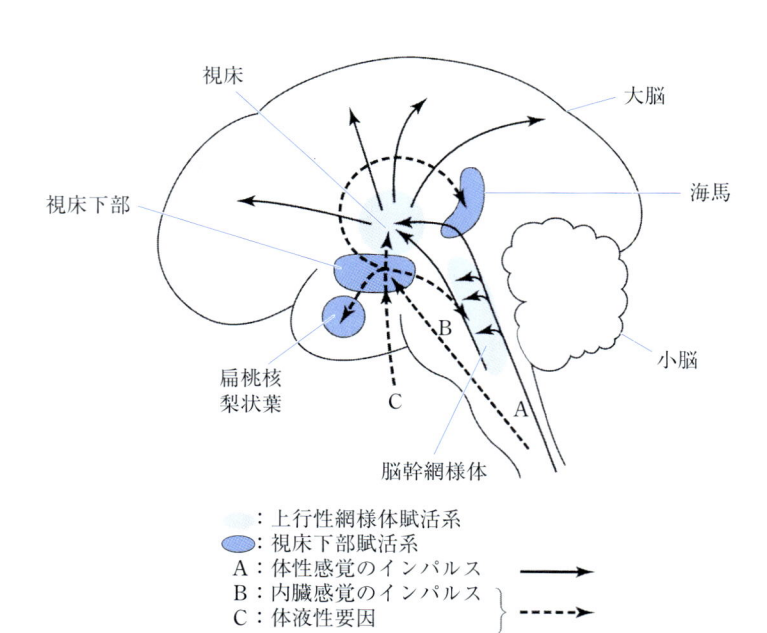

図2-1　意識を維持する調節系
山浦　晶，田中隆一，児玉南海雄編集：標準脳神経外科，第8版，医学書院，1999より。

> **CHART 31**
>
> 【意識を維持する3つの系】
> ・上行性網様体賦活系
> ・視床下部賦活系
> ・大脳皮質

2 意識障害の重症度分類

意識混濁の程度を示す主な用語を示す。
① 傾眠（somnolence）： 刺激を与えないと睡眠状態にあるが，強い刺激により短時間は目覚めることができる状態。
② 昏迷（stupor）： 強い刺激でかろうじて開眼，払いのけるなどの反応を示すが，十分に覚醒していない状態。
③ 半昏睡（semicoma）： ときどき自動的な体動や開眼があるが，睡眠状態にあり，外的刺激に反応しない状態。
④ 昏睡（coma）： 覚醒状態の完全な消失。開眼せず，いかなる刺激によっても反応しない状態。

3 意識障害の評価法

脳神経外科疾患における急性期意識障害の評価は，主に **Glasgow Coma Scale**（**GCS**）と **Japan Coma Scale**（**JCS**）が用いられており，救急患者の重症度を判定する有力な指標の一つとなっている。

1） Japan Coma Scale（JCS，Ⅲ-3-9度方式）（表2-1）

JCSは，わが国で発表され，国内の医療現場で最も広く用いられている評価法である。① 刺激なしで覚醒（開眼）しているか（Ⅰ群：1桁の意識障害），② 閉眼しているが刺激すると覚醒するか（Ⅱ群：2桁の意識障害），③ 刺激しても覚醒しないか（Ⅲ群：3桁の意識障害）の3群に分け，さらに3段階に分ける。すなわち，意識清明な場合を0とし，0から300（深昏睡）までの計10段階で意識障害の程度を評価する。いわゆる昏睡は100～300点のいずれかということになる。また，遷延性意識障害（akinetic mutism, apallic state）をA，不穏状態（restlessness）はR，失禁（incontinence）はⅠで表す。

2） Glasgow Coma Scale（GCS）（表2-2）

GCSは，英国グラスゴー大学のTeasdaleとJennettにより1974年に提唱された分類法である。呼びかけ刺激に対する閉眼，発語反応，運動機能の状態を4～6段階に分け，その総合点（3～15点）で意識状態を評価するものである。したがって最重症は3点，意識清明は15点となる。この分類法の欠点は，たとえば気管挿管，気管切開により言葉による応答が得られないとき，また眼球打撲で開眼できない場合は，正確な判定ができないという点である。

表 2-1　Japan Coma Scale（JCS）による意識障害の分類

I. 刺激しないでも覚醒している状態（1桁で表現）
　（delirium, confusion, senselessness）
　1. 大体意識清明だが，今一つはっきりしない
　2. 見当識障害がある
　3. 自分の名前，生年月日がいえない
II. 刺激すると覚醒する状態：　刺激をやめると眠り込む（2桁で表現）
　（stupor, lethargy, hypersomnia, somnolence, drowsiness）
　10. 普通の呼びかけで容易に開眼する
　　（合目的的な運動をする（たとえば，右手を握れ，離せという命令（離握手）に応じる）し，言葉も出るが間違いが多い）*
　20. 大きな声または体を揺さぶることにより開眼する
　　（簡単な命令に応ずる。たとえば離握手）*
　30. 痛み刺激を加えつつ呼びかけを繰り返すとかろうじて開眼する
III. 刺激しても覚醒しない状態（3桁で表現）
　（deep coma, coma, semicoma）
　100. 痛み刺激に対し，払いのけるような動作をする
　200. 痛み刺激で少し手足を動かしたり，顔をしかめる
　300. 痛み刺激に反応しない
　R：restlessness（不穏状態），I：incontinence（失禁），A：akinetic mutism, apallic state（遷延性意識障害）
　例：100-I，20-RI

＊：開眼できない場合。

表 2-2　Glasgow Coma Scale（GCS）（Teasdale と Jennett による）

	score
A. eye opening（開眼機能）	
spontaneous（自発的に）	E4
to speech（呼びかけにより）	3
to pain（痛み刺激により）	2
nil（開眼せず）	1
B. verbal response（言語機能）	
orientated（見当識あり）	V5
confused conversation（錯乱状態）	4
inappropriate words（不適当な言語）	3
incomprehensible sounds（理解できない声）	2
nil（発語せず）	1
C. best motor response（運動機能）	
obeys（命令に従う）	M6
localizes（刺激部位に手足を持ってくる）	5
withdraws（逃避，屈曲する）	4
abnormal flexion（異常屈曲）	3
extends（伸展する）	2
nil（全く動かず）	1

EVM score の合計点は 3〜15 に分かれる。15 点が正常（意識清明），3 点が深昏睡を示す。

> **CHART 32**
>
> 【意識障害の評価】
> ・Japan Coma Scale（JCS）（1〜300点）
> ・Glasgow Coma Scale（GCS）（3〜15点）

4 特殊な型の意識障害

意識障害が遷延すると，JCSやGCSによる評価だけでは判定できない複雑な症状を呈する意識障害の型がある。

1) 無動無言症（akinetic mutism）（Cairns ら，1941）

眼球以外の自発運動をすべて欠き，疼痛刺激に対しては反射的な四肢の逃避運動がみられるのみである。覚醒睡眠のリズムは保たれている。脳の障害部位は，①前頭葉（両側性に前帯状回が広く侵される），②間脳〜上位脳幹である。発語は全くみられないか，あるいはささやき声での音節の発音がある程度，食事は容易に嚥下するが自ら摂食はしない，尿便は失禁状態である。原因疾患として，間脳や中脳の腫瘍あるいは血管障害が多い。

2) 失外套症候群（apallic syndrome）（Kretschmer, 1940）

大脳半球の外套部（pallium：大脳皮質）の広範な障害によって発生し，患者は動かず，話さない状態であるが，覚醒・睡眠サイクルは正常である。四肢筋肉の緊張は亢進し硬直性で，把握・吸飲反射などの原始反射は残存している点が無動無言症との相違点であるが，無動無言症より重症で，ほぼ植物状態に近い。一酸化炭素中毒，無酸素症，重症頭部外傷などの後にみられることが多い。

3) 閉じ込め症候群（locked-in syndrome）（Plum and Posner, 1966）

被蓋を含まない腹側橋部・延髄が障害され，眼球運動は保たれているが四肢麻痺を呈して全くしゃべることができない。意識は清明であり，眼の動きにより意志の疎通が可能な状態である。脳底動脈閉塞による橋梗塞が圧倒的に多い。

> **CHART 33**
>
> 閉じ込め症候群では，意識は清明

4) 遷延性植物状態（persistent vegetative state）（Jennett and Plum, 1972）

広範な脳損傷を伴う重症の頭部外傷患者で，昏睡から脱却して，なお手厚いナーシングの下のみで生存しうる状態となったとき，動物性運動機能は失われているのに，生存に必要な植物性機能のみが維持されているところから植物状態と呼ぶようになった。下記の6項目の症状を3か月以上示すものを，植物状態と定義している。

① 自力で移動できない。
② 自力で経口摂取ができない。

③ 尿便失禁状態である。
④ 眼で物を追うが，認識できない。
⑤ 意志の疎通ができない。
⑥ 声を出すが，意味のある発語はできない。

5 脳 死

脳死（brain death）とは，器質的脳障害によって，深昏睡，無呼吸となった状態で，現在行いうるすべての適切な治療手段をもってしても，回復の可能性が全くないものをいう。脳死と判定するための必要条件として，下記のような項目があげられる（表2-3）。

① 前提条件を完全に満たすこと。
② 除外例を確実に除外すること。
③ 生命徴候を確認すること。
④ 脳死と判定するための必須項目の検査結果がすべて判定基準と一致していること。

CHART 34
【脳死の必要条件】 ・JCS 300 点 ・GCS 3 点

表2-3 脳死と判定するための必須条件

1. 前提条件
   ① 器質的脳障害により深昏睡および無呼吸を呈している症例
   ② 原疾患の確実な診断（画像診断は必須）：脳死になりうる原疾患がCTなどの画像診断にて確実に診断され，それに対して現在行いうるすべての適切な治療手段をもってしても回復の可能性が全くないと判断される症例
2. 脳死判定の除外例：
   ① 生後12週未満の症例
   ② 急性薬物中毒による深昏睡および自発呼吸を消失した状態にあると認められる症例
   ③ 直腸温が32℃未満（6歳未満の者にあっては，35℃未満）の状態にある症例
   ④ 代謝性障害または内分泌障害により深昏睡および自発呼吸を消失した状態にあると認められる症例
   ⑤ 有効な意思表示が困難となる障害を有する症例
   ⑥ 被虐待児または虐待が疑われる18歳未満の児童
   ⑦ 年齢不相応の血圧：収縮期血圧が90 mmHg以下（13歳以上）
3. 脳死判定の実際
   ① 深昏睡：Japan Coma Scale（JCS）300 または Glasgow Coma Scale（GCS）3
   ② 瞳孔の散大，固定：瞳孔径は4 mm以上で固定
   ③ 脳幹反射の消失
     (1) 対光反射の消失
     (2) 角膜反射の消失
     (3) 毛様脊髄反射の消失
     (4) 眼球頭反射の消失
     (5) 前庭反射の消失
     (6) 咽頭反射の消失
     (7) 咳反射の消失
   ④ 平坦脳波の確認：聴性脳幹誘発反応の消失（必須条件ではないが確認することが望ましい）
   ⑤ 自発呼吸の消失：無呼吸テストで自発呼吸の消失を確認する
   ⑥ 時間経過：上記の項目を6歳以上では6時間以上，6歳未満（生後12週以上）では24時間以上を置いて2回施行し，いずれの場合においてもすべて同時に満たした際に脳死と判定する

6 意識障害時の診察法

　意識障害は重篤な神経症状の一つで，意識障害患者は生命の危険がある場合が多いので，必要に応じて気道の確保，血圧の保持などの適切な応急処置を行いつつ，原因の究明を急ぐ必要がある。

1）問　診

　意識障害の発現様式と経過，さらに意識障害の発現時に，頭痛，めまい，複視などの訴えがなかったか，けいれん，嘔吐，発熱などの随伴する症状があったかどうかなどが

表 2-4　意識障害時の異常呼吸

種類		病巣部位	呼吸パターン
過換気	中枢性神経原性過呼吸	視床下部-中脳-橋上部の病変，神経原性肺浮腫	(中枢性神経原性過呼吸)
	原発性呼吸性アルカローシス（＋代謝性アシドーシス）による過換気	肝性昏睡，敗血症，サリチル酸中毒	
	代謝性アシドーシスによる過換気（Kussmaulの大呼吸）	糖尿病性ケトアシドーシス，高浸透圧高血糖非ケトン性昏睡，尿毒症，メチルアルコール中毒	(Kussmaulの大呼吸)
低換気	中枢性肺胞性低換気	延髄の病変，モルヒネ，バルビタール中毒	
	呼吸性アシドーシスによる低換気（肺不全）	慢性肺疾患，神経筋疾患	
	先天性中枢性肺胞低換気症候群（オンディーヌの呪い）	延髄-脊髄上部の病変	(Cheyne-Stokes呼吸)
不規則呼吸	Cheyne-Stokes呼吸	両側大脳半球・間脳の病変（両側性脳梗塞），代謝性脳症，高血圧性脳症，尿毒症，脳低酸素症を生じる高度の心不全など	(持続性吸息呼吸)
	短い周期のCheyne-Stokes呼吸	脳幹被蓋の病変，頭蓋内圧の高度亢進，後頭蓋窩の占拠性病変（小脳出血など）	(群発呼吸)
	持続性吸息呼吸	橋中部-延髄上部被蓋の病変（脳底動脈閉塞による橋梗塞），低血糖，無酸素症，重症髄膜炎	(失調性呼吸)
	群発呼吸	橋下部-延髄上部被蓋の病変	
	失調性呼吸	延髄背内側網様体の病変	(Biot呼吸)
	Biot呼吸	髄膜炎，脳炎の末期	

Posner, 1975 を改変。

診断のポイントになる。

2） 意識障害の評価

JCS あるいは GCS で評価するが，JCS で 100 点以上，GCS で 7 点以下は一般に非常に重篤な意識障害とされている。救急処置に続く内科的治療や外科的内・外減圧処置などによって，意識水準が改善するかどうかは，患者の予後を決定する上で非常に大切であるから，ベッドサイドにおける頻回かつ経時的意識水準推移の評価は，臨床上重要である。

3） 中枢性の呼吸異常（表 2-4）

呼吸中枢は延髄にあり換気の自動性をつかさどっているが，意識的な呼吸パターンは大脳運動中枢に制御され，さらに肺呼吸などにある受容体あるいは頸動脈球などの受容体からのフィードバック機構によって影響されている。意識障害時に，呼吸型はしばしば変化する。以下，障害部位と呼吸リズムの異常型を示す。

(1) Cheyne-Stokes 呼吸

両側大脳半球深部や間脳障害によって惹起され，過呼吸と無呼吸が規則正しく交互にみられる周期性呼吸である。

(2) 中枢性神経原性過呼吸

中脳・橋（傍腹側被蓋）の障害によって起こる。規則正しいが，深い呼吸が速いリズムで持続し，1 分間に 40 ～ 70 回に及ぶ。

(3) 失調性呼吸

延髄の呼吸中枢の障害においてみられ，呼吸リズムと浅深の全く不規則な呼吸で，死に瀕している状態である。

CHART 35
【Cheyne-Stokes 呼吸】 両側大脳半球深部，間脳障害

4） 眼所見と意識障害（図 2-2）

意識障害の病巣部位診断に重要である。瞳孔の大きさ，反射に留意する。瞳孔不同の場合，散瞳側に対光反射がなければ，同側のテント切痕ヘルニアによる動眼神経麻痺が疑われる。対光反射があれば対側の Horner 症候群である。両側の極端な縮瞳（pin-point pupil）は，橋出血，脳室内出血，モルヒネ中毒でみられる。水平性共同偏視は，両眼が一側に偏位する状態である。病変が大脳（前頭葉第 8 野）にあれば眼球は病巣に向き，脳幹（傍正中橋網様体）にあれば健側に向いている。角膜反射，眼球咽頭反射，温度眼振検査（カロリックテスト）異常などは，すべて脳幹障害を示すものである。眼底検査でうっ血乳頭を認めると，頭蓋内占拠による頭蓋内圧亢進を考えなければならない。

5） 姿勢反射（図 2-3）

昏睡状態のときに疼痛刺激を加えると，異常姿勢が誘発されることが多く，障害部位と予後判定に役立つ。

除皮質硬直は刺激によって上肢を屈曲，下肢を伸展させる。大脳皮質から大脳脚まで

図 2-2 眼所見と意識障害

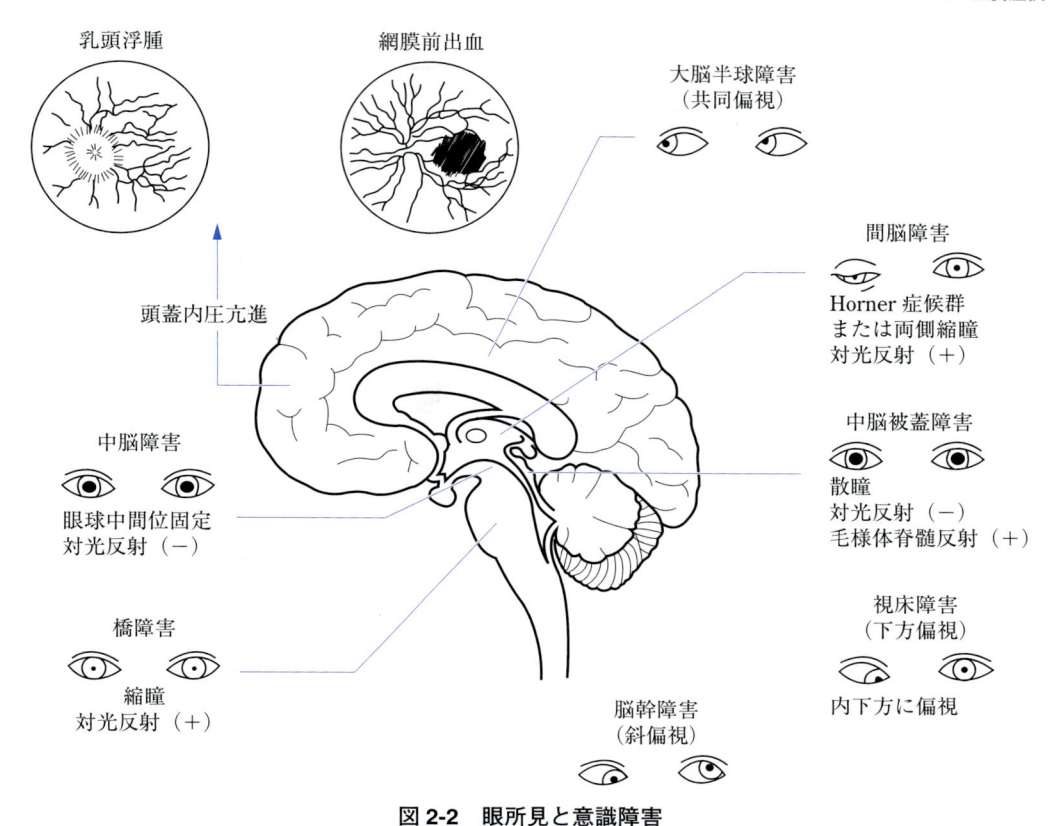

障害側の眼球は内下方に，もう一方は外上方に向くことが多い．単に両眼の上下方向へのずれも広義の斜偏視である．東儀英夫編：図説 神経症候診断マニュアル，医学書院，1996 より．

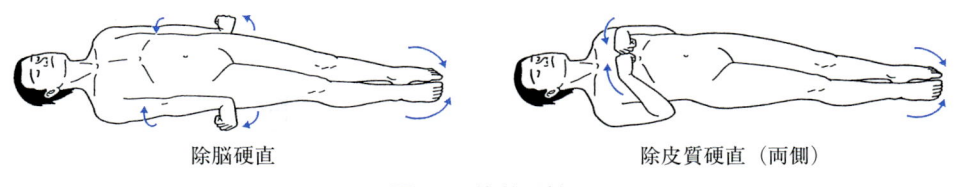

図 2-3 姿勢反射

の病変によって生じる．除脳硬直は刺激によって上肢，下肢ともに伸展する．中脳橋被蓋部の障害によって生じ，テント切痕ヘルニアによる脳幹障害が重症であることを示している．

CHART 36

【除脳硬直】
脳幹，特に中脳の障害（重篤の徴候）

総論

頭蓋内圧亢進と脳ヘルニア

1 頭蓋内圧亢進の病態

a．頭蓋内圧

頭蓋内圧（intracranial pressure：ICP）とは，頭蓋と脊椎管内を流れる髄液の圧のことである。頭蓋腔内には，硬膜に包まれ保護された脳組織（細胞内および細胞外液を含む），髄液，血液が存在し，頭蓋と脊柱管の骨性容器の中で，一定の陽圧に保たれている（図 2-4）。この圧が頭蓋内圧で，正常人では側臥位で 8〜12 mmHg（100〜180 mmH$_2$O）の範囲にあり，15 mmHg（180〜200 mmH$_2$O）以上を頭蓋内圧亢進という。頭蓋内圧は，咳，くしゃみ，排便時のいきみなどによって簡単に変動するが，一過性の生理的変化では脳の機能は全く影響を受けない。

b．頭蓋内圧-容積曲線

頭蓋骨の容積は一定なので，頭蓋内圧構成因子（図 2-4 参照）のどれが増加しても頭蓋内圧は上昇する。ただし，脳組織以外の液体には頭蓋内圧上昇を緩衝する働きがあるため，占拠性病変によって頭蓋内の容量が増加しても，最初のうちは頭蓋内圧の上昇はわずかである。この時期は髄液と血液を一時的に頭蓋外に排出して頭蓋内圧を一定に保とうとする（緩衝作用）。時間をかければ細胞外液を最大 1/2 まで減少させることも可能である。しかし，こうした緩衝能力にも限度があり，限界点（break point）を越えるとわずかな容量の増加でも頭蓋内圧は著しく上昇する。この容積と頭蓋内圧の変化の比 $\Delta P/\Delta V$ をエラスタンス，逆の $\Delta V/\Delta P$ をコンプライアンスといい，前者は脳の弾力性の

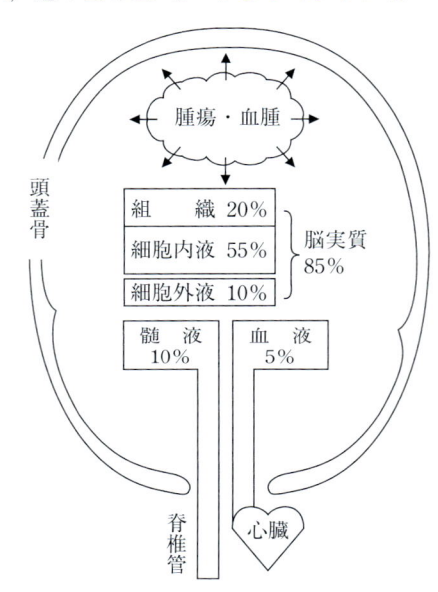

図 2-4 頭蓋内圧構成因子

程度を，後者は頭蓋内腔の緩衝能力を表している。頭蓋内圧は，頭蓋内容積の増加に対して低エラスタンスで高コンプライアンスの平坦部と，高エラスタンスで低コンプライアンスの急上昇部の指数曲線を示す（**頭蓋内圧-容積曲線：図 2-5**）。低弾性から高弾性への移行部が，頭蓋内の生理的緩衝能力の限界点である。一般に，15 mmHg 以上を頭蓋内圧亢進といい，緩衝能力の限界点は 20 mmHg（280 mmH$_2$O）前後にある。

c．脳 灌 流 圧

脳と脊髄の機能を維持するために必要な酸素とグルコースは，頭蓋内圧に打ち勝って血圧によって頭蓋内に送り込まれる。このときの圧が**脳灌流圧**（cerebral perfusion pressure：**CPP**）で，以下の式で表される。

　　　脳灌流圧＝平均動脈圧－頭蓋内圧
　　　　　　　＝脳血流×脳血管抵抗

したがって，頭蓋内圧が著しく亢進すると脳灌流圧の低下により脳血流の低下が起こり，脳虚血を引き起こす。この状態が治療されずに続くと虚血性脳浮腫を併発し，そのためさらに頭蓋内圧が亢進するという悪循環に陥る。

通常，脳灌流圧が 50〜150 mmHg の範囲にあれば，脳灌流圧が変化しても毛細血管径（脳血管抵抗）が自動的に変わるため脳血流は一定に保たれる（**図 2-6**）。これは脳血管

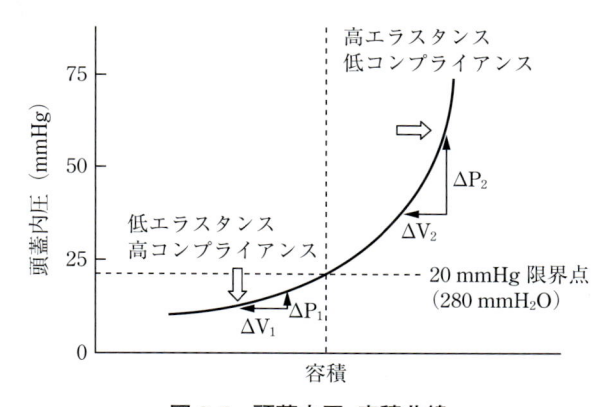

図 2-5　頭蓋内圧-容積曲線

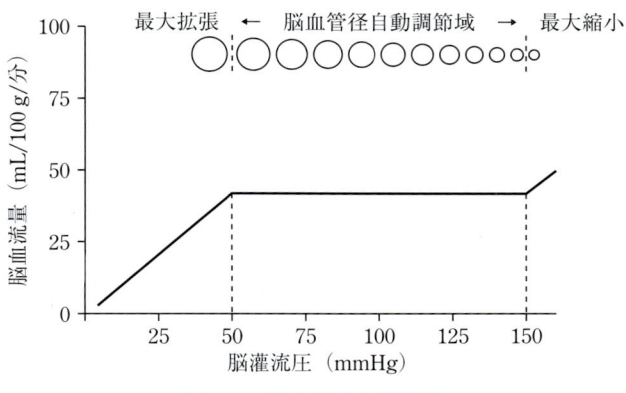

図 2-6　脳血管の自動調節

総論

が脳を守るための働きで，自動調節能（autoregulation）という。頭蓋内圧亢進により，脳灌流圧が 50 mmHg 以下になると，脳血管の自動調節が働かなくなり，脳血流量は脳虚血の閾値（40 mL/100 g/分）以下になる。臨床的には，頭痛，意識障害に加え，**Cushing 現象**（Cushing's phenomenon：血圧上昇，徐脈，緩徐呼吸）が現れ，ついには脳ヘルニアが起こる。さらに頭蓋内圧亢進が進行すると，脳血流はなくなり（**non-filling 現象**），呼吸は停止し，脳死となる。

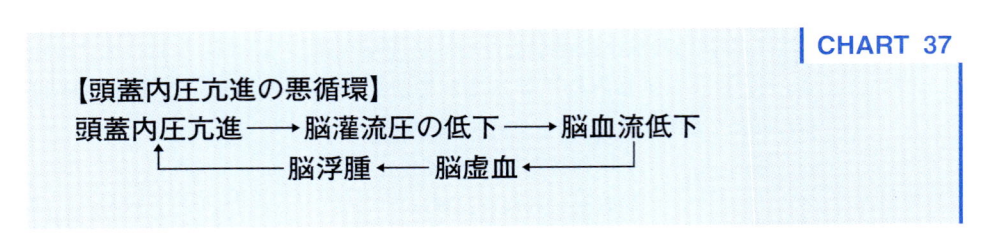

| CHART 37

【頭蓋内圧亢進の悪循環】
頭蓋内圧亢進 ──→ 脳灌流圧の低下 ──→ 脳血流低下
　　　　　↑　　　脳浮腫 ←── 脳虚血 ←──┘

2 頭蓋内圧亢進の原因

　頭蓋内圧亢進の原因として最も多いのは，外傷性の血腫や脳挫傷によるもので，重症頭部外傷患者の半数は頭蓋内圧亢進で死亡する。脳動脈瘤破裂の場合，破裂直後に頭蓋内圧は動脈圧のレベルまで上昇する。その後，くも膜下出血による髄液の吸収障害によって水頭症を来し，頭蓋内圧が上昇する。脳腫瘍の場合，腫瘍の大きさだけで頭蓋内圧亢進を来すことは少なく，腫瘍周囲の脳浮腫や腫瘍による髄液の通過障害によって水頭症を併発して頭蓋内圧を上昇させる。このほか，水頭症，頭蓋内出血や血腫，脳膿瘍など，頭蓋内容積を増加させるすべてのものが頭蓋内圧亢進の原因となる（表 2-5）。

3 頭蓋内圧亢進の症状

　脳腫瘍のように頭蓋内圧亢進が徐々に進行する場合と，頭部外傷やくも膜下出血のように急激に起こる場合で症状は異なる。

a．急性頭蓋内圧亢進症状

1）Cushing 現象

頭蓋内圧亢進により脳灌流圧が低下し脳血流が減少すると，脳の酸素が不足し始める。

表 2-5　頭蓋内圧亢進の主な原因

病　態	疾　患
頭蓋内占拠病変	血腫（硬膜外，硬膜下，脳内），脳腫瘍，脳膿瘍，脳浮腫
髄液路の閉塞	水頭症
静脈洞の閉塞	静脈洞血栓症，陥没骨折
びまん性脳浮腫あるいは脳腫脹	脳炎，髄膜炎，くも膜下出血，びまん性脳損傷

	正常	代償期	非代償期	
意識障害		回復可能な時期の進行性意識障害	回復不可能な時期	死亡
瞳　孔	⊙ ⊙	● ⊙	● ●	
血圧（mmHg） 160/120/100/80				
脈　拍/分 160/120/80				
呼　吸/分 40/30/20/10				
体　温（℃）	36.5	37.0	39.0　41.0	
姿　勢	—	片麻痺・除皮質硬直	除脳硬直	
処　置		緊急外科的処置の必要	外科的処置無効	

（中央に「頭蓋内圧亢進の始まり」と縦書き）

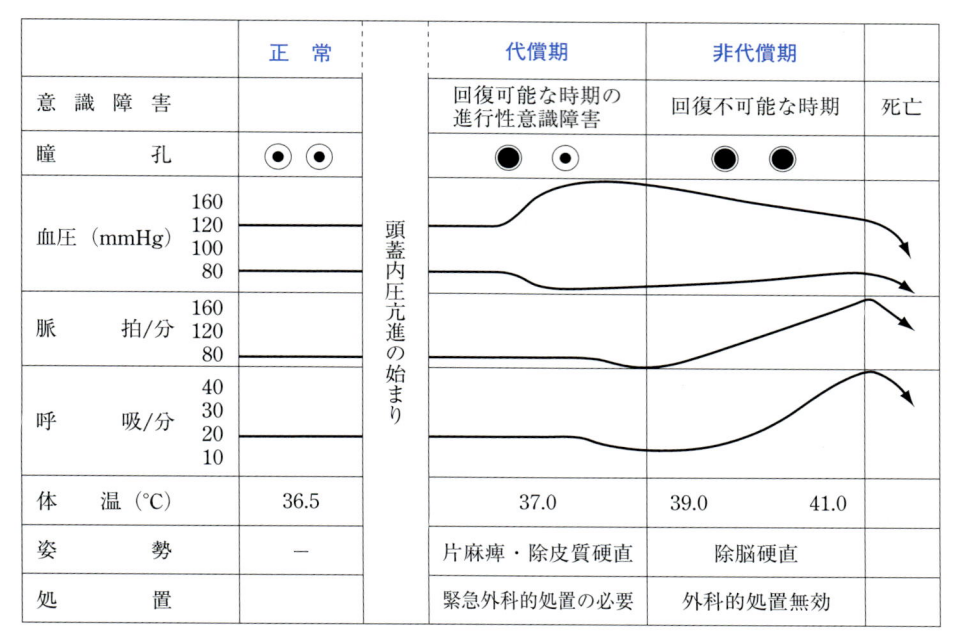

図 2-7　頭蓋内圧亢進による臨床症状の変化
Cushing 現象の発生と脳ヘルニアに陥る時間経過を示す。

そのため生体は防御反応として、血圧を上昇させて脳灌流圧を保ち脳血流を維持しようとする。しかも頭蓋内圧亢進に打ち勝って十分な血液を送り込むために、脈圧の大きなゆっくりした脈（徐脈）になる。呼吸も深くゆっくりした呼吸になる（図 2-7）。① 血圧上昇、② 徐脈（50〜60/分）、③ 緩徐呼吸（9〜10/分）を **Cushing の三徴** と呼ぶ。この 3 つが全部揃うのは、頭蓋内圧亢進例の 1/3 程度である。

2）意識障害

脳ヘルニアによる脳幹圧迫により生じる。

b．慢性頭蓋内圧亢進症状

慢性頭蓋内圧亢進の三徴候は、頭痛、嘔吐、うっ血乳頭である。

1）頭　痛

頭蓋内圧亢進例の約 1/4 にみられる。強い痛みではないが、咳や排便によるいきみなどで静脈圧が上がると一時的に増強する。脳腫瘍患者では、しばしば早朝起床時に激しい痛みを訴える（早朝頭痛：morning headache）。

2）嘔　吐

食事に関係なく、悪心を伴わずに嘔吐する（噴出性嘔吐：projectile vomiting）。第 4 脳室底部の嘔吐中枢の刺激による。

3）うっ血乳頭

最も信頼できる頭蓋内圧亢進症状である。頭蓋内圧亢進により網膜中心静脈圧が上昇し、乳頭の浮腫、すなわちうっ血乳頭が起こる。うっ血乳頭は、頭蓋内圧亢進が急激であれば数日間で出現し、乳頭辺縁の不鮮明化、静脈拍動の消失、網膜静脈からの出血な

どがみられる。さらに進行すると，5〜6週で視神経は萎縮し，乳頭は蒼白となる。視力・視野狭窄が起こり，失明することもある。

> 注）Foster-Kennedy症候群は，前頭蓋底の髄膜腫（嗅窩）にみられる。腫瘍に直接圧迫された視神経は視神経萎縮に陥り，腫瘍に圧迫されていない対側の視神経は頭蓋内圧亢進によりうっ血乳頭を呈するものをいう。

4) 外転神経麻痺による複視

外転神経は，脳神経のうち頭蓋内を最も長く走るため，頭蓋内圧亢進による脳幹の偏位により引き伸ばされて，麻痺を生じる。

| CHART 38

【急性頭蓋内圧亢進症状 Cushing の三徴】
1) 血圧上昇
2) 徐脈
3) 緩徐呼吸

| CHART 39

【慢性頭蓋内圧亢進の三徴候】
1) 頭痛
2) 嘔吐
3) うっ血乳頭

4 頭蓋内圧モニタリング

脳神経外科疾患の予後を決定する最大の因子は，頭蓋内圧亢進である。持続的な頭蓋内圧モニタリング（ICPモニタリング）によって，頭蓋内圧亢進による脳損傷が起こる前に頭蓋内圧の上昇を察知して適切な治療方法を選択することができる。さらに，重症の脳損傷患者の治療効果と予後判定にきわめて役に立つ。

1) ICPモニタリングの適応
① GCS 8点以下の重症脳損傷で，特に頭部外傷とくも膜下出血患者
② 頭蓋内圧亢進を示唆するCT異常（正中偏位置，脳底槽の消失など）が認められる患者

2) ICPモニタリングの方法

頭蓋内圧は，頭蓋骨にドリルであけた穿孔からモニタリング装置付きカテーテルを，① 側脳室，② くも膜下腔，③ 脳組織，④ 硬膜外腔に挿入して測定される（図2-8）。

モニタリング装置とは，測定した髄液の圧力情報を電気情報に変換して，波形として表示する圧変換器である。現在主に利用されているのは，① 先端の圧変化を光量として

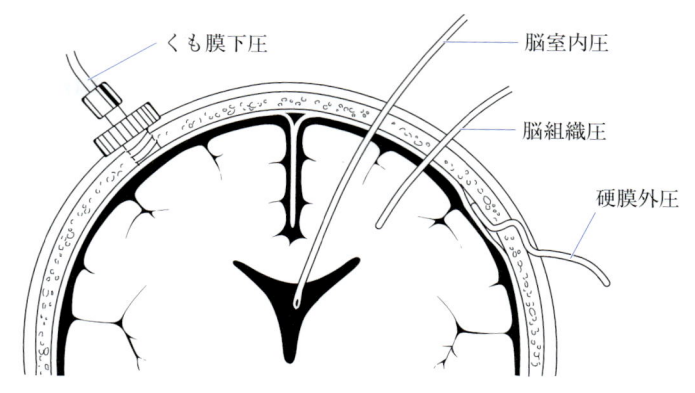

図 2-8 頭蓋内圧モニタリング部位
最も信頼できるのは脳室内圧である。

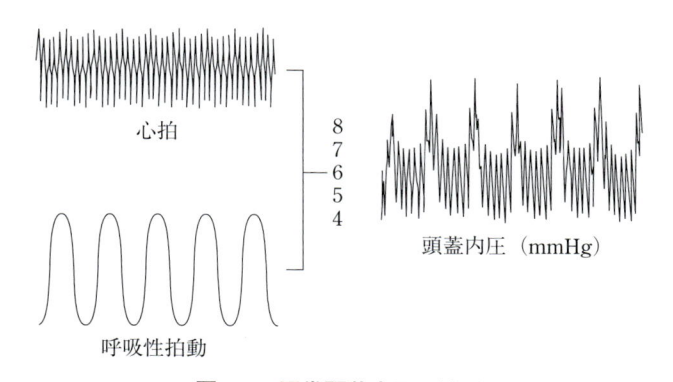

図 2-9 正常頭蓋内圧の波形
頭蓋内圧は，呼吸と心臓の収縮期に同期する2種類の拍動の合成波である。

とらえて頭蓋内圧として表示する細い光ファイバーカテーテルと，②先端に装着した外径 1.2 mm の小型圧変換器に受けた圧を頭蓋内圧として表示するナイロン製カテーテルである。ICP モニタリングを脳室ドレナージと併用する場合，ドレナージチューブは側脳室前角に挿入して，チューブの先端を Monro 孔にする。外耳孔が Monro 孔の位置に相当するため，頭蓋内圧のゼロ点は外耳孔の高さにする。

注）側臥位による腰椎穿刺によって腰部くも膜下腔の髄液圧測定から頭蓋内圧を知ることはできるが，頭蓋内圧亢進が疑われる患者では，脳ヘルニアを起こす可能性があり，禁忌である。

3）頭蓋内圧の波形

頭蓋内圧は，呼吸と心拍に同期する2種類の拍動波の複合波で，その振幅は頭蓋内圧亢進に比例して増大する（図2-9）。

頭蓋内圧亢進時には，基本波の振幅の増大に加えて，3種類の圧波（pressure wave）が出現する。重要なのはプラトー波と呼ばれる圧波で，突発的に急激に上昇して 50 mmHg 以上となり，5〜20 分間持続した後，再び急激に下降する（図2-10）。プラトー波は，頭蓋内圧亢進に対する一過性の脳血管の緩衝反応で，臨床的にはプラトー波に一致して，頭痛，呼吸障害，意識障害がみられる。

総論

図 2-10 プラトー波

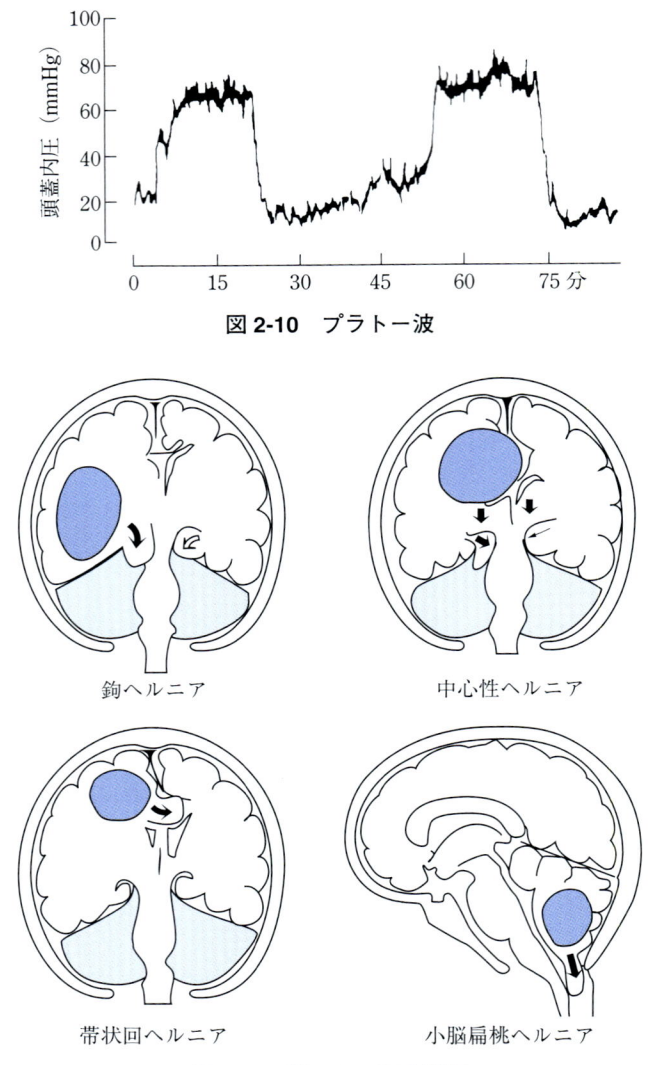

図 2-11 脳ヘルニアの種類

鉤ヘルニア　　中心性ヘルニア
帯状回ヘルニア　　小脳扁桃ヘルニア

5 脳ヘルニア

　頭蓋内圧亢進の最終段階が脳ヘルニアである。脳神経外科疾患の死亡原因の多くは，脳ヘルニアによる生命維持中枢（脳幹部）の圧迫障害によるものである。頭蓋腔内は，骨（蝶形骨縁）や硬膜（大脳鎌，小脳テント）によりいくつかの区画に分けられて，脳組織の頭蓋腔内における動きを制限し脳組織を保護している。頭蓋腔内の容積が増大して頭蓋内圧が上昇すると，圧排を受けた脳組織は隣接する別の区画に脱出（ヘルニア）してはまり込む。この現象が脳ヘルニアで，ヘルニアを起こす部位と脱出する脳組織により分類されている（図 2-11）。臨床上重要なのは，直接脳幹が圧迫を受け生命の危険を伴うタイプのヘルニアで，テント切痕ヘルニアと小脳扁桃ヘルニアである。

a．テント切痕ヘルニア

小脳テント前方にある幅約 3 cm，前後約 6 cm の楕円形の空間をテント切痕と呼ぶ。テント切痕中央部を占める中脳の腹側には脳底動脈，周囲には 3 つの脳槽がある。テント切痕ヘルニア（transtentorial herniation）には，圧迫された脳組織が，小脳テントの上からテント切痕部にはまり込むタイプと，小脳テントの下から切痕部にはまり込むタイプがある。診断については，d 項を参照。

1）鉤ヘルニア

鉤ヘルニア（uncal herniation）は，脳ヘルニアの中で最も多い。一側の大脳半球の病変で，テント上腔の圧が高い場合に生じる。側頭葉内側の鉤（uncus）はもともとテント切痕内にわずかに張り出しているため，容易にテント切痕と脳幹の間にはまり込む（図2-12）。下記のような症状がみられる。

① 意識障害： 中脳の圧迫と変形に加えて脳底動脈の脳幹穿通枝の循環障害によって起こる。

② 瞳孔不同： 脳ヘルニアによって動眼神経が直接圧迫されて麻痺を生じる。初期には，ヘルニア側の瞳孔の散大と対光反射の消失がみられるが，ヘルニアが進行すると両側の瞳孔散大と対光反射消失が起こる。

③ 片麻痺（病側の反対側）： 病側の大脳脚の圧迫による。

注）病側からの圧迫が強く正中の偏位が著明な場合，対側の大脳脚が切痕部に押しつけられてKernohan 圧痕（Kernohan 切痕：Kernohan notch）と呼ばれる溝が大脳脚にできる。片麻痺は脳ヘルニアと同側に起こる。

④ 同名半盲（病側の反対側）： 病側の後大脳動脈の圧迫，血流障害による。患者に意識障害があることが多いため，症状として同名半盲が明らかにされることは少ないが，

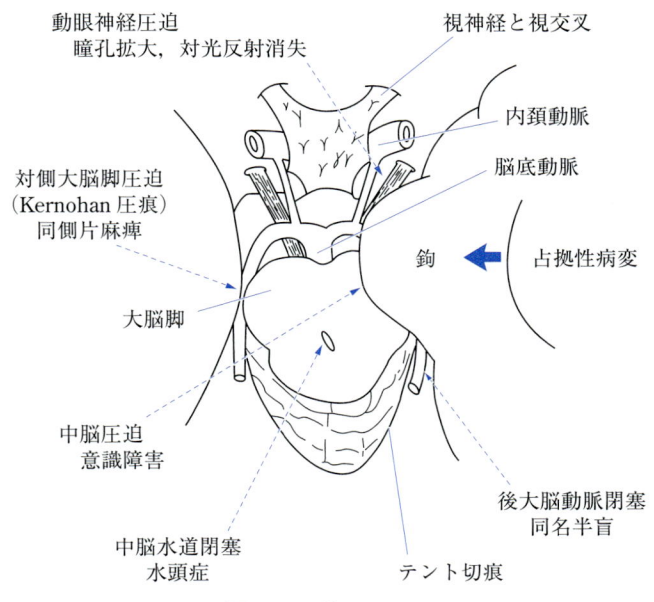

図 2-12　鉤ヘルニア
テント切痕部の解剖と発現する症状との関係。

総論

CT検査によって後大脳動脈の閉塞が確認されることがあり，重要な所見である。

⑤頭蓋内圧亢進：　頭蓋内圧に対する緩衝能力は，小脳テントの上腔が50%，下腔（後頭蓋窩）が20%，脊髄腔が30%である。テント切痕ヘルニアにより切痕部の脳槽での髄液通過障害が起こると，テント上下の区画は遮断され，緩衝能力が減少した頭蓋内圧はさらに上昇する。中脳水道閉塞による非交通性水頭が加われば，頭蓋内圧亢進はさらに進行する。

①意識障害，②瞳孔不同，③片麻痺を鉤ヘルニアの三徴候と呼び，鉤ヘルニアの診断にきわめて重要であるが，このうち最も初期に出現する重要な症状は，動眼神経麻痺である。

CHART 40
【鉤ヘルニア初期にみられる三徴候】 1）意識障害 2）瞳孔不同 3）片麻痺

2）中心性ヘルニア

中心性ヘルニア（central herniation）は，大脳の両側半球あるいは正中部の病変により，テント上腔の圧が高い場合に生じる。テント切痕より遠隔部の病変で起こりやすい。間脳および中脳がテント切痕を越えてテント下に落ち込む（図2-11, 2-13）。中心性ヘルニアによる脳障害は両側性で，間脳の障害から始まり，①意識障害の早期出現，②両側瞳孔の縮小（対光反射は保たれる），③呼吸障害（初期は深いため息やあくびを伴い，進むとCheyne-Stokes呼吸）などの症状が現れる。

注）Duret出血（Duret's hemorrhage）は，中心性ヘルニアの進行により，脳底動脈穿通枝が伸展・屈曲されて生じる脳幹出血で，出血は中脳から橋中部の中心部に線状にみられる。中心性

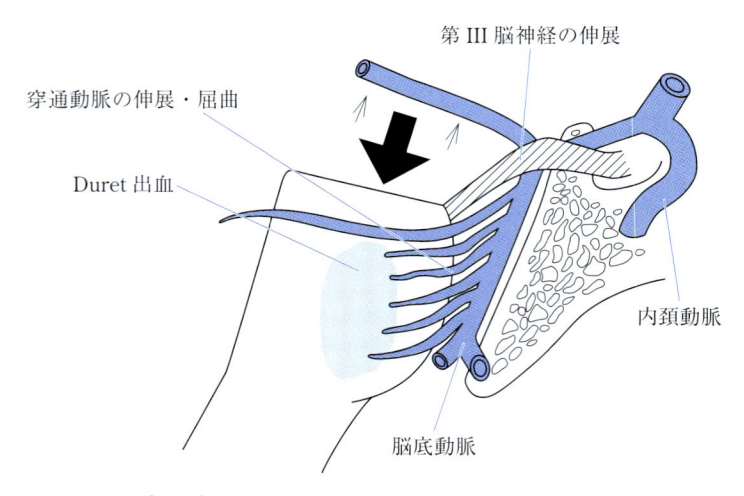

図2-13　中心性ヘルニアによる脳幹出血（Duret出血）発生機序

ヘルニアに意識障害が早期出現するのはこのためである（図2-13参照）。

3）上行性（小脳）ヘルニア

上行性（小脳）ヘルニア（upward (cerebellar) herniation）は，後頭蓋窩に病変があり，小脳虫部がテント切痕を越えて上行し中脳を圧迫する。症状は，外転神経麻痺，動眼神経麻痺，上方注視麻痺，意識障害などである。

b．帯状回（大脳鎌下）ヘルニア

帯状回（大脳鎌下）ヘルニア（cingulated (subfalcial) herniation）は，帯状回が大脳鎌下を越えて脱出した状態で，これだけでは普通，無症状だが，テント切痕ヘルニアの警告所見になる。

c．小脳扁桃（大孔）ヘルニア

小脳扁桃（大孔）ヘルニア（tonsillar (foraminal) herniation）は，小脳扁桃が下方偏位して大孔内にはまり込んだ状態で，後頭蓋窩の病変により起こりやすい。髄液通過障害による非交通性水頭症と延髄圧迫症状が主な症状で，①項部硬直，②呼吸異常，③Cushing現象（血圧上昇，徐脈，緩徐呼吸），④意識障害などが現れる。特に重要なのは呼吸異常で，呼吸停止が起こり急死することもまれではない。

d．脳ヘルニアの診断

脳ヘルニアは命の危険を伴う病変であり，できるだけ早期の回復可能期の診断が重要である。

テント切痕ヘルニアの診断について記す。

① 神経症状： 鉤ヘルニア初期に必ずみられる瞳孔不同と対光反射の減弱（動眼神経麻痺）が最も重要で，継続的にチェックしてわずかな変化を見逃さないようにする。

② CT所見： 中脳周囲の病側の脳底槽が，ヘルニア初期は変形し，進行すると消失する。

③ 聴性脳幹誘発反応： Ⅴ波の潜時が延長し，やがて消失する。

6 頭蓋内圧亢進の治療

頭蓋内圧亢進に対する治療の基本は，脳灌流圧の低下によって起こる脳循環・代謝障害と神経細胞障害を防止することであり，脳ヘルニアへの移行を防ぐことである。頭蓋内圧亢進の治療により，重症頭部外傷では死亡率が半減する。

1）ICPモニタリング

ICPモニタリングは，最低3日間続ける。頭蓋内圧亢進に対する治療を中止後，48時間以上頭蓋内圧が正常範囲内にあれば中止する。

2）頭蓋内圧亢進の治療（図2-14）

まず，脳灌流圧を60〜70mmHg以上に維持するが，ICP＞15〜20mmHg以上の場合は，下記の治療を行う。

① 非交通性水頭症などがあり，可能であれば脳室ドレナージ術。

総論

```
                    ICP モニタリング
                           ↓
              CPP＞60〜70 mmHg を維持する
                    ↓              ↓
           ICP＞15〜20 mmHg    ICP＜15〜20 mmHg
                    ↓                ↑
           可能なら脳室ドレナージ       │
                    ↓                │
           頭部挙上 15〜30°・マニトールまたはグリセオール静注
             ↓          ↓              ↓
      ICP＜20 mmHg  ICP＝15〜20 mmHg  ICP＜15 mmHg
             ↓          ↑            48 時間以上
         過換気療法      │                ↓
             ↓          │           ICP 治療の中止
       ICP＞20 mmHg     │
             ↓          │
         バルビツレート療法・
         低体温療法・減圧開頭術
```

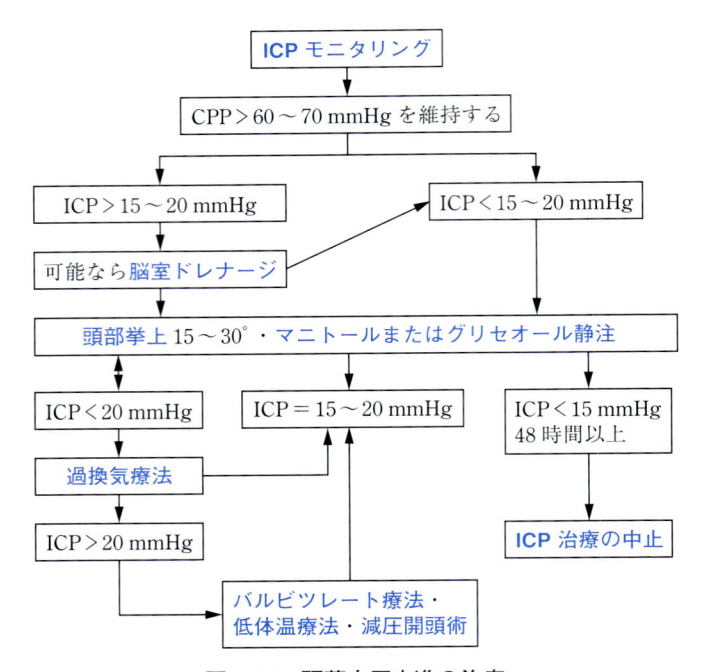

図 2-14　頭蓋内圧亢進の治療
ICP：頭蓋内圧，CPP：脳灌流圧。

②15〜30°の頭部挙上。
③浸透圧利尿薬（マニトールまたはグリセオール）の点滴静注：2〜4 回/日。
④ステロイド大量療法：脳腫瘍に浮腫を伴う場合は有効であるが，頭部外傷や脳血管障害での効果は明らかではない。
⑤過換気療法：$PaCO_2$ を 30〜35 mmHg に保つ。
①〜⑤の治療を行っても ICP＞15〜20 mmHg が持続する場合は，下記の治療を行う。
⑥バルビツレート療法：脳保護療法。
⑦34℃ 前後の低体温療法：脳保護療法。
⑧減圧開頭術：⑥，⑦の治療にもかかわらず ICP＞30 mmHg の場合，脳ヘルニアを来す前に減圧術を行う。
・外減圧術：頭蓋骨を一部分除去し減圧する。
・内減圧術：一側の側頭葉あるいは前頭葉を切除し減圧する。
注）⑥〜⑧は，他のいかなる治療によっても頭蓋内圧のコントロールが不可能な場合に残された治療法である。

脳浮腫

1 病態と概念

脳浮腫（brain edema）とは，脳実質組織の中に水分が貯留し，脳容積が増大した状態と定義される。水分貯留は細胞内・外を問わない。脳容積が増大する結果，頭蓋内圧亢進が起こってくる（図 2-15）。

脳の容積が増大する病態としては，脳浮腫のほかに脳腫脹（brain swelling）がある。これは血管麻痺（vasoparalysis）により脳内血管床が増大し血液が貯留した状態であり，脳浮腫とは異なった病態である。

脳浮腫は大脳や小脳の白質に起こりやすく，脳腫瘍など局所的原因の場合，病巣周囲から大脳半球全体に広がっていく。その発生機序については未だに議論の多いところだが，主に次の3種類があると考えられている。

1） 血管原性浮腫

血管原性浮腫（vasogenic edema）は，毛細血管の血液脳関門（blood-brain barrier：BBB）が破綻して血管壁の透過性が高まり，血漿蛋白が血管外に漏出して細胞間隙に貯留するものである。主に白質の神経線維間隙を移動し広がっていく。脳腫瘍，脳挫傷，脳膿瘍，脳虚血，頭蓋内出血などでみられる。

なお，BBB とは，血液中の物質が脳組織へ移動するのを選択的に行うよう制限し，脳組織の正常な代謝が維持されるようにする機構である。形態的にはまだ特定されていないが，毛細血管の内皮細胞層がその役割を果たしているのではないかと考えられている。

2） 細胞毒性浮腫

細胞毒性浮腫（cytotoxic edema）は，脳実質細胞（主にグリア細胞）の細胞膜が傷害され，細胞内に水分が貯留するものである。細胞の浸透圧障害のため細胞間隙の水分が細胞内に入って細胞が腫大する。白質，灰白質ともに起こるが，灰白質に強く起こる。

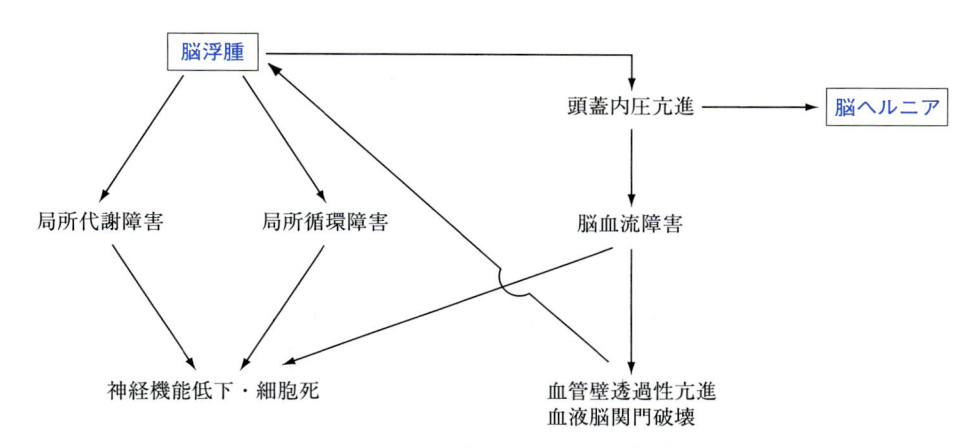

図 2-15　脳浮腫による症状出現機序

脳虚血，水中毒，低酸素血症，代謝障害，中毒，Reye 症候群などで起こる。

　　3）間質性浮腫（interstitial edema）

静水圧性浮腫（hydrostatic edema）ともいう。BBB は傷害されずに細胞間隙に水分が貯留するものである。高血圧脳症，水頭症などでみられる。前者では毛細血管の灌流圧上昇により起こる。水頭症では脳室内髄液が脳室上衣を介して脳室周囲の白質の細胞間隙に流入，貯留する。

多くの脳浮腫は，血管原性脳浮腫と細胞毒性脳浮腫とが組み合わさり，発生する。虚血性脳浮腫といわれるものはその典型である。初期には低酸素のために細胞毒性脳浮腫が起こり，その後，虚血による BBB の破綻が起こり，血管原性脳浮腫が加わる（表 2-6）。

2 原　因

ほとんどの神経疾患に，程度の差はあるが発生する。

① 局所的原因： 脳腫瘍，感染症（脳膿瘍，脳炎），脳出血，脳虚血（脳梗塞），頭部外傷（脳挫傷，出血），頭蓋内手術，放射線

② 全身的原因： 高血圧脳症，水中毒，代謝障害（糖尿病性昏睡，肝性昏睡，尿毒症），中毒（鉛，有機スズ，一酸化炭素），Reye 症候群，熱中症

3 症　状

脳浮腫に特有の症状はない。局所的原因による場合には，原因疾患と浮腫の発生部位による局所症状（麻痺，失語症など）が出現する。脳浮腫が進行すれば，脳の容積が増大して頭痛や嘔吐などの頭蓋内圧亢進症状が前面に出てくる。脳ヘルニアによる意識レベルやバイタルサインの変化などを的確にとらえることが，患者の命運を左右することになる。

4 画像診断

① CT： 低吸収（黒い）

② MRI

・T_1 強調画像： 低信号（黒い）

表 2-6　血管原性脳浮腫と細胞毒性脳浮腫

	血管原性脳浮腫	細胞毒性脳浮腫
障害部位	脳毛細血管	脳実質（細胞）
血液脳関門の破綻	(＋)	(－)
血管透過性亢進	(＋)	(－)
浮腫液	蛋白 (＋)	蛋白 (－)
局　在	白質	白質 < 灰白質

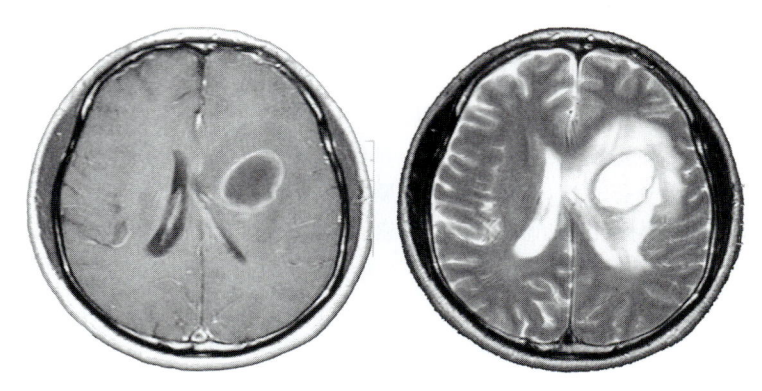

図 2-16　脳膿瘍
左：造影 MRI T_1 強調画像，右：T_2 強調画像。

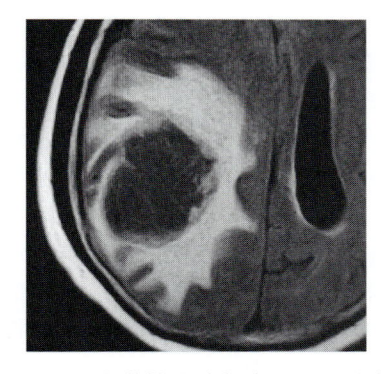

図 2-17　転移性脳腫瘍（FLAIR 画像）

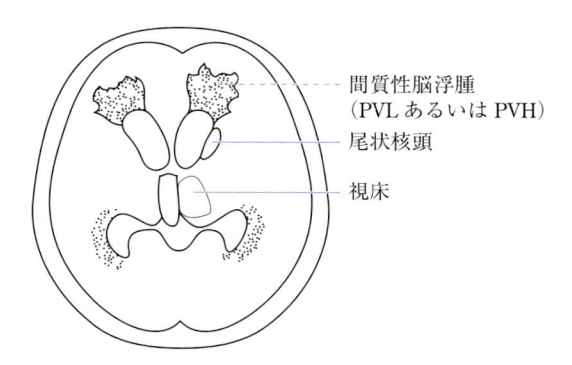

図 2-18　水頭症に伴う間質性脳浮腫
CT では脳室周囲低吸収域（PVL），MRI では脳室周囲高信号域（PVH）といわれる。尾状核や視床は組織が密であり，髄液が流入しにくい。

・T_2 強調画像：　高信号（白い）
・FLAIR 画像：　高信号（白い）

　CT，MRI で上記のように描出される（図 2-16）。浮腫は白質に広がり，先端は指を広げたようになる（図 2-17）。脳室の変形や，進行すれば正中偏位を伴う。

　水頭症に伴う間質性脳浮腫（CT では periventricular lucency（脳室周囲低吸収域：PVL），MRI では periventricular hyperintensity（脳室周囲高信号域：PVH））は，側脳室前角の前外側部や後角周囲にみられる（図 2-18）。

5 治療

　原因疾患の除去が最も重要である。局所的原因により急速に進行する場合には，時を逸さずに脳腫瘍や脳膿瘍などの責任病巣を手術により除去する。脳浮腫の決定的な治療法は確立されていない。症例ごとに病態生理を十分に把握した上で治療する。重症例では頭蓋内圧モニタリング装置を装着し，頭蓋内圧を測定しながら治療する。

1) 一般的治療

① 頭部挙上の体位： ベッドの頭部側を 15～30° 挙上する。静脈灌流を促し頭蓋内圧を下げる。ただし，頸部屈曲により静脈灌流を妨げないように注意する。

② 気道確保と酸素投与： 低酸素状態，炭酸ガスの蓄積は浮腫を増悪させる。

③ 血行改善： 血圧低下，脳血流不全は脳代謝を障害し浮腫を増悪させる。このため適度の輸液，輸血を行う。病態にもよるが，血圧が異常に高い（200 mmHg 以上）かあるいは低い（100 mmHg 以下）場合以外は，原則として血管作動薬は使用しない。

2) 特殊療法

① 高浸透圧溶液（利尿薬）静注による脱水療法： 高浸透圧溶液の静脈内投与により血液浸透圧を上げ，浸透圧差により脳組織から血中へ水分を移行させようとするものである。10％グリセオール液や 20％マニトール液が使用される。脳組織の脱水により 3～5 時間，頭蓋内圧が下降する。リバウンド現象（効果がなくなるころに頭蓋内圧が投与前よりも上昇する現象）や電解質バランス，腎機能への影響はマニトールの方が強い。

② 利尿薬の投与： 体内からの水分除去と髄液産生抑制作用を有するフロセミド，アセタゾラミドが用いられ，高浸透圧溶液と併用されることがある。

③ ステロイド療法： コルチコステロイドを早期に大量投与し，その後，漸減する。ステロイドの膜安定化作用が BBB 機能を回復させることによると考えられている。脳腫瘍，脳膿瘍に伴う浮腫に有効である。

④ バルビツレート療法： 重症例に対して気管挿管を行い，呼吸や循環機能を厳重に管理しながら行う。有効量（3～5 mg/dL）では意識レベルが低下するため神経学的観察は行えない。バルビツレートによる膜安定化作用，遊離基（free radical）反応の抑制作用，脳代謝の抑制作用，脳浮腫抑制作用により，頭蓋内圧が下がる。

⑤ 過換気： $PaCO_2$ が 25～30 Torr 程度となるよう過換気を行う。$PaCO_2$ を下げることにより脳血管を収縮させ，脳血流を減少させて頭蓋内圧を下げようとするものである。

⑥ 外減圧術・内減圧術： 頭蓋骨を広範囲に除去（外減圧）したり，脳の部分切除（内減圧）を行うことにより頭蓋内圧を下げようとするものである。生命の危険が迫っている場合にやむをえず行う。

⑦ 低体温： 高体温は脳浮腫を助長するため，低体温（30℃）にすることにより脳代謝を抑制し，生体の過剰防御反応を抑えて脳浮腫を防ごうとするものである。技術的困難があるため，限定された施設でしか行われない。

CHART 41
・脳浮腫は，CT，MRI T_1 強調画像では黒く，T_2 強調画像，FLAIR 画像では白く描出される ・リング状造影があり周囲に強い脳浮腫をみたら，膠芽腫，転移性脳腫瘍，脳膿瘍を考える

頭　痛

頭痛は，患者の訴えとしてごく一般的なものである．しかし，時には緊急状態を警告する重大な徴候の場合もあり，臨床的鑑別はきわめて重要である．特に脳神経外科領域においては迅速な処置・治療を要することも少なくない．頭痛の性状や経過に精通し，的確な診断を下す必要がある．

1 頭痛に関する解剖

顔面・眼窩や頸部の痛みも，頭痛として訴えられることが多い．頭痛を感じる部位や感覚神経の分布について理解する必要がある．

1) 頭部・顔面の感覚神経

三叉神経，舌咽神経，迷走神経，上位頸神経．

2) 硬膜の感覚神経

三叉神経が主．密度の差があり，円蓋部や大脳鎌では痛みを来さない．

3) その他の有痛覚部位

硬膜動脈，脳底部主要動脈，静脈洞や流入静脈など．

表 2-7　国際頭痛分類第 2 版（ICHD-II）の大分類

第 1 部：一次性頭痛（機能性頭痛）（the primary headaches）
 1. 片頭痛（migraine）
 2. 緊張型頭痛（tension-type headache：TTH）
 3. 群発頭痛およびその他の三叉神経・自律神経性頭痛（cluster headache and other trigeminal autonomic cephalalgias）
 4. その他の一次性頭痛（other primary headaches）

第 2 部：二次性頭痛（症候性頭痛）（the secondary headaches）
 5. 頭部外傷による頭痛（headache attributed to head and/or neck trauma）
 6. 頭頸部血管障害による頭痛（headache attributed to cranial or cervical vascular disorder）
 7. 非血管性頭蓋内疾患による頭痛（headache attributed to non-vascular intracranial disorder）
 8. 物質またはその離脱による頭痛（headache attributed to substance or its withdrawal）
 9. 感染症による頭痛（headache attributed to infection）
 10. ホメオスターシスの障害による頭痛（headache attributed to disorder of homeostasis）
 11. 頭蓋骨，頸，眼，耳，鼻，副鼻腔，歯，口あるいはその他の顔面・頭蓋の構成組織の障害に起因する頭痛あるいは顔面痛（headache or facial pain attributed to disorder of cranium, neck, eyes, ears, nose, sinuses, teeth, mouth or other facial or cranial structures）
 12. 精神疾患による頭痛（headache attributed to psychiatric disorder）

第 3 部：頭部神経痛，中枢性・一次性顔面痛およびその他の頭痛（cranial neuralgias, central and primary facial pain and other headaches）
 13. 頭部神経痛および中枢性顔面痛（cranial neuralgias and central causes of facial pain）
 14. その他の頭痛，頭部神経痛，中枢性あるいは原発性顔面痛（other headache, cranial neuralgia, central or primary facial pain）

国際頭痛学会・頭痛分類委員会，2004 による．

総 論

2 分 類

頭痛は，基礎疾患のない一次性頭痛（機能性頭痛）と，原因として器質的病変を有する二次性頭痛（症候性頭痛）とに大きく分類される（表 2-7）。

a．一次性頭痛（機能性頭痛）

一次性頭痛は，慢性的，反復的な頭痛のことが多い。頭痛の種類によりそれぞれの特徴をもつが，複数の一次性頭痛の合併もみられる。

1）片頭痛（migraine）

（1）有病率

日本では疑い例を含め 8.4％で，30〜40 歳代の女性に多い。家族歴がそのうちの約 40％にみられる。

（2）原　因

血管の拡張と炎症により頭痛が起こる。機序としてセロトニンの関与が重要視される。

（3）誘発因子

睡眠不足，肩こり，ストレス，アルコールなど。

（4）前　兆

20〜30％にみられ，ほとんどは閃輝暗点などの視覚異常。

（5）性　状

一側から両側に発展することが多く，鈍痛から拍動性頭痛へと変化する。

（6）持続時間

一般に数時間であり，日常動作による増悪がみられる。

（7）随伴症状

感覚異常や行動異常，消化器症状や光・音・臭過敏などが多くにみられる。

（8）治　療

頭痛発作時にはセロトニン（5-ヒドロキシトリプタン）受容体作動薬やエルゴタミン製剤を投与する。

2）緊張型頭痛（tension-type headache）

（1）有病率

日本では疑い例を含め 22.4％で，慢性頭痛として最多。女性にやや多い。

（2）原　因

後頚筋群の血流低下が原因であり，うつむき姿勢や頚椎症などが関係する。

（3）誘発因子・前兆

心理的ストレスや社会的ストレスが誘因となる。前兆はない。

（4）性　状

非拍動性の鈍痛で両側性のことが多く，日常動作による増悪がない。

（5）治　療

ストレスの排除，非ステロイド性抗炎症薬（non steroidal anti-inflammatory drug：NSAID），筋弛緩薬，理学療法が有効であり，慢性のものには抗うつ薬や抗不安薬を投

与する。

3) 群発頭痛（cluster headache）

(1) 有病率

日本では0.5%以下。中年男性に多い。

(2) 性　状

数週〜数か月間，深夜に一側の激しい眼窩部痛を繰り返す。飲酒により誘発される。

(3) 随伴症状

結膜充血，流涙，鼻閉などの自律神経症状を伴う。

(4) 治　療

酸素吸入，トリプタン系薬剤，エルゴタミン，カルシウム拮抗薬，炭酸リチウム，ステロイドなど。

CHART 42

・片頭痛：　前兆（閃輝暗点）を伴う一側の拍動性頭痛
・緊張型頭痛：　慢性的な両側の非拍動性頭痛
・群発頭痛：　決まった時間に起こる一側の眼窩部痛

---

b．二次性頭痛（症候性頭痛）

二次性頭痛の性状や起こり方は，その原因疾患によりさまざまである。脳神経外科的疾患のうち，脳血管障害，脳腫瘍，頭部外傷，頭蓋内感染症のいずれも，頭痛が初発症状であることが多い。特に生命の危険がある頭痛の鑑別が必要である。

1) 脳血管障害に伴う頭痛

(1) 脳梗塞

内頸動脈，中大脳動脈，後大脳動脈の閉塞例では同側の頭痛を来すことがある。

(2) 脳出血

大きな出血や，脳室内，くも膜下腔に出血が及ぶ場合に強い頭痛を生じる。

(3) くも膜下出血

突然起こる頭全体の激痛で，嘔吐を伴うことが多い。髄膜刺激症状がみられる。

(4) 動脈解離

椎骨脳底動脈系病変では，後頭部から後頸部にかけ，激しい持続性の痛みを生じる。

(5) 巨細胞性動脈炎・側頭動脈炎

初発症状として，側頭部，前頭部の激しい拍動性頭痛がみられる。

2) 頭蓋内腫瘍に伴う頭痛

(1) 頭蓋内圧亢進例

早朝起床時に多く，間欠的な頭痛。咳やくしゃみにより増悪する。

(2) 頭蓋内圧非亢進例

頭蓋内圧非亢進例でも，部位により頭痛を訴える。

(3) 下垂体腫瘍

慢性の眼の奥の痛み，前頭部痛を生じることがある。

総論

3) 低髄液圧に伴う頭痛
(1) 症　状
起立性頭痛，労作性頭痛，時に硬膜下血腫，動眼神経・滑車神経麻痺。
(2) 原　因
硬膜穿刺後や頭蓋底骨折などによる髄液漏。特発性のものもみられる。
4) 炎症性疾患に伴う頭痛
(1) 症　状
脳膿瘍や髄膜炎，脳炎ではきわめて強い頭痛を生じる。
(2) 診　断
炎症所見や髄膜刺激症状の存在が参考となる。

CHART 43

【外科的治療の適応となる頭痛疾患】
・頭蓋内血腫（脳内血腫，硬膜下血腫，硬膜外血腫）
・頭蓋内腫瘍
・脳動脈瘤破裂によるくも膜下出血
・脳動静脈奇形（AVM）
・慢性硬膜下血腫
・水頭症
・脳膿瘍
・その他

認知症

認知症とは，いったん発達した知的機能が全般的かつ持続的に低下して，日常生活に支障を生じた状態を指す。一方，発達期までに知能の遅れを認め，日常生活が困難なものは精神遅滞と呼ぶ。

症状としては，記憶障害，失語，失認，失行，遂行障害などの認知機能低下を示す。

1 鑑　別

多くの疾患が認知症の原因となり（表2-8），それぞれの症状や発症の様相には特徴がある。頻度が高いのは，Alzheimer病と脳血管性認知症である。両者の鑑別には，一般的にHachinskiの脳虚血スコア（表2-9）が用いられる。

1） Alzheimer 病
（1） 頻　度
最も高頻度。女性にやや多い。
（2） 発　症
最近の出来事を忘れる近時記憶障害で発症。発症・進行は緩徐である。
（3） 症　状
場所や時間の見当識障害を示し，進行すると失語，反響言語，構成障害，失行，失認などを生じる。
（4） 病　態
アミロイド β（Aβ）蛋白の脳への沈着，アセチルコリン作動性神経細胞の脱落。
（5） CT・MRI 所見
広範な大脳の萎縮。特に，海馬・扁桃体などの内側側頭葉の萎縮が特徴的。
（6） 脳血流検査（single photon emission CT：SPECT）所見
側頭葉・頭頂葉または内側側頭葉から後部帯状回の血流低下。
（7） 治　療
ドネペジル塩酸塩（アセチルコリンエステラーゼ阻害薬）を用いる。

表 2-8　認知症を来す疾患

変性疾患	初老期認知症（Alzheimer 病，Pick 病），Parkinson 病，Lewy 小体病など
脳血管障害	脳梗塞・脳出血・くも膜下出血など脳卒中の後遺症，Binswanger 病，内頚動脈狭窄症など
脳腫瘍	神経膠腫，髄膜腫，間脳下垂体腫瘍，転移性脳腫瘍など
水頭症	正常圧水頭症など
外傷	重症脳外傷の後遺障害，慢性硬膜下血腫など
感染症	脳膿瘍，脳炎，髄膜炎，亜急性硬化性脳炎（subacute sclerosing panencephalitis），Creutzfeldt-Jakob 病など
代謝性・中毒性疾患	Wilson 病，甲状腺機能低下症，尿毒症，ビタミン欠乏症，薬物中毒など
その他	てんかん，精神科疾患（偽認知症），Huntington 舞踏病，進行麻痺など

表 2-9　Hachinski の脳虚血スコア

特　徴	点　数	特　徴	点　数
急速に起こる	2	感情失禁	1
段階的悪化	1	高血圧の既往	1
変動する臨床経過	2	脳卒中の既往	2
夜間せん妄	1	動脈硬化所見	1
人格保持	1	局所神経症状	2
うつ状態	1	局所神経学的徴候	2
身体的訴え	1		

7 点以上は多発梗塞性認知症，4 点以下は Alzheimer 型認知症。

2) 脳血管性認知症

(1) 頻度

Alzheimer 病に次いで高頻度。男性にやや多い。

(2) 発症・進行

比較的急性に発症し，段階的に悪化。局所神経症状を呈することも多い。

(3) 分類

多発ラクナ梗塞性認知症，Binswanger 病型脳血管性認知症が多い。

3) 前頭側頭型認知症

(1) 症状

人格変化，行動異常が記銘力低下に先立って起こる。

(2) 病態

前頭葉，側頭葉前部の変性が主体。

(3) 分類

Pick 病，進行性核上性麻痺など。

4) Lewy 小体型認知症（Lewy 小体病）

(1) 症状

Parkinson 症状や進行性認知症が主な症状。

(2) 病態

脳幹・間脳の諸核に加え，大脳皮質や扁桃核に多数の Lewy 小体が出現。

CHART 44

- **Alzheimer 病**： 緩徐な発症・進行
- **脳血管性認知症**： 急性発症・段階的増悪，局所症状

---

2 外科的治療が有効な認知症

認知症のうち，その原因疾患に対する手術によって症状の改善が期待できるものがある。以下に，治療可能な認知症（treatable dementia）の代表的脳神経外科疾患を示す。

1) 慢性硬膜下血腫に伴う認知症

(1) 病態

軽度の外傷後，数週以降に頭蓋内圧亢進症状や意識障害，認知症，片麻痺などで発症。

(2) 治療

局所麻酔下の穿頭術（血腫ドレナージまたは血腫洗浄術）。

2) 正常圧水頭症に伴う認知症

(1) 病態

歩行障害，認知症，尿失禁があり，脳脊髄液圧が 180 mmH$_2$O 以下の交通性水頭症。

(2) 原因

くも膜下出血，頭部外傷，特発性。

（3）治　療

シャント術（短絡管設置術）。

3）脳腫瘍に伴う認知症

（1）疾　患

高齢者の脳腫瘍全般，前頭葉や視床の病変，水頭症合併例。前頭部髄膜腫が多い。

（2）治　療

腫瘍摘出。

4）慢性脳虚血に伴う認知症

（1）原　因

内頚動脈狭窄などによる，大脳の広範な低灌流。

（2）治　療

脳血行再建術（血管バイパス術，内頚動脈ステント留置術など）。

CHART 45

【手術で治る認知症を生じる疾患】
・慢性硬膜下血腫
・正常圧水頭症
・脳腫瘍
・慢性脳虚血

けいれん

けいれんとは，全身的または部分的な筋肉の発作的かつ不随意な収縮を指す症候名で，その性状や発作の範囲によって分類される。代表的な原因疾患は，てんかんである。

（1）性状の分類

① 強直性（持続的な筋強直を示す）
② 間代性（規則的な筋収縮の間に短い寛解期がある）

（2）発作範囲の分類

① 全身けいれん
② 部分けいれん

1 てんかんの分類

てんかんとは，種々の病因によって脳細胞に突然過剰な興奮が起こり，種々の脳機能障害，意識障害，けいれん，運動・感覚障害，自律神経症状などを繰り返す病態である（表2-10）。

表 2-10　てんかん発作の臨床・脳波の国際分類（1981 年）

I. 部分（焦点，局所）発作
　A. 単純部分発作（意識減損なし）
　　1. 運動徴候を呈するもの
　　2. 体性感覚あるいは特殊感覚症状を呈するもの
　　3. 自律神経症状あるいは徴候を呈するもの
　　4. 精神症状（高次大脳機能障害）を呈するもの
　　これらの症状は，まれには意識減損を伴わずに起こることもあるが，多くは複雑部分発作として経験される。
　B. 複雑部分発作（意識減損を伴う，単純部分発作から進展することもある）
　　1. 単純部分発作で始まり意識減損に移行するもの
　　2. 意識減損で始まるもの
　C. 部分発作から二次的に全般化するもの
　　1. 単純部分発作が全般発作に進展するもの
　　2. 複雑部分発作が全般発作に進展するもの
　　3. 単純部分発作が複雑部分発作を経て全般発作へと進展するもの
II. 全般発作（けいれん性あるいは非けいれん性）
　A. 欠神発作
　B. ミオクロニー発作（単発あるいは連発）
　C. 間代発作
　D. 強直発作
　E. 強直間代発作
　F. 脱力発作（失立発作）
III. 上記の分類に含まれないてんかん発作

2　てんかんの原因と頻度

（1）頻　度
全人口の 0.3～1.0％にみられ，発作が頻回で薬物療法が必要なものはそのうち約 1％。

（2）原　因
頭部外傷，脳血管障害，脳腫瘍，感染など，原因の明らかなものは全体の 20～30％。大脳の器質的疾患は，常にてんかんを起こす可能性がある。

① 成人の初発てんかん：　まず，脳腫瘍，脳動静脈奇形（arteriovenous malformation：AVM）などを考える。

② Jackson 型てんかん：　運動領野近傍の器質的病変を考える。

1）脳腫瘍
（1）初発症状
脳腫瘍の約 15％はけいれんで発症する。
（2）けいれん発症率
テント上腫瘍の約 30％，テント下腫瘍の約 5％。
（3）好発部位
前頭葉・側頭葉・頭頂葉の腫瘍，皮質近傍あるいは皮質浸潤を示す腫瘍に多い。

2) 頭部外傷
(1) 発症率
重症脳外傷の約1/3に，外傷性てんかんを生じる。
(2) 時　期
ほとんど（約80％）は，受傷後2年以内に発症する。
(3) 好発例
意識障害や神経症状を有した症例，早期てんかんがあった症例，脳実質損傷の症例や手術症例。
(4) てんかんのタイプ
① 直後てんかん（受傷直後に発症するもの）：　頭部外傷の1％以下。
② 早期てんかん（受傷後1週以内に発症するもの）：　頭部外傷の2〜10％。
③ 晩期てんかん（受傷後8日以後に発症するもの）：　真の外傷性てんかんで，早期てんかんから移行するものがある。
3) 脳血管障害
① くも膜下出血：　約5％がけいれんを初発症状とする。
② AVM：　約20％がけいれんを初発症状とし，けいれんの発生頻度が高い。
4) 小児けいれん
① 新生児けいれん：　分娩時外傷による頭蓋内出血，無酸素症による脳出血などが原因。
② 熱性けいれん：　乳幼児期に起こしやすい。
5) 結節性硬化症
(1) 症　状
顔面の皮膚症状，けいれん発作。
(2) 頭蓋内病変
側脳室近傍に石灰化や神経膠腫を伴う。

③ 難治性てんかん

(1) 頻　度
薬物療法に抵抗性のてんかんであり，全体の10〜30％である。
(2) 症　状
1か月に1回以上の発作頻度で，日常生活を著しく障害する。
(3) 原　因
約80％は側頭葉てんかん。腫瘍性や，海馬・扁桃核の硬化によるものが多い。

④ てんかんの診断

(1) 症　状
反復して起こる臨床発作の存在が必要条件である。

(2) 検　査
脳波検査は必須。24時間連続脳波・ビデオ同時モニターなども行われる。

5 てんかんの治療

(1) 薬物治療
カルバマゼピン，バルプロ酸，フェニトインなど。
(2) 発作時の治療
第1選択はジアゼパムの静注である。
(3) 副作用
抗てんかん薬には催奇形性があり，妊婦への投与は配慮が必要である。
(4) 外科的治療
難治性てんかんの約50%に手術が有効である。
① てんかん焦点が明らかなときは，焦点切除術が行われる。
② 側頭葉てんかんには，側頭葉切除術や扁桃・海馬切除術が行われる。
③ West症候群やLennox-Gastaut症候群に脳梁離断術が行われることがある。

| CHART 46 |

【てんかんの治療】
・薬剤投与：　カルバマゼピン，バルプロ酸，フェニトインなど
・発作時：　ジアゼパム静注
・症例に応じ，外科的治療

6 けいれん重積状態

けいれん重積状態とは，けいれん発作が30分以上持続した状態，けいれん発作を繰り返し30分以上意識が完全回復しない状態を指す。
発作が長引くほど不可逆性の神経障害が高度となるため，迅速な診断，治療が求められる。
(1) 処　置
安静，気道確保，酸素投与，バイタルサインをモニターする。
(2) 治　療
ジアゼパム，フェニトインの静注を行う。

【文　献】

1) 太田富雄編：脳神経外科学，第 10 版，金芳堂，2008
2) 日本神経外傷学会編：重症頭部外傷治療・管理のガイドライン，第 2 版，医学書院，2007
3) 日本頭痛学会編：慢性頭痛の診療ガイドライン，医学書院，2006
4) 飯沼一宇：てんかん研究，26(1)：110-113，2008
5) 重藤寛史，飛松省三：Clinical Neuroscience，29-32，2008
6) 柴田　護：Clinical Neuroscience，512-515，2007

総論

【チェック問題2】

○×をつけよ。

(1) Japan Coma Scale (JCS) 300点，Glasgow Coma Scale (GCS) 3点は，脳死の必要条件である。

(2) 閉じ込め症候群では，昏睡状態である。

(3) Cheyne-Stokes 呼吸は，延髄障害で生じる。

(4) 失調性呼吸は，延髄の呼吸中枢の障害でみられる。

(5) 除脳硬直は，特に小脳の障害で生じる。

(6) GCS 15点は，予後良好である。

(7) 植物状態は，脳損傷後1か月の時点で診断する。

(8) 両側の極端な縮瞳（pin-point pupil）は，橋出血で生じる。

(9) 眼底検査で，うっ血乳頭を認めると，頭蓋内圧亢進を考慮する。

(10) テント切痕ヘルニアでは，瞳孔は縮瞳を呈する。

(11) 脳浮腫は，MRI T_2 強調画像では低信号を呈する。

(12) 脳浮腫は，脳膿瘍ではみられない。

(13) 片頭痛では，拍動性頭痛がみられる。☆

(14) 片頭痛では，視覚の異常がみられる。☆

(15) 片頭痛では，音への過敏がみられる。☆

(16) 片頭痛では，悪心，嘔吐がみられる。☆

(17) 片頭痛では，項部硬直がみられる。☆

(18) 緊張型頭痛では，天候非依存性頭痛が特徴である。☆

(19) 緊張型頭痛は，視野異常を伴う拍動性の頭痛である。

(20) 群発頭痛では，後頭部鈍痛がみられる。☆

(21) くも膜下出血による頭痛は，片麻痺などの脳局所症状を伴う。

(22) 脳腫瘍では，夜間頭痛が特徴的である。☆

【解　説】

○

× 意識は清明である。

× 両側大脳半球深部，間脳障害で生じる。

○

× 脳幹，特に中脳の障害で生じ，重篤な徴候である。

○ GCS 3点は，予後絶対不良である。

× 脳損傷後3か月以上，本文中に掲げた6項目の症状が持続するものを指す。

○ 橋出血での特徴的眼所見である。

○ うっ血乳頭は，頭蓋内圧亢進状態で生じる。

× テント切痕ヘルニアでは，瞳孔不同を生じる。同側の動眼神経麻痺による散瞳と対光反射の消失が生じる。

× 高信号を呈する。

× 強くみられる。

○

○

○

○

× 項部硬直は，髄膜刺激徴候である。

× 筋緊張やストレスによって生じる持続性の頭痛で，天候の影響を受けやすい。

× 肩こりや後頭部・後頸部痛を伴う慢性頭痛である。視野異常を伴う拍動性頭痛は，片頭痛の特徴である。

× 眼球周囲を中心とした突発する一側性の激しい疼痛がみられる。

× 純粋なくも膜下出血では，脳局所症状を伴わないのが特徴で，項部硬直などの髄膜刺激徴候を伴う。

× 早朝頭痛が多いとされる。

☐ ⑬ 小児の後頭蓋窩腫瘍では，早朝の頭痛と噴射状嘔吐を来す．	○	
☐ ⑭ 69歳の女性．認知症，歩行障害，尿失禁が徐々に進行し，CT上，脳室拡大と側脳室前角の前外側に低吸収域（脳室周囲低吸収域：PVL）を認める．最適の治療は，高浸透圧溶液の点滴である．	×	最適の治療は，脳室-腹腔シャント術（V-Pシャント術）である．
☐ ⑮ 多発性脳梗塞による認知症は，比較的ゆっくりと発症する．	×	比較的急性に発症し，段階的に悪化する．ゆっくりと発症・進行するのは，Alzheimer病である．
☐ ⑯ 正常圧水頭症は，認知症を来すことがある．	○	
☐ ⑰ 視床の神経膠腫は，認知症を来すことが多い．	○	
☐ ⑱ 脳室内腫瘍は，認知症を来しにくい．	×	閉塞性水頭症を来して生じ，認知症を来す．
☐ ⑲ 熱性けいれんには，フェニトインが有効である．☆	×	通常，不要である．
☐ ⑳ 憤怒けいれんには，バルプロ酸ナトリウムが有効である．☆	×	通常，不要である．
☐ ㉑ 複雑部分発作には，副腎皮質刺激ホルモン（ACTH）が有効である．☆	×	通常，不要である．
☐ ㉒ West症候群には，ビタミンB₆が有効である．☆	○	ACTHも使用される．
☐ ㉓ Lennox-Gastaut症候群には，クロナゼパムが有効である．☆	○	
☐ ㉔ てんかん重積状態に対してまず投与すべき薬剤は，ジアゼパムである．☆	○	
☐ ㉕ 小児で顔面の皮脂腺腫とけいれんがみられれば，まずSturge-Weber症候群を考える．	×	顔面の対称性の皮脂腺腫を伴いけいれんを来すのは，結節性硬化症である．Sturge-Weber症候群は，顔面の三叉神経領域の血管腫，脳軟膜の血管腫を伴い，けいれんを生じることが多い．
☐ ㉖ 後頭蓋窩硬膜外血腫では，外傷性てんかんを来しやすい．	×	外傷性てんかんは，脳実質の損傷を伴う重症例に発生頻度が高い．後頭蓋窩に限局した硬膜外血腫では，けいれんは少ない．
☐ ㉗ 前頭葉の脳動静脈奇形では，Jackson型てんかんを来しやすい．	○	

☆：国試既出問題

3 画像検査

頭部単純 X 線撮影

　頭部画像診断の役割としての頭部単純 X 線撮影の役割は減少し，国家試験においても出題頻度は低下している．しかし，骨折などの頭部外傷，骨の肥厚・菲薄化，頭蓋内石灰化，トルコ鞍の変化などを簡便に知ることができる．

　ゆえに，顔面骨を含む頭蓋骨の構造は，複雑かつ個体差に富むが，正常構造を把握し，ポイントを押さえた読影を心がけよう．

　図 3-1 に，頭部単純 X 線撮影に用いられる基準線と解剖学的な基準点を，さらに，正常な頭部単純 X 線撮影正面像（図 3-2）および側面像（図 3-3）と解剖学的構造物の名称を示す．

1 撮影法

a．矢状方向撮影（前後像・後前像）

　ドイツ水平線に垂直になるようにフィルムを置く．X 線中心線はフィルムと垂直にナジオンに向け投影する．

　観察部位：頭蓋穹窿部，眼窩，錐体，上眼窩裂，副鼻腔．

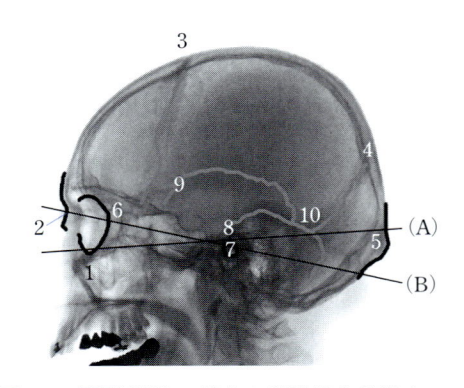

図 3-1 頭蓋単純 X 線像の基準線と基準点
基準線：(A)ドイツ水平線（眼窩下縁と外耳孔上縁を結ぶ線），(B) 眼窩外耳孔基準線（orbitomeatal line：OM line）（眼窩中央と外耳孔中央を結ぶ線）．
1：眼窩下縁，2：ナジオン（鼻根点），3：ブレグマ（前頂），4：ラムダ（矢状縫合と人字（ラムダ）縫合の交点），5：イニオン（外後頭隆起点），6：眼窩中心，7：外耳孔中心，8：外耳孔上縁，9：テリオン，10：アステリオン．

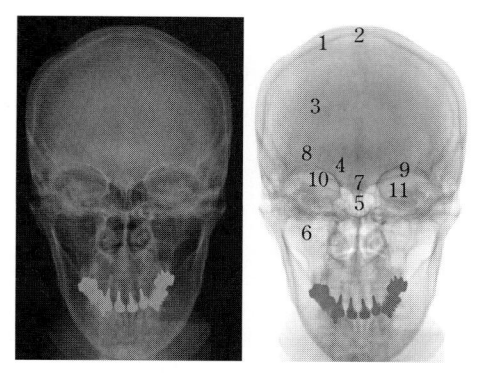

図 3-2　頭蓋単純 X 線前後像
1：冠状縫合，2：矢状縫合，3：人字（ラムダ）縫合，4：前頭洞，5：蝶形骨洞，
6：上顎洞，7：トルコ鞍底，8：眼窩，9：蝶形骨大翼，10：錐体骨上縁，11：内耳道．

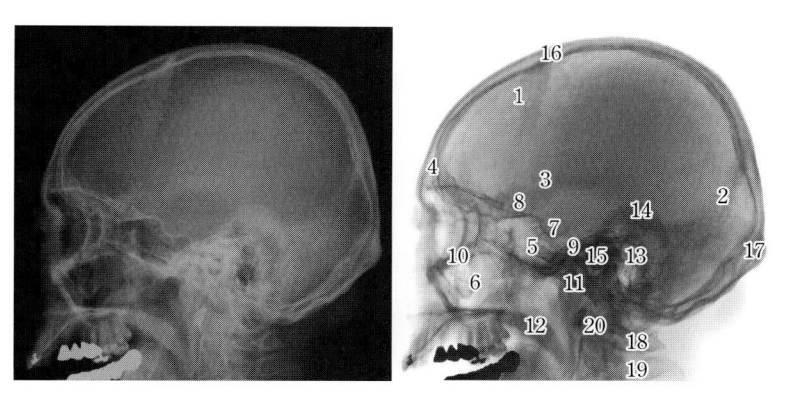

図 3-3　頭蓋単純 X 線側面像
1：冠状縫合，2：人字（ラムダ）縫合，3：中硬膜動脈溝，4：前頭洞，5：蝶形骨洞，6：上顎洞，
7：トルコ鞍，8：蝶形骨平面，9：斜台，10：眼窩床，11：下顎骨関節突起，12：硬口蓋，13：乳突蜂巣，
14：耳介，15：外耳道，16：ブレグマ，17：イニオン，18：環椎，19：軸椎，20：歯突起．

b．側面方向撮影

頭蓋矢状面がフィルムと平行になるようにして，X 線中心線を耳介線（外耳孔上縁を通りドイツ水平線と直交する線）上で外耳孔の上 3〜4 cm の部位を通りフィルムに垂直に投影する．

観察部位：頭蓋穹窿部，前・中・後頭蓋窩，トルコ鞍．

c．Towne 撮影

前後像と同じ位置とし，X 線中心線はドイツ水平線より 30〜40°頭頂方向から足方向へ向けて投影する．

観察部位：後頭骨，大後頭孔，側頭骨錐体部，内耳孔．

d．Waters 撮影

頤部と鼻部をフィルムに付け，X 線中心線を眼窩下縁に向けてフィルム面に垂直に投

総 論

影する。

観察部位：顔面上 2/3，眼窩，副鼻腔，蝶形骨縁。

2 読影法

以下のポイントを押さえて，頭部単純撮影を読影しよう。

a．縫合と泉門

側面像において，前頭骨と頭頂骨の境界である冠状縫合（coronal suture），頭頂骨と後頭骨の境界である人字（ラムダ）縫合（lambdoid suture），側頭骨と頭頂骨の境界である鱗状縫合（squamous suture）を確認できる。正面像において，左右頭頂骨の境界である矢状縫合（sagittal suture），人字縫合を確認できる。これ以外に前頭縫合（左右前頭骨の境界，3歳ごろまでに消失，早期癒合にて三角頭蓋），横縫合（後頭骨上部，新生児，骨折と見誤らないよう注意）などがある。

両側冠状縫合と矢状縫合の結合部が大泉門（anterior fontanelle：生後 14～22 か月ごろに閉鎖），両側人字縫合と矢状縫合の結合部が小泉門（posterior fontanelle：生後 2 か月ごろに閉鎖）である。

b．頭蓋骨の形状

1) プロポーションの異常

頭蓋縫合早期癒合症（狭頭症：第 8 章参照），小頭症，大頭症，水頭症。

2) 変 形

扁平頭蓋（頭蓋底角：鼻根点と後床突起を結ぶ直線と後床突起と大後頭孔前縁を結ぶ直線のなす角度が 145°以上），頭蓋底陥入症（軸椎歯突起が大後頭孔から頭蓋内に突出），先端肥大症（眼窩上縁，下顎の突出）があげられる。

3) 左右非対称性

中頭蓋窩くも膜嚢腫による蝶形骨，側頭骨の左右非対称・菲薄化，聴神経腫瘍における内耳道の非対称・扇状開大（左右差 2 mm 以上）があげられる。

4) 頭蓋裂孔と指圧痕

頭蓋裂孔（craniolacunia）は，脊髄髄膜瘤などにおいて認められる石鹸泡（soap-bubble）様の頭蓋骨をいい，頭蓋内圧亢進の証拠である。通常，生後 6 か月で消失する。指圧痕（digital marking）は，脳回に一致し，指で押したような陥没をいう。1歳を過ぎて出現し，4歳前後に明瞭となり，8歳前後までに消失する。

5) 骨性状の変化

線維性骨異形成（fibrous dysplasia：前頭部から眼窩のスリガラス様変化），変形性骨炎（Paget 病：外板・内板の区別が消失し頭蓋骨全体が肥厚），前頭骨内板過骨症（hyperostosis frontalis interna：中年以降の女性に多い），副甲状腺機能亢進症（hyperparathyroidism：骨粗鬆性変化，両側基底核・歯状核の石灰化），先端肥大症（頭蓋骨全体の肥厚，眼窩上縁と顎の突出）などがある。

6) 骨破壊性変化

悪性腫瘍の頭蓋骨転移（乳がん，白血病，前立腺がん，悪性リンパ腫など，多発性），組織球症（histiocytosis X：Hand-Schuler-Christian 病の map-like skull など），多発性骨髄腫（骨破壊像：punched out），急性骨髄炎（板間静脈に沿った虫食い上骨欠損）などがある。

c．血管溝

線状骨折との鑑別が重要。硬膜動静脈による内板の陥没と板間静脈溝がある。板間静脈は加齢とともに拡張することがある。

中硬膜動脈溝（棘孔から蝶形骨外側，頭頂に向かう）を線状骨折が横切るときは急性硬膜外血腫に注意する。髄膜腫において，栄養する硬膜動脈溝，板間静脈溝の拡張がみられることがある。

d．石 灰 化

1) 生理的石灰化 （図 3-4）

松果体（10 歳以下はまれ。認められれば松果体部腫瘍を疑う），手綱交連，脈絡叢（側脳室三角部），基底核，小脳歯状核，硬膜（大脳鎌，小脳テントなど），内頚動脈壁，くも膜顆粒などがある。これらは頭部単純 CT（図 3-4 参照）においても同様に生理的石灰化として観察できる。

2) 病的石灰化

① 脳腫瘍： 神経膠腫（特に乏突起神経膠腫），頭蓋咽頭腫（70～80％），松果体部腫瘍（特に 10 歳以下では病的石灰化），髄膜腫などがある。

② 血管病変： 脳動脈瘤（特に巨大脳動脈瘤，血栓化脳動脈瘤など），脳動静脈奇形などがある。

③ 神経皮膚症候群： 結節性硬化症（脳室壁，脳表など），**Sturge-Weber 症候群**（鉄

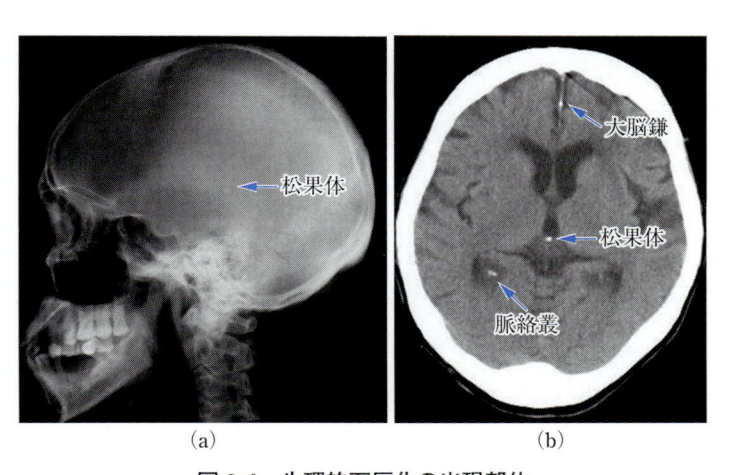

図 3-4　生理的石灰化の出現部位
(a) 頭部単純 X 線側面像，(b) 頭部単純 CT。

道線路状石灰化：rail-road calcification）がある。

e．トルコ鞍の変化

鞍結節より鞍背を結んだ線に平行な最大径を前後径（正常上限 17 mm），鞍結節と鞍背を結ぶ線から垂線を下ろし，鞍底までの最大径を深さ（正常上限 13 mm）とする。種々のトルコ鞍部腫瘍（下垂体腺腫，頭蓋咽頭腫，髄膜腫など），慢性頭蓋内圧亢進などにより，トルコ鞍の特異的な所見がみられる（図 3-5）。

f．骨　　折

① 線状骨折（図 3-6）：　辺縁鮮明で直線状。縫合線，中硬膜動脈溝，板間静脈との鑑別が重要。骨折線が中硬膜動脈溝，静脈洞（上矢状洞，横静脈洞など）を横切っているときは急性硬膜外血腫に，側頭骨（錐体骨）の骨折は外傷性顔面麻痺，聴力障害などに注意する。

② 陥没骨折：　通常，円蓋部に発生。骨の軟らかい小児期はピンポン球型骨折。3D-CT が有用である。

正常トルコ鞍
① 蝶形骨平面，② 前床突起，③ 後床突起，
④ 鞍結節，⑤ 鞍底，⑥ 鞍背，⑦ 斜台，
⑧ 蝶形骨洞
正常上限深さ $D = 13$ mm
正常上限前後径 $L = 17$ mm

頭蓋内圧亢進
鞍背の破壊

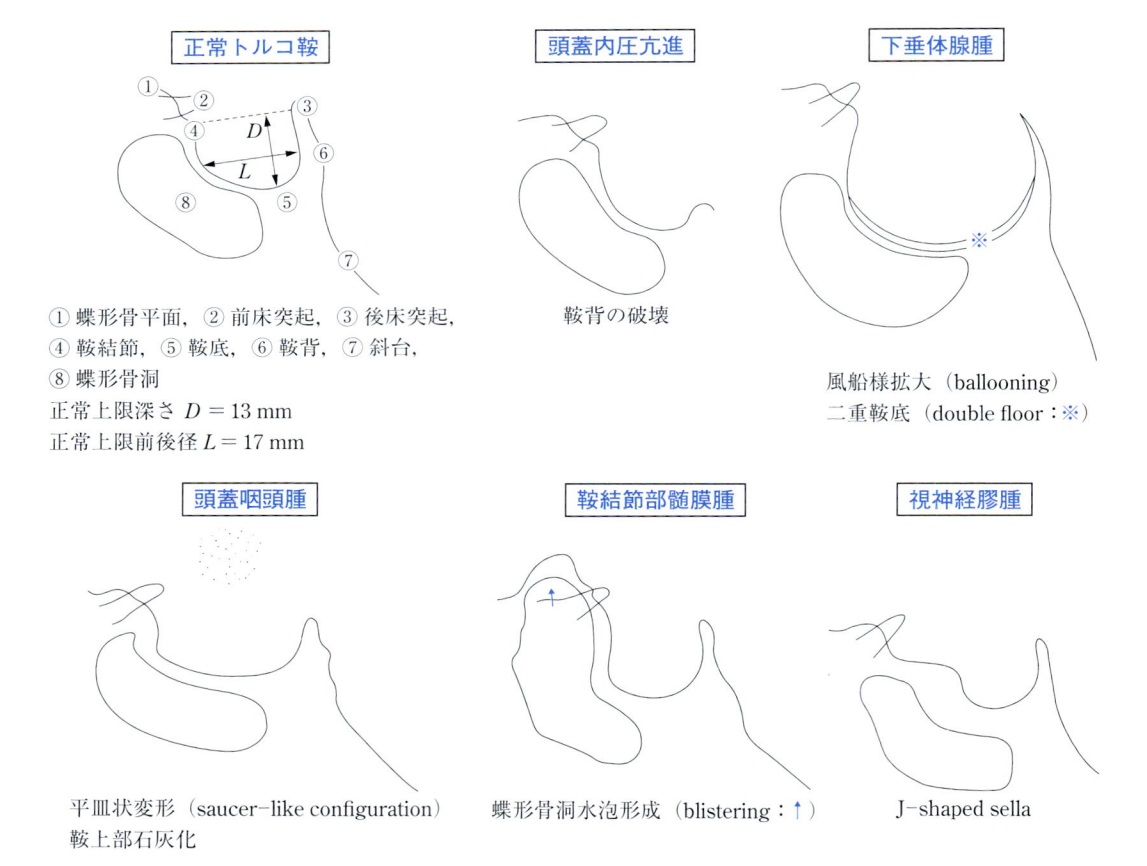

下垂体腺腫
風船様拡大（ballooning）
二重鞍底（double floor：※）

頭蓋咽頭腫
平皿状変形（saucer-like configuration）
鞍上部石灰化

鞍結節部髄膜腫
蝶形骨洞水泡形成（blistering：↑）

視神経膠腫
J-shaped sella

図 3-5　トルコ鞍の変化

③眼窩床骨折（blow-out fracture）：　眼窩下壁の骨折。Waters 撮影が有用である。
④視神経管骨折：　視束管撮影（Rhese-Goalwin 撮影），3D-CT が有用である。
⑤進行性頭蓋骨骨折（growing skull fracture）：　乳幼児期の線状骨折が，癒合せずにしだいに拡大していく状態をいう。

g．頭蓋内圧亢進

縫合離開，頭蓋骨拡大，指圧痕の増強，後床突起・鞍背の脱灰などがある。

h．頭蓋裂孔と脳神経

頭蓋底撮影，3D-CT にて頭蓋底の各頭蓋裂孔を観察でき，脳神経の頭蓋外への出口として重要である（図 3-7）。

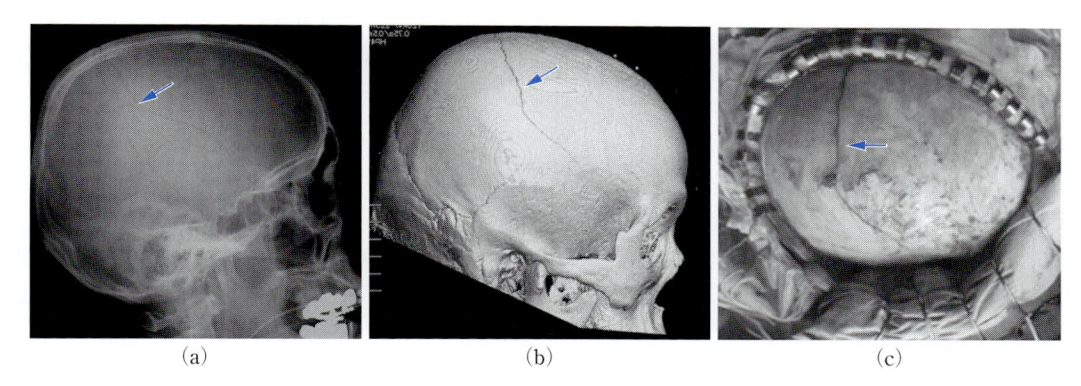

(a)　(b)　(c)

図 3-6　線状骨折（↑）の（a）頭部単純 X 線と（b）3D-CT および（c）術中写真

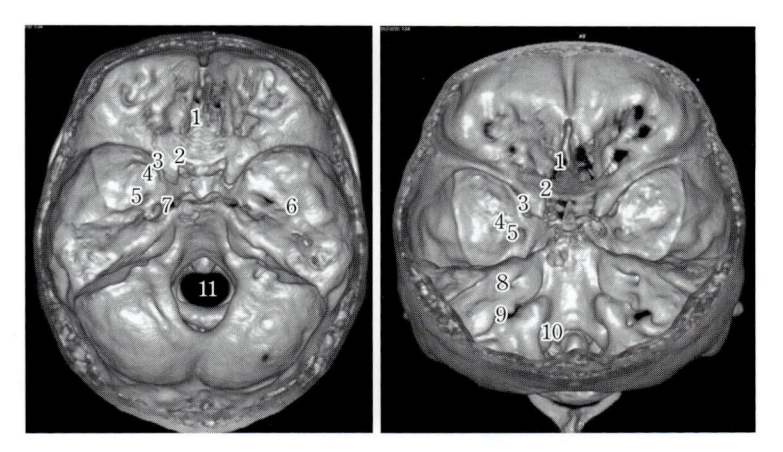

図 3-7　頭蓋裂孔と通過する脳神経
1：篩板（嗅神経），2：視神経管（視神経，眼動脈），3：上眼窩裂（動眼神経，滑車神経，眼神経（V_1），上眼静脈），4：正円孔（上顎神経（V_2）），5：卵円孔（下顎神経（V_3）），6：棘孔（中硬膜動脈），7：破裂孔（内頚動脈），8：内耳道（顔面神経，聴神経），9：頚静脈孔（舌咽神経，迷走神経，副神経，内頚静脈，下錐体静脈洞），10：舌下神経管（舌下神経），11：大後頭孔（延髄，椎骨動脈）。

総論

X線コンピュータ断層撮影（X線CT）

1 原理と技術

a．検出器

X線コンピュータ断層撮影（X-ray computed tomography：X線CT）は，頭部の断面に対してその全周を線源と検出器（detector）が回転する。線源よりX線を照射し，通過してきたX線が検出器で記録される。各方向でどの程度のX線が吸収されたかが記録され，コンピュータで行列演算され，画像が再構成される。

b．コンベンショナルスキャン・ヘリカルスキャン・多列検出器CT（MDCT）

1スライスごとに寝台が移動し，1スライスごとに撮影する従来の方法をコンベンショナルスキャン（またはノンヘリカルスキャン）という。撮影時間は長くなるが，アーチファクトが少なく，脳梗塞における早期虚血性変化をとらえる際に使用される。これに対し，連続回転する線源の中を，寝台を動かしながら撮影する方法を，ヘリカルスキャンという。

初期のCTは検出器が1列しかなかったため，1回転1断層しか撮影できなかったが，1990年代後半より，検出器を多列化したCTが開発された。これを多列検出器CT（multidetector-row CT：MDCT），またはマルチスライスCTと呼ぶ。1回転にて検出器の数だけ撮影が可能となった。2，4，8，16，32，64列と進行し，現在，最大320列のMDCTが登場している。ヘリカルスキャンとMDCTにより，短時間に多断層の撮影が可能となり，後述する3次元CT血管撮影（3D-CTA），広範な体幹部撮影が可能となった。

c．CT値・Housfield units・高/低吸収域

吸収値（density）の単位として，Hounsfield units（HU：1979年のGodfrey Hounsfield氏らのノーベル医学生理学賞受賞にちなむ），歴史的に水を0 HU，空気を－1000 HUとしてスケールされている。透過率の表現をCT値（CT number）という。

画像上の白い部位がX線吸収の高い部位，画像上の黒い部位がX線吸収の低い部位に対応するため，各々高吸収域（high-density），低吸収域（low-density）と表現する。白質にて約30 HU，灰白質にて約40 HUであり，軟部条件表示にてグレーで描出され，これに近似する吸収域を等吸収域（iso-density）とする。画像の明るさ，コントラストの調整を，window width（WW），window level（WL）を変更することで可能であり，同じ画像でもWW，WLを変更することで画像の見え方が異なる（フィルムレスの施設では，モニター上にて自由にWW，WLが変更可能）。

2 検査の種類

a．単純 CT

造影剤を用いないで撮影した CT を単純 CT という（図 3-8(a)）。頭部スクリーニングとして用いられ，意識障害，脳梗塞（早期虚血サインなど），脳腫瘍，脳出血，頭部外傷などの際に撮影する。日本では慣用的に plain CT といわれている。

b．造影 CT と増強効果

経静脈的にヨード造影剤を投与後に撮影した CT を造影 CT（enhanced CT）という（図 3-8(b)）。造影 CT にて描出される正常構造物，病的構造物影を表 3-1 に示す。血液脳関門（BBB）の破綻や欠如している部位で造影剤による増強効果を認める。リング状増強効果を受ける病変，膠芽腫，転移性脳腫瘍，脳膿瘍，血腫吸収期などは国試に頻出。

血管（脳内，頸部など）を観察したい場合（3D-CTA：d 項参照），脳血流を観察したい場合（灌流 CT，perfusion CT：図 3-15 参照）は，造影剤の急速静注を必要とする。

c．多断面再構成

前述の MDCT の開発により，短時間に広範囲の薄い（最小 0.5 mm）多断面の画像撮影が可能となった。そのため，高解像の等方性（どの方向にも同じ分解能）の volume data の取得が可能となった。このデータを任意の断面，冠状断（coronal image）や矢状断（sagittal image）などに切り出す手法を多断面再構成（multi-planar reconstruction：MPR）という（図 3-9）。軸位断（axial image）しか撮影できなかった CT の欠点の一つを克服した。

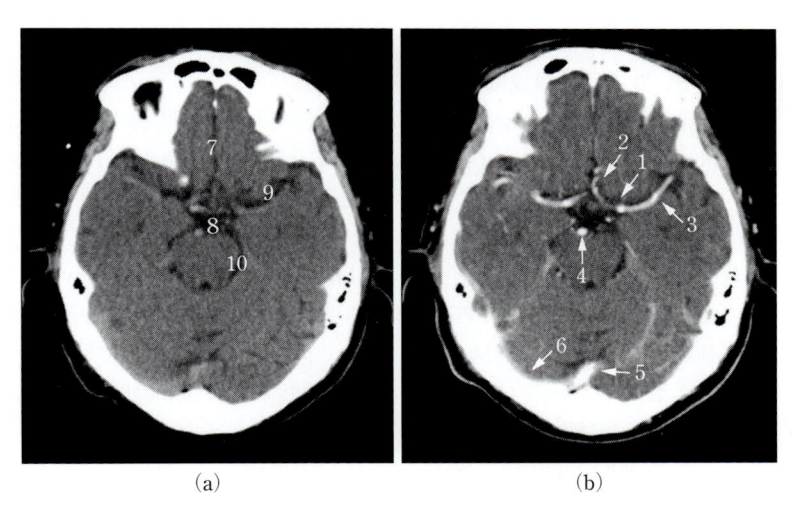

図 3-8 頭部 (a) 単純 CT と (b) 造影 CT
1：内頸動脈，2：前大脳動脈，3：中大脳動脈，4：脳底動脈，5：静脈洞交会，6：横静脈洞，7：半球間裂，8：鞍上槽，9：Sylvius 裂（外側溝），10：迂回槽。

総論

表 3-1 造影 CT で描出されるもの

正常構造物	動脈： 内頸動脈，中大脳動脈，前大脳動脈，脳底動脈など 静脈： 内大脳静脈，Galen 大静脈，架橋静脈など 静脈洞： 上矢状洞，横静脈洞，S 字状静脈洞など その他： 脈絡叢，大脳鎌，小脳テント，下垂体柄など
病的構造物	悪性脳腫瘍： 退形成神経膠腫，膠芽腫，悪性リンパ腫，転移性脳腫瘍など 良性脳腫瘍： 髄膜腫，下垂体腺腫，前庭神経鞘腫，血管芽腫など 感染性疾患： 脳膿瘍など 血管障害： 脳動静脈奇形，亜急性期脳出血・脳梗塞，脳動脈瘤など

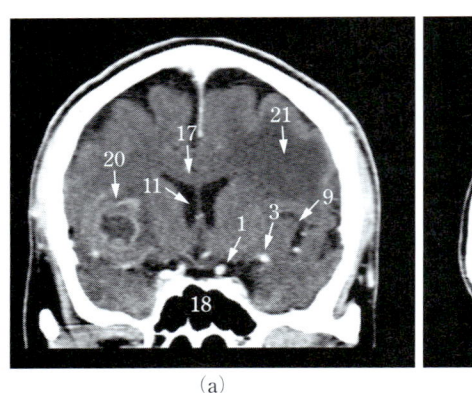

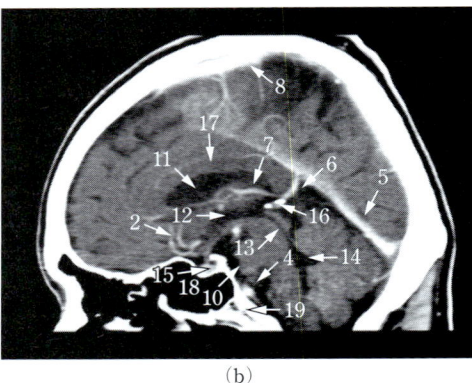

図 3-9 多断面再構成（造影 CT，膠芽腫例）
(a) 冠状断多断面再構成，(b) 矢状断多断面再構成。
1：内頸動脈，2：前大脳動脈，3：中大脳動脈，4：脳底動脈，5：直静脈洞，6：Galen 大静脈，7：内大脳静脈，8：上矢状静脈洞，9：Sylvius 裂，10：橋前槽，11：側脳室，12：第 3 脳室，13：中脳水道，14：第 4 脳室，15：下垂体，16：松果体，17：脳梁，18：蝶形骨洞，19：斜台，(20：腫瘍，21：脳浮腫)。

d．3 次元再構成画像

前述の volume data をもとに，種々の 3 次元画像再構成法，maximum intensity projection, surface rendering, volume rendering, perspective rendering（fly-through, バーチャル内視鏡など）によって，関心構造物を立体的に表示する方法である。

具体的には，

① 3 次元 CT 血管撮影（three-dimensional CT angiography：3D-CTA）による脳動脈瘤（図 3-10(a)），脳動静脈奇形（同図(b)），閉塞性血管障害（頸部内頸動脈狭窄，中大脳動脈閉塞など）（同図(c)）

② 骨 3 次元画像による顔面・頭蓋骨外傷（図 3-6 参照），先天奇形（頭蓋縫合早期癒合症，二分脊椎など）

③ 脳腫瘍と周囲構造物の関係（図 3-10(d)）

④ 手術支援ナビゲーション画像など

に利用される。

e．3次元 CT 血管撮影（3D-CTA）

　造影剤を急速投与し，主として動脈相をターゲットとして撮影することで動脈を選択的に描出できる。volume rendering による 3 次元再構成が主流である。

　脳動脈瘤（図 3-10(a) 参照），脳動静脈奇形（同図(b) 参照），頚部内頚動脈狭窄または閉塞（同図(c) 参照），頭蓋内主幹動脈狭窄または閉塞などの評価に適する。未破裂脳動脈瘤の検査として，直径 3 mm 以上の脳動脈瘤に対して高い診断率を示し，直径 3 mm 以下の動脈瘤に対しても後述の MR 血管撮影（MRA）より優れるとされる。また，くも膜下出血を単純 CT にて認めた場合，破裂脳動脈瘤を疑い，従来は検査室を移動し，脳血管撮影による検査（4 vessel study：検査時間約 90 分）を行ってきた。脳血管撮影がくも膜下出血の標準的検査であるが，3D-CTA の普及により，検査室を移動することなく，直ちに脳動脈瘤の検索が可能となり，3D-CTA のみ（検査時間約 5 分）にて手術を行う施設も増えている。

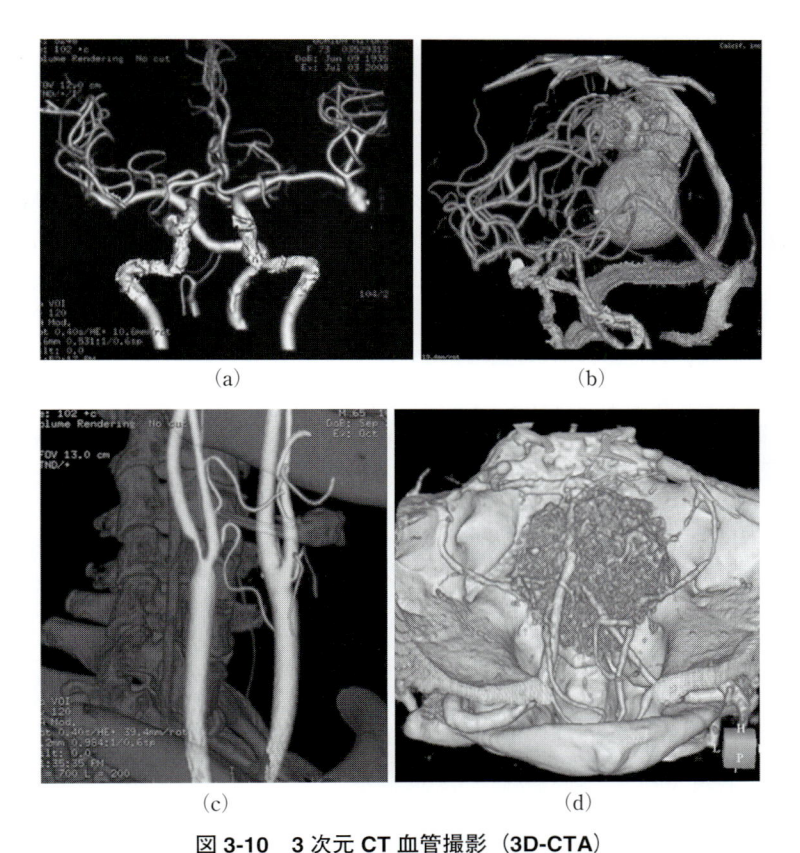

図 3-10　3 次元 CT 血管撮影（3D-CTA）
（a）左中大脳動脈瘤，（b）右頭頂葉脳動静脈奇形，（c）頚部内頚動脈搾窄，
（d）髄膜腫と椎骨脳底動脈。

総論

3 検査の安全

a．放射線被曝
自然放射線による被曝が1〜3 mSv（ミリシーベルト）/年程度とされるのに対して，頭部単純 CT は約 1.5 mSv 程度である。灌流 CT のように同一断面で多数枚の撮影を行う場合などは，被曝量が多くなることがあり，検査条件の設定などに注意が必要とされる。

b．造　影　剤
ヨード造影剤に過敏症の既往歴，重篤な甲状腺疾患，気管支喘息，腎機能障害例は原則禁忌。また，ビグアナイド系経口血糖降下剤（メトホルミン塩酸塩，ブホルミン塩酸塩）との併用は乳酸アシドーシスを起こすことがあるため，検査前は一時的に中止し，ヨード造影剤投与後 48 時間は再開しない。

c．そ　の　他
植え込み型除細動器，一部の心臓ペースメーカーにおける誤作動の報告がある。

4 読影法

a．撮影方法と画像表示
通常，図 3-11 に示すように眼窩外耳孔基準線（orbitomeatal line：OM line）に平行に撮影する。水平断（axial image）は下からみた像，つまり，向かって左側を患者の右側として表示するのが標準的である。

b．読影のための基本的解剖構造
画像読影の基本は，正常解剖の理解である。特に，正中構造物，脳室系，脳槽系，脳動脈の血管支配などは特に重要である。OM line に水平な各断面の CT 画像と模式図を（図 3-12）に示す。

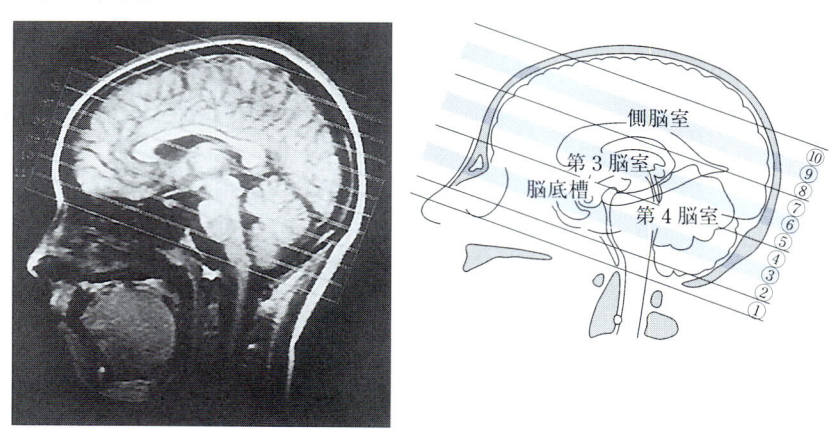

図 3-11　X 線 CT における OM line に平行な水平断
③，⑥，⑨のスライスが臨床上，特に重要である。

表 3-2　CT 読影のポイント

解剖学的局在	脳葉（前頭葉，頭頂葉，側頭葉，後頭葉，小脳半球，小脳虫部など），脳室系（側脳室，第 3 脳室，第 4 脳室），基底核，脳槽系（鞍上槽，Sylvius 裂槽，半球間裂槽など）など
正常構造物の変化の有無	正中偏位の有無，正常脳溝の消失，脳浮腫の有無，脳室拡大，early CT sign など
異常吸収域の有無	高吸収域：　出血，石灰化，硬い実質性腫瘍（髄膜腫など）など 低吸収域：　梗塞，浮腫，壊死，嚢胞，脂肪，神経膠腫，慢性硬膜下血腫の一部など 等吸収域：　下垂体腺腫，過誤腫，慢性硬膜下血腫の一部，超急性期脳梗塞など
造影剤による変化	均一：　髄膜腫，下垂体腺腫，胚細胞性腫瘍など リング状：　膠芽腫，転移性脳腫瘍の一部，脳膿瘍，亜急性期血腫など 増強効果を受けない：　類上皮腫，くも膜嚢胞，脂肪腫など
その他	嚢胞：　頭蓋咽頭腫，前庭神経鞘腫，血管芽腫，転移性脳腫瘍など 石灰化：　頭蓋咽頭腫，奇形種，乏突起神経膠腫，脳動静脈奇形など 多発性：　転移性脳腫瘍，悪性リンパ腫，多発性硬化症，脳膿瘍など

c．読影のポイント

病変の局在診断，画像所見を述べるときのポイントを表 3-2 に示す．解剖学的指標，つまり，脳葉（前頭葉，頭頂葉，側頭葉，後頭葉，灰白質，白質），脳室系（側脳室，Monro 孔，第 3 脳室，中脳水道，第 4 脳室など），脳槽系，髄膜（硬膜，くも膜，軟膜），脳血管（皮質枝，穿通枝）などの理解が必要である．その上で，① 病変の解剖学的局在，大きさ，どの高さ（OM line 上）の病変か，② 正常構造物の変化の有無（正中偏位，脳溝消失，脳浮腫，early CT sign など），③ 異常吸収域の有無（高吸収域，低吸収域，等吸収域），④ 造影剤による変化，⑤ アーチファクト・部分容積効果などに着目して画像診断を行う．

> **CHART 47**
> CT 読影では，正常解剖（脳葉，脳室，脳槽，髄膜，脳血管），正常構造物の変化，異常吸収域，造影剤による変化を順序立てて行う

d．アーチファクト

後頭蓋窩などの骨アーチファクト（脳幹部を横走するアーチファクト），金属アーチファクト（動脈瘤クリップ，コイル，義歯など），体動によるアーチファクト，部分容積効果（partial volume artifact：slice volume の一部に骨の突出部，脳室などが含まれ，病変とまぎらわしく描出されること）がある．

総 論

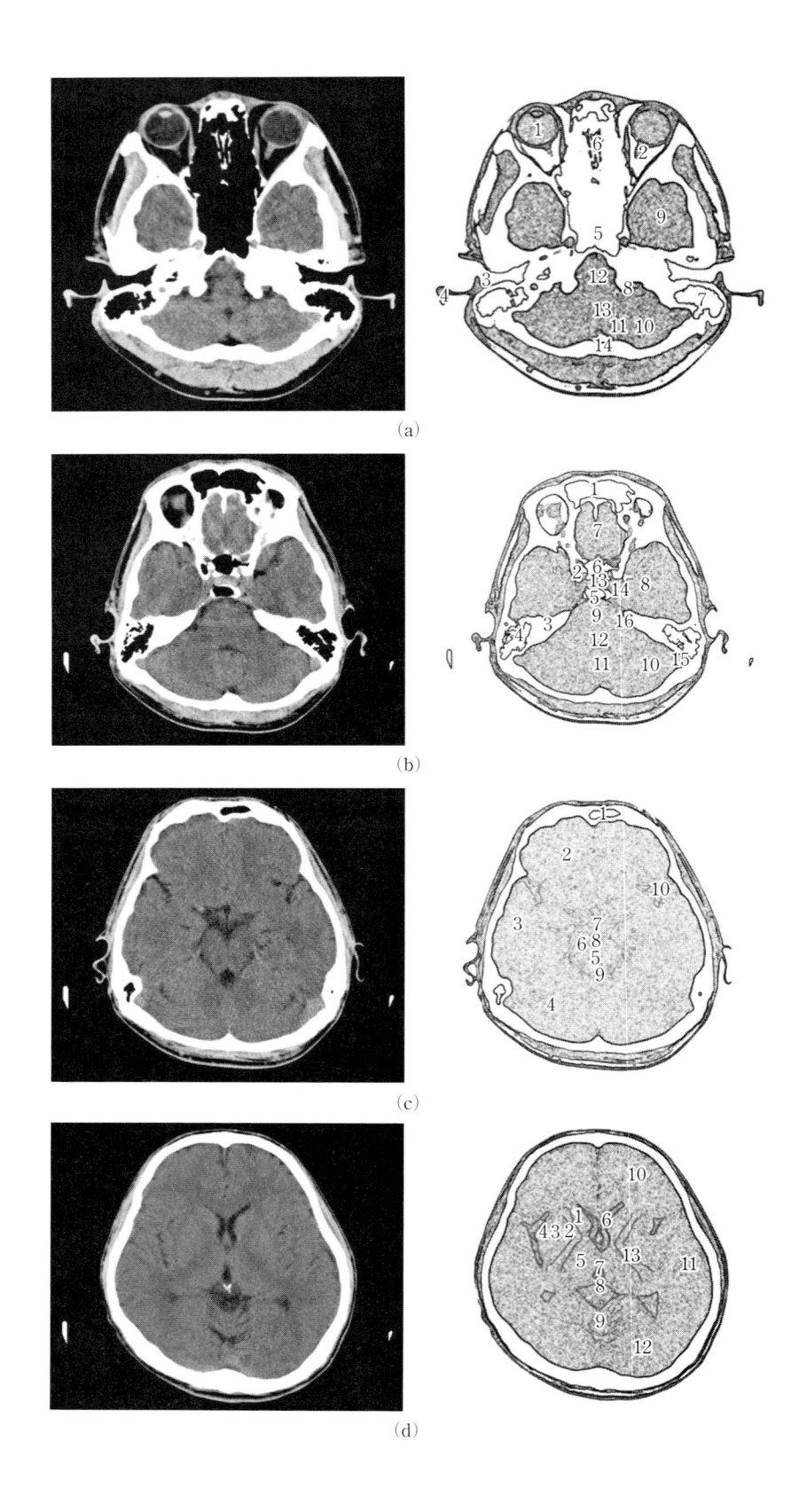

(a)

(b)

(c)

(d)

3　画像検査

(e)

(f)

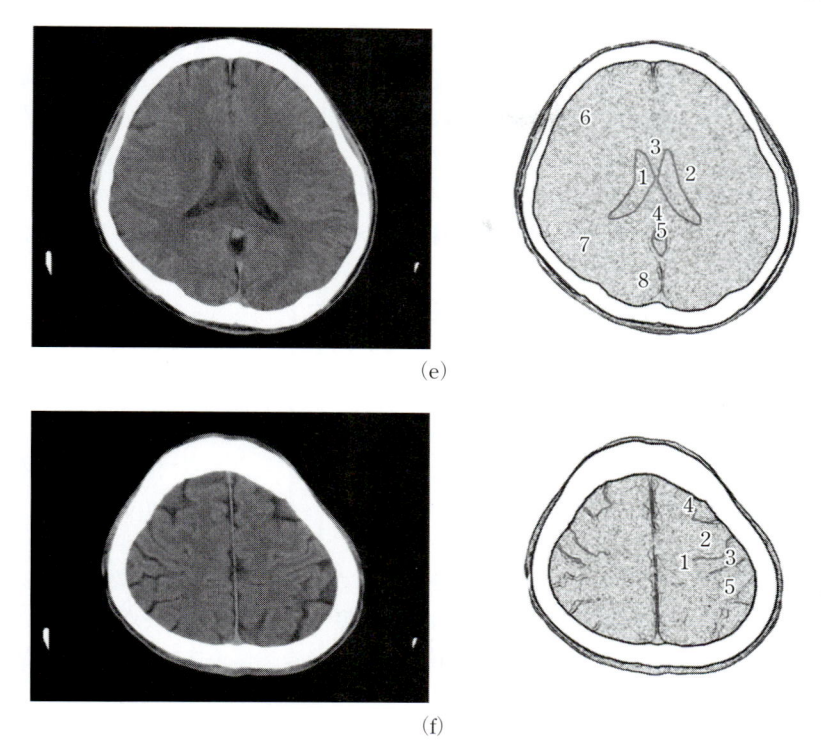

図 3-12　OM line に水平な各断面の CT 像と模式図
(a) 0 cm（延髄レベル），1：眼球，2：視神経，3：外耳孔，4：耳介，5：蝶形骨洞，6：鼻中隔，7：乳突蜂巣，8：後頭骨環椎顆，9：側頭葉，10：小脳，11：小脳扁桃，12：延髄，13：Magendie 孔，14：大槽。(b) 3 cm（橋レベル），1：前頭洞，2：前床突起，3：錐体骨岩様部，4：乳突蜂巣，5：鞍背，6：蝶形骨洞，7：前頭葉，8：側頭葉，9：橋，10：小脳，11：小脳虫部，12：第 4 脳室，13：下垂体，14：海綿静脈洞，15：S 字状静脈洞，16：小脳橋角部。(c) 4 cm（中脳レベル），1：前頭洞，2：前頭葉，3：側頭葉，4：小脳，5：中脳，6：大脳脚，7：鞍上槽，8：脚間槽，9：四丘体槽，10：Sylvius 裂。(d) 6 cm（松果体，内包レベル），1：尾状核，2：淡蒼球，3：被殻，4：島回，5：視床，6：側脳室，7：第 3 脳室，8：松果体，9：小脳虫部，10：前頭葉，11：側頭葉，12：後頭葉，13：内包。(e) 8 cm（側脳室レベル），1：側脳室，2：放線冠，3：脳梁膝部，4：脳梁膨大部，5：Galen 大静脈，6：前頭葉，7：頭頂葉，8：後頭葉。(f) 10 cm（中心溝レベル），1：中心溝，2：中心前回，3：中心後回，4：上前頭溝，5：上頭頂小葉。

磁気共鳴画像（MRI）

1　原理と技術

　磁気共鳴画像（magnetic resonance imaging：MRI）とは，核磁気共鳴現象（nuclear magnetic resonance：NMR）を用いて人体構成比の約 65％を占める水素原子（プロトン）から NMR 信号を得て，この信号を Fourier 変換にて画像化したものである。
　電子とともに原子を構成する原子核は，回転運動（スピン）を行い，磁場を有する。

これを強い磁場（臨床上は 0.5～3 T（テスラ））の静磁場の中に入れると，ばらばらに運動していた原子核スピンが磁場の方向に一様化する．さらに傾斜磁場を照射すると，原子は静磁場を軸とした原子核に固有の周波数の運動を行い，原子核は一定の傾きをもった磁気ベクトルとなる．この現象が核磁気共鳴現象（NMR 現象）である．この照射をやめると原子核スピンは徐々にもとの定常状態に戻り，その過程を緩和現象という．組織による戻り方の違いを，撮影パラメータを種々に設定することで画像を得る．

a．信号強度に影響する撮影パラメータ

MRI の信号強度を決める因子には，次のようなものがある．
① 組織由来： プロトン密度，T_1 値，T_2 値，流れ，蛋白質，鉄など．
② 装置： 繰り返し時間（TR），エコー時間（TE）など．
③ 撮影方法： スピンエコー法，グラジエントエコー法，エコープラナーイメージング法（EPI）など．

1） プロトン密度

MRI は，プロトンの NMR を利用した信号収集により画像を再構成している．そのため，組織の水素原子の量（プロトン密度）は信号強度を決める前提条件である．つまり，空気や骨皮質など水のない部位はどのような撮影条件でも無信号となる．

2） T_1 値・T_2 値

T_1 値は，信号の回復力の指標で，縦緩和（プロトンベクトルの Z 軸，静磁場方向）の速さを表す．分子量が小さい水と分子量が大きい蛋白質などでは緩和は延長（低信号）し，分子量が中等度の脂肪などでは T_1 値は短縮（高信号）する．粘調度，常磁性体（造影剤，Fe^{3+} など）も T_1 値に影響する．自由水が最も緩和時間が延長しており，その中に蛋白質などの分子量の大きいものが交じり，水分子の運動を制限すると T_1 値は短縮（高信号）する．

T_2 値は，信号の持続能力の指標で，横緩和（プロトンベクトルの XY 軸）の速さを表す．プロトンを含む物質の分子量に依存する．つまり，分子量が小さく運動の速い水分子は運動（スピン）が持続し，横緩和は遅く T_2 値は延長（高信号）する．逆に分子量が大きく運動が遅い蛋白質などは運動（スピン）が持続せず，横緩和は速く T_2 値は短縮（低信号）する．

髄液（水）は，縦緩和延長（T_1 強調画像低信号，黒），横緩和延長（T_2 強調画像低信号，白）を示す．

3） 繰り返し時間（TR）・エコー時間（TE）

信号強度を決める装置・撮像法の外因的パラメータの代表である．繰り返し時間（repetition time：TR）は，NMR 信号を得るために使用する最初の励起パルスから，次に信号を得るために使用する励起パルスまでの間隔で，エコー時間（echo time：TE）は励起パルスをかけてから NMR 信号が出るまでの時間である．これ以外にフリップ角（スピン励起用の励起パルスの傾斜角）などのパラメータがある．

4） 流　れ

生体内には生理的な流れ現象が存在し，MRI 画像に影響を与える．中枢神経系画像診断にて重要な流れは，動脈，静脈，脳脊髄液（cerebrospinal fluid：CSF）の 3 つである．

flow void： b項で後述するスピンエコー系列の画像において，撮影断面に垂直方向の流れのある部分が無信号（黒）に描出されることである．正常では，動脈（内頚動脈など），静脈洞，中脳水道，橋前槽，Monro孔周囲，大孔周囲，頚椎・胸椎（特に若年者）などにみられる．病変では，脳動静脈奇形，動脈瘤などでみられる．

time-of-flight効果： b項で後述するグラジエントエコー系列の画像において，撮影断面に垂直方向の流れが高信号に描出される現象（**in flow効果**ともいう）．TRが短い撮影により，動かない周囲組織が十分な縦緩和を行う時間がない一方で，常に流れている液体中のプロトンは縦磁化が100%残り，相対的に高信号を示す．これを利用したのが ③項で後述するMRAである．

b．撮影パルスシークエンス

1） スピンエコー法・高速スピンエコー法

T_1強調画像は主にスピンエコー（spin echo）法にて撮影される．スピン励起用90°パルスのTE/2時間後に180°パルスをかけて信号を得る．T_2強調画像は，スピンエコー法では撮影時間が長くかかることから，1つの励起パルスにいくつかの180°パルスをか

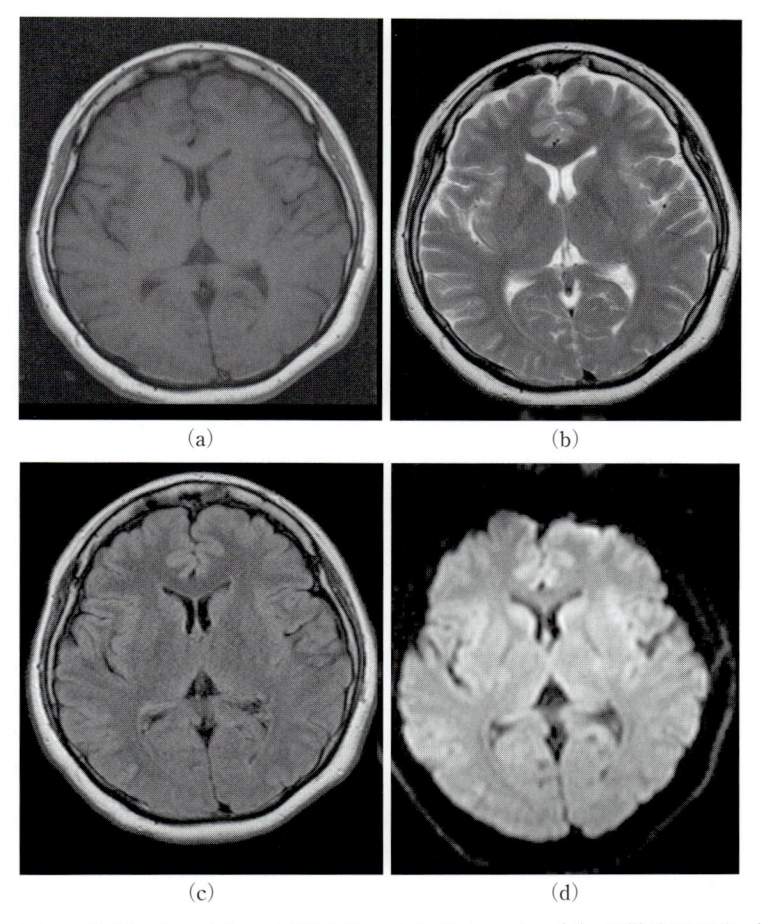

図3-13 （a）T_1強調画像，（b）T_2強調画像，（c）FLAIR像，（d）拡散強調画像（正常例）

けて撮影する方法，高速スピンエコー（fast spin echo または turbo spin echo）法が用いられる。

　　2）　グラジエントエコー法

　90°以下の励起パルスを用い，スピンエコー法での 180°パルスの代わりに双極磁場勾配を用いて信号を得る方法である。TR，TE を短縮できるため高速撮影が可能だが，局所磁場の乱れに敏感である。T_2 緩和（実際は T_2/T_1）を強調する水強調画像（true FISP，FIESTA など），T_1 緩和を強調する turbo FLASH，MP-RAGE などのパルスシークエンスがある。

　　3）　T_1 強調画像・T_2 強調画像（図 3-13）

　T_1 強調画像（T_1 weighted image：T_1WI）は，前述の T_1 値の変化が信号強度に反映する，短い TR，短い TE の画像である。T_1 値延長にて低信号（黒），T_1 値短縮にて高信号（白）で表示される。対して，T_2 強調画像（T_2 weighted image：T_2WI）は，前述の T_2 値の変化が信号強度に反映する，長い TR，長い TE の画像である。T_2 値延長にて高信号（白），T_2 値短縮にて低信号（黒）で表示される。自由水を多く含み（運動の持続力がある），横緩和の遅い脳脊髄液などが白く描出される。多くの病変も水分含有量が増加するに従い T_2WI にて高信号を呈する（T_2 値延長）。

> **CHART 48**
>
> ・T_1 値延長：黒，T_1 値短縮：白，T_2 値延長：白，T_2 値短縮：黒
> ・髄液（自由水豊富）は信号の回復が遅く，信号の持続力が高いため，T_1 値延長・T_2 値延長

　　4）　T_2*強調画像（図 3-14）

　常磁性体などによる局所磁場の不均一性による急激な T_2 短縮効果を T_2*（T_2 スター）効果と呼ぶ。この効果に基づきグラジエントエコー法にて，T_2 強調画像に近い画像となる条件で撮影した画像が T_2*強調画像である。T_2*強調画像では微量な鉄の沈着，出血性病変（デオキシ（還元）ヘモグロビン，メトヘモグロビン，ヘモジデリン）の検出に有用である。特に点状または円形の低信号域を微小脳出血（micro-bleed）といい，ラクナ梗塞との鑑別に有用である。

　　5）　FLAIR 像（図 3-13（c）参照）

　自由水，つまり脳脊髄液の信号が 0 となるように設定し，脳脊髄液のみほぼ無信号になるように設定した T_2 強調画像を FLAIR（fluid attenuated inversion recovery）という。皮質や脳室周囲など脳脊髄液に接する病変の検出，グリオーシス（高信号，脳梗塞後など）と血管周囲腔の拡大（低信号，加齢など正常変化）の鑑別，頭部単純 CT にて不明瞭なくも膜下出血の検出などに有用である。

　FLAIR 画像にて脳脊髄液，脳溝が高信号を呈する原因として，くも膜下出血，髄膜炎（感染性，がん性），静脈洞血栓症，高圧酸素吸入，プロポフォール麻酔，髄液高蛋白，遅延血流などがあげられ，読影に注意する。

6) 拡散強調画像（図 3-13(d), 3-15, 3-16 参照）

水分子の動きを画像化したもの。細胞質や細胞外液のブラウン運動でみるような水分子の不規則な運動（最初に 1 点に存在した分子は時間の経過により一定の範囲に分布，拡散する）としての拡散現象を画像化したものを拡散強調画像（diffusion-weighted imaging：DWI）という。

MRI で計測できる拡散係数は真の拡散を反映していないことから，見かけの拡散係数（apparent diffusion coefficient：ADC）と呼ばれる。静止している水分子と運動している水分子を拡散強調傾斜磁場（motion probing gradient：MPG）を印加することで区別でき，細胞性浮腫により水分子の拡散が低下している部位が DWI にて高信号（ADC は低

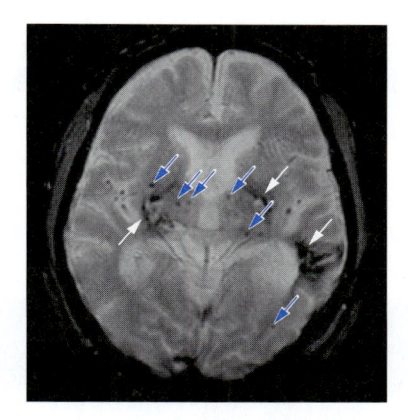

図 3-14　T_2^* 強調画像（脳出血例）
陳旧性脳出血（⇢），微小脳出血（→）。

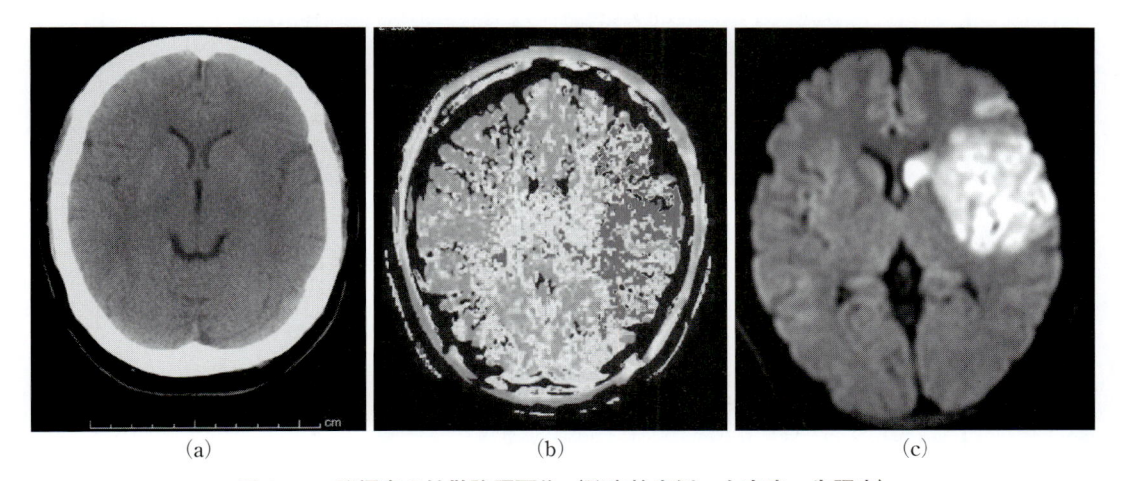

(a)　(b)　(c)

図 3-15　脳梗塞の拡散強調画像（脳塞栓症例，右麻痺，失語症）
(a) 来院時頭部単純 CT, (b) 来院時 CT 灌流画像, (c) 来院時拡散強調画像。
(a) にて左前頭葉皮質，左島回，左側頭葉皮質の早期虚血性変化を疑われるが，明瞭ではない。これに対して，(c) では虚血領域の高信号が明らか。拡散強調画像（diffusion）の高信号領域よりも (b) における低灌流領域（perfusion）の範囲が広い（diffusion-perfusion mismatch）。

総論

値，ADC map において低信号）に表される。ADC map にて，T_2 shine through（拡散能は低下していないのに DWI で軽度高信号を示すこと。MPG を印加する前の T_2 強調画像の影響）を判断可能である。

DWI によって，"time is brain" といわれる脳梗塞急性期医療において，これまで画像による描出，把握が困難であった超急性期脳梗塞を直接描出できるようになった（図3-15）。

DWI における異常高信号： 急性期脳梗塞，類上皮腫，脳膿瘍，ほかに一部の悪性リンパ腫，髄膜腫，細胞性脳浮腫を来す中毒・代謝性疾患など（図3-16）。

CHART 49
・拡散強調画像は CT にて読影困難な急性期脳梗塞の診断に有用
・拡散強調画像の高信号： 脳梗塞急性期，脳膿瘍など

7）脂肪抑制画像・水強調画像

MRI において画像化されるプロトンは，水と脂肪である。この水と脂肪の共鳴周波数

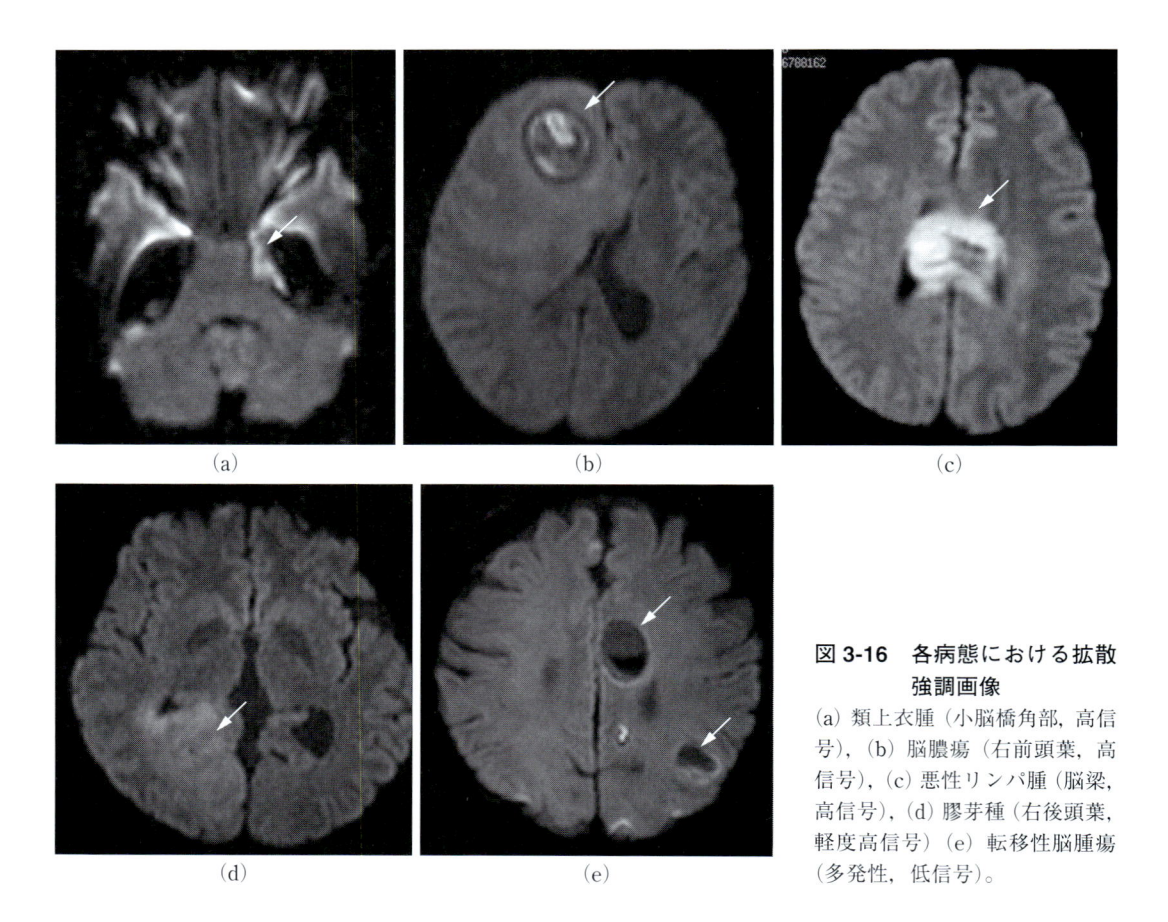

図3-16 各病態における拡散強調画像
(a) 類上衣腫（小脳橋角部，高信号），(b) 脳膿瘍（右前頭葉，高信号），(c) 悪性リンパ腫（脳梁，高信号），(d) 膠芽腫（右後頭葉，軽度高信号）(e) 転移性脳腫瘍（多発性，低信号）。

のずれを化学シフトといい，臨床的に脂肪抑制画像に利用される．また，強度に T_2 または T_2^* を強調することにより，水を選択的に強調する方法を heavily T_2 強調画像または MR hydrography などと呼び，脳脊髄液に囲まれた脳神経と病変の描出に優れる（図3-17）．代表的な撮影方法として 3D-true FISP，CHISS，FIESTA などがある．

① 脂肪抑制画像が有用な病態： 下垂体腺腫，眼窩内病変，脂肪成分を有する病変，錐体骨など骨髄脂肪に近接する病変など．

② 水強調画像が有用な病態： 小脳橋角部腫瘍（前庭神経鞘腫など），三叉神経痛，一側顔面けいれん，トルコ鞍部腫瘍（下垂体腺腫，頭蓋咽頭腫など）など．

c．MRIの読影法

1) MRIの特徴・利点

MRIの特徴，利点としては，放射線被曝がないこと，骨によるアーチファクトが少ないこと（後頭蓋窩病変，頭蓋底病変，トルコ鞍部病変などが鮮明），画像のコントラストがCTよりも良好であること，造影剤を用いないで血管画像を作成可能であること，任意の断層面（矢状断，冠状断など）が容易に得られること，超急性期脳梗塞においてCTより早期に診断可能であることがあげられる．

2) MRIの安全管理

① MRI撮影に当たって問診すべき事項： 体内金属（心臓ペースメーカー，機械弁，インプラント，脳動脈瘤クリップ，人工関節，ステントなど），閉所恐怖症，妊娠（特に初期3か月以内），刺青（磁性体を含む場合，熱傷の原因になることあり）の有無など．

② MRI検査に当たって注意すべき事項： 酸素ボンベ（死亡事故あり），車椅子，ストレッチャー，モニターなどを持ち込まないこと，患者・検者から金属製品（ヘアピン，イヤリング，義歯，磁気治療具，指輪など），磁気カードを取り外すことなど．

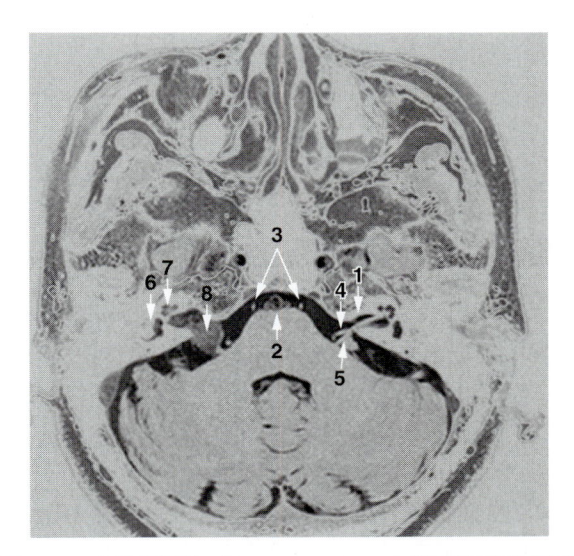

図 3-17 水強調画像（3D-true FISP，右前庭神経鞘腫例）
1：内耳道，2：脳底動脈，3：外転神経（第Ⅵ脳神経），4：顔面神経（第Ⅶ脳神経），
5：前庭蝸牛神経（第Ⅷ脳神経），6：半規管，7：蝸牛，8：右前庭神経鞘腫．

総論

表 3-3 正常脳の信号および異常信号

信号値	T₁ 強調画像	T₂ 強調画像
低信号（黒）	水 空気 骨皮質 速い血流 多くの病変	空気 骨皮質 白質 速い血流 鉄 石灰化 急性期（デオキシヘモグロビン），慢性期（ヘモジデリン）の血腫 高蛋白質
高信号（白）	白質 脂肪 骨髄 下垂体後葉 高蛋白質 亜急性期血腫（メトヘモグロビン） 常磁性体	水 多くの病変 亜急性期血腫（細胞内メトヘモグロビン）

3) 正常脳の信号（表 3-3）

T_1 強調画像，T_2 強調画像ともに灰白質の信号を等信号とすると，白質は T_1 強調画像にて軽度高信号，T_2 強画像にて軽度低信号を示す。脳脊髄液は T_1 強調画像にて低信号，T_2 強画像にて高信号を示す。

4) アーチファクト

MRI におけるアーチファクトの原因としては，体動（呼吸，患者の動き），金属（義歯，脳動脈瘤クリップ，ドリルの破片，水頭症治療用バルブなど），拍動性血流（海綿静脈洞部内頚動脈，造影後の S 字状静脈洞），拍動する脳脊髄液（橋前槽，頚椎，Monro 孔など），折り返しアーチファクト（撮影範囲外のものが折り返して撮影範囲内に折り返し偽像をつくる）などがあげられる。

5) 異常信号

多くの病変は，T_1 強調画像において等〜軽度低信号かつ T_2 強調画像において等〜軽度高信号を示すことが多い。しかし，この変化は非特異的である。特異的信号所見は，T_1 強調画像の高信号，T_2 強調画像の低信号（表 3-3 参照）などがあげられる。

CHART 50
・T_1 強調画像低〜等信号かつ T_2 強調画像高信号： 非特異的病変 ・T_1 強調画像の高信号： 脂肪，高蛋白質，出血，下垂体後葉，ガドリニウム（Gd）など ・T_2 強調画像の低信号： 出血，鉄，高い細胞密度・線維など ・拡散強調画像の著明な高信号： 細胞性浮腫，出血，高い細胞密度など

6) 読影のための基本的解剖構造

CT 読影と同様に基本的解剖構造の理解が必要である。国試既出に重点を置くと，水平断（axial image）では内耳道レベル，中脳レベル，内包レベル，頭頂円蓋部レベル（中心溝同定）が，冠状断（coronal image）では視交叉レベルが，矢状断（sagittal image）では正中レベルが特に重要である（図 3-18 〜 3-23）。

一次運動野が存在する中心前回と一次感覚野が存在する中心後回の境界が中心溝である。臨床上，中心溝の同定は重要であり，以下に代表的な同定法を記す（図 3-24）。

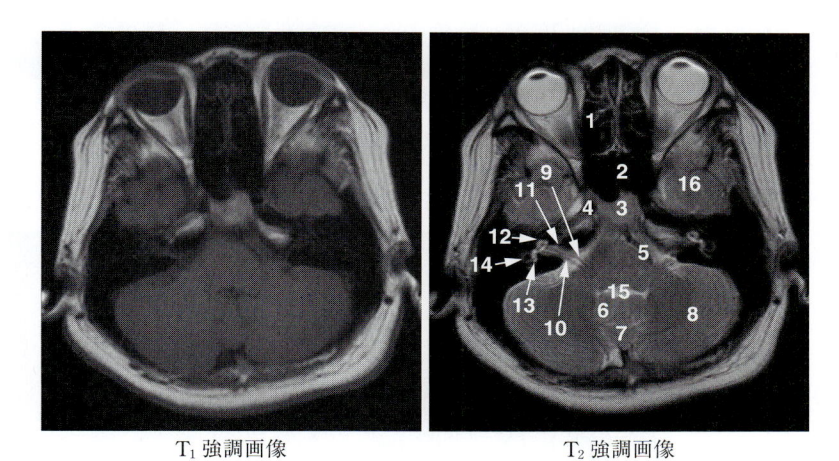

図 3-18 　内耳道レベル正常解剖
1：篩骨洞，2：蝶形骨洞，3：斜台，4：内頸動脈，5：椎骨動脈，6：小脳扁桃，7：小脳虫部，8：小脳半球，9：顔面神経（第Ⅶ脳神経），10：聴神経（第Ⅷ脳神経），11：内耳道，12：蝸牛，13：前庭，14：半規管，15：第4脳室，16：側頭葉。

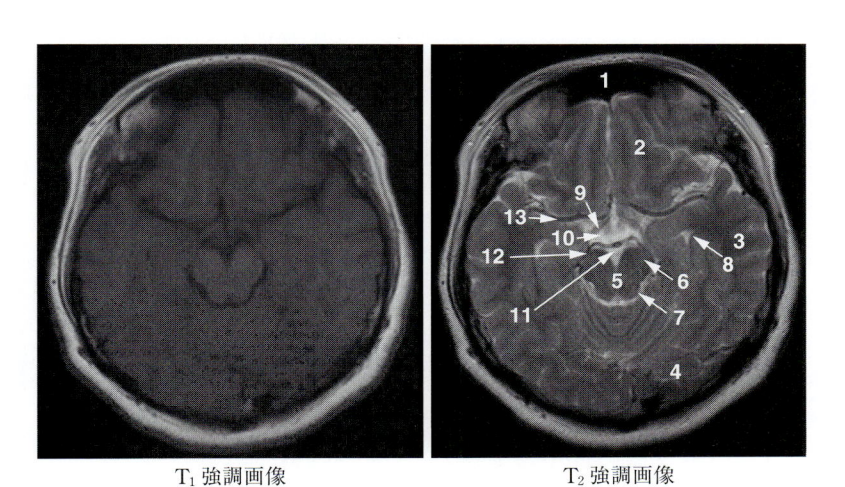

図 3-19 　中脳レベル正常解剖
1：前頭洞，2：前頭葉，3：側頭葉，4：後頭葉，5：中脳，6：大脳脚，7：下丘，8：側脳室下角，9：視索，10：乳頭体，11：脳底動脈，12：後大脳動脈，13：中大脳動脈。

総　論

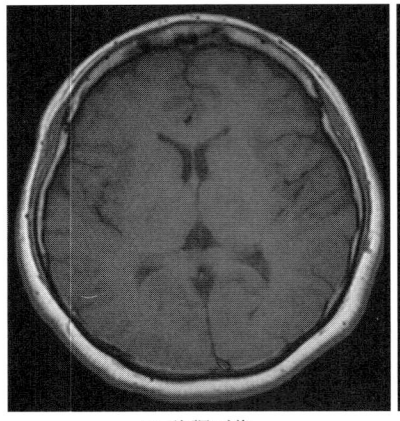

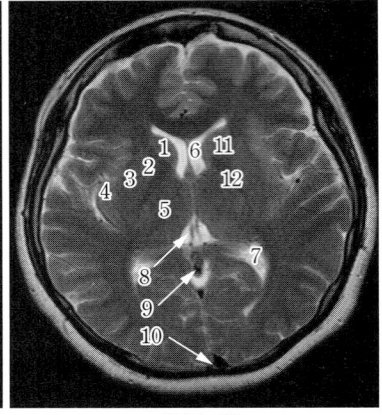

T₁ 強調画像　　　　　　　　　　T₂ 強調画像

図 3-20　内包レベル正常解剖
1：尾状核，2：淡蒼球，3：被殻，4：島回，5：視床，6：側脳室前角，7：側脳室三角部，8：内大脳静脈，9：Galen 静脈，10：上矢状静脈洞，11：内包前脚，12：内包後脚。

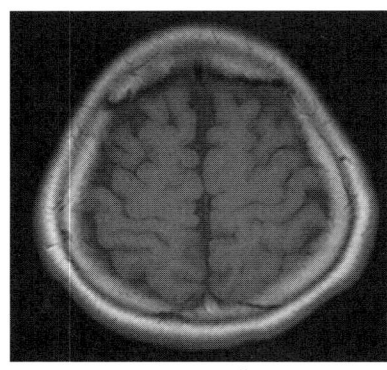

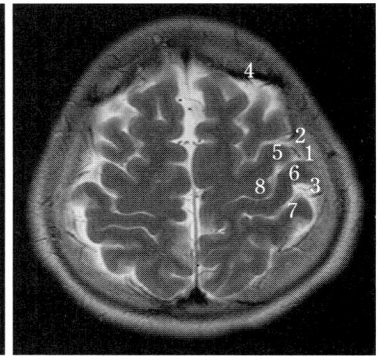

T₁ 強調画像　　　　　　　　　　T₂ 強調画像

図 3-21　頭頂円蓋部レベル正常解剖
1：中心溝，2：中心前溝，3：中心後溝，4：上前頭溝，5：中心前回（一次運動野），6：中心後回（一次感覚野），7：上頭頂小葉，8：逆Ωサイン（手指の運動野）。

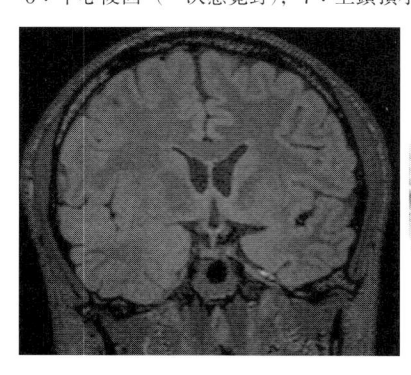

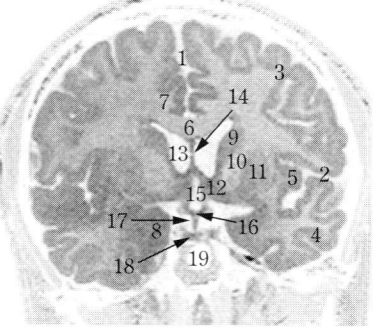

図 3-22　冠状断，視交叉レベル正常解剖（FLAIR 像と模式図）
1：大脳半球間裂，2：Sylvius 裂，3：前頭葉，4：側頭葉，5：島回，6：脳梁，7：帯状回，8：海馬，9：尾状核，10：内包，11：レンズ核，12：視床，13：側脳室，14：透明中隔，15：第3脳室，16：視交叉，17：下垂体柄，18：下垂体，19：蝶形骨洞。

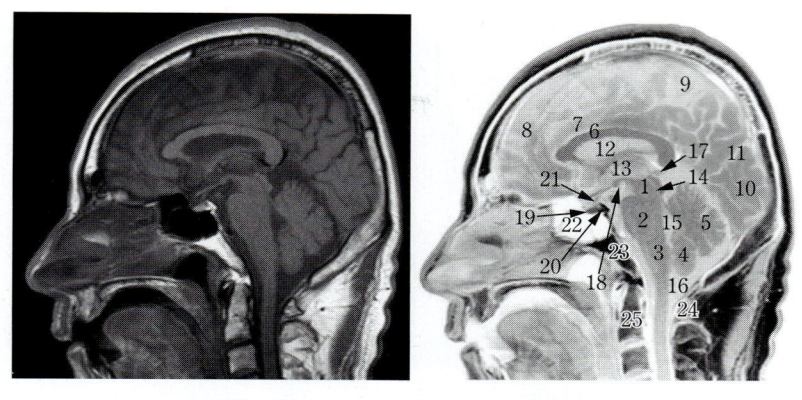

図 3-23　矢状断，正中レベル正常解剖（T₁強調画像と模式図）
1：中脳，2：橋，3：延髄，4：小脳扁桃，5：小脳虫部，6：脳梁，7：帯状回，8：前頭葉，9：頭頂葉，10：後頭葉，11：頭頂後頭溝，12：側脳室，13：第3脳室，14：中脳水道，15：第4脳室，16：大槽，17：松果体，18：乳頭体，19：下垂体前葉，20：下垂体後葉，21：下垂体柄，22：蝶形骨洞，23：斜台，24：環椎，25：軸椎．

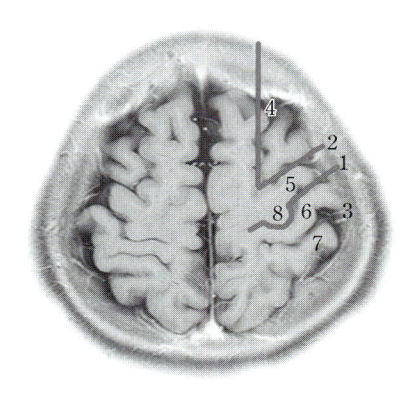

図 3-24　中心溝の同定正常解剖
1：中心溝，2：中心前溝，3：中心後溝，4：上前頭溝，5：中心前回（一次運動野），6：中心後回（一次感覚野），7：上頭頂小葉，8：逆Ωサイン（手指の運動野）．

① 中心前溝は上前頭溝と合流する．合流する1つ後方の脳溝が中心溝である．
② 逆Ωサイン，precentral knob sign．正中から約3cm外側において，中心前回は後方凸を呈している．手指の運動野（hand motor area）といわれている．

2 造影磁気共鳴画像

a．適　　応
腫瘍，炎症性病変を疑う場合に使用する．通常，外傷，脳血管障害では必要ない．

総論

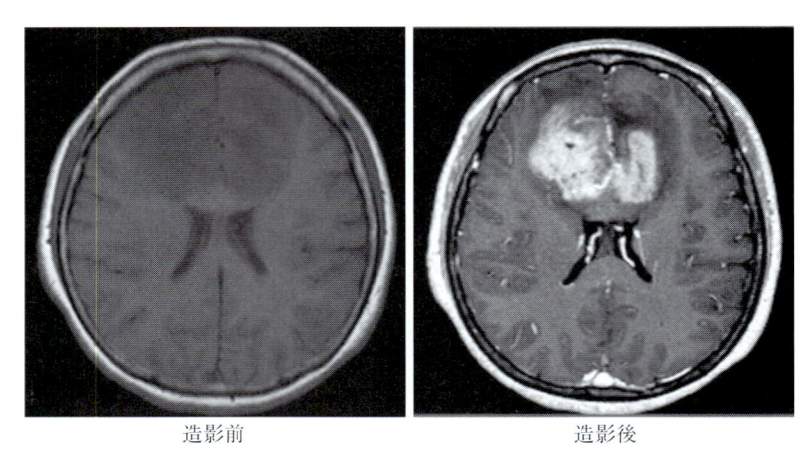

|造影前|造影後|

図 3-25　ガドリニウム造影 T₁ 強調画像（膠芽腫例）

b．造影剤と副作用

中枢神経系に使用される造影剤はガドリニウム（Gd）キレート剤である。ガドリニウム系造影剤に対する過敏症（悪心，発疹など）の既往歴，気管支喘息，腎機能障害などは原則禁忌である。副作用としてアナフィラキシー様症状，けいれん発作，腎性全身性線維症などがあげられる。

c．造影効果

CT におけるヨード造影剤と同様に，BBB の破綻した病巣が T₁ 強調画像にて高信号に描出される。ただし，造影 CT に比し，動脈は flow void により増強効果がない，病巣の増強効果が強いなどといった点があげられる（図 3-25）。

③ 磁気共鳴血管撮影（MRA）

磁気共鳴血管撮影（magnetic resonance angiography：MRA）とは，前述の time-of-flight 効果（in flow 効果）を利用して，造影剤を使わずに X 線血管造影と類似した画像を低侵襲に描出する方法である。通常，動脈の描出に適している 3 次元 time-of-flight 法を用い，血管が高信号となる撮影を行い，MIP 処理（maximum intensity projection：最大輝度投影法）による再構成を行う（図 3-26）。

対象疾患は，頚部および頭蓋内閉塞性血管障害，脳動脈瘤，もやもや病，脳動静脈奇形，三叉神経痛・顔面けいれんの責任血管同定など。

3D-CTA と同じく Willis 動脈輪の評価も可能である。注意点として，血流の画像化であることから，乱流などにより信号が低下する可能性があり，正確な狭窄率の評価は困難であることがあげられる。一般的に軽度狭窄は過少評価，高度狭窄は過大評価されるため，原画像も同時に評価する。

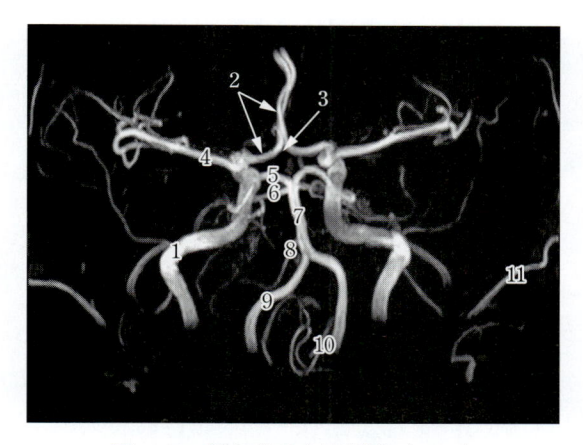

図 3-26 磁気共鳴血管撮影（MRA）
1：内頸動脈，2：前大脳動脈，3：前交通動脈，4：中大脳動脈，5：後大脳動脈，6：上小脳動脈，7：脳底動脈，8：前下小脳動脈，9：椎骨動脈，10：後下小脳動脈，11：浅側頭動脈。

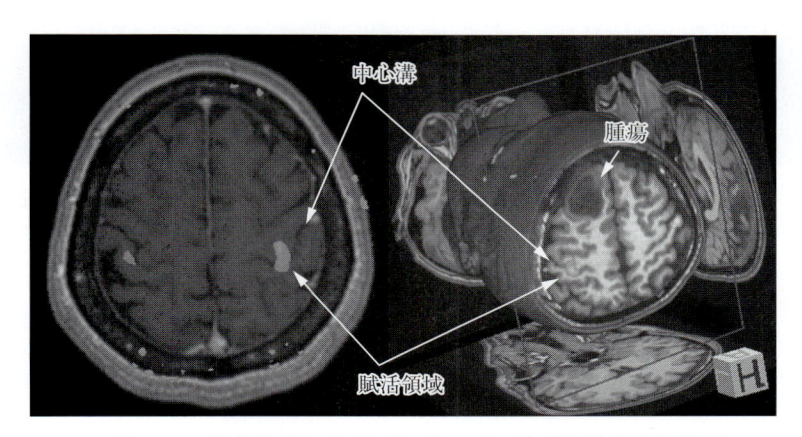

図 3-27 機能的磁気共鳴画像（fMRI）（左前頭葉神経膠腫例）
課題：右 finger tapping。賦活領域が，左中心前回の逆Ωサイン部位（手指の運動野）と一致。

4 MRI と最新技術

a．機能的磁気共鳴画像（fMRI）（図 3-27）

これまでの脳 MRI は，脳形態，脳解剖の可視化・画像化であった。手を動かしたり話をしたりなどの活動，脳のどの部分が機能しているのかを画像化する MRI を 機能的磁気共鳴画像（functional MRI：fMRI）という。

BOLD 効果（blood oxygenation level-dependent effect：脳賦活に伴う酸素消費により，血流増加とオキシ（酸化）ヘモグロビン増加が生じ，デオキシ（還元）ヘモグロビンが相対的に減少することで MRI 信号強度が上昇すること）および血流増加に伴う in flow

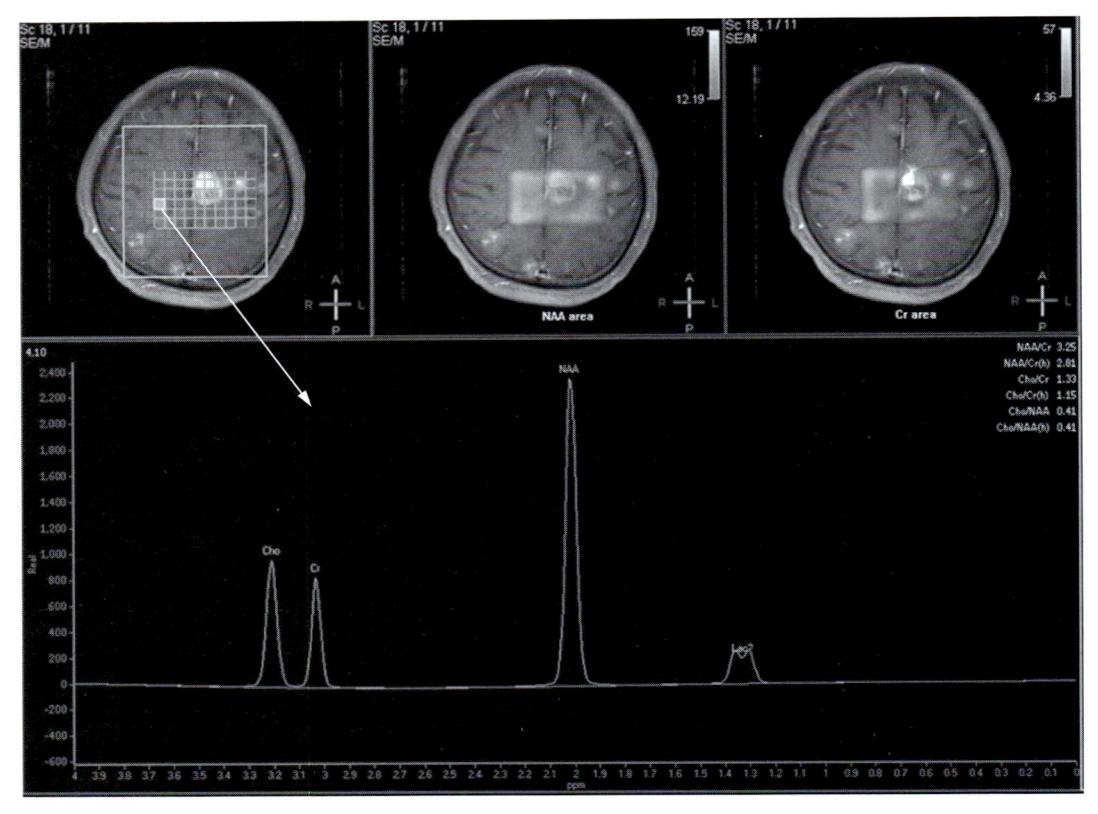

図 3-28 MR spectroscopy（MRS）（転移性脳腫瘍例，正常白質）

効果を利用し，さまざまな課題（finger tapping，語想起，しりとりなど）に対して賦活する脳領域を画像化する。

b．MR spectroscopy（図 3-28）

解剖，機能の画像化に次いで，**MR spectroscopy**（magnetic resonance spectroscopy：**MRS**）は代謝を画像化したものである。核種（通常はプロトン）の周囲の代謝物質の化学シフトを画像化し，代謝物質の同定と定量が可能となる。

化学シフトの基準は慣例的に有機化学分野で使用されている基準が用いられ，水プロトンは 4.7 ppm と表記される。正常脳内の代謝物質として，右側（低磁場側）より **N-アセチルアスパラギン酸塩**（N-acetyl asparatate：**NAA**）（2.02 ppm），**クレアチン**（creatine：**Cr**）（3.03 ppm），コリン（chorine：**Cho**）（3.36 ppm）が重要である。嫌気性代謝の際には乳酸（lactate）（1.33 ppm）の上昇を認める。

NAA は正常神経細胞の密度，**Cr** はグリア細胞や神経細胞の密度，**Cho** は細胞膜代謝の破壊や亢進と関係すると考えられている。

・星細胞腫： NAA 低下。
・悪性神経膠腫： NAA 低下，Cho および Cr 上昇（悪性パターン）。
・放射線壊死： 乳酸，脂質（lipid）上昇。

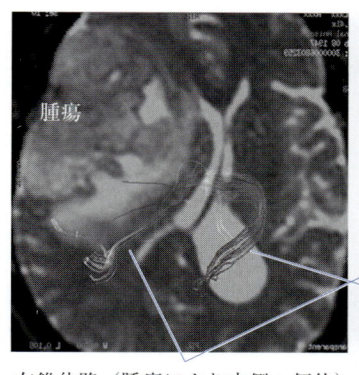

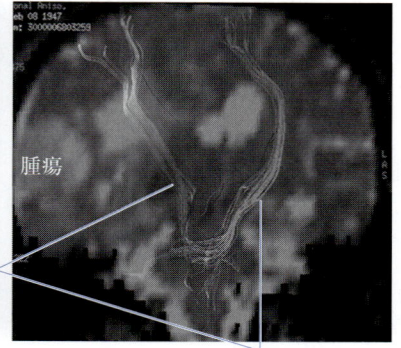

右錐体路（腫瘍により内側へ偏位）　　　　　左錐体路

図 3-29　tractography の錐体路（右蝶形骨縁外側髄膜腫例）

・髄膜腫，神経鞘腫： Cho 上昇，NAA および Cr 低下。
・脳梗塞急性期： 乳酸上昇，NAA，Cr，Cho は保たれる。

c．拡散テンソル画像

白質線維（皮質脊髄路，視放線，脳梁など）を画像化したもので，白質線維の方向による水の拡散のしやすさ，方向性を画像化したものを拡散テンソル画像（diffusion tensor imaging：DTI）という。前述の拡散強調画像（DWI）とは異なる撮影法である。方向に応じて色を付ける（通常，左右は X 軸を赤，前後は Y 軸を緑，上下は Z 軸を青）方法や白質の方向性を追跡する tractography がある（図 3-29）。

脳血管撮影

　脳血管撮影は，CT 登場以前，頭蓋内病変の解剖学的局在を知る代表的検査方法であった。しかし，CT および MRI の登場により，脳内病変の形態的把握（CT，MRI），脳内および頸部の主幹動脈の把握（3D-CTA，MRA）に対して，侵襲的な脳血管撮影の担う役割は減少している。一方で，大動脈起始部から頭蓋内に至る穿通枝を含めたすべての血管構築の評価，3D-CTA や MRA と異なり選択的な造影が可能，循環速度や動静脈シャントの評価が可能などの利点がある。加えて，高齢化社会に伴う脳卒中患者の増加，脳血管外科，脳血管内手術の発展により，本検査の習熟と理解の重要性は増加している。

1　撮影法

　左右の頸動脈および椎骨動脈の選択的造影（4 vessel study）が行われる。必要に応じて内頸動脈と外頸動脈を分けて造影する。一般的に経大腿動脈カテーテル法（Seldinger 法），経上腕動脈カテーテル法が行われる。カテーテルのアクセス不可の場合，頸動脈直接穿刺法，逆行性上腕動脈撮影がある。digital subtraction angiography（DSA）の開発により，頭蓋骨との重なりによる診断精度の低下は改善された。

総論

合併症として，血栓および空気による脳塞栓症，穿刺部血腫，穿刺部仮性動脈瘤，血管壁損傷による解離，ヨード造影剤に対するアレルギーなどがあげられる。本検査に伴う合併症頻度は約2%といわれている。

2 脳血管撮影画像と正常解剖

a．大動脈弓撮影（aortography）

大動脈弓からの分岐は，近位部から順に，腕頭動脈から右総頸動脈および右鎖骨下動脈，右鎖骨下動脈から右椎骨動脈が分岐する。大動脈弓から左総頸動脈が直接起始，次いで左鎖骨下動脈から左椎骨動脈が分岐する。まれに左椎骨動脈が大動脈弓より直接起始する。

b．総頸動脈撮影（common carotid angiography）

総頸動脈（common carotid artery）は，甲状軟骨上縁，第2-第4頸椎（C_2-C_4）レベルで内頸動脈（internal carotid artery）と外頸動脈（external carotid artery）に分岐する（図3-30）。日本人は欧米人に比べ，やや高位で分岐する。総頸動脈分岐部における，頸部頸動脈狭窄または閉塞症は，脳梗塞（脳血栓症または血行力学性脳梗塞）の責任病巣となる。

> **CHART 51**
> 頸部総頸動脈は第2-第4頸椎レベルで分岐し，前方へ外頸動脈，後方へ内頸動脈が走行。動脈硬化性狭窄の好発部位

c．内頸動脈撮影（internal carotid angiography）

1) Willis動脈輪（図3-31）

左右の前大脳動脈は前交通動脈（anterior communicating artery）により交通し，内頸動脈と後大脳動脈は後交通動脈（posterior communicating artery）と交通する。Willis動脈輪は，頭蓋内に流入する4本の主要血管（左右の内頸動脈および椎骨動脈）のいずれかが閉塞した際の側副路，cross flowを担う脳の重要な防御機構である。

2) 内頸動脈（図3-32，3-33）

内頸動脈からの主な枝には，遠位側から，前脈絡叢動脈（床上部より起始，視索・外側膝状体・大脳脚・内包後脚・視床外側などを栄養），後交通動脈（床上部），上下垂体動脈（床上部），眼動脈（床上部），McCornell capsular artery（海綿静脈洞部），下海綿静脈洞動脈（海綿静脈洞部），髄膜下垂体動脈（海綿静脈洞部）などがある。

内頸動脈のsegmentのうち，C_2-C_4を頸動脈サイフォン部（carotid siphon）という。

3) 前大脳動脈・中大脳動脈（図3-32，3-33）

内頸動脈は前大脳動脈と中大脳動脈（middle cerebral artery）に分岐する。前大脳動脈は，前頭葉および頭頂葉内側，脳梁，帯状回など内側領域を灌流するのに対して，中大脳動脈は，島回，前頭葉，頭頂葉および側頭葉外側面を灌流する。各動脈の分枝を図

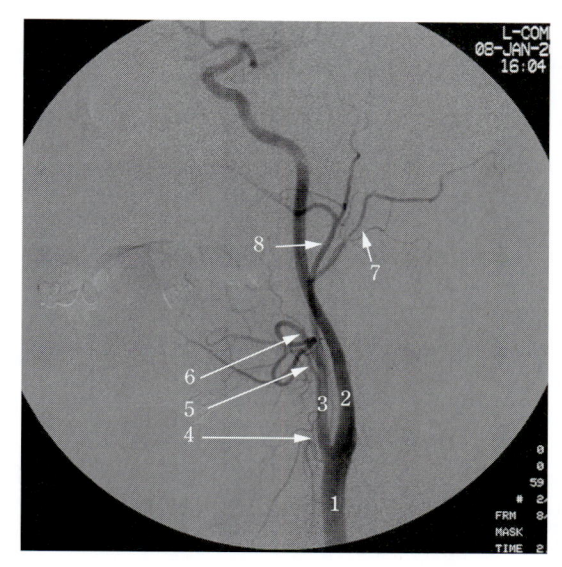

図 3-30　頸部総頸動脈（左，側面像）
1：総頸動脈，2：内頸動脈，3：外頸動脈，4：上甲状腺動脈，5：舌動脈，6：顔面動脈，7：後頭動脈，8：浅側頭動脈。

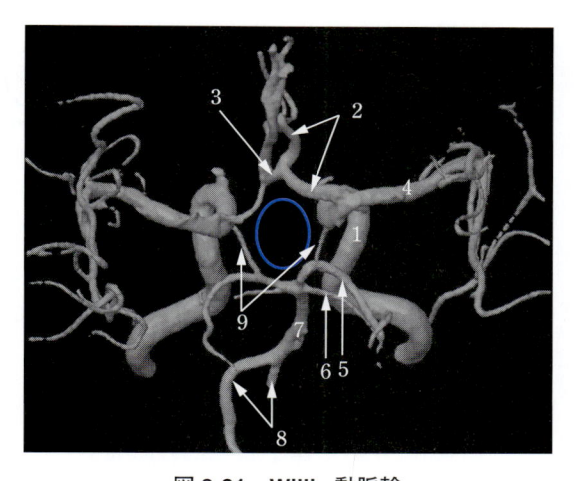

図 3-31　Willis 動脈輪
1：内頸動脈，2：前大脳動脈，3：前交通動脈，4：中大脳動脈，5：後大脳動脈，6：上小脳動脈，7：脳底動脈，8：椎骨動脈，9：後交通動脈，◯：Willis 動脈輪。

3-32，3-33 に示す。穿通枝として，Heubner 反回動脈（前大脳動脈 A1 部または A2 部，視交叉・視床下部・尾状核・内包前脚などを栄養），内側線条体動脈（前大脳動脈 A1 部または Heubner 反回動脈，尾状核頭部，被殻，視床下部などを栄養），外側（またはレンズ核）線条体動脈（中大脳動脈 M1 部，尾状核，被殻，淡蒼球，内包，放線冠などを栄養）などがある。

総 論

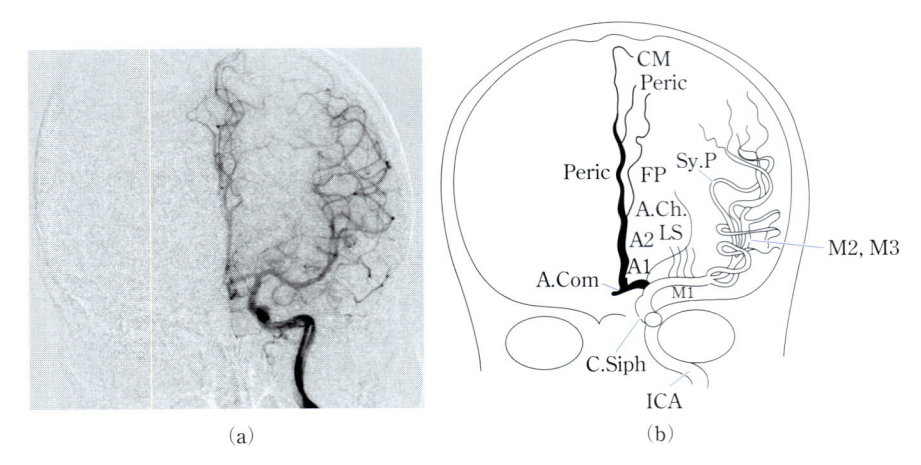

図 3-32 内頚動脈撮影（動脈相）
(a) 右内頚動脈の正面像，(b) 前後像の模式図。
A1・A2：前大脳動脈 A1・A2 部（A1・A2 segment of anterior cerebral artery (a.)），M1〜M3：中大脳動脈 M1〜M3 部（segment of middle cerebral a.），A.Ch.：前脈絡叢動脈（anterior choroidal a.），A.Com：前交通動脈（anterior communicating a.），CM：脳梁辺縁動脈（callosomarginal a.），Peric：脳梁周囲動脈（pericallosal a.），Sy.P：Sylvian point，LS：レンズ核線条体動脈（lenticulostriate a.），C.Siph：内頚動脈サイフォン部（carotid siphon），FP：前頭極動脈（frontopolar a.），ICA：内頚動脈（internal carotid a.）（杉浦による）。

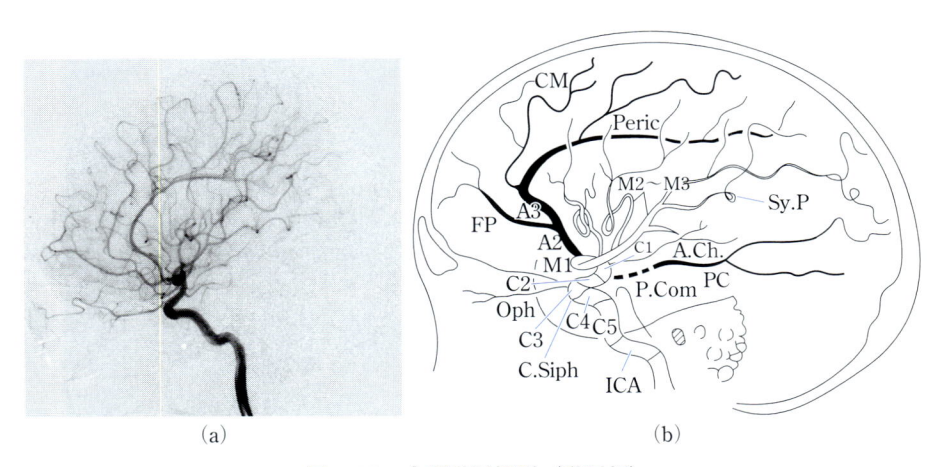

図 3-33 内頚動脈撮影（動脈相）
(a) 右内頚動脈の側面像，(b) 側面像の模式図。
A2・A3, M1〜M3, A.Ch., CM, Peric, C. Siph, FP, ICA, Sy.P：図 3-32 参照。C1〜C5：内頚動脈サイフォン部 C1〜C5，Oph：眼動脈（ophthalmic a.），PC：後大脳動脈（posterior cerebral a.），P.Com：後交通動脈（posterior communicating a.）（杉浦による）。

d．外頚動脈撮影（external carotid angiography）

近位側より，上甲状腺動脈（superior thyroid artery），上行咽頭動脈（ascending pharyngeal artery），舌動脈（lingual artery），顔面動脈（facial artery），後頭動脈（occipital artery），後耳介動脈（posterior auricular artery），顎動脈（maxillary artery），そして，耳介前部に拍動として触れる浅側頭動脈（superior temporal artery）へと分岐する。顎

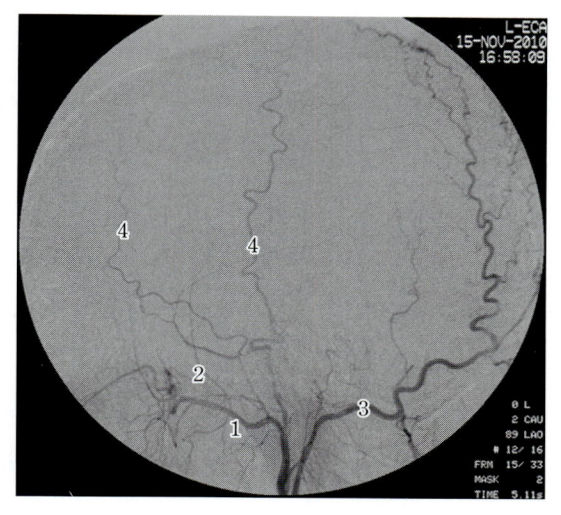

図 3-34 外頸動脈撮影
左外頸動脈の側面像。1：顎動脈，2：中硬膜動脈，3：後頭動脈，4：浅側頭動脈。

動脈からは中硬膜動脈（middle meningeal artery）などが分岐する（図 3-30, 3-34）。
　外頸動脈の分枝は，閉塞性脳血管障害の際，内頸動脈や椎骨動脈と吻合し，側副路となることがある。

e．椎骨動脈撮影（vertebral angiography）

　椎骨動脈（vertebral artery）は横突孔を上行し，大後頭孔レベルにて硬膜を貫いて頭蓋内に入る。両側椎骨動脈は合流して脳底動脈（basilar artery）となる。椎骨動脈より後下小脳動脈（posterior inferior cerebellar artery），前脊髄動脈（anterior spinal artery）が分岐する。脳底動脈より前下小脳動脈（anterior inferior cerebellar artery），上小脳動脈（superior cerebellar artery）が分岐し，脳底動脈先端にて左右の後大脳動脈（posterior cerebral artery）に分かれる。後大脳動脈からは，側頭葉内側下面，後頭葉，頭頂葉内側への皮質枝に加え，視床穿通動脈（中脳，視床内側を栄養），視床膝状体動脈（視床外側を栄養），後脈絡叢動脈（視床後上面，視床枕を栄養）など，視床への穿通枝が分岐する（図 3-35, 3-36）。

f．静脈系（図 3-37, 3-38）

　① 表在静脈：　浅中大脳静脈（Sylvius 静脈，前頭葉と側頭葉の境界），Rolandic 静脈（中心溝），Trolard 静脈（浅中大脳静脈と上矢状静脈洞を交通），Labbè 静脈（浅中大脳静脈と横静脈洞を交通）など。個人差が激しい。
　② 深在静脈：　内大脳静脈，脳底静脈（Rosenthal 静脈）など。
　③ 静脈洞：　表在静脈系は主に，上矢状静脈洞，海綿静脈洞，横静脈洞に流入する。深在静脈系は Galen 大静脈，下矢状静脈洞に入り，直静脈洞へ流入する。静脈洞は，上矢状静脈洞から静脈洞交会（confluence, torcular Herophili）にて左右の横静脈洞に分かれ，S 字状静脈洞から内頸静脈へ流入する。

総論

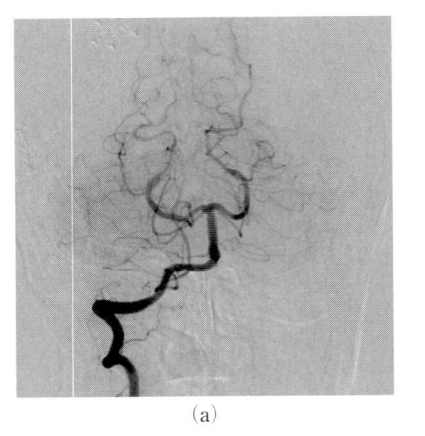

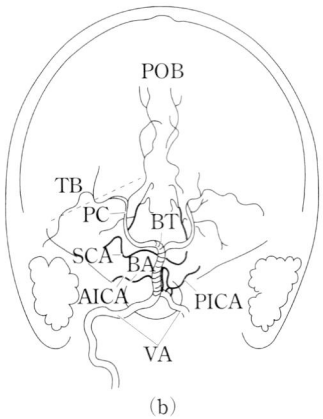

図 3-35　椎骨動脈撮影（動脈相）
(a) 右椎骨動脈撮影の正面像，(b) 前後像の模式図．
AICA：前下小脳動脈（anterior inferior cerebellar a.），BA：脳底動脈（basilar a.），BT：脳底動脈頂上部（basilar top），PC：後大脳動脈（posterior cerebral a.），PICA：後下小脳動脈（posterior inferior cerebellar a.），POB：頭頂後頭枝（後大脳動脈の枝：parieto-occipital branch of posterior cerebral a.），SCA：上小脳動脈（superior cerebellar a.），TB：側頭枝（後大脳動脈の枝：temporal branch of posterior cerebral a.），VA：脊椎動脈（vertebral a.）（杉浦による）．

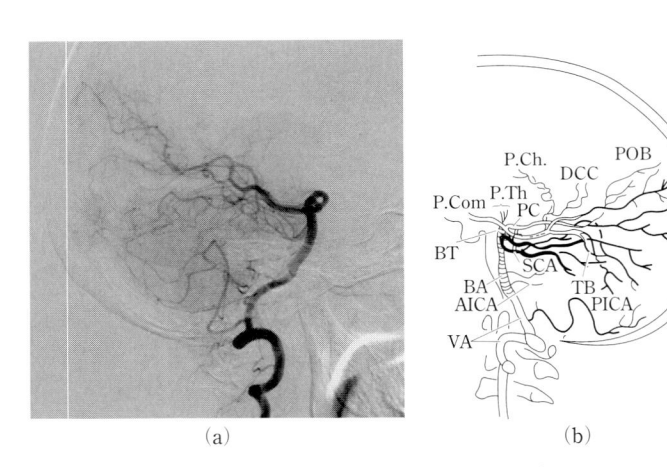

図 3-36　椎骨動脈撮影（動脈相）
(a) 右椎骨動脈撮影の側面像，(b) 側面像の模式図．
AICA, BA, BT, PC, POB, TB, SCA, PICA, VA：図 3-35 参照．DCC：脳梁背側動脈（dorsal a. of the corpus callosum），P.Ch：後脈絡叢動脈（posterior choroidal a.），P.Com：後交通動脈（posterior communicating a.），P.Th：後視床穿通枝（posterior thalamoperforating a.）（杉浦による）．

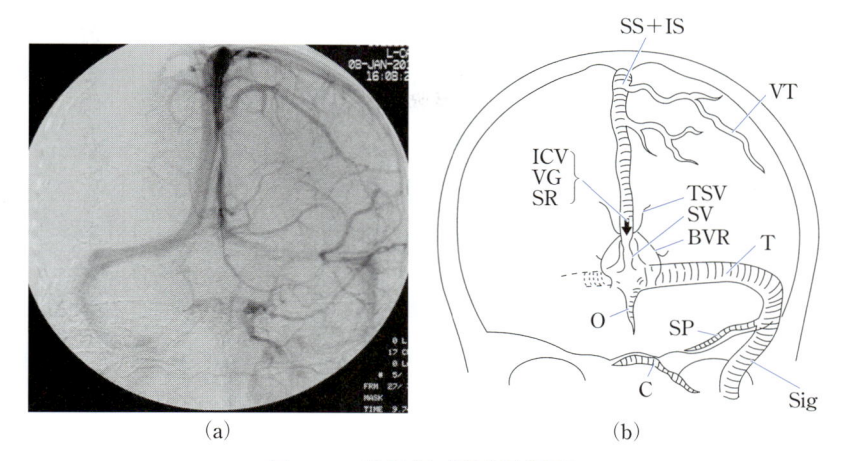

図 3-37 静脈相（頸動脈撮影）
（a）正面像，（b）前後像の模式図。
BVR：Rosenthal 脳底静脈（basilar vein of Rosenthal），C：海綿静脈洞（cavernous sinus），ICV：内大脳静脈（internal cerebral vein），IS：下矢状静脈洞（inferior sagittal sinus），O：後頭静脈洞（occipital sinus），Sig：S 字状動脈洞（sigmoid sinus），SP：上錐体静脈洞（superior petrosal sinus），SR：直静脈洞（sinus rectus），SS：上矢状動脈洞（superior sagittal sinus），SV：透明中隔静脈（septal vein），T：横静脈洞（transverse sinus），TSV：視床線条体静脈（thalamostriate vein），VG：Galen 大静脈（vein of Galen），VT：Trolard 静脈（vein of Trolard）（杉浦による）。

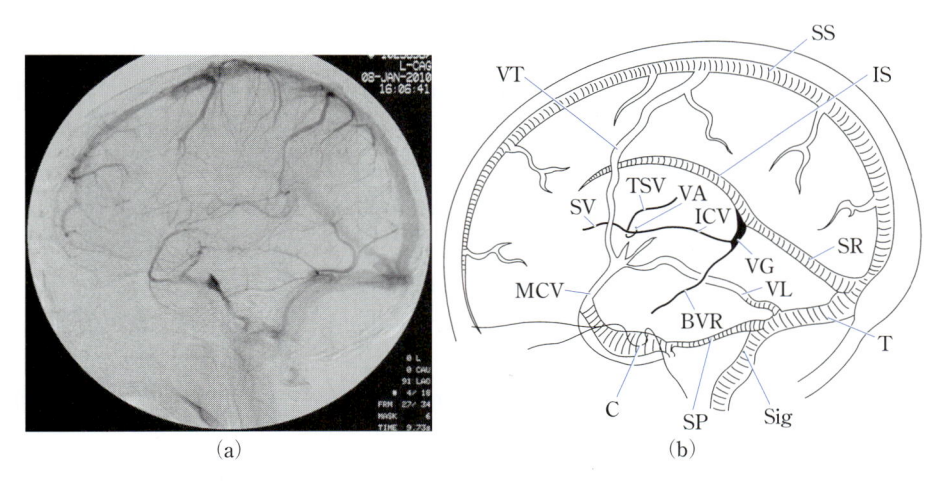

図 3-38 静脈相（頸動脈撮影）
（a）側面像，（b）模式図。
BVR, C, ICV, IS, Sig, SP, SR, SS, SV, T, TSV, VG, VT：図 3-37 参照。MCV：中大脳静脈（middle cerebral vein），VA：静脈角（venous angle），VL：Labbè 静脈（vein of Labbè）（杉浦による）。

> **CHART 52**
> - 大脳内側は前大脳動脈，大脳外側は中大脳動脈，小脳・脳幹は椎骨脳底動脈にて栄養される
> - 前交通動脈は両側前大脳動脈を交通，後交通動脈は頸動脈と後大脳動脈を交通
> - 穿通枝（外側線条体動脈など）は脳梗塞，脳出血の責任血管
> - 動脈分岐部は脳動脈瘤の好発部位

3 脳血管撮影が必要な病態

脳血管撮影の適応を表3-4に示す。

核医学検査・シンチグラフィ

1 原　理

　single photon emission computed tomography（**SPECT**）および**ポジトロン断層法**（positron emission tomography：**PET**）は，体内の放射性物質の濃度分布を画像化するシステムである。

　SPECTは，放射性同位元素（radioisotope：**RI**）から放射されるガンマ線を検出する。放射性核種には，^{99m}Tc，^{123}I，^{201}Tl，^{133}Xe などがある。これらにHMPAO（ヘキサメチルプロピレンアミンオキシム），ECD（エチルシステイネートダイマー），IMP（イソプロピルヨードアンフェタミン）を標識して，目的とする検査に応じた標識薬剤を投与して検査を行う。SPECTの場合はRIの半減期が長いため市販の放射性薬剤を用いることが可能で，PETと比較して利便性が高い。反面，PETに比して定量性に劣る，脳血流量（cerebral blood flow：CBF）しか画像化できないなどの欠点をもつ。

　PETは，陽電子（ポジトロン）放出核種（^{15}O，^{18}F，^{11}C など）で標識された放射性物質の体内分布を画像化する。半減期が短いため，放射性薬剤を生成するために，施設内にサイクロトロンを必要とする。PETの核種は，体内物質の構成元素であり，水，酸素，ブドウ糖，アミノ酸などの重要な物質を直接標識できる。そのため，CBFだけではなく，脳血液量（cerebral blood volume：CBV），脳酸素消費量（cerebral metabolic rate of oxygen：CMRO$_2$），酸素摂取率（oxygen extraction fraction：OEF），脳ブドウ糖消費量などの定量測定ができる。

表 3-4　脳血管撮影の適応

病　変		検　査
脳血管自体の異常	脳動脈瘤（嚢状，解離性） 脳動静脈奇形 もやもや病 硬膜動静脈瘻 内頚動脈-海綿静脈洞瘻（CCF）（外傷性，特発性） 静脈性血管腫	
閉塞性脳血管障害	頚部頚動脈狭窄・閉塞症 頭蓋内主幹動脈狭窄・閉塞症 静脈洞血栓症 くも膜下出血に伴う脳血管攣縮	
脳腫瘍	髄膜腫 血管芽腫 膠芽腫	sun-burst appearance 腫瘍濃染像 動静脈シャント，early venous ドレナージ
その他	優位半球同定 脳血流の耐性 頭蓋内圧亢進，脳死	薬剤誘発試験（以前の Wada test） バルーン閉塞試験 循環時間遅延，non-filling

病　変	脳血管内治療
脳動脈瘤	瘤内塞栓術（コイルなど）
頚部頚動脈狭窄	頚動脈ステント留置術
頭蓋内主幹動脈狭窄・閉塞症	経皮的血栓溶解・血管形成術
CCF	経動脈的塞栓術
硬膜動静脈瘻	経静脈的または経動脈的塞栓術
髄膜腫など血管に富む腫瘍	術前栄養血管塞栓術

2　適　応

代表的な標識薬剤と測定機能を表 3-5 に示す。

頚部内頚動脈狭窄症患者における術前後の CBF（^{123}I-IMP-SPECT：図 3-39），前頭葉膠芽腫の ^{201}Tl-SPECT（図 3-40），転移性脳腫瘍の FDG-PET（図 3-41）を示す。

3　その他

a．脳血流の虚血閾値

脳は体重のわずか約 2.5％の重量を占めるのみであるにもかかわらず，心拍出量の約 15％の血流量，全身の酸素消費量の約 20％を占めている。その活発な酸素および糖の代謝を安全に維持するために，PET の報告では，健常成人の大脳皮質は，CBF は約 50 mL/100 g/分，CBV は約 5 mL/100 g，OEF は約 0.4，$CMRO_2$ としては約 4 mL/100 g/分，脳ブドウ糖消費量は 5 mg/100 g/分といわれている。

CBF が 16～18 mL/100 g/分以下にて脳波活動の停止，10～12 mL/100 g/分以下にて脳

表 3-5　SPECT および PET の代表的検査

測定方法		核種・標識薬剤	測定
SPECT	脳血流	^{99m}Tc-HMPAO	CBF
		^{99m}Tc-ECD	CBF
		^{123}I-IMP	CBF
		^{133}Xe	CBF
	その他	^{201}Tl	脳腫瘍（神経膠腫，髄膜腫，転移性脳腫瘍など）
		^{123}I-iomazenil	ベンゾジアゼピン受容体（てんかん焦点など）
PET		^{15}O-CO$_2$	CBF
		^{15}O-CO	CBV
		^{15}O-O$_2$	CMRO$_2$, OEF
		^{15}O-H$_2$O	CBF
		^{18}F-FDG	糖代謝（転移性脳腫瘍，神経膠腫，放射線壊死など）
		^{11}C-メチオニン	アミノ酸代謝　（神経膠腫など）

HMPAO：ヘキサメチルプロピレンアミンオキシム，ECD：エチルシステイネートダイマー，IMP：イソプロピルヨードアンフェタミン，FDG：フルオロデオキシグルコース，CBF：脳血流量，CBV：脳血液量，CMRO$_2$：脳酸素消費量，OEF：酸素摂取率。

梗塞が発症するといわれる。その境界を ischemic penumbra（ペナンブラ：虚血中心部の周辺部をいい，治療により可逆性を有する領域）という。

b．負荷脳血流シンチグラフィ

脳循環を一定に保つために，化学的調節（二酸化炭素による血管拡張作用），自己調節（脳灌流圧の変化に対して CBF を一定に保つ）などがある。動脈血二酸化炭素分圧が 1 mmHg 増加すると CBF は 4～6％増加する。また，脳灌流圧は下限約 60 mmHg，上限約 150 mmHg の間では CBF を一定に保つ。

この脳循環を一定に保つ予備能を評価するために，二酸化炭素吸入負荷やアセタゾラミド（ダイアモックス®）負荷下に脳血流増加を測定する。閉塞性脳血管障害患者（主幹脳動脈の閉塞，狭窄など）において，負荷前の安静時脳血流低下に加え，負荷による脳血流増加反応が低下している場合，血行再建術の適応となる。

c．脳虚血の stage 分類

Powers らによると，血行力学的な脳虚血は，以下の stage に分類されている。

・**stage 0**（正常）：　CBF，CBV，OEF，CMRO$_2$，すべて正常。

・**stage 1**（脳灌流圧の低下が開始を始める）：　血管拡張し，CBV の増加により代償。CBF 正常，CBV 増加，OEF 正常，CMRO$_2$ 正常。

・**stage 2**（さらなる脳灌流圧の低下に対し OEF の増加により代償する）：　貧困灌流（misery perfusion）。CBF 低下開始，CBV 増加，OEF 増加，CMRO$_2$ 正常。

最終的に，CBV および OEF にて代償が不可になると，脳梗塞に陥る。

3 画像検査

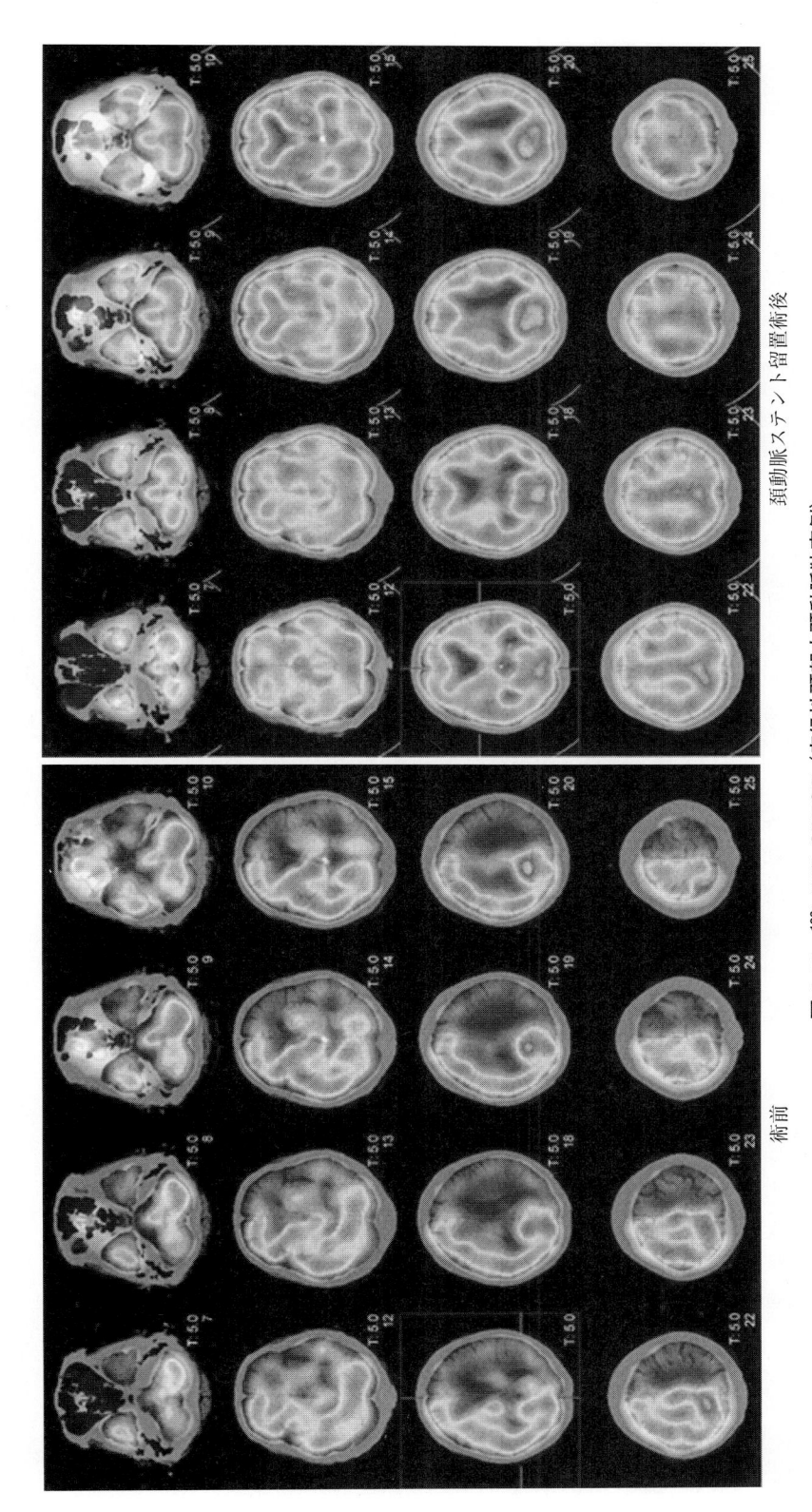

頸動脈ステント留置術後

術前

図 3-39 ^{123}I-IMP-SPECT（症候性頸部内頸動脈狭窄例）

総 論

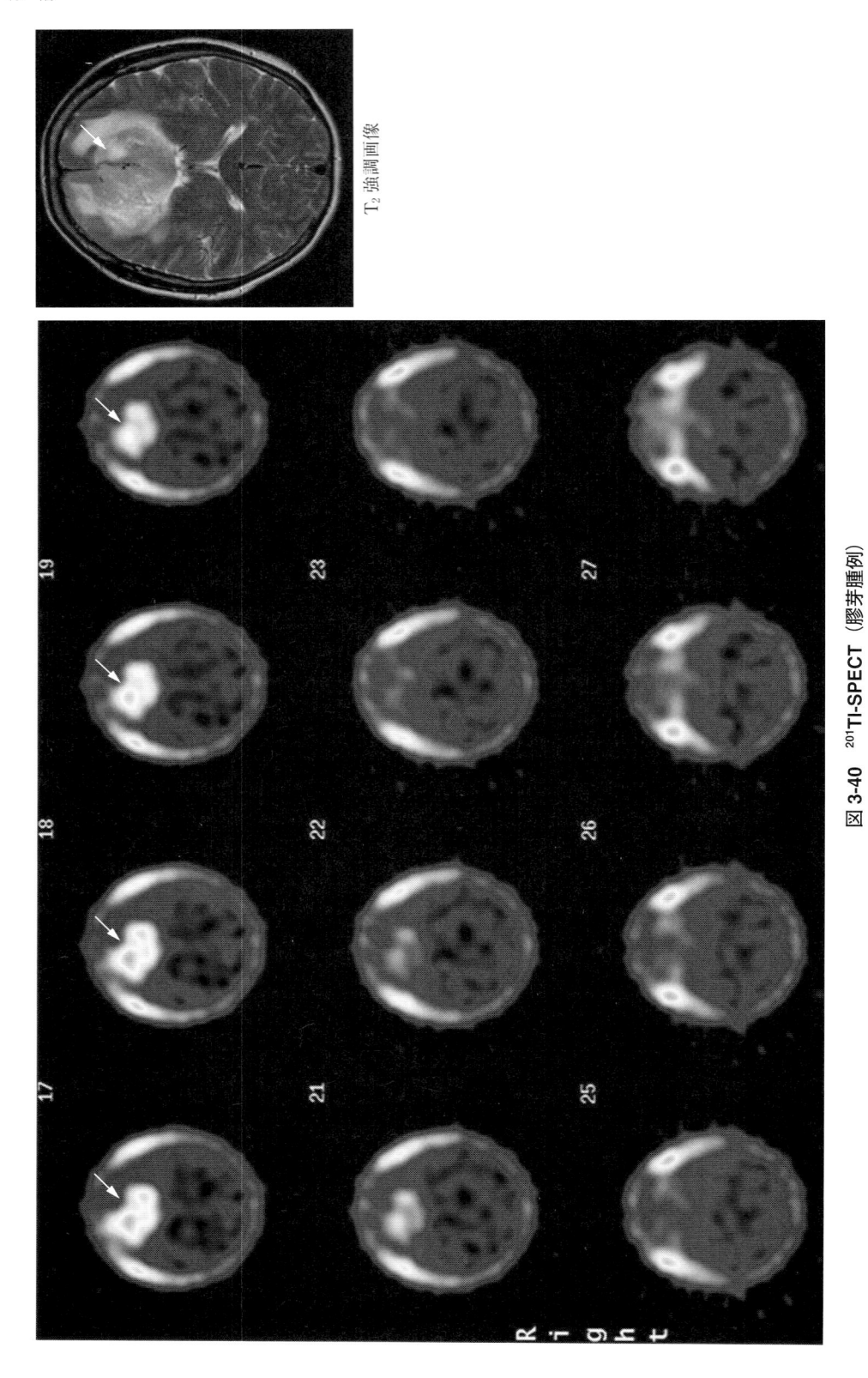

T₂強調画像

図 3-40 ²⁰¹Tl-SPECT（膠芽腫例）

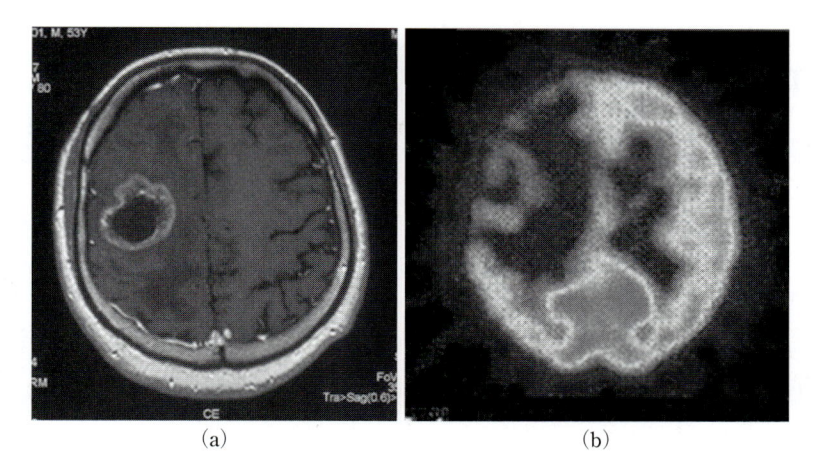

図 3-41　FDG-PET（定位放射線治療後の転移性脳腫瘍）
(a) 造影 T_1 強調画像，(b) FDG-PET。MRI のみでは放射線壊死と再発の鑑別が困難。PET による集積を認め，再発の診断を得た。

脳槽造影法

　髄液循環障害，つまり，脳脊髄液腔の通過障害や閉塞（非交通性水頭症）および脳脊髄液の吸収障害（交通性水頭症）を把握するための検査方法である。
　脳室内脈絡叢から産生された脳脊髄液は，側脳室-両側 Monro 孔-第 3 脳室-中脳水道-第 4 脳室-Luschka 孔・Magendie 孔-大槽-小脳橋角槽-大脳・小脳表面くも膜下腔，脊髄くも膜下腔を循環する。髄液吸収は，上矢状洞などの硬膜静脈洞周囲のくも膜絨毛（くも膜顆粒），血管周囲腔，脳神経や脊髄神経に沿ったリンパ流などが推定されている。
　この，髄液の産生から吸収までの髄液循環を検査する方法を脳槽造影法という。

1　検査の適応

　水頭症（交通性，非交通性），頭蓋内嚢胞性病変（くも膜嚢胞など），先天性奇形（Dandy-Walker 症候群など），髄液漏（外傷性，特発性など），脳室-腹腔シャント（V-P シャント）機能不全などの診断，治療方針の決定に用いられる。
　最近は，特発性正常圧水頭症（iNPH），脳脊髄液減少症（特発性または外傷性）の診断に有用とされる。禁忌は腰椎穿刺に準ずる。

2　RI 脳槽造影法

　腰椎穿刺により ^{123}I-DTPA をくも膜下腔へ中し，3，6，24，48 時間後と経時的に脳脊髄液の流れにて拡散する RI の分布をガンマカメラにて撮影する。

総論

3 CT 脳槽造影法

　腰椎穿刺により非イオン性水溶性ヨード造影剤（通常の尿路・血管内投与用に比しヨード含有量の低い脳脊髄腔用）をくも膜下腔に注入し，経時的に CT 撮影を行う。より詳細な解剖学的情報と髄液循環を同時に得られる点と，核医学検査のない施設においても循環動態の検査ができる点に利点がある。比重が大きいため生理的な髄液循環の検査には RI 脳槽造影が好ましい。

4 脳槽造影と病態

　① 正常循環：　一般的に体位と無関係に拡散。**1〜3 時間後に脳底槽や Sylvius 裂槽に，24 時間後に傍矢状洞近傍に到達する。通常，48 時間後にはほぼ消失**する。
　② 交通性正常圧水頭症：　髄液の吸収障害。傍矢状部への移行遅延（delayed clearance），脳槽内での停滞（stasis），脳室内逆流（ventricular reflux）（図 3-42）。
　③ くも膜嚢胞：　嚢胞と脳脊髄液腔の交通性とその程度を観察する必要があるため，CT 脳槽造影法が行われる。early filling and early clearance, early filling and delayed clearance, delayed filling and delayed clearance, そして non-filling に分けられ，手術適応（嚢胞と脳槽との交通路の作成）が考慮される（図 3-43）。
　④ その他：　髄液鼻漏など。

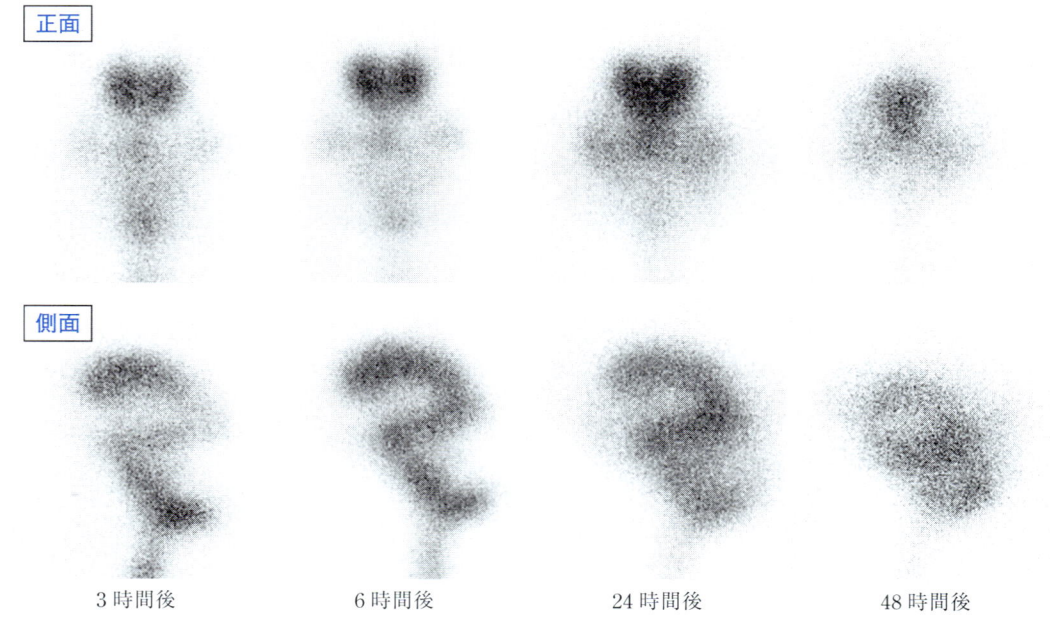

正面

側面

3 時間後　　　6 時間後　　　24 時間後　　　48 時間後

図 3-42　交通性水頭症の RI 脳槽撮影（くも膜下出血後）

3時間後　　　　　　24時間後　　　　　　手術2年後

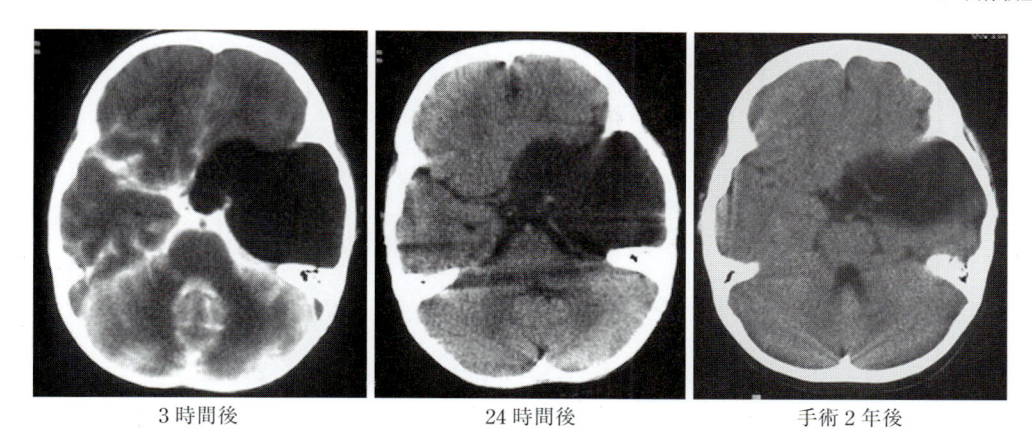

図3-43　中頭蓋窩くも膜嚢胞のCT脳槽撮影

国試既出問題からみた画像診断のポイント

1 CTと病態

a．脳梗塞と脳血管支配

脳梗塞部位とその責任脳血管の問題は国試頻出である。特に，中大脳動脈皮質枝領域の梗塞は最重要である。また，穿通枝領域として，尾状核は前大脳動脈，レンズ核は中大脳動脈，内包は前脈絡叢動脈，視床は後大脳動脈の穿通枝が主な責任血管である（図3-44）。

b．脳梗塞の経時的変化／早期虚血性変化・出血性脳梗塞

頭部単純CTにて，梗塞部位が明瞭になるのは発症6時間以上のことが多い。発症早期では明らかな異常を認めない。突然発症，脳卒中を疑う神経脱落症状，頭部単純CT上高吸収域を認めず（＝出血性脳卒中は否定），一見正常の場合は，脳梗塞超急性期（3時間以内）を疑う。

アルテプラーゼ（遺伝子組換え組織プラスミノーゲンアクチベーター：t-PA）の治療適応時間は，発症3時間以内である。しかし，頭部単純CTにて広範な早期虚血性変化（early CT sign），特に中大脳動脈支配域1/3以上のearly CT signは症候性頭蓋内出血と関連のある可能性があり，t-PAの治療禁忌となる。

具体的に，early CT signとは，①レンズ核陰影の不明瞭化，②島皮質の不明瞭化，③皮髄境界の不明瞭化，④脳溝の消失，⑤皮質吸収値低下を伴わない脳回の腫脹などをいい，レンズ核（被殻，淡蒼球），内包，島回，尾状核，中大脳動脈領域の皮質，前大脳動脈領域の皮質などに注目して読影する。

また，脳梗塞完成後，つまり，BBBの破綻後の責任血管の再開通により，出血性脳梗塞が生じる。具体的には，中大脳動脈支配域の低吸収域（梗塞部位）と，その中心部に

総 論

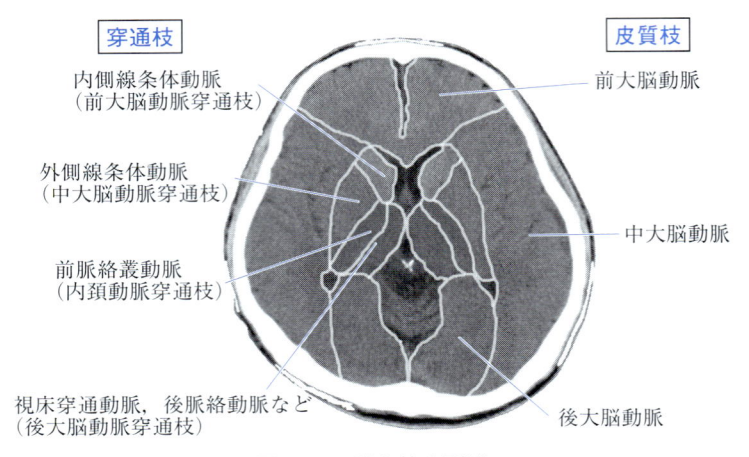

図 3-44　脳血管支配域

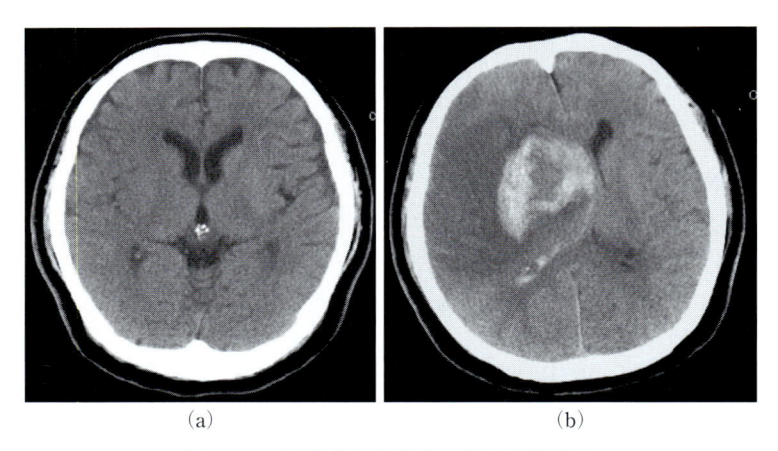

図 3-45　早期虚血性変化と出血性脳梗塞
(a) 早期虚血性変化（右側頭葉皮髄境界，右島皮質，右レンズ核の不明瞭化），
(b) 右中大脳動脈領域の出血性脳梗塞。

境界不明瞭なまだらな高吸収域（出血部位）が特徴的である（図 3-45）。

> **CHART 53**
> 脳梗塞急性期を疑う場合，中大脳動脈皮質枝領域，内包，尾状核，レンズ核，島皮質の脳溝・皮髄境界を意識的に読影

c．高血圧性脳出血の好発部位

被殻，視床，小脳，橋，皮質下（脳葉）の 5 か所が好発部位である。内包（くの字）をメルクマールとして，外側に出血したものを被殻出血（レンズ核線条体動脈，中大脳動脈の穿通枝），内側に出血したものを視床出血（視床穿通動脈など，後大脳動脈の穿通枝）という。小脳出血は橋，第 4 脳室レベルにて歯状核付近の小脳半球に高吸収域を認

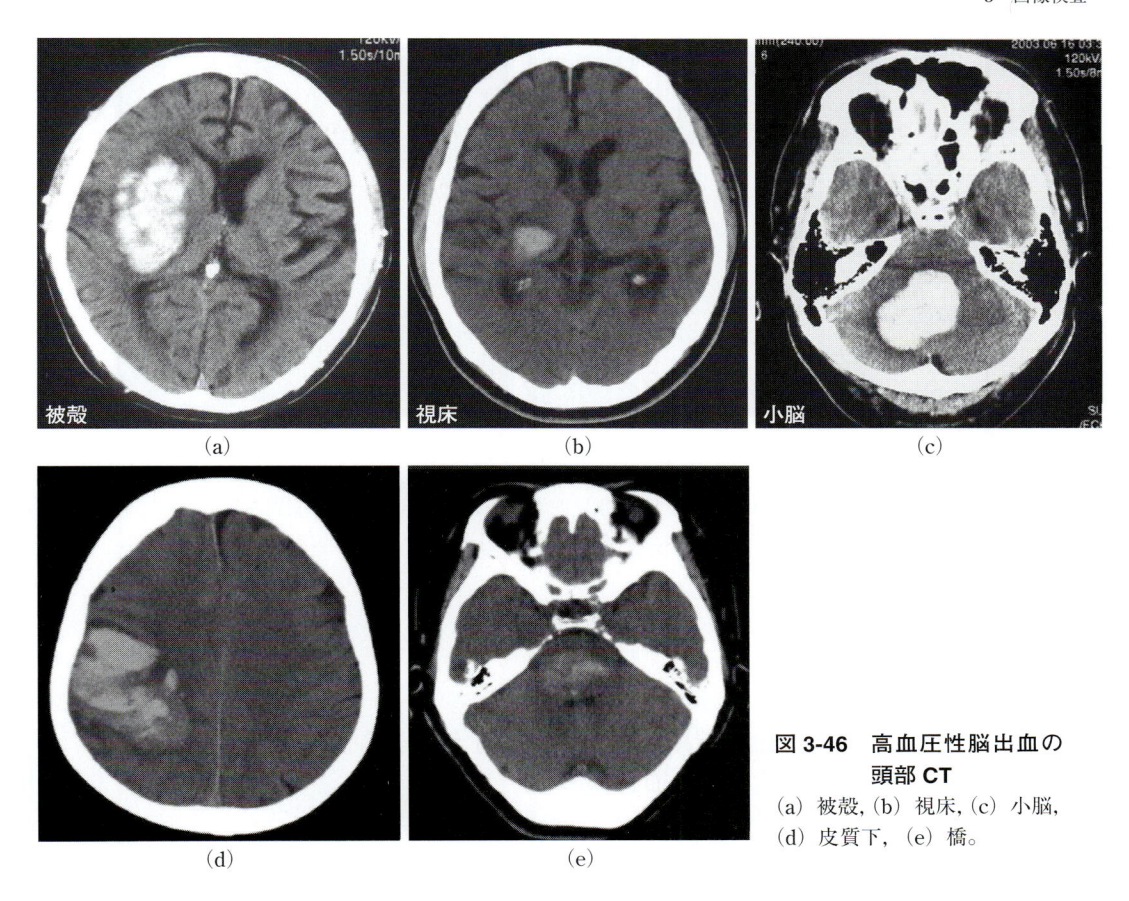

図 3-46 高血圧性脳出血の頭部 CT
(a) 被殻, (b) 視床, (c) 小脳, (d) 皮質下, (e) 橋。

めることが多い (図 3-46)。

CHART 54

- 頭部単純 CT における「くの字」は内包
- 内包後脚には錐体路
- くの字の内側は視床，外側はレンズ核（被殻・淡蒼球），脳出血の好発部位

---

d．くも膜下出血

脳底槽（鞍上槽），Sylvius 裂槽，半球間裂槽，中脳周囲槽（四丘体槽，迂回槽など）の典型的なくも膜下出血が国試頻出である（図 3-47）。臨床上は，左右差，頭部単純 CT では読影困難な微小なくも膜下出血がある。中大脳動脈瘤破裂，前交通動脈瘤破裂の場合，脳内血腫を伴うことがあり，高血圧性脳出血との鑑別に注意する。

頭部単純 CT にてくも膜下出血が明らかな場合，次に行うべき検査は，3 次元 CT 血管撮影（3D-CTA）および脳血管撮影（後者が golden standard）である。くも膜下出血が強く疑われるが頭部単純 CT にて不明瞭の場合，頭部 MRI（特に FLAIR 画像），脳脊髄

総論

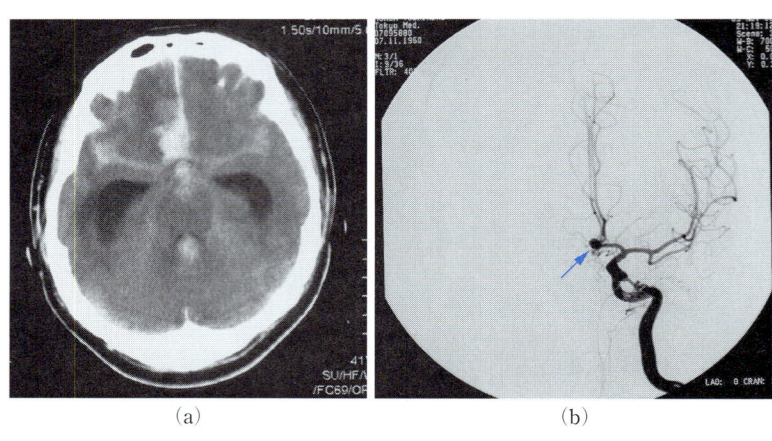

図 3-47　くも膜下出血の頭部 CT
（a）頭部単純 CT（鞍上槽，半球間裂槽，両側 Sylvius 裂槽，中脳周囲槽に出血），
（b）左内頸動脈撮影，前交通動脈瘤（↑）。

液検査（腰椎穿刺）が次に行うべき検査である。

CHART 55
くも膜下出血を認めた場合，次に行うべき検査は脳血管撮影または 3 次元 CT 血管撮影

e．脳腫瘍における石灰化・造影剤増強効果

① 石灰化を認めることが多い脳腫瘍：　頭蓋咽頭腫（トルコ鞍部），奇形腫（松果体部），神経膠腫（特に乏突起神経膠腫）など。

② 均一な増強効果を受ける腫瘍：　髄膜腫，下垂体腺腫，胚細胞性腫瘍など。

③ 増強効果を受けない病変：　類上皮腫，くも膜嚢腫，脂肪腫など。

④ リング状増強効果を受ける腫瘍：　悪性神経膠腫（特に膠芽腫，壁不整），転移性脳腫瘍の一部，鑑別診断として脳膿瘍（壁均一），亜急性期脳出血などが重要。

⑤ 嚢胞を伴うことがある脳腫瘍：　頭蓋咽頭腫，聴神経腫瘍（前庭神経鞘腫），転移性脳腫瘍，血管芽腫（壁在結節あり）。

⑥ 多発性に増強される病変：　転移性脳腫瘍，中枢神経系悪性リンパ腫，多発性硬化症，脳膿瘍など。

f．頭部外傷

① 慢性硬膜下血腫：　国試頻出。頭蓋骨と脳実質の間，硬膜下に存在する三日月状の血腫。高吸収域，等吸収域，低吸収域，層形成（ニボー：niveau）など，血腫の吸収域はさまざまである。両側に発生する場合もあるので注意する。

② 急性硬膜下血腫：　頭蓋骨と脳実質の間，硬膜下に存在する三日月状の高吸収域。同時に外傷性くも膜下出血，脳挫傷を伴うことが多い。

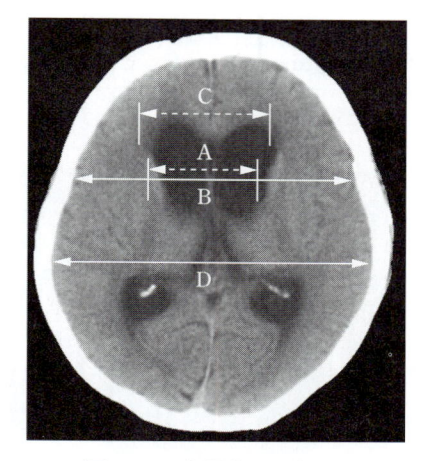

図 3-48 水頭症の頭部 CT
くも膜下出血後正常圧水頭症例。bicaudate CVI
＝A/B＝37％，Evans index＝C/D＝38％。

③急性硬膜外血腫： 頭蓋骨と硬膜の間，硬膜外に存在する両凸レンズ型の高吸収域。同時に血腫直上の頭蓋骨骨折を伴うことが多い。

g．水　頭　症

一般的な水頭症は以下が指標となる（図 3-48）。

① bicaudate cerebroventricular index（bicaudate CVI）（成人正常値 15±3％）： 両側尾状角頭部の幅（図中 A）と同部位の内板から内板までの幅（図中 B）の比。

② Evans index： 最大両側頭頂径（図中 D）に対する両側前頭角最大幅（図中 C）の比。0.3（30％）以上は水頭症を示唆。

③ 脳室周囲低吸収域（periventricular lucency：PVL）。
④ 両側側脳室下角の拡大。
⑤ 側脳室前頭角の風船様拡大（ballooning）。
⑥ 第 3 脳室の風船様拡大。

特発性正常圧水頭症（idiopathic normal pressure hydrocephalus：iNPH）においては，脳室拡大（Evans index 0.3 以上）は認められるが，Sylvius 裂とそれ以下の脳溝拡大を認めるため，脳萎縮や Alzheimer 型認知症との鑑別が困難なことがある。高位円蓋部の脳溝狭小化は iNPH に特徴的といわれる。

2 MRI と病態

a．脳腫瘍と MRI

主な病変とその好発部位を図 3-49 に示す。

1）小脳橋角部腫瘍の画像

小脳橋角部に好発する腫瘍・腫瘤には，聴神経腫瘍（または前庭神経鞘腫），髄膜腫，類上皮腫，その他の神経鞘腫（三叉神経，頸静脈孔部など），くも膜嚢胞などがある。

総論

大脳半球（脳葉）部
星細胞腫（成人）
膠芽腫（成人）

傍矢状洞部，大脳鎌，大脳円蓋部，小脳テント部
髄膜腫（成人）

脳梁部
悪性リンパ腫（成人，高齢者）

松果体部
胚細胞性腫瘍（小児，若年成人）

トルコ鞍部，傍鞍部
下垂体腺腫（成人）
頭蓋咽頭腫（小児，成人）
Rathke 囊胞（成人）
鞍結節部髄膜腫（成人）
胚細胞性腫瘍（小児，成人）
視神経膠腫（小児）

小脳半球
星細胞腫（小児）
血管芽腫（成人）
転移性脳腫瘍（成人）

小脳橋角部
前庭神経鞘腫（成人）
三叉神経鞘腫（成人）
髄膜腫（成人）
類上皮腫（成人）

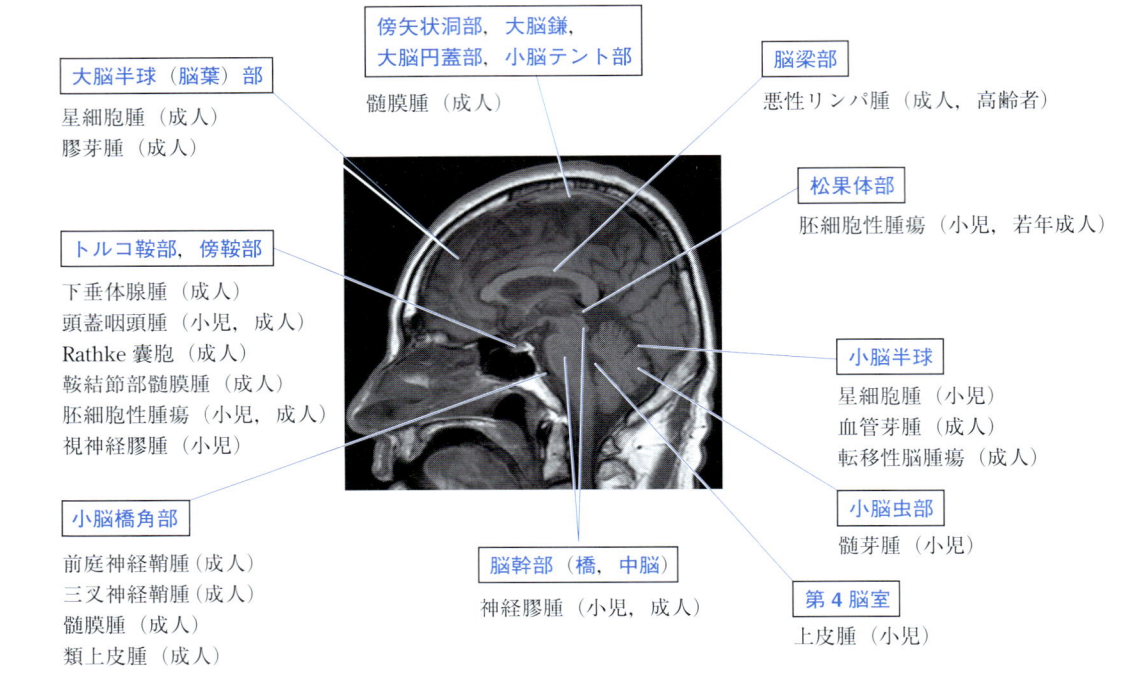

脳幹部（橋，中脳）
神経膠腫（小児，成人）

小脳虫部
髄芽腫（小児）

第 4 脳室
上皮腫（小児）

図 3-49　脳腫瘍の好発部位

聴神経腫瘍の場合は内耳道との連続性，鋭角徴候（腫瘍と錐体骨面のなす角が鋭角），内耳道の拡大を，髄膜腫では腫瘍周囲の硬膜の造影（**dural tail sign**）所見を認める。

2）トルコ鞍部腫瘍の鑑別

下垂体・傍トルコ鞍部の腫瘍には，次のようなものがある。

・**下垂体腺腫**：造影 T_1 強調画像にて，均一に造影される。しかし，強く造影される正常下垂体に比し**腺腫部分は相対的に低信号**となる。**microadenoma**（微小腺腫）と **macroadenoma** があり，前者の検出には dynamic study が有用である。macroadenoma は 1 cm 以上，非機能性腺腫が多い。

・**頭蓋咽頭腫**：トルコ鞍内から鞍外に進展する分葉状，囊胞性腫瘍。大部分が石灰化を有する。囊胞内の蛋白質濃度などにより信号はさまざまである。**T_1・T_2 強調画像での高信号**は特徴的。充実性成分および囊胞壁の造影効果あり。

・**Rathke 囊胞**（下垂体前葉と後葉の間）に発生する。囊胞内容液により T_1・T_2 強調画像の信号はさまざま。通常，造影効果はない。

・**胚細胞性腫瘍（germinoma）**：通常，松果体に発生するが，20～30％が鞍上部，下垂体柄・下垂体後葉に沿って均一に造影される腫瘤である。**松果体部発生との同時発生**もある。

・**髄膜腫**：鞍結節部，蝶形骨平面，海綿静脈洞などから発生し，均一な増強効果（**dural tail sign**）を認める。

・視神経路・視床下部**神経膠腫**：多くは**毛様細胞性星細胞腫**（pilocytic astrocytoma）。T_2 強調画像で著明な高信号，不均一な造影効果を認める。

3) 髄膜腫の画像

髄外腫瘍の代表例であり，好発部位は，円蓋部，蝶形骨縁部，傍矢状洞部，大脳鎌部，小脳テント，傍トルコ鞍部，嗅窩部，小脳橋角部，錐体骨近傍部，側脳室内などである。T_1 強調画像にて等〜低信号，T_2 強調画像の信号はさまざまある。時に石灰化がある（MRI では T_1・T_2 強調画像ともに低信号）。強く造影され，硬膜に沿った増強効果（dural tail sign）が特徴的である。

4) 後頭蓋窩の脳腫瘍

小脳に発生する脳腫瘍には，次のようなものがある。

・毛様細胞性星細胞腫： 小児に好発する。境界明瞭，T_1 強調画像で低〜等信号，T_2 強調画像で高信号，強い造影効果を認める。時に嚢胞あり。

・髄芽腫（medulloblastoma）： 小脳虫部に発生する。T_1 強調画像で低信号，T_2 強調画像で等〜高信号，不均一な造影効果を認める。石灰化はまれ。

・上衣腫（ependymoma）： 第 4 脳室に発生することが多い。不均一な信号，不均一な造影効果を認める。Magendie 孔や Luschka 孔に沿ってくも膜下腔や大槽へ進展する。

・血管芽腫（hemangioblastoma）： 強く造影される壁在結節と嚢胞で，時に多発性。von Hippel-Lindau 病との関連がある。

5) 多発性腫瘤

多発する病変として，転移性脳腫瘍，中枢神経系悪性リンパ腫，血管芽腫，多発性硬化症，脳膿瘍などがある。

> **CHART 56**
>
> 【脳腫瘍の MRI】
> ・髄外腫瘍の代表は髄膜腫，髄内腫瘍の代表は神経膠腫（glioma）
> ・MRI 矢状断が出たら，トルコ鞍部腫瘍または松果体部腫瘍を想起する
> ・好発部位，特にトルコ鞍部，小脳橋角部，小脳に発生しやすい腫瘍を記憶する
> ・多発性には転移性脳腫瘍，悪性リンパ腫，脳膿瘍，多発性硬化症などがある

b．脳卒中と MRI

1) 脳梗塞急性期・慢性期（図 3-50，表 3-6）

脳梗塞超急性期では，拡散強調画像（DWI）が CT や T_2 強調画像よりも早期に梗塞をとらえる。DWI で高信号，ADC map で低信号，T_2 強調画像で所見なし〜軽度高信号，CT で early sign なし〜ありの場合，脳梗塞超急性期（24 時間以内）を考える。その後，BBB の破綻による血管性浮腫，細胞の非可逆性変化により表 3-6 の MRI/CT の変化を示す。慢性期には造影 T_1 強調画像にて梗塞領域の脳回に沿った増強効果（皮質層状壊死：laminar necrosis）を認める。

総論

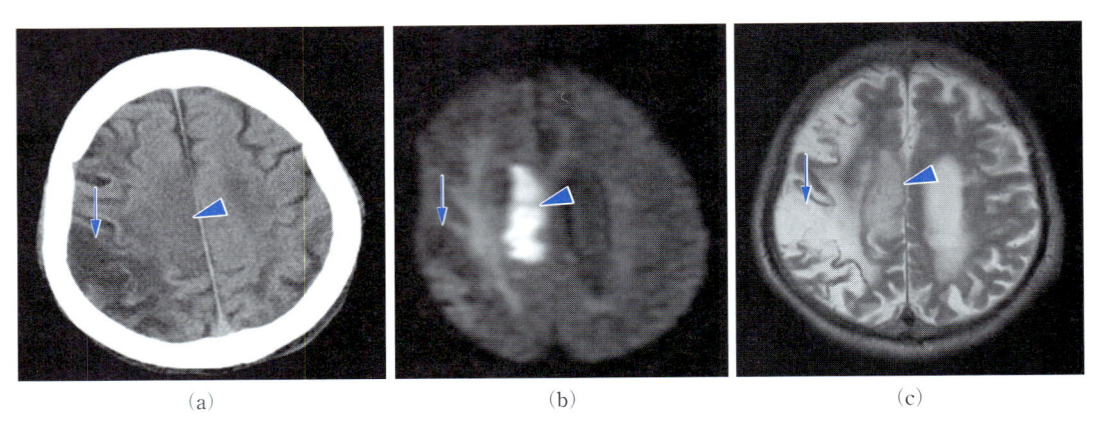

(a) (b) (c)

図 3-50 脳梗塞の拡散強調画像
右前頭葉内側に急性期脳梗塞（►），右前頭葉から頭頂葉外側に慢性期脳梗塞（→）。
(a) 頭部単純 CT：右前頭葉内側の淡い低吸収域（急性期）と外側の低吸収域（慢性期）。(b) 拡散強調画像：急性期病変は著明な高信号，慢性期病変は低信号。(c) T_2 強調画像：発症より3日経過し，急性期病変は T_2 強調画像でも淡い高信号として描出。

表 3-6 脳梗塞の MRI 所見の経時的変化

病　期	病　態	拡散強調画像	T_2 強調画像	CT
超急性期 （1～24時間）	細胞性浮腫	高信号	所見なし～軽度高信号	early CT sign なし～あり
急性期 （1～7日）	細胞性＋血管性浮腫 再灌流により脳腫脹，出血性梗塞の可能性	高信号	高信号	低吸収
亜急性期 （1～3週）	血管性浮腫 血管新生	高～低信号	高信号	発症1～2週前後に等吸収域化 （fogging effect） 低吸収
慢性期 （1か月～）	壊死，吸収 瘢痕化	低信号	高信号 （造影 T_1 強調画像にて脳回に沿った高信号：laminar necrosis）	低吸収

文献[2] p.198 を改変。

　また，MRI からだけでは判定困難なことも多いが，脳塞栓症と脳血栓症の鑑別も重要である。前者が皮質側優位，多発性，心房細動，突発完成型であるのに対し，後者は白質側優位，MRA にて主要血管の狭窄性変化，緩徐進行性である。

2）脳出血の信号変化（表3-7）

　赤血球内のヘモグロビンは出血後，オキシ（酸化）ヘモグロビン（oxyhemoglobin：T_1・T_2 強調画像にてそれぞれ等・高信号），デオキシ（還元）ヘモグロビン（deoxyhemoglobin：T_1・T_2 強調画像にてそれぞれ等・低信号），メトヘモグロビン（methemoglobin：T_1・T_2 強調画像にてそれぞれ高・低信号），ヘモジデリン（hemosiderin：T_1・T_2 強調画

表 3-7 脳出血の MRI 信号値の変化

病　期	赤血球のヘモグロビン変化	T₁ 強調画像	T₂ 強調画像	CT
超急性期 （1～24 時間）	オキシヘモグロビン	等信号	軽度高信号	高吸収
急性期 （1～7 日）	デオキシヘモグロビン	等信号	低信号	高吸収
亜急性期 （1～3 週）	メトヘモグロビン（赤血球内） 溶血メトヘモグロビン	高信号 高信号	低信号 高信号	高吸収 辺縁より低吸収
慢性期 （1 か月～）	ヘモジデリン	低信号	低信号	低吸収

像にてそれぞれ低・低信号，hemosiderin rim）の順に変化する。

　脳出血の診断の第 1 選択は CT であるが，t-PA の導入により，超急性期に頭部 MRI を撮影することが多くなった。そのため，MRI にて急性期の脳出血を鑑別診断する必要がある。

　3）もやもや病（Willis 動脈輪閉塞症）

　Willis 動脈輪近位側，つまり，内頚動脈終末部，前大脳動脈・中大脳動脈近位部の**両側性の狭窄**・閉塞が本疾患の特徴である。狭窄・閉塞の進行に伴い側幅血行路として基底核部を中心とした**もやもや血管が増生**する。

　特に，T₂ 強調画像にて両側基底核部の flow void，MRA にて両側内頚動脈終末部の狭窄，前大脳動脈・中大脳動脈の描出不良を認める。脳梗塞発症の場合，分水嶺領域を中心とした陳旧性脳梗塞を認めることもある。

　4）脳動静脈奇形

　流入動脈（feeder），**ナイダス**（nidus：動静脈の血管集簇），**流出静脈**（drainer）を画像にて捉える。特に，T₁ または T₂ 強調画像における flow void の集簇がナイダスであり，ナイダスから連続する，太くて蛇行し，静脈洞へ注ぐ血管が流出静脈である。出血発症の場合，脳動静脈奇形は出血（T₁ 強調画像の高信号など出血の経過時間による）に隣接して認められる。

c．感染症などと MRI

　1）脳膿瘍

　リング状腫瘤の鑑別として，常に念頭に置くべき疾患である。感染性または右-左シャントの基礎疾患とともに，**造影剤にて壁の厚さが薄く均一**であること，**拡散強調画像にて内容液が高信号**を示すことが膠芽腫，転移性脳腫瘍などとの鑑別点となる（図 3-16 参照）。

　2）ヘルペス脳炎

　側頭葉（特に**側頭葉内側**），**大脳辺縁系**（帯状回など）を中心とする T₂ 強調画像または FLAIR 画像にて，境界明瞭な高信号として認められる。一側性の場合は，神経膠腫などとの鑑別が難しい。臨床所見に加えて髄液所見（単核球優位，PCR 法によるヘルペスウイルス DNA の検索など）にて診断する。

3) Wernicke 脳症・Korsakoff 脳症

第3脳室周囲（視床，乳頭体，中脳など）の左右対称性のT₂強調画像での高信号を認める。

③ 脳血管撮影と病態

a．脳梗塞と血管支配
図3-44に脳血管の支配域を示してある。脳梗塞，脳出血の責任血管の理解は国試頻出である。

b．脳動脈瘤
脳動脈瘤の好発部位（前交通動脈，内頚動脈-後交通動脈分岐部，中大脳動脈，脳底動脈先端部など）に囊状の膨隆として認められる。解離性動脈瘤では紡錘状・pearl and string 所見を認める。

c．脳動静脈奇形
流入動脈，遺残血管（ナイダス）および流出静脈からなる。動脈相にて流出静脈，静脈洞が早期に造影される。

d．硬膜動静脈瘻
静脈洞や硬膜に動静脈シャントが生じ，動脈相にて静脈または静脈洞が造影される。海綿静脈洞，横・S字状静脈洞に好発。

e．もやもや病
Willis 動脈輪近位側，つまり，内頚動脈サイフォン部，前大脳動脈・中大脳動脈近位部の両側性の狭窄・閉塞を認める。加えて側副血行路として，基底核部中心にもやもや血管（異常血管網）を認める。病勢により，狭窄，もやもや血管の程度は異なる。

【文　献】

1) 山浦　晶，吉田　純編集：脳神経外科学大系　2.検査・診断法，中山書店，2006
2) 青木茂樹編：新版よくわかる脳MRI，秀潤社，2004
3) 高橋昭喜編著：脳MRI　1.正常解剖，第2版，秀潤社，2005
4) 宮坂和男編：脳・脊髄血管造影マニュアル，南江堂，1997
5) 太田富雄，松谷雅生編：脳神経外科学，改訂10版，金芳堂，2008
6) 上村和夫編：脳のSPECT―機能画像のよみ方・使い方―，南江堂，1999

【チェック問題3】

○×をつけよ．

□(1) 顔面，眼窩の観察には，Towne 撮影を行う．

□(2) 頭部単純 X 線撮影にて，下垂体腺腫ではトルコ鞍の平皿状変形，病的石灰化が特徴的である．

□(3) 上眼窩裂を動眼神経，滑車神経，三叉神経第 1 枝，外転神経が走行する．

□(4) 3 次元 CT 血管撮影には，多列検出器 CT（マルチスライス CT）が有用である．

□(5) 気管支喘息の既往のある患者に造影 CT を施行した．

□(6) 頭部単純 CT にて，広範な早期虚血性変化（early CT sign）を認める場合，組織プラスミノーゲンアクチベーターでの治療は禁忌となる．

□(7) 視床出血の頭部単純 CT では，内包内側に高吸収域を認める．

□(8) 突然の頭痛患者の頭部単純 CT において，右 Sylvius 裂槽に高吸収域を認めた場合，前交通動脈瘤破裂によるくも膜下出血を疑う．

□(9) 膠芽腫の頭部造影 CT では，壁不整のリング状増強効果を認める．

□(10) 頭部単純 CT にて，硬膜と大脳半球円蓋部の間に，三日月状の等吸収域，脳溝消失，正中偏位を認めた場合，慢性硬膜下血腫を疑う．

□(11) 髄液の信号は T_1 強調画像にて高信号，T_2 強調画像で低信号を示す．

□(12) スピンエコー法にて，撮影断面に垂直な流れ（内頚動脈など）は，高信号として描出される．

□(13) T_2^* 強調画像において，出血性病変は低信号として描出される．

【解 説】

× Waters 撮影を行う．Towne 撮影は後頭骨，大後頭孔などの観察に有用である．

× 頭蓋咽頭腫にて特徴的．下垂体腺腫では，トルコ鞍の風船様拡大，二重鞍底が特徴的である．

○ 三叉神経第 2 枝（上顎神経）は正円孔，三叉神経第 3 枝（下顎神経）は卵円孔を走行する．

○ 多列検出器 CT の登場により，短時間に高解像度の 3 次元 CT や多断面再構成画像などを撮影することが可能になった．

× 気管支喘息の患者（既往歴を含め）には，造影 CT は原則禁忌である．

○ 中大脳動脈支配領域 1/3 以上の広範な early CT sign は出血性脳梗塞と関連する可能性があり，たとえ発症 3 時間以内でも禁忌である．

○ 内包外側の出血は被殻出血．しばしば内包を穿破して，視床，被殻の両者に進展する．

× 鞍上槽，中脳周囲の脳槽，Sylvius 裂槽などの高吸収域を認めたらくも膜下出血．特に，前交通動脈瘤破裂では半球間裂槽，中大脳動脈瘤破裂では Sylvius 裂槽に強いくも膜下出血を認めることが多い．

○ 膠芽腫，脳膿瘍，転移性脳腫瘍の一部，亜急性期脳出血などにおいて，リング状増強効果を認める．

○ 慢性硬膜下血腫は，低吸収型，等吸収型，高吸収型，鏡面形成型などさまざまある．等吸収型は国試頻出．急性硬膜外血腫は両凸レンズ型の高吸収域，急性硬膜下血腫は三日月状の高吸収域である．

× 髄液は信号の回復が遅く，信号の持続力が高いため，縦緩和延長（T_1 強調画像にて低信号），横緩和延長（T_2 強調画像にて高信号）を示す．

× 低信号として描出され，flow void という．

○ T_2^* 強調画像では，出血性病変（ヘモジデリンなど），無症候性微小出血（micro-bleed）の検出に有用である．

総論

□⑭ 脳梗塞超急性期の診断に，拡散強調画像は有用である。

○ 脳梗塞による細胞性浮腫により水分子の拡散が低下すると，拡散強調画像において，高信号を示す。頭部CTにて描出困難な超急性期脳梗塞を，拡散強調画像にて描出可能となった。

□⑮ 拡散強調画像において，脳膿瘍は低信号を示す。

× 急性期脳梗塞以外に，脳膿瘍，類上皮腫，悪性リンパ腫などは拡散強調画像において，高信号を呈する。

□⑯ T_1 強調画像矢状断にて，下垂体後葉は高信号を示す。

○ 脂肪，高蛋白質，出血，下垂体後葉，ガドリニウムなどは，T_1 強調画像にて高信号を示す。

□⑰ 神経膠腫は髄外腫瘍，髄膜腫は髄内腫瘍である。

× 髄膜腫は髄外発生の代表的腫瘍。円蓋部，蝶形骨縁部，大脳鎌などに好発し，硬膜に沿った増強効果（dural tail sign）を呈する。

□⑱ もやもや病は，Willis 動脈輪遠位側が両側性に狭窄あるいは閉塞する。

× Willis 動脈輪近位側，内頚動脈終末部，前大脳動脈・中大脳動脈近位部の両側性狭窄が本疾患の特徴である。頭部 MRA または脳血管撮影にて診断される。

□⑲ 左椎骨動脈は左鎖骨下動脈から分岐する。

○ 腕頭動脈から右総頚動脈，右鎖骨下動脈，大動脈弓から左総頚動脈，左鎖骨下動脈から左椎骨動脈が分岐する。

□⑳ 総頚動脈は第6頚椎レベルで内頚動脈と外頚動脈に分岐することが多い。

× 日本人は，第2-第4頚椎レベルで分岐することが多い。

□㉑ 視床は後大脳および後交通動脈の穿通枝にて栄養される。

○ 視床出血，梗塞の責任血管となる。

□㉒ Sylvius 裂を囲む前頭葉，側頭葉，頭頂葉外側とレンズ核の広範な脳梗塞を認めた。責任血管は前大脳動脈である。

× 中大脳動脈およびその穿通枝（外側線条体動脈）の支配領域である。国試頻出。

□㉓ SPECT において，脳血流量（CBF），脳血液量（CBV），脳酸素消費量（$CMRO_2$）などの定量測定ができる。

× SPECTでは，PETに比して定量性に劣るとともに，CBFしか画像化できない。

□㉔ 第4脳室の出口は Monro 孔である。

× 側脳室と第3脳室の連絡路が Monro 孔，第3脳室と第4脳室の連絡路が中脳水道，第4脳室の出口が Luschka 孔と Magendie 孔である。

□㉕ RI 脳槽造影にて，交通性水頭症では，傍矢状部への移行遅延，脳槽内での停滞など髄液の吸収障害を認める。

○ 正常循環では，24時間後には傍矢状洞近傍に到達し，48時間後にはほぼ消失する。

4 治　療

インフォームドコンセント

インフォームドコンセント（informed consent）という用語には，次のような意味がある。
「説明と理解・納得・同意」
「十分な説明と理解に基づく同意」
「医療を受ける側に立った説明と同意」
「説明と理解・選択」
「十分理解した上で決定すること」

　治療に限らず，医療行為にはすべてリスクが伴うという前提で，説明と同意のプロセスを踏む必要がある。エビデンスに基づいた方針の提示，そのリスクと恩恵を正確に伝え，患者側の理解を得た上での治療方針の決定が不可欠である。医師には一般の人たちにもわかりやすい言葉で明確に説明する義務があり，患者にはその説明を受ける権利がある。また，セカンドオピニオンとは，他の施設の医師からの説明を受けることで他の選択肢がありうるかを確認する作業であり，率先して勧めるべき方法である。説明する医師は，その疾患についての知識を備え，広い見識をもって最善の方法を提示する必要があり，個人的で偏った意見を提示することが禁忌であることはいうまでもない。さらに，個々の施設での治療成績の提示を求める声もあることを念頭に置く必要がある。
　インフォームドコンセントの基本は，治療や検査を受けることのメリットとデメリットは当然のことながら，それらを受けないことによるメリットとデメリットを説明することにあり，疾患の自然歴を説明する必要がある。

薬物治療

1 意識障害・脳圧コントロール

　意識障害の原因を検索することが重要であるが，状況によってはまず呼吸・循環の状態を確認し，必要な処置を行って救命を行うことが優先される。意識障害を来している患者では，まず気道を確保し，自発呼吸の有無を確認する。気道確保が困難な場合や，自発呼吸を認めない場合は，気管チューブを挿入する必要がある。また，静脈ラインを

総論

確保し，速やかに治療へ移行できるようにするのは，どのような疾患でも同様である。

意識障害の原因はさまざまであるが，低血糖，低血圧などの脳以外の病態も念頭に置いて検査を進める必要がある。ここでは，けいれん，頭蓋内圧亢進，脳卒中などの脳疾患による意識障害の治療に言及する。

脳圧亢進により意識障害を来している場合，速やかに脳圧を下げる必要がある。脳圧亢進が進行すると，脳ヘルニアを来して脳の機能が途絶し，不可逆性の変化を来す。外科的治療に先立ち，グリセオールやマニトールなどの高浸透圧性利尿薬の点滴投与，頭位挙上，過換気などの対策をとる。最重症の場合は，静脈麻酔薬，筋弛緩薬を用いて鎮静し，脳の代謝を低下させることもある。脳腫瘍による脳圧亢進にはステロイドの投与も選択される。また，脳室ドレナージ（図4-1）や脊髄ドレナージ（図4-2）を行うことで髄液の排出により脳圧低下が可能であるが，脊髄ドレナージは腰椎穿刺と同様で，脳ヘルニアを来している場合や頭蓋内に占領性病変がある場合は禁忌であるので，注意が必要である。

| CHART 57

- 救命のための処置のABC（気道確保，呼吸・循環のチェック）はどの疾患にも共通
- 腰椎穿刺は，脳ヘルニアを来している場合や頭蓋内に占領性病変がある場合は禁忌

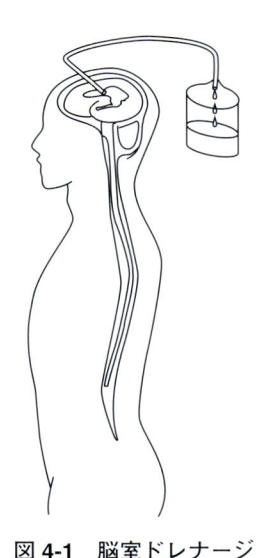

図 4-1 脳室ドレナージ
手術室にて局所麻酔で施行可能。通常は穿頭してチューブを側脳室の前角に挿入し，留置する。

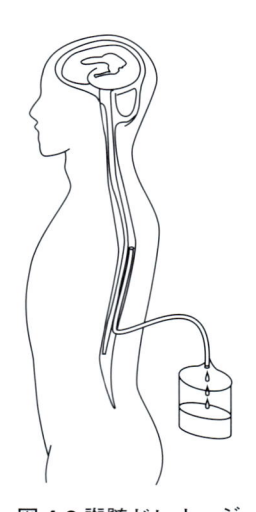

図 4-2 脊髄ドレナージ
病室でも施行可能。腰椎穿刺と同様の手技で，脊髄のくも膜下腔にチューブを留置する。

2 脳卒中

脳梗塞・脳内出血・くも膜下出血を総称して脳卒中という。

a．脳梗塞

血栓溶解剤の t-PA（アルテプラーゼ）の使用以外は，脳血栓症と脳塞栓症で治療が異なるので注意が必要である。

1）脳梗塞超急性期

血栓症・塞栓症にかかわらず，発症から3時間以内の脳梗塞患者には t-PA の投与による治療の可能性がある。しかし厳密な適応基準が定められているため，早急な検査や既往歴のチェックが必要である。確認事項，禁忌事項は特に重要である。

・t-PA 使用における確認事項
① 発症時刻（最終未発症確認時刻）から治療開始まで3時間以内であること
② 症状の急速な改善がないこと
③ 軽症ではないこと

（1）脳血栓症
・急性期：抗血小板薬（アスピリンなど），アルガトロバン，オザグレルナトリウム，NO スカベンジャー。
・慢性期：抗血小板薬，生活習慣病（高血圧，脂質異常症，糖尿病，慢性腎臓病など）のコントロール。特に，ラクナ梗塞の再発予防に降圧が効果的である。

（2）脳塞栓症
・急性期：ワルファリンもしくはヘパリンなどの抗凝固薬，NO スカベンジャー。
・慢性期：ワルファリン。心原性塞栓症の場合は弁膜症心房細動の治療。ワルファリン内服時はビタミン K の摂取を控える（納豆など禁止）。定期的なプロトロンビン時間-国際標準化比（prothrombin time-international normalizde ratio：PT-INR）のチェックが必要。

・脳梗塞再発予防に血行再建が必要な場合は，後掲の「手術治療」，「脳血管内治療」を参照。

b．脳内出血

手術治療とならない場合には，内科的に降圧治療・脳圧コントロールを行う。被殻出血・小脳出血で血腫のサイズが比較的大きい例では，手術治療となることがある。視床出血で脳室内出血を来した症例では，脳室ドレナージが行われることもある。

c．くも膜下出血

降圧治療，鎮静，脳圧コントロールなどを行う。破裂性脳動脈瘤が明らかとなった場合は，「手術治療」，「脳血管内治療」を参照。脳動脈瘤が確認できない症例も存在し，その場合は内科的治療を継続し，脳血管造影などの検査を再検する。

総論

> CHART 58
> ・発症から 3 時間以内の脳梗塞患者には，t-PA の投与による治療の可能性があるが，厳密な適応基準が定められているので注意
> ・抗血小板療法と抗凝固療法の違い，適応を理解する

3 頭　痛

　MRI や CT などで器質性疾患が否定された場合，各種の頭痛薬で治療を行うが，筋緊張性頭痛・片頭痛・群発頭痛などの鑑別により，それぞれの治療法が選択される。
　・筋緊張性頭痛：　非ステロイド性鎮痛薬，筋弛緩薬，体操，マッサージなど
　・片頭痛：　トリプタン製剤，エルゴタミン製剤，非ステロイド性鎮痛薬など
　・群発頭痛：　非ステロイド性鎮痛薬，トリプタン製剤，ステロイド製剤

4 けいれん

　急性期の全身性けいれんは，ジアゼパムの静脈内投与で対応する。重積発作の場合は持続点滴も考慮する。予防投与はフェニトインの静脈内投与，もしくはフェノバルビタールの筋肉内投与で対応する。慢性期はフェノバルビタール，フェニトイン，カルバマゼピン，ゾニサミドなどの内服薬でコントロールする。抗けいれん薬の副作用に注意する。難治性けいれんに対しては，手術治療を考慮することもある。

> CHART 59
> けいれん発作時の治療は，ジアゼパムの静脈内注射

5 感　染

　1）脳　炎
　ほとんどがウイルス性であり，抗ウイルス薬やステロイド，抗けいれん薬などによる内科的治療が行われる。ウイルス抗体価の測定でも確定診断が得られず，病理組織診断の適応がある場合には，脳生検を外科的に行うこともあるがまれである。また，けいれん重積発作や精神症状が強い場合には，静脈麻酔薬を用いて鎮静することもある。
　2）髄膜炎
　腰椎穿刺を行い細菌性か無菌性かを確認し，細菌性髄膜炎の場合には起因菌に対して感受性のある抗生物質を経静脈投与する。この場合，髄液移行性がある抗生物質を用いる必要がある。髄膜刺激症状が強い場合や水頭症を併発している場合には，脳室ドレナ

ージ（図 4-1 参照）や脊髄ドレナージ（図 4-2 参照）で，持続的に髄液を排出する手段が用いられる．

　　3）脳膿瘍

　脳膿瘍と診断された場合，抗生物質の静脈内投与が行われるが，2 cm 以上で圧迫所見が強い場合には，膿瘍ドレナージ術により膿を排出減圧し，起因菌を同定する．膿瘍ドレナージには，穿頭による方法と開頭による方法がある．また，免疫不全の有無，う歯，副鼻腔炎，中耳炎，心内膜炎，右-左シャントの有無など，原因の精査が必要である．

6 化学療法

　脳腫瘍の中には，抗がん薬などに感受性をもつものが存在し，手術後の残存腫瘍に対して化学療法が施行されることが多い．また，化学療法に加えて放射線治療を併用することがほとんどである．以下に主立った腫瘍と薬剤を列挙する．いずれも薬剤の副作用に留意する必要がある．

- 悪性神経膠腫：　テモゾロミド，ニトロソウレアなど
- 悪性リンパ腫：　ステロイド，メトトレキサートなど
- 胚細胞腫：　カルボプラチン，エトポシドなど（α-フェトプロテイン（AFP），ヒト絨毛性性腺刺激ホルモン（hCG）などの腫瘍マーカーをチェック）
- 髄芽腫：ニトロソウレア，プロカルマジン，ビンクリスチン，カルボプラチンなど
- 転移性脳腫瘍：　原発腫瘍に対する化学療法に準じる

手術治療

1 術前検査

　全身麻酔・局所麻酔にかかわらず，術前に確認しておくべき一般検査を以下に列挙する．全身麻酔の場合は，麻酔科医に術前診察を依頼する．緊急手術の場合は，最後の経口摂取の時間を確認する．現在は開頭術でも頭髪は部分剃毛で行う傾向にある．

　胸部 X 線，心電図，血算，血液生化学，血液凝固検査，血液ガス，血液型，感染症，甲状腺ホルモン値，血糖，尿一般検査，アレルギー，内服薬，既往歴

2 脳神経外科手術のモニター・麻酔

　皮膚・筋肉・頭蓋骨・硬膜を切開して脳表に至り，病巣に到達する（図 4-3）．脳への悪影響を最小限にする努力が必要であり，さまざまなアプローチが存在する．現在では安全な手術を行う目的で，各種の術中モニターが導入されている．モニターの種類によって，筋弛緩薬の使用を最小限に抑えるなどの必要がある．また，脳圧を上昇させないように，過換気や低血圧麻酔が行われる．さらにアプローチにより種々の体位がとられ

総　論

るため，麻酔器やモニター類の配置にも注意が必要である。

　①ナビゲーション：　術前に施行したCTもしくはMRIを用いてナビゲーションを行う。多くの腫瘍摘出術や生検術，脳動静脈奇形（AVM）摘出術など，さまざまな手術で有用である（図4-4）。

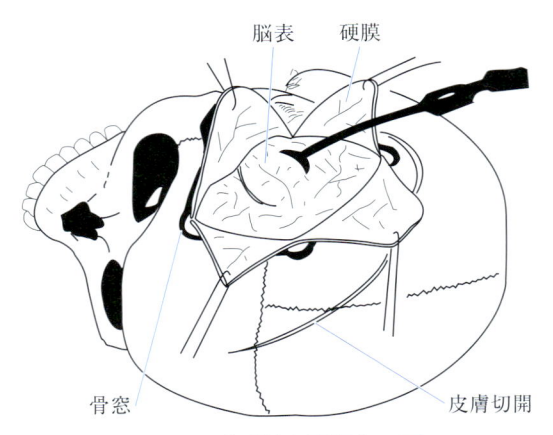

図4-3　典型的な開頭術の図

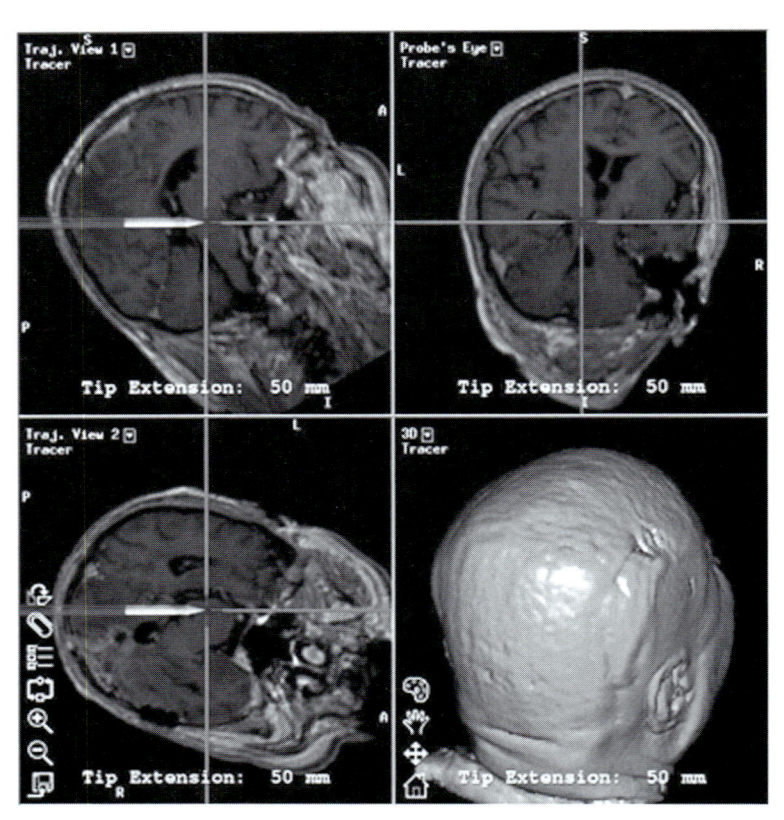

図4-4　術中ナビゲーション
術前のCTやMRIをコンピュータにインプットし，眉間や外耳孔，頭皮をメルクマールにセッティングしてナビゲーションを行うことができる。

②運動神経誘発電位（motor evoked potentials：MEP）： 運動野や錐体路に障害をモニターする。
③感覚神経誘発電位（somatosensory evoked potentials：SEP）： 感覚野の障害をモニターする。
④末梢神経刺激装置： 顔面神経や下部脳神経を刺激して，支配筋肉の筋電図をモニターする。
⑤ドップラー： 超音波を用いて頭蓋内の末梢血管の血流を確認する。
⑥蛍光診断法： 悪性腫瘍摘出術では5-アミノレブリン酸（5-aminolevulinic acid：5-ALA），血管手術ではindocyanine green（ICG）を投与し，手術用顕微鏡に組み込まれたフィルターを通して蛍光を確認する。残存腫瘍の有無や血流の有無を確認できる。
⑦術中DSA： 血管手術の際に，病変の消失や正常血管の温存を確認できる。
⑧術中CT・術中MRI： 手術中に開頭もしくは穿頭した状態で検査を行い，病変の摘出の程度を確認する。
⑨覚醒下手術： 開頭の後に全身麻酔を解き，覚醒させて麻痺や失語などの出現がないかを確認しつつ手術を進める方法。

3 開頭手術

広く頭蓋骨を開いて行う手術の総称である。通常は全身麻酔で施行される。疾患の部位により開頭法や体位が異なる。手術用顕微鏡を使用する場合や，脳ヘラを用いて脳を圧迫する場合は，ピンで頭部を固定して特殊なフレームを装着することが多い。
①仰臥位： 最も多くの手術に適応。
②背臥位： 後頭蓋窩，後頭葉，脊椎・脊髄の病変などに適応。
③側臥位： 側頭葉，後頭葉，後頭蓋窩の側面の病変などに適応。
④座位： 空気塞栓のリスクがあり，現在はほとんど用いられていない。
主な開頭術の種類を記す。

1） 脳動脈瘤クリッピング術

開頭後，くも膜を切開して脳血管に至り脳動脈瘤の頸部にクリップをかける方法（図4-5）。くも膜下出血で発症した破裂性脳動脈瘤の場合，治療法にかかわらず，発症後1～2週間程度で脳血管攣縮というくも膜下出血独特の病態を呈することがある。脳血管攣縮の予防のため，ミオシン軽鎖リン酸化阻害薬（塩酸ファスジル）を投与する。また，正常圧水頭症を来すこともあり，その場合はシャント術を追加する必要もある（7項参照）。さらに，くも膜下出血後には電解質異常を来すことがある。特にナトリウムの異常を来すことが多く，抗利尿ホルモン不適合症候群（syndrome of inappropriate secretion of antidiuretic hormone：SIADH）や中枢性塩分喪失症候群（cerebral salt wasting syndrome）などを鑑別して治療を行う必要がある。SIADHでは水制限が有効である。

一方，未破裂動脈瘤の治療適応は，慎重に検討する必要がある。未破裂動脈瘤の破裂率は，平均で年間約1％といわれており，決して高くない。しかし，大型の動脈瘤は破裂率が高いとされているため，患者の年齢，動脈瘤のサイズなどにより十分なインフォームドコンセントの後に治療方針を決定する必要がある（クリッピング術と血管内塞栓

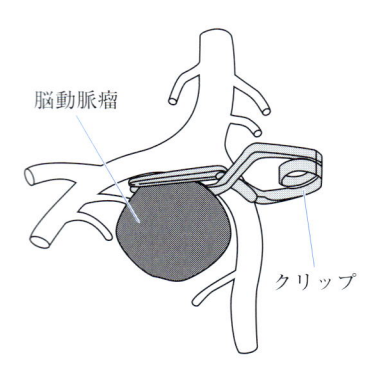

図 4-5 開頭クリッピング術
開頭して脳表に至り，くも膜下切開しつつ脳葉間を剝離して，くも膜下腔に存在する脳動脈瘤の頸部にクリップをかける。

術の選択については後述）。

2) 脳腫瘍摘出術

各種脳腫瘍摘出術においては，神経学的症状の悪化を防ぐ目的で，最も安全なルートを選択して行うことが重要である。良性腫瘍の場合は病巣と正常脳の境界が鮮明であることも多いが，悪性腫瘍の場合は境界が不鮮明なこともまれではなく，全摘出には困難を伴うことがある。前述した術中モニターを駆使して，安全に摘出率を高くする工夫が必要である。また，全摘出のリスクが高い場合で，放射線治療や化学療法の効果が期待される場合には，部分摘出術や生検術にとどめてまず病理診断を確定させるという方針も考慮される。良性腫瘍であっても放射線治療により病巣の増大がある程度制御されるものが多く，患者のニーズも踏まえ手術方針を決定することが重要である。

3) AVM 摘出術

術中 DSA や ICG による蛍光診断法を用いつつ摘出することが多い。手術のリスクを低下させるために，血管内塞栓術や放射線治療を組み合わせた集学的治療が推奨される（図 4-6）。摘出術後にナイダスが残存した場合，ガンマナイフなどの放射線治療を加えることが多い。大型で運動野に存在し，摘出により新たな症状が出現する可能性が高い症例では，治療を見合わせて経過を観察することもある。また，3 cm 以下の小型 AVM では，ガンマナイフ治療のみでも効果的である。

4) 微小血管吻合術

内頸動脈閉塞症などの症例で single photon emission CT（SPECT）などにより脳血流が低下している場合には，脳梗塞再発の予防を目的として浅側頭動脈-中大脳動脈吻合術（superficial temporal artery-middle cerebral artery anastomosis：STA-MCA 吻合術）が行われることがある。また，大型の脳動脈瘤に対して，親血管閉塞術に先立って脳虚血を防ぐ目的で施行されることもある。

5) 微小血管減圧術

顔面神経けいれん，三叉神経痛などに対して行われる。ボツリヌス菌の局所注射や他の薬物治療が奏効しない場合に手術治療が選択される。耳介の後方に 500 円玉程度の骨窓を置き，神経を圧迫している微小血管を剝離，移動させて圧迫を解除し，症状を改善

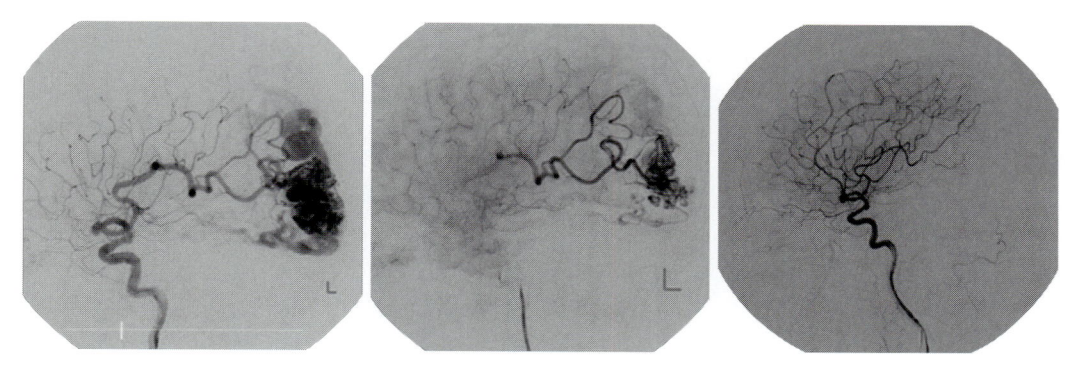

図 4-6 脳動静脈奇形（AVM）摘出術
左：術前，中央：塞栓術後，右：摘出術後。3回の血管内塞栓術でナイダスを縮小させてから，開頭にてAVM摘出術を行い全摘出した。

させる方法である。

6) 各種血腫除去術

急性硬膜下血腫，急性硬膜外血腫に対しては，開頭血腫除去術が選択される。脳内出血で血腫が大きい場合には，減圧の目的で開頭血腫除去術もしくは穿頭血腫ドレナージ術が行われることもある。

7) 外減圧術

外傷，腫瘍，血管障害にかかわらず，脳圧亢進が著しく，脳ヘルニアを来す危険性がある場合は，頭蓋骨を形成せずに皮膚を閉じ，減圧を行うことがある。この手術を施行した場合には，脳腫脹が改善した後に頭蓋形成術が必要となる。

| CHART 60
・開頭術の種類を理解する。病巣部位によりアプローチが制限される
・脳動静脈奇形（AVM）は集学的治療を考慮

4 穿頭術

4〜5 cm程度の皮膚切開を置き，ドリルでバーホールを頭蓋骨に穿ち，その部分より病巣に至る方法である。原則的に局所麻酔で施行可能である。

1) 脳室ドレナージ術

主に水頭症や脳室内出血に対して行う（図4-1参照）。穿頭部からチューブを脳室に留置して，髄液や血液を排出する。

2) 穿頭血腫洗浄ドレナージ術

慢性硬膜下出血に対して行う（図4-7）。

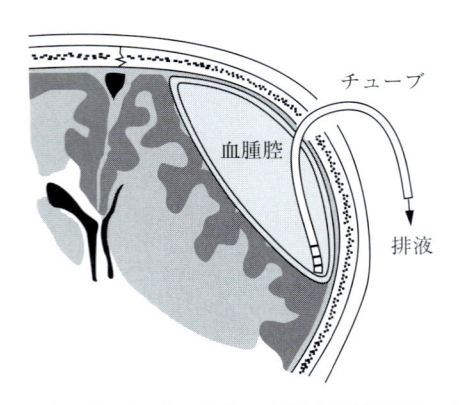

図 4-7 慢性硬膜下血腫に対する穿頭血腫洗浄ドレナージ術

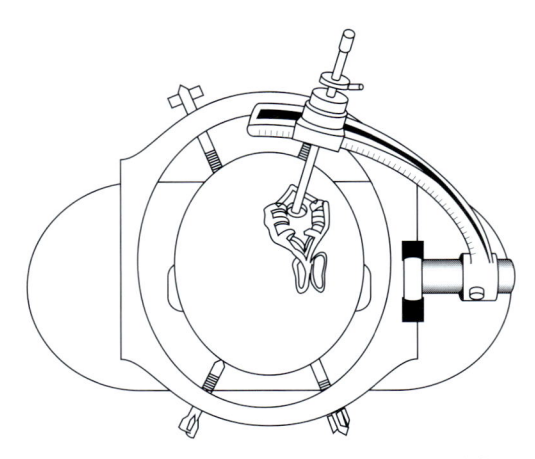

図 4-8 駒井式定位脳手術フレームでの手術
まず頭部にフレームを装着してCTを撮影し，X，Y，Z軸を用いた座標でターゲットの位置を測定する．その後，手術室で穿頭し，フレームに装着したナビゲーターを用いて病巣に鈍針やチューブを挿入する．局所麻酔で施行可能．

3) 穿頭脳膿瘍ドレナージ術

開頭し，エコーガイドに膿瘍を穿刺して膿を排出することが多い．

4) 定位式穿頭術

生検術やParkinson病に対する脳深部電気刺激術（deep brain stimulation：DBS），脳内出血などに対して行う．頭部に特殊な計測用フレームを装着し，CTもしくはMRIでターゲットを決めて測定し，ピンポイントで病巣に至る方法（図 4-8）や，術中ナビゲーションシステムを用いて施行する方法がある．

5) 内視鏡による脳室内血腫吸引ドレナージ術

脳室内出血を内視鏡を用いることにより確実に吸引除去する方法である．

6) 内視鏡による第3脳室開窓術

非交通性水頭症に対し，内視鏡を用いて第3脳室底のくも膜を開放して髄液の流出路を新たに設ける治療法である．交通性水頭症には効果がない．

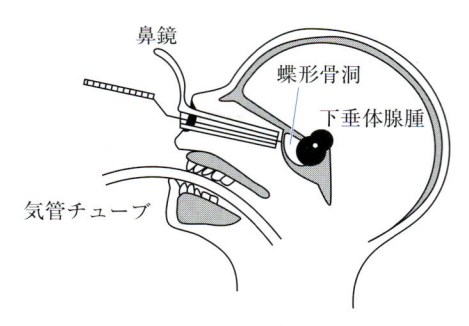

図 4-9　経蝶形骨洞的腫瘍摘出術
トルコ鞍部に発生した病変の摘出に適応される。鼻腔から蝶形骨洞に至り，トルコ鞍底を開放して病変に至る方法。ナビゲーション，内視鏡，手術用顕微鏡を駆使して手術を行う。

> **CHART 61**
> ・穿頭術の種類を理解する
> ・慢性硬膜下血腫の治療は，穿頭血腫洗浄ドレナージ術（急性硬膜下血腫，急性硬膜外血腫との治療法の違い，発症様式の違いを理解する）

5 経蝶形骨洞的下垂体腺腫摘出術

下垂体腺腫や Rathke 囊胞などに対して，鼻腔から蝶形骨洞を経由してトルコ鞍に至り，鞍底を開放して摘出を行う（図 4-9）。顕微鏡，内視鏡，ナビゲーションなどを駆使して行う。髄液漏を来した場合には，脂肪を蝶形骨洞にパックし，腰椎ドレナージ（図 4-2 参照）を留置して対処する。術後一時的に下垂体後葉の障害による尿崩症（diabetes insipidus：DI）を来すことが多く，ピトレシンやデスモプレッシンでコントロールを行う。また，下垂体近傍の手術では，電解質の異常や各種ホルモンの低下を来すこともあり，その場合はステロイドや甲状腺ホルモンなどの補充が必要となる。

また，プロラクチン（PRL）産生腫瘍ではドパミン作動薬，成長ホルモン（GH）産生腫瘍ではオクトレオチドの投与により腫瘍の縮小作用，ホルモン値の低下が得られる。手術治療との住み分けが重要である。

6 内頚動脈内膜剝離術

内頚動脈内膜剝離術（carotid endarterectomy：CEA）は，頚部内頚動脈狭窄症に対して，脳梗塞再発予防の目的で行われる。頚部内頚動脈分岐部を露出して切開し，肥厚した内膜を摘出する方法である（図 4-10）。症候性の内頚動脈狭窄症では，狭窄率が 70% 以上の場合に CEA もしくは後述の内頚動脈ステント留置術（CAS）の適応があるとされ

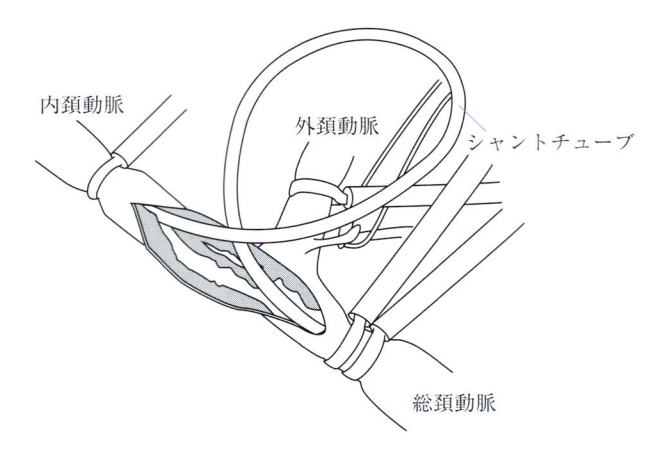

図 4-10 内頚動脈内膜剝離術
全身麻酔下に頚部を切開して，内頚動脈分岐部を露出する。頭蓋内への血流を保つために，シャントチューブを挿入することが多い。

図 4-11 脳室-腹腔シャント術
水頭症に対する典型的な術式。側脳室の前角もしくは後角にチューブを挿入する。チューブは皮下を通し，側腹部の創から腹腔をあけてチューブの反対側を腹腔内に挿入する。

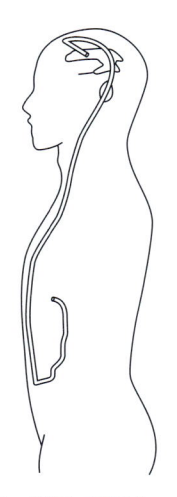

ている。

7 脳室-腹腔シャント術

脳室-腹腔シャント術（ventriculo-peritoneal shunt：V-Pシャント術）は，水頭症に対して広く行われている。穿頭して脳室にチューブを挿入し，皮下を通して腹腔にチューブの対側を挿入する（図 4-11）。髄液を腹腔で吸収させる方法である。チューブには圧可変バルブが装着されており，適した脳圧を保持できる仕組みとなっている。腰椎-腹腔

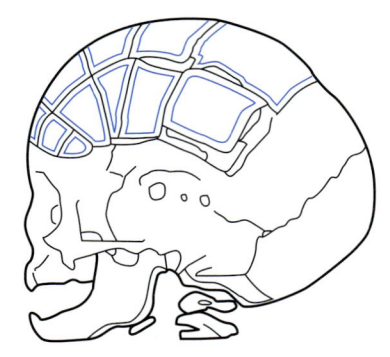

図 4-12　頭蓋早期癒合症に対する骨切り術の例
骨を切ってばらばらにし、隙間をあけて拡大する。

シャント術（lumbo-peritoneal shunt：L-P シャント術）も同様の効果がある。小児の場合には、身長が伸びるので将来的にチューブの延長術が必要となる場合がある。また、シャントチューブの閉塞や、シャント感染といった合併症に注意が必要である。壮年以降に発症する正常圧水頭症に対してもこの手術が施行される。

8 先天奇形

1) 先天性水頭症
V-P シャント術（7 項参照）。
2) Chiari II 型奇形（Arnold-Chiari 奇形）
小脳の一部が後頭蓋窩から脊髄に脱出している奇形。後頭下減圧術が行われる。水頭症を併発している場合は、V-P シャント術も考慮する。
3) 頭蓋早期癒合症
脳圧の低下、美容的改善を目的に、顔面骨・頭蓋骨の骨切り術（図 4-12）が施行される。
4) 脊髄髄膜瘤
破裂性の場合は緊急で脊髄形成閉鎖術を行う。非破裂性の場合は、症状により患児の成長を待って形成術を行う。硬膜の修復が重要だが、容易に修復できないこともある。術後も脊髄係留などに注意が必要である。

9 脊椎・脊髄疾患

変形性脊椎疾患に対しては、リハビリテーションや牽引による保存的治療も念頭に置いて治療計画を立てる必要がある。手術治療として限局した頸椎椎間板ヘルニアなどに対しては前方減圧固定術が適応される。椎間板を前方から削除して圧迫を解除し、人工骨やプレートなどで椎体を固定する（図 4-13）。広範囲にわたる脊柱管狭窄症には後方からのアプローチによる椎弓拡大形成術が行われる。椎弓を開くことで狭窄した脊柱管を拡大し、人工骨を用いて形成する。現状では多くの疾患でこのような後方アプローチ

総論

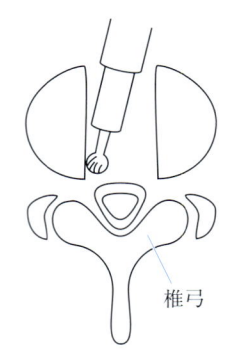

図 4-13 頚椎前方減圧固定術
頚部の前方から椎体骨の前面に至り，椎間板や骨棘を摘除して脊髄や神経の圧迫を解除する。空間を得た椎間板腔には自家骨や人工骨，チタン製のケージなどを挿入し固定する。

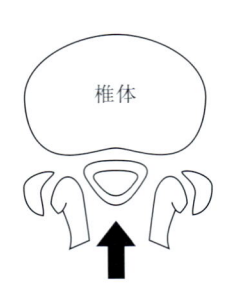

図 4-14 椎弓拡大形成術などの後方アプローチ
多く用いられる方法。棘突起摘除後に椎弓にガターを設け，左右の椎弓を観音開きにして脊柱管を開放して手術を行う。最終的に自家骨やセラミックなどの人工骨を用いて椎弓を形成する。

が多く施行される傾向があり（図 4-14），特に胸椎・腰椎の疾患に対しては，ほとんどが後方からのアプローチで手術が行われている。

外傷による椎体骨骨折やインターロッキングに対しては，前方・後方アプローチにより自家骨もしくは人工骨，または各種器機を用いた固定術が施行されることがある。緊急手術にリスクがある場合には，頭部をピンで固定して牽引して整復を行い，必要に応じて慢性期に根治術を行う。

脊髄腫瘍に対しては，通常，後方からのアプローチで椎弓を開放し，脊髄に至り病巣を摘出する。特に髄内腫瘍の手術では運動麻痺や感覚障害の出現のリスクがあり，MEPやSEPを用いてモニターしつつ手術を行う。脊髄空洞症は腫瘍などに併発することが多いが，空洞症自体の治療には，短いシャントチューブを用いて空洞-くも膜下腔シャント（syringomyelia（syrinx）-subarachnoid shunt：S-Sシャント術）を行うことがある。

脊髄血管障害として，脊髄 AVM や脊髄脳動静脈瘻（AVF）がある。MRI や脊髄血管造影の所見により，直達手術と血管内治療を使い分けて治療する。

10 機能的脳神経外科手術

1) 脳深部電気刺激術（DBS）
穿頭にて一定部位に電極を挿入し，持続的に電気刺激を与えて振戦などの Parkinson 症状を改善させる方法である。

2) バクロフェン持続髄注療法・末梢神経縮小術
痙性麻痺に対して行われる。

3) 焦点切除術・脳梁離断術など
難治性けいれんに対し，開頭して行われる。

11 術後管理

　脳神経外科手術では，特に意識障害，運動麻痺，感覚障害の出現に注意する必要がある．呼吸，血圧，脈拍などの一般的なバイタルサインや血液データの確認に加えて，瞳孔の観察，麻痺の有無，高次機能などが定期的にチェックされる．手術によっては脳圧センサーを頭蓋内に留置し，持続的に脳圧をモニターすることもある．外傷後の著しい脳腫脹などに対しては，脳圧を低下させるために，麻酔薬の持続投与による鎮静，過換気，さらには低体温治療が導入されることもある．

　頭蓋内の手術では，術後の合併症として，脳梗塞，頭蓋内出血，脳腫脹，けいれんなどが危惧され，術後に異常が疑われた場合には早急に CT を施行し，合併症の有無を確認する必要がある．また，くも膜下出血後の脳血管攣縮，間脳下垂体疾患の術後の DI や電解質異常（特にナトリウム）に関してはその発生率が高いため，特に注意が必要である．

　手術後急性期を脱しても，感染やけいれんのリスクなどは慢性期まで継続するため，定期的なチェックが必要である．

CHART 62

- 脳神経外科手術の種類，合併症を理解する
- 脳梗塞，頭蓋内出血，脳腫脹，けいれんなどの合併症に注意
- くも膜下出血後に脳血管攣縮や正常圧水頭症を来すことがある
- 間脳下垂体疾患，くも膜下出血後の電解質異常に注意

脳血管内治療

　血管内治療とは，経動脈的もしくは経静脈的にカテーテルを病巣に挿入して行う治療の総称である（図 4-15）．脳神経外科疾患では特に直達手術が困難な疾患に適応されてきた歴史があるが，現在ではその低侵襲性が注目され，デバイスの発達とともにその適応は著しく拡大している．

1 脳動脈瘤塞栓術

　経動脈的にマイクロカテーテルを動脈瘤内に留置し，プラチナ（白金）性のコイルを用いて塞栓する方法（図 4-16）．特に手術の困難な椎骨動脈系の動脈瘤に対して施行されていたが，近年では内頚動脈系の動脈瘤に対してもクリッピング術と同等かそれ以上の良好な成績が報告されている．原則的に動脈瘤のネック（neck）が小さいものによい適応があるとされる．クリッピング術との使い分けが重要である．

総　論

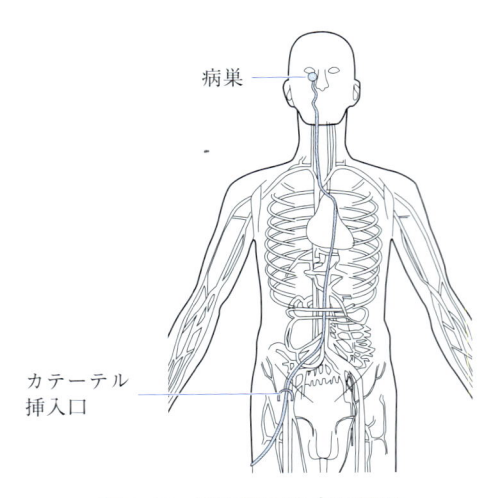

図 4-15　脳血管内治療の原理
大腿動脈や上腕動脈からカテーテルを挿入して病変に至り，塞栓や血管形成を行う。通常，親カテーテルという 3 mm 程度のカテーテルを挿入し，その中を 2 mm 程度のマイクロカテーテルを通してさらに末梢へと挿入して病変に至る。

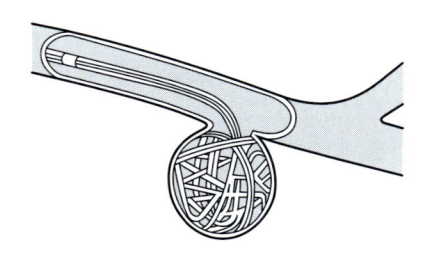

図 4-16　脳動脈瘤塞栓術
動脈瘤内にカテーテルの先端を留置して，コイルを瘤内に挿入する。

　また，椎骨動脈系の解離性脳動脈瘤は，くも膜下出血のみならず脳梗塞で発症することもある。特に出血例に対しては血管内治療が施行され，母血管の閉塞などの処置が行われる。

2 内頚動脈ステント留置術

　内頚動脈ステント留置術（carotid artery stenting：CAS）は，前述の内頚動脈内膜剥離術（CEA）の施行に際しリスクが高い症例に適応があるとされている。高齢者，内頚動脈分岐部が高位，全身麻酔のリスクが高い，などがその主立った項目である。局所麻酔で狭窄部をバルーンカテーテルで拡張し，ステントを留置することで再狭窄を予防す

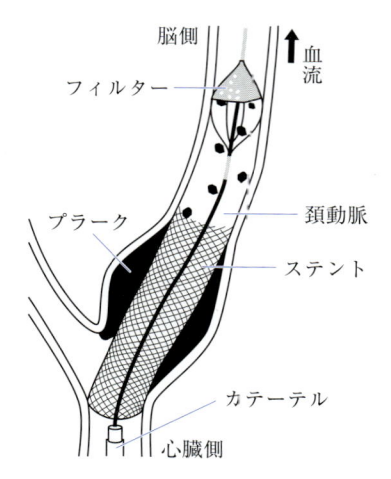

図 4-17　内頚動脈ステント留置術
フィルターで末梢への塞栓を予防し，狭窄部をバルーンカテーテルで拡張する。その後，再狭窄を予防するためにステントを留置する。拡張が不十分な場合には，ステント留置後にもバルーンカテーテルで後拡張を行う。

る治療法である（図 4-17）。CAS の施行に際しては，肥厚したプラークの破綻などによる末梢塞栓の合併症の予防が最も重要であり，フィルターなどによるプロテクションを行って予防する。また，狭窄部拡張時に頚動脈洞の刺激により，徐脈・低血圧となることがあり，対処が必要である。狭窄の解除により血流が過剰に増加して，頭痛，意識障害，麻痺，脳内出血などを来すことがあり，過環流症候群といわれる。これは CEA でも起こりうる。

3 脳動静脈奇形

　脳動静脈奇形（AVM：第 6 章参照）に対する治療は，手術による摘出，放射線治療，血管内塞栓術の 3 つの治療法を組み合わせた集学的治療を念頭に置く。サイズの小さいもの（3 cm 以下）ではガンマナイフによる放射線治療が有効であるが，サイズが大きいものではその効果が低下するために手術治療が念頭に置かれる。血管内治療では，コイルなどの塞栓物質を用いてナイダスや流入動脈を閉塞させることで，手術治療を容易にする役割がある（図 4-16 参照）。流入動脈の数が少ない場合には，血管内治療単独で治癒できる場合もある。

4 脳動静脈瘻・内頚動脈-海綿静脈洞瘻

　脳動静脈瘻（arteriovenous fistula：AVF）や内頚動脈-海綿静脈洞瘻（carotid-cavernous fistula：CCF）（第 6 章参照）は，脳血管内治療による治療が推奨される。経動脈的に流入血管を塞栓する方法，経静脈的に拡張した静脈を閉塞させて治癒させる方法などが選択される。

総論

5 脊髄動静脈奇形・脊髄動静脈瘻

脊髄血管造影により確定診断を下し，血管内治療が適している場合に施行される。Adamkiewicz動脈から分岐する前脊髄動脈の温存が必須である。症例により手術治療が適応されることも少なくない。

6 術前腫瘍血管塞栓術

髄膜腫や血管芽腫など血管の豊富な腫瘍を摘出する前に，腫瘍に流入する血管を閉塞させ，術中の出血を少なくして手術を容易にするための方法である。摘出術のための塞栓であり，低リスクで塞栓が安全に施行できる症例にのみ適応される。

7 脳血管内治療の合併症

すべての血管内治療には，血管解離や塞栓性合併症のリスクが伴う。そのため，術前・術中・術後にヘパリンや抗血小板薬を投与して予防する必要がある。脳動脈瘤やAVMの塞栓術では術中もしくは術後出血の危険性もあり，注意が必要である。

CHART 63
・脳血管内治療の適応を理解する ・塞栓性合併症，出血性合併症に注意

放射線治療

1 放射線照射機器の種類

1) 通常の放射線治療
最も普及している放射線治療機器は，リニアック（liniac, linac：直線加速器）で電子を直線的に加速して，高エネルギー電子線もしくは高エネルギーX線として放射線治療に利用するものである。全身の病変に照射が可能である。

2) サイバーナイフ
小型のリニアックを搭載し，ロボット制御により定位的にX線を照射する方法。頭頸部の病変に対応する。

3) ガンマナイフ
半球上に設置された200個程度のコバルト-60（^{60}Co）線源からのビームが1点に集中し，正常脳組織への照射線量を低下させる方法。2泊3日程度の入院で治療可能である。

頭部のみへの照射が可能である。

4） その他

陽子線，重粒子線，中性子線などの粒子線治療の開発が行われている。

2 適応と実際

悪性腫瘍，良性腫瘍の一部，転移性脳腫瘍，AVMなどに放射線治療の適応がある。いかなる疾患，いかなる方法でも放射線障害の出現が危惧され，正常脳には最低限の照射線量になるよう照射計画を立てる必要がある。

放射線感受性の比較的高い腫瘍として，胚細胞腫，悪性リンパ腫，髄芽腫などが，放射線感受性が比較的低い腫瘍として，神経膠腫，髄膜腫，頭蓋咽頭腫などがあげられる。しかし脳腫瘍の場合は全摘出が困難なことも多く，たとえ放射線感受性が低くても残存腫瘍や再発腫瘍に対して放射線治療を行うことが多い。

・悪性脳腫瘍： おおよそ60 Gy程度が照射される。悪性神経膠腫ではテモゾロミドの内服と並行して放射線治療が行われる（図4-18）。

・良性脳腫瘍： 良性であっても放射線治療によりその進行を予防する効果がある。特に聴神経腫瘍，頭蓋咽頭腫，胚細胞腫など全摘出が困難な疾患では術後の残存腫瘍に対して放射線治療を行う。良性腫瘍であるため，低線量が照射される。

・転移性脳腫瘍： ガンマナイフやサイバーナイフによる局所照射，通常の放射線照射による全脳照射などが行われる。

・AVM： 径3 cm以内の小型AVMにはガンマナイフによる放射線治療が有効である。

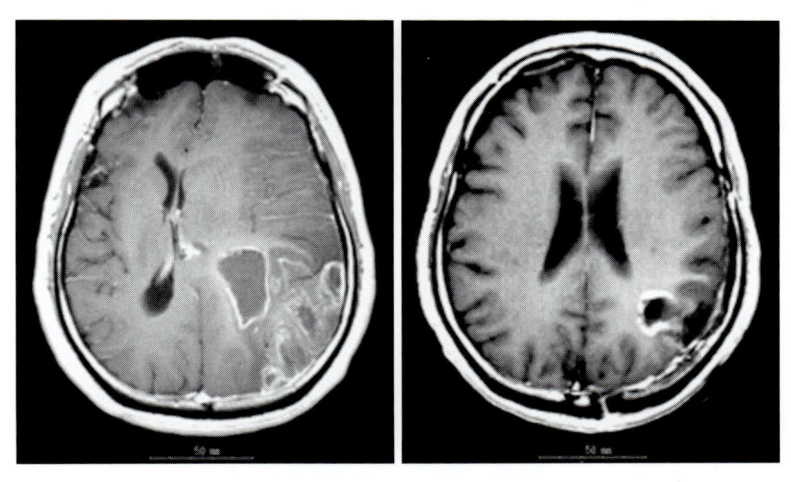

図4-18　悪性神経膠腫
左：治療前，右：治療後。部分摘出術の後，テモゾロミド内服と，放射線治療を施行。リング状に増強された病変は，明らかに減少・縮小している。

総論

3 合併症

皮膚障害，白内障，粘膜障害，脳浮腫などが出現する可能性がある．正常組織への照射線量を最小にする必要がある．また，病巣部やその周辺に，放射線壊死が出現することがある．

| CHART 64
・放射線治療の適応を理解する
・径 3 cm 以下の小型脳動静脈奇形（AVM）にはガンマナイフによる治療が推奨される
・ほとんどの脳腫瘍で，残存・再発した場合に放射線治療が検討される

リハビリテーション

脳神経外科疾患では，運動麻痺や失語症などを来すことがあり，早期にリハビリテーション（リハビリ）を開始することが患者の予後を向上させることがわかっている．理学療法士（physical therapist：PT），作業療法士（occupational therapist：OT），言語聴覚士（speech-language-hearing therapist：ST）により施行される．特に脳卒中については，地域連携パスの作成により，急性期病院から速やかに回復期リハビリ病棟に転院して，特化したリハビリを受けることが推奨されている．転院や退院に際してはメディカルソーシャルワーカー（MSW）が関与して適切なアドバイスを与えることが重要である．

・PT： 歩行，移動など基本的な日常動作を訓練する．
・OT： 社会復帰に向け，書字など複雑な動作を訓練する．
・ST： 失語症や嚥下障害などの訓練を行う．

【チェック問題 4】

○×をつけよ。

- □(1) 大型の脳膿瘍に対しては、脊髄ドレナージが有効である。
- □(2) プロラクチン（PRL）産生下垂体腺腫の治療法は、摘出術のみである。
- □(3) 脳動静脈奇形（AVM）に対する治療は、手術治療、血管内治療、放射線治療を組み合わせた集学的治療を念頭に置く。
- □(4) 変形性頚椎症に対する治療で最も多く行われているのは、前方除圧固定術である。
- □(5) 三叉神経痛を手術で根治するのは困難である。
- □(6) 頚部内頚動脈狭窄症の治療の一つに、放射線治療がある。
- □(7) 頭蓋内胚細胞腫に対して、放射線治療はよい適応である。
- □(8) 悪性神経膠腫（膠芽腫）は、テモゾロミドの内服と放射線治療を併用することで完治する可能性が高い。
- □(9) くも膜下出血後 7 日以内には、脳血管攣縮を来すことはない。
- □(10) 発症後 3 時間 30 分で来院した超急性期の脳梗塞患者に血栓溶解剤の t-PA を使用することはできない。
- □(11) 心原性脳塞栓症の治療は、ワルファリンが主体である。
- □(12) Parkinson 症状に対する治療は、L-dopa などの内服治療のみで外科治療はない。
- □(13) 脳梗塞発症後、通常は 1 週間程度でリハビリテーションを開始する。

【解　説】

- × 頭蓋内占拠病変を有する場合、腰椎穿刺や脊髄ドレナージは禁忌である。抗生物質の投与、膿瘍ドレナージ術、抗けいれん薬の投与、脳圧のコントロールなどが選択される。
- × ドパミン作動薬の内服は、摘出術とともに第 1 選択として考慮する。
- ○
- × 疾患の範囲にもよるが、一般的に後方からの椎弓拡大形成術がより多く行われている。
- × 顔面けいれんや三叉神経痛で薬物治療の効果が少ない症例に対し、微小血管減圧術が行われる。
- × むしろ、頭頚部腫瘍に対する放射線治療後に内頚動脈狭窄症を来すことがあり、治療法とはならない。抗血小板薬の投与、生活習慣病のコントロール、内頚動脈内膜剥離術（CEA）、内頚動脈ステント留置術（CAS）が施行される。
- ○ 髄芽腫、悪性リンパ腫などにもよい適応である。通常は病理診断を確定してから施行される。
- × 上記治療を行っても、予後は 1 年から 2 年以下である。
- × ピークは 7〜14 日といわれるが、その前後でも攣縮を来しうる。
- ○ t-PA の使用は、発症から治療開始までが 3 時間以内の症例に限定されている。
- ○ 脳血栓症に対する治療は抗血小板薬が主体であることと間違えないこと。
- × 脳深部電気刺激術（DBS）の適応となる場合がある。
- × 病状にもよるが、開始が早ければ早いほど効果が高いとされる。

総 論

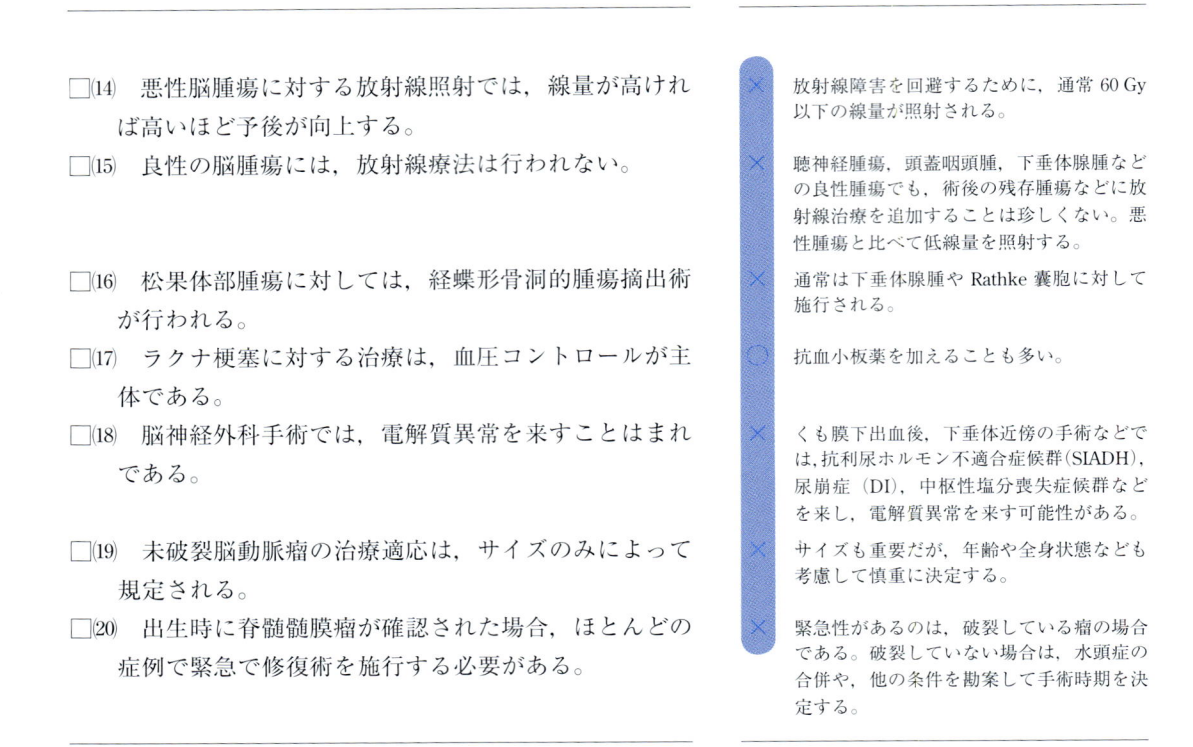

- ☐ ⑭ 悪性脳腫瘍に対する放射線照射では，線量が高ければ高いほど予後が向上する。
- ☐ ⑮ 良性の脳腫瘍には，放射線療法は行われない。

- ☐ ⑯ 松果体部腫瘍に対しては，経蝶形骨洞的腫瘍摘出術が行われる。
- ☐ ⑰ ラクナ梗塞に対する治療は，血圧コントロールが主体である。
- ☐ ⑱ 脳神経外科手術では，電解質異常を来すことはまれである。

- ☐ ⑲ 未破裂脳動脈瘤の治療適応は，サイズのみによって規定される。
- ☐ ⑳ 出生時に脊髄髄膜瘤が確認された場合，ほとんどの症例で緊急で修復術を施行する必要がある。

× 放射線障害を回避するために，通常 60 Gy 以下の線量が照射される。

× 聴神経腫瘍，頭蓋咽頭腫，下垂体腺腫などの良性腫瘍でも，術後の残存腫瘍などに放射線治療を追加することは珍しくない。悪性腫瘍と比べて低線量を照射する。

× 通常は下垂体腺腫や Rathke 囊胞に対して施行される。

◯ 抗血小板薬を加えることも多い。

× くも膜下出血後，下垂体近傍の手術などでは，抗利尿ホルモン不適合症候群（SIADH），尿崩症（DI），中枢性塩分喪失症候群などを来し，電解質異常を来す可能性がある。

× サイズも重要だが，年齢や全身状態なども考慮して慎重に決定する。

× 緊急性があるのは，破裂している瘤の場合である。破裂していない場合は，水頭症の合併や，他の条件を勘案して手術時期を決定する。

Ⅱ 各 論

5	脳腫瘍	151
6	脳血管障害	195
7	頭部外傷	227
8	先天奇形	270
9	水頭症	287
10	炎症性疾患	295
11	機能神経外科	303
12	脊椎・脊髄疾患	313
13	末梢神経の外科	332

5 脳腫瘍

脳腫瘍総論

1 分類（WHO分類）

脳腫瘍の分類としてWHOの分類がある。この分類は1979年に刊行され，2007年に出版された第3版が最新版である。これによると中枢神経系腫瘍は，① 神経上皮性腫瘍，② 末梢神経腫瘍，③ 髄膜腫瘍，④ リンパ腫と造血組織の腫瘍，⑤ 胚細胞性腫瘍，⑥ トルコ鞍部腫瘍，⑦ 転移性脳腫瘍に分類される。また，悪性度についてはGrade I～IVに分類され，以下の意味づけがなされた。

・Grade I： 一般的に増殖能力の低い腫瘍であり，外科手術のみによって治癒が可能である。

・Grade II： 一般的に浸潤性の性質をもち，増殖能力が低いにもかかわらずしばしば再発する腫瘍である。一部のGrade IIはより高いGradeへ進展することがある。通常は5年以上の生存が可能である。

・Grade III： 一般的に核異型や活発な核分裂活性など組織学的に悪性所見を示す腫瘍である。たいていの患者は追加の放射線・化学療法を受ける。治療後，2～3年の生存が可能である。

・Grade IV： 組織学的に悪性で，核分裂活性が高く，壊死を起こしやすい腫瘍であり，術前・術後にも病気は急速に進行し，死の転帰をとるものである。予後はややバラツキがあるが，膠芽腫（glioblastoma）では生存期間中央値が約1年とかなり短い。

神経皮膚症候群とは，皮膚と神経が同じ外胚葉由来であるために皮膚病変と脳腫瘍が合併しやすい症候群の総称である。神経線維腫症（neurofibromatosis）I型（von Recklinghausen病）は，神経線維腫や視神経膠腫を合併することが多い。神経線維腫症II型は，両側聴神経鞘腫などが主にみられる。結節硬化症（tuberous sclerosis）では，石灰化を伴う脳室上衣下巨細胞星細胞腫がみられる。von Hippel-Lindau（VHL）病では，網膜と小脳半球に血管芽腫を，Li-Fraumeni症候群では，悪性神経膠腫を併発する。

2 症 状

症状については，大きく2つに分けて覚えておくことが望ましい。脳圧が亢進して起こる頭蓋内圧亢進症状と，腫瘍の局在によってそれぞれ異なる局所症状（巣症状）がみ

られることである．さらには，突然の発症様式としてけいれんがあげられる．成人で初めて発症したけいれんでは，脳腫瘍などの器質的疾患を疑って精査を進めるべきである．この場合のけいれんを症候性てんかんという．

頭蓋内圧亢進症状として最も重要なのは，頭痛，嘔吐，うっ血乳頭の三徴候である．このうち，脳腫瘍に伴う頭痛は早朝起床時から起こる（早朝頭痛）のが特徴的であり，一般的な一次性頭痛との鑑別点として重要である．嘔吐は悪心を伴わず噴出性嘔吐とされている．頭蓋内圧亢進によって偽局所症状として外転神経麻痺がみられることがある．これは外転神経が橋より出て頭蓋内を最も長く走行するためであり，頭蓋内圧亢進で下方に偏移するからである．

頭蓋内圧亢進が進行すると，意識障害，麻痺，瞳孔不同，呼吸パターンの変化，血圧の変動などがみられるようになる（詳細は第2章の「意識障害」，「頭蓋内圧亢進と脳ヘルニア」参照）．

脳腫瘍による頭蓋内圧亢進症状は，脳腫瘍の大きさと腫瘍周辺の脳浮腫（第2章の「脳浮腫」参照）の両者によって起こる．一般的に悪性の腫瘍ほど脳浮腫が著しいが，良性のものでも浮腫が大きいこともあるので注意を要する．

脳室腫瘍で髄液循環に障害を来すと非交通性水頭症を来し，頭蓋内圧亢進症状を呈する．

> **CHART 65**
> 脳腫瘍の神経症状は大きく分けて，頭蓋内圧亢進症状（頭痛，嘔吐，うっ血乳頭）と局所症状（巣症状）に分けられる．その他，症候性てんかんで発症することもある

3 脳腫瘍の局在による局所症状

a．テント上大脳半球部腫瘍

1） 前頭葉腫瘍

前頭葉前部では，人格障害，記銘力障害などがみられる．両側性の場合には，無関心，認知症，活動の低下などがみられる．前頭葉の後方の運動野に近い領域では，対側の片麻痺，腱反射亢進，病的反射（Babinski反射など）がみられる．優位半球（利き手の反対側）のBroca野では運動性失語がみられ，言語理解は可能であるが，発語ができなくなる．

2） 側頭葉腫瘍

優位半球では，感覚性失語（Wernicke野）で言語理解が障害される．側頭葉内側の海馬付近の障害で短期記憶障害がみられる．側頭葉を走る視放線が障害されると，四半盲などの視野障害を来す．

3） 頭頂葉腫瘍

中心溝の後ろの知覚野の障害では，対側の感覚障害を来す．優位半球（多くは左側）

の症状としては，**Gerstmann 症候群**（指失認，左右失認，失算，失書）がみられる。

4）後頭葉腫瘍

後頭葉内側の一次性視覚野（area 17）や視放線の障害で反対側同名半盲を来す。視覚連合野の障害では半盲を無視して訴えない **Anton 症候群**を来す。

b．中心部腫瘍

1）第3脳室前半部腫瘍

視床下部の腫瘍では肥満，るいそう，**尿崩症**（diabetes insipidus：DI），その他の**ホルモン異常症状**がみられる。まれに性早熟症がみられることがある。第3脳室の髄液循環障害を来すと水頭症による頭痛，認知症，傾眠がみられたり，大脳基底核にかかると Parkinson 症候群，片麻痺，視野障害などがみられる。上方から視神経や視交叉を圧迫すると視野障害を来す。

2）トルコ鞍および傍トルコ鞍部腫瘍

下垂体，下垂体柄，視床下部の障害で**内分泌障害**を来す。多くは下垂体機能不全症状であるが，圧排による高プロラクチン血症，DI を来すことがある。視神経，視交叉の圧迫で両耳側半盲を来す。海綿静脈洞への腫瘍浸潤では海綿静脈洞症候群（眼球運動障害，眼瞼下垂，顔面痛）を来す。

3）松果体部腫瘍

松果体部腫瘍では中脳の四丘体の圧迫で上方注視麻痺（**Parinaud 徴候**），**Argyll-Robertson 瞳孔**（対光反射は消失するが輻輳に伴う最大縮瞳は保持される）を来す。中脳水道が閉塞されると水頭症となり，頭蓋内圧亢進症状を来す。

c．後頭蓋窩（テント下）腫瘍

1）小脳橋角部腫瘍

聴力障害・耳鳴・めまい（第 VIII 脳神経），顔面神経麻痺（第 VII 脳神経），顔面感覚障害・三叉神経痛（第 V 脳神経）が一般的にみられる。小脳自体の圧迫により Bruns 眼振や四肢・体幹失調がみられる。

2）脳幹部腫瘍

脳幹に存在する脳神経核による症状がみられる（詳しくは第1章の「中枢神経の構造・機能」③ 参照）。中脳では動眼神経核，橋では三叉神経，顔面神経，外転神経，上前庭神経の核や正中に内側縦束（MLF）があり，それぞれ症状を呈する。延髄では舌下神経核，迷走神経背側核，前庭神経核，孤束核，疑核などがあり，症状を呈する。延髄下部では錐体交叉があり，この上下で片麻痺症状の障害側が変わる。

3）第4脳室腫瘍

水頭症による頭蓋内圧亢進や脳神経症状，小脳症状がみられる。

4）小脳腫瘍

左右半球では四肢失調，正中部では体幹失調がみられる。

d．頭蓋底部腫瘍

脊索腫，鼻咽頭腫瘍の浸潤などで硬膜，三叉神経障害による痛み，脳神経症状を呈す

る。がん性髄膜炎で生じる一側全部の脳神経麻痺は Garcin 症候群と呼ばれている。

4 鑑別と診断

a．頻度・好発年齢・性差

脳腫瘍を鑑別するには，その頻度，好発年齢，性差などの疫学について知っておくことが重要である（脳腫瘍全国統計委員会編：2009 年版脳腫瘍全国集計調査報告，第 12 版，2009 より）。

脳腫瘍の発生頻度は，人口 10 万あたり年間 8～10 人である。組織別頻度は，原発性と転移性がそれぞれ約 82％，約 18％であるが，実際には全国集計に含まれない転移性脳腫瘍も多いことが考えられる。

原発性脳腫瘍の組織別頻度は，髄膜腫（meningioma）22.2％が最も多く，続いて神経膠腫（Grade I から Grade IV まで）が 21.2％，下垂体腺腫（pituitary adenoma）14.9％，神経鞘腫（schwannoma, neurinoma）8.8％となり，これら 4 種類で全体の約 7 割を占める。そのほかには頭蓋咽頭腫が 2.9％，悪性リンパ腫 2.5％，胚細胞性腫瘍 2.2％，血管芽腫 1.4％などがある（表 5-1）。胚細胞性腫瘍はアジア人種に多いとされている。

神経膠腫の中では，星細胞腫，退形成性星細胞腫，膠芽腫の 3 種類が多く，脳腫瘍全

表 5-1 脳腫瘍組織別頻度と症例数

組織型	頻度（％）	例　数
原発性脳腫瘍	82.1	66491
神経膠腫全体	21.2	17139
星細胞腫	5.8	4693
退形成性星細胞腫	3.8	3107
膠芽腫	7.5	6075
乏突起神経膠腫	0.8	610
上衣腫	0.7	545
脈絡叢乳頭腫	0.2	180
髄芽腫	0.9	719
その他の神経膠腫	1.5	1210
神経鞘腫	8.8	7096
髄膜腫	22.2	17945
血管芽腫	1.4	1131
胚細胞性腫瘍	2.2	1815
下垂体腺腫	14.9	12055
頭蓋咽頭腫	2.9	2353
中枢神経系原発性悪性リンパ腫	2.5	2045
転移性脳腫瘍	17.9	14484

脳腫瘍全国統計委員会編，2009 より，1984～2000 年症例集計。

体の中でそれぞれ 5.8%, 3.8%, 7.5% を占め, 好発年齢は 30〜50 歳代, 40〜60 歳代, 50〜70 歳代と, 10 歳間隔で高くなる傾向がみられる。いずれも男性にやや多い。髄膜腫, 非機能性下垂体腺腫, 神経鞘腫などの良性腫瘍は 40〜70 歳代に好発する。男女比では髄膜腫が 1：2.3 と女性に多い。下垂体腺腫のうちプロラクチン（PRL）産生腺腫（prolactin producing adenoma, prolactinoma）では 1：2.6, 副腎皮質刺激ホルモン（ACTH）産生腺腫では 1：3.1 と女性に多いが, その他の下垂体腺腫では男女比はほぼ同等である。悪性リンパ腫の好発年齢は 50〜70 歳代で全体の 78.6% であり, 膠芽腫とともに高齢者では鑑別に入れるべき疾患である。

CHART 66

- 脳腫瘍のうち, 髄膜腫 22.2% が最も多く, 続いて神経膠腫（Grade I から Grade IV まで）が 21.2% であり, 下垂体腺腫 14.9%, 神経鞘腫 8.8% となり, これら 4 種類で全体の約 7 割を占める
- 膠芽腫は 50〜70 歳代に好発し, やや男性に多い
- 髄膜腫, プロラクチン（PRL）産生下垂体腺腫, 副腎皮質刺激ホルモン（ACTH）産生下垂体腺腫は女性に多い

小児脳腫瘍で多いのは星細胞腫（18.6%）, 胚細胞性腫瘍（15.4%）, 髄芽腫（12.0%）, 頭蓋咽頭腫（8.9%）, 上衣腫（4.6%）の順で, 以上の 5 種類で小児期脳腫瘍全体の約 6 割を占める。

成人期より小児期に多い腫瘍としては髄芽腫があり, 84.2% は 14 歳以下発症で, 上衣腫では 41.8% が 14 歳以下発症である。胚細胞性腫瘍も 37.1% が 14 歳以下発症だが, 29 歳以下までに 89.4% が発症しており, 少年期〜青年期発症が多い。小児期では後頭蓋窩腫瘍が多いが, 9 歳以降はテント上腫瘍が後頭蓋窩腫瘍より多くなる（表 5-2）。

CHART 67

小児期脳腫瘍では, 星細胞腫（18.6%）, 胚細胞性腫瘍（15.4%）, 髄芽腫（12.0%）, 頭蓋咽頭腫（8.9%）, 上衣腫（4.6%）の順に多く, 以上の 5 種類で小児期脳腫瘍全体の約 6 割を占める

b. 脳腫瘍の種類の診断

診断の手順として, 好発年齢からの腫瘍別頻度, 症候, 神経学的検査, 進行様式などからある程度絞り込んでいき, 次に画像診断を行っていく。

1) 頭蓋単純 X 線撮影

小児においては頭蓋内圧亢進の所見として縫合離開, 指圧痕がみられる。下垂体腺腫ではトルコ鞍の風船様拡大（ballooning）, 頭蓋咽頭腫におけるトルコ鞍の平皿状変形

表 5-2　0〜14歳発症の主な脳腫瘍

組織型	頻度（%）	例　数
星細胞腫	18.6	917
退形成性星細胞腫	5.4	264
膠芽腫	3.7	183
乏突起星状細胞腫	0.8	39
上衣腫	4.6	225
脈絡叢乳頭腫	1.6	78
髄芽腫	12.0	593
神経鞘腫	0.8	40
髄膜腫	1.9	94
血管芽腫	0.5	25
胚細胞性腫瘍	15.4	754
下垂体腺腫	2.2	109
頭蓋咽頭腫	8.9	439
悪性リンパ腫	0.3	27

（saucer-like configuration），髄膜腫では付着部の局所的肥厚がみられる．

2）CT

正常脳よりX線吸収度の高いものは髄膜腫，転移性脳腫瘍，悪性リンパ腫，髄芽腫などであり，低吸収域になるのは膠芽腫，星状細胞腫，神経鞘腫などである．CTで石灰化がみられるものは頭蓋咽頭腫，乏突起，松果体部腫瘍が多く，髄膜腫，上衣腫，星細胞腫でも石灰化がみられることがある．聴神経腫瘍では内耳道の拡大がみられる．髄膜腫では局所の骨増殖がみられる．造影CTの染まり具合のパターンによって鑑別がなされる．最近では3D-CTによる3次元構造やCT angiography（CTA）などによって血管陰影や腫瘍陰影などが確認できるようになってきた．

3）MRI

脳腫瘍では一般的にT_1強調画像で等〜低信号域，T_2強調画像で等〜高信号域となる．FLAIR画像，その他，拡散強調画像（diffusion-weighted imaging：DWI）も参考となり，細胞密度の高い腫瘍では高信号域，悪性リンパ腫では特に高信号となり，鑑別診断に有用である．血管情報だけを画像化したMR angiography（MRA），MR venography（MRV）で正常血管の走行や偏移などがみられる．MR spectroscopy（MRS）では腫瘍の生化学的診断が可能となり，腫瘍の悪性度診断に用いられる．

4）脳血管撮影

脳腫瘍の流入動脈，腫瘍陰影，正常血管の走行・偏移などが診断できるが，侵襲的な検査であり，最近はCTA，MRA，MRVで代用されることが多くなっている．

5）核医学

single photon emission CT（**SPECT**）では，タリウムの取り込みや残留度によって悪

性度評価が行われる。ポジトロン断層法（positron emission tomography：**PET**）ではフルオロデオキシグルコース（FDG）が用いられるが，正常脳の取り込みが多くコントラストがつきにくい。最近ではメチオニンPETが脳腫瘍で有用であり，使われるようになってきた。

　6）　腰椎穿刺

　髄液中のマーカー（α-フェトプロテイン（AFP），ヒト絨毛性性腺刺激ホルモン（hCG），がん胎児性抗原（carcinoembryonic antigen：CEA）など）を調べたりすることがあるが，髄液排除により脳ヘルニアを誘発し，死亡に至ることがあるので，頭蓋内圧亢進のあるときの腰椎穿刺は禁忌である。

5　治　療

　1）　手　術

　悪性神経膠腫（退形成性星細胞腫と膠芽腫を合わせた総称）では，神経障害を残さないように腫瘍を可及的に摘出し，化学療法や放射線療法などの術後補助療法を行うことにより，生命予後の延長が得られる。胚細胞腫瘍や悪性リンパ腫などでは，生検術によって組織診断を確定した後に放射線・化学療法を行う。良性腫瘍は全摘出ができれば良好な予後が期待できるが，神経障害を起こさない可及的手術と放射線治療（radiosurgeryなどを含む）を組み合わせることが多くなってきている。転移性脳腫瘍では，基本的に単発性のもの以外は手術適応がないが，多発性でも大きい腫瘍の場合には，救命処置として手術を行った後に放射線治療を行うことがある。

　2）　放射線治療

　悪性神経膠腫では，60 Gy/30回程度の分轄外照射とテモゾロミドを組み合わせた放射線・化学療法が標準治療である。胚細胞腫瘍，悪性リンパ腫では，通常30～50 Gyの外照射と化学療法を組み合わせる。転移性脳腫瘍や神経鞘腫ではガンマナイフやリニアックによる1回照射でのstereotactic radiosurgery（SRS）もしくは3～5回に分轄したstereotactic radiotherapy（SRT）などが多く行われ，良好な成績が得られている。髄芽腫のように播種がみられる腫瘍では，全脳・全脊髄照射が行われる。

　3）　化学療法

　神経膠腫の標準治療には，アルキル化剤であるテモゾロミドなどが標準治療薬として用いられる。胚細胞腫瘍ではプラチナ（白金）製剤（シスプラチンなど），エトポシドと放射線の組み合わせで治療成績が改善している。悪性リンパ腫では，大量メトトレキサート療法が有効である。

　4）　その他

　悪性神経膠腫に対してインターフェロンβ型というサイトカインが免疫機能を高めるのに有効であるとされており（免疫賦活生理活性物質を総称してbiological response modifier（**BRM**）と呼ばれる），化学療法との併用が行われている。養子免疫治療，ワクチン治療や遺伝子治療は，実験的に悪性神経膠腫患者での臨床研究が行われている。

各論

神経膠腫

1 びまん性星細胞腫

1）定　義
びまん性星細胞腫（diffuse astrocytoma）は，大脳半球に発生し，浸潤性に脳実質を侵す分化型の神経膠腫である．従来の星細胞腫（astrocytoma）に相当する．

2）頻　度
全国集計で全原発性脳腫瘍の7.1％，25〜59歳に好発する．男性にやや多い．

3）好発部位
大脳半球で前頭葉，側頭葉，頭頂葉の順に好発する．

4）症　状
徐々にびまん性に脳実質を浸潤するので，頭蓋内圧亢進症状が現れる前に，片麻痺や同名半盲など，腫瘍の発生部位に特徴的な局所神経症状が先行する．局所症状は進行性である．てんかんを伴うことが多い．緩徐に大きくなるため，腫瘍が大きくても頭蓋内圧亢進が軽度である場合が少なくない．

5）画像診断
MRIは，T_1強調画像で境界明瞭な低信号，T_2強調画像で高信号域を呈する．腫瘍周囲の浮腫はほとんどみられず，造影で増強効果はみられない（図5-1）．CTでは低吸収域を呈し，造影CTで増強されない．

6）病　理
肉眼的には限局性で境界は比較的鮮明であるが，深部では浸潤性で境界不鮮明なこと

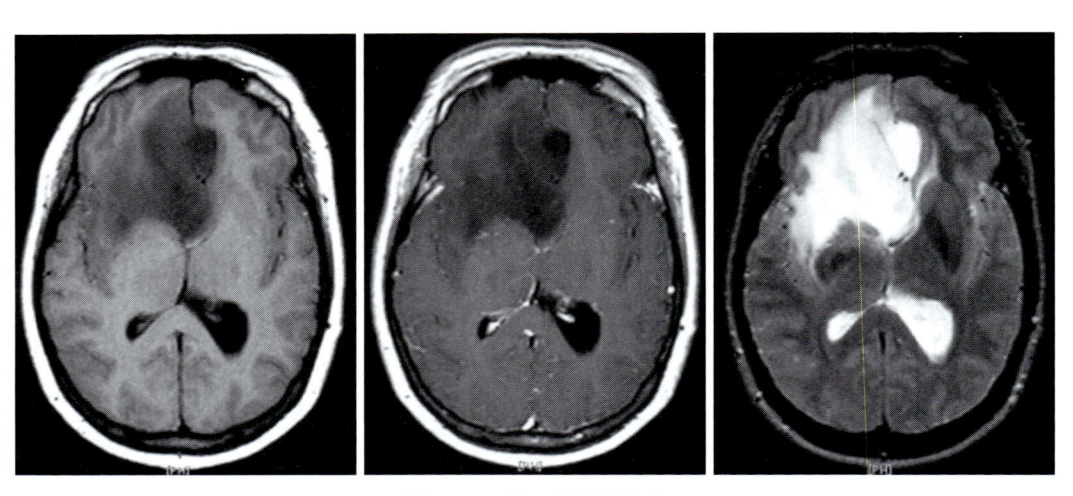

図5-1　びまん性星細胞腫
MRI T_1強調画像（左）で境界明瞭な低信号を呈する．造影T_1強調画像（中央）で増強効果はみられない．T_2強調画像（右）で高信号域を呈する．

が多い。**線維性**（fibrillary），**原形質性**（protoplasmic），**肥満性**（gemistocytic）星細胞腫の3亜型に分けられる。

　7）治　　療

　手術でできるだけ摘出後，残存腫瘍の大きさ，年齢，対側への浸潤，増殖能などの危険因子に応じて放射線治療を行う。5年生存率は68.3％で，分化度が高くとも，進行性の経過を辿るので，予後は必ずしもよくない。

2 退形成性星細胞腫

　1）定　　義

退形成性星細胞腫（anaplastic astrocytoma）とは，星細胞腫と膠芽腫との中間の悪性度（WHO分類のGrade III）を示す浸潤性の腫瘍で，中分化型の神経膠腫である。

　2）頻　　度

全国集計で全原発性脳腫瘍の4.7％で，35～74歳に好発し，びまん性星細胞腫と膠芽腫の中間の年齢に発生する。

　3）好発部位

大脳半球で前頭葉，側頭葉，頭頂葉の順に好発する。

　4）症　　状

発生部位に応じた局所症状や頭蓋内圧亢進症状が徐々に進行する。

　5）画像診断

CTでは低吸収域を呈し，造影CTで造影される。MRIは，T_1強調画像で低信号，T_2強調画像で高信号域，腫瘍周囲の浮腫がみられる。造影で増強される。

　6）病　　理

組織学的にはびまん性星細胞腫と比べて細胞密度が高い，多形性や核分裂像がみられるなどの特徴がある。

　7）治　　療

手術でできるだけ摘出後，残存腫瘍に放射線，化学療法（テモゾロミド）を行うのが原則である。平均生存期間は7～9年，5年生存率は33.9％で予後不良である。

3 膠芽腫

　1）定　　義

膠芽腫（glioblastoma）とは，主に大脳半球皮質下に発生し，神経膠腫の中で最も悪性の浸潤性腫瘍（WHO分類のGrade IV）である。

　2）頻　　度

全国集計では，全原発性脳腫瘍の9.1％で，45～79歳の中高年に好発する。男性にやや多い。

　3）好発部位

大脳半球で前頭葉，側頭葉，頭頂葉の順に好発する。前頭葉に生じたものは白質線維の方向に沿って進行し，正中に至ると脳梁の線維走行に沿って反対側に浸潤し，いわゆ

るバタフライ様（蝶形）の進展を示すのが特徴である。後頭蓋窩の発生はまれである。

4）症　状

神経膠腫の中で最も悪性の腫瘍で，浸潤性に急速に増大するため症状の進行が速い。発生部位に応じた局所症状や頭蓋内圧亢進症状が急速に進行する。

5）画像診断

単純 CT では境界不鮮明な，混合または低吸収域を呈し，造影 CT で不規則なリング状の造影効果を認める。リング状造影の内部の低吸収域は，壊死部である。リング状造影所見は転移性脳腫瘍，脳膿瘍でもみられるので鑑別を要する。腫瘍周辺部の脳浮腫が強く，白質部が低吸収となる。MRI では，T_1 強調画像で等〜低信号が混在し，T_2 強調画像で高信号を呈する。造影でリング状に増強される（図 5-2）。脳血管撮影では微細な内径の不規則な異常血管，動静脈シャント，腫瘍陰影などを認める（図 5-3）。

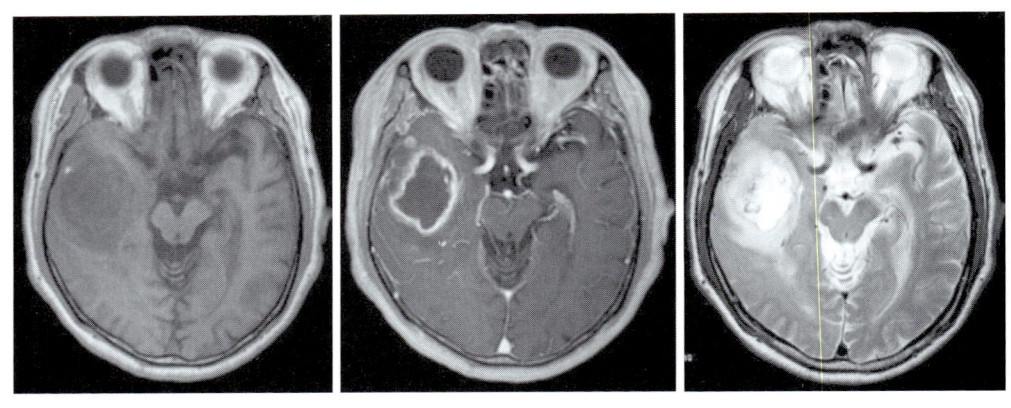

図 5-2　膠芽腫

MRI T_1 強調画像（左）で等〜低信号が混在し，造影 T_1 強調画像（中央）でリング状に増強される。T_2 強調画像（右）で高信号を呈し，周囲には浮腫を示す高信号域が広がる。

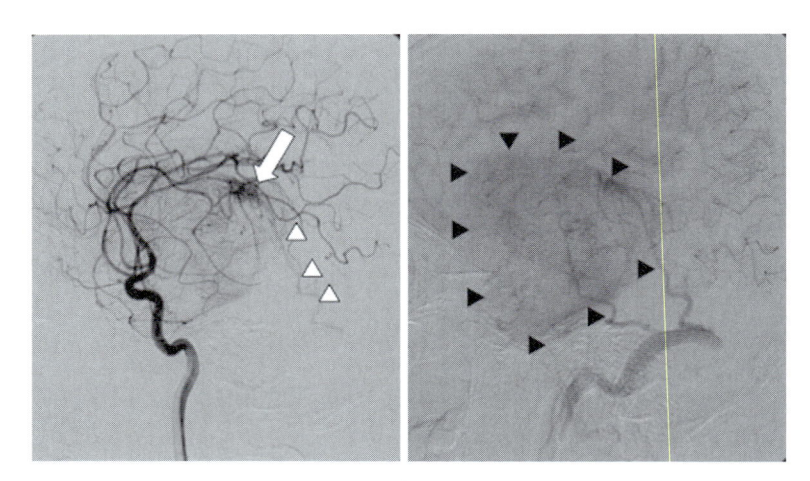

図 5-3　膠芽腫の血管造影側面

微細な内径の異常血管（⇨），動静脈シャントによる動脈相での導出静脈（▽），腫瘍陰影（▼）などを認める。

6）病　理

肉眼的に多彩で，軟らかく血管に富み，出血しやすい。病理学的には大小不同で多形性を示す細胞が密に存在し，核分裂像や多核および巨大細胞がみられる。小型紡錘形細胞が壊死巣を囲み，偽性棚状構造（pseudopalisading）を形成する。血管が豊富で，多層の毛細血管の内皮細胞増殖（endothelial proliferation）を認める。

7）治　療

手術でできるだけ摘出後，残存腫瘍に放射線，化学療法（テモゾロミド）を行うのが原則である。平均生存期間は，ランダム化試験で 14.6 か月と報告されている。5 年生存率は 6.9％で予後不良である。

> **CHART 68**
> ・びまん性星細胞腫は症状の進行が緩徐でてんかんで発症し，膠芽腫は急速な頭蓋内圧亢進や局所脳神経症状で発症
> ・膠芽腫は最も悪性であり，手術，放射線治療，化学療法を合わせた集学的治療での平均生存期間は 1 年あまりで，5 年生存はまれ

4 毛様性星細胞腫瘍

1）定　義

毛様性星細胞腫瘍（pilocytic astrocytoma）とは，主として若年者，特に幼児に発生する比較的境界明瞭な良性腫瘍である。

2）頻　度

全神経膠腫の 5％，小児期脳腫瘍の 19.6％を占める。

3）好発部位

小脳（67％），視神経，脳幹，視床下部。

4）症　状

腫瘍はきわめて緩徐に発育し，時に増殖が停止したり，縮小する場合がある。好発年齢が小児であるために早期診断が難しい。小児に発生した場合，体幹運動失調，水頭症による頭蓋内圧亢進症状で気づかれる。

5）画像診断

境界が鮮明で，造影で強く増強される。囊胞を伴うことが多い（図 5-4）。

6）病　理

細長い突起（毛様：piloid）と楕円形核を有する unipolar あるいは bipolar な細胞を主体とする腫瘍である。

7）治　療

全摘により完治が可能である。ただし，非全摘例では再発が必須である。予後はすべ

各論

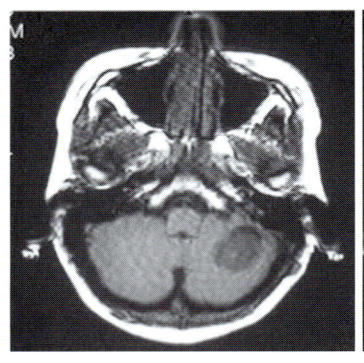

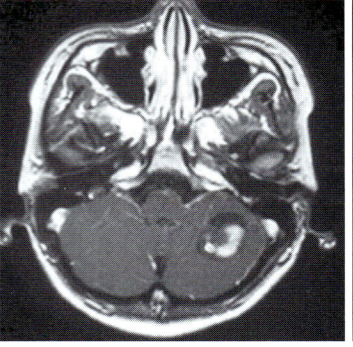

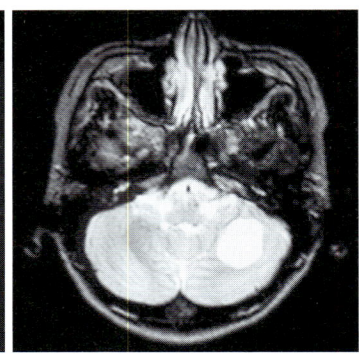

図 5-4 小脳毛様性星細胞腫
MRI T_1 強調画像（左）で，小脳に低信号の囊胞を有する腫瘍がみられる．造影 T_1 強調画像（中央）で，一部に結節状の腫瘍塊が造影される．T_2 強調画像（右）では囊胞，実質部分とも高信号を呈する．

ての神経膠腫のうち最も良好である．

> **CHART 69**
> 小児では毛様性星細胞腫が多く，小脳，視神経，橋，視床下部に好発

5 乏突起神経膠腫

1) 定 義
乏突起神経膠腫（oligodendroglioma）とは，成人大脳半球下に発生し，正常の乏突起膠細胞（oligodendrocyte）と形態的に似た腫瘍細胞で構成されている，ゆっくりとびまん性浸潤性に発育する腫瘍である．

2) 頻 度
全原発性脳腫瘍の 0.9％で，全神経膠腫の 3.8％を占め，40〜50 歳代に好発する．

3) 好発部位
大脳半球，主として前頭葉（半数以上）の脳表に発生する．

4) 症 状
緩徐に増大するので急激な症状の悪化を呈することは少ない．けいれん発作で初発することが多い．大脳皮質に浸潤するものが多いためと考えられる．その他，発生した大脳の部位に応じて緩徐進行性の片麻痺などの巣症状がみられる．

5) 画像診断
単純 X 線で 40〜70％に，CT では 90％以上で石灰化がみられる．MRI では石灰化は無信号となる．単純 CT では不整形な低ないしは混合吸収域を示し，造影 CT にて増強されない．MRI では T_1 強調画像で低信号，造影 T_1 強調画像で増強されず，T_2 強調画像で高信号を呈する（図 5-5）．

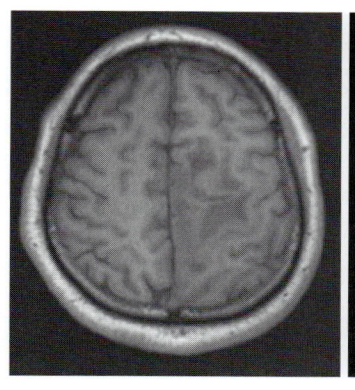

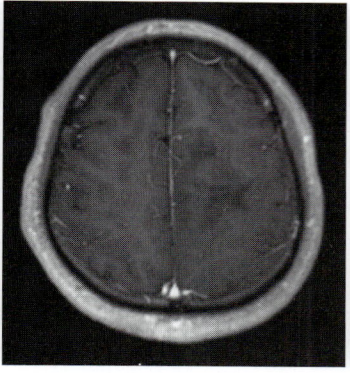

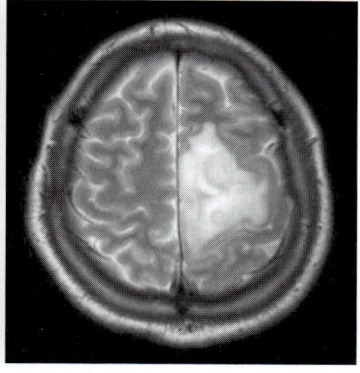

図 5-5　前頭葉乏突起神経膠腫
MRI T_1 強調画像（左）で低信号，造影 T_1 強調画像（中央）で増強されず，T_2 強調画像（右）では高信号を呈する腫瘍を認める。

6）病　理

皮質から白質にかけて境界明瞭だが，白質に向かって浸潤性に発育する。腫瘍辺縁部には石灰化が特徴的である。均質の細胞が密に増殖し，膠原線維や血管で小葉状に分画され特徴的な蜂巣状構造（honeycomb structure）をとる。腫瘍細胞は腫大した明るい細胞質（perinuclear halo）とクロマチンに富む核（車輪状核）が特徴的である。1p および 19q 染色体の欠失が特徴で，60〜80％にみられる。時に悪性転化して，退形成性乏突起神経膠腫になる。星細胞腫との混合を認める場合も少なくなく，乏突起星細胞腫（oligo-astrocytoma）と呼ばれる。

7）治　療

手術による摘出が原則だが，残存腫瘍がある場合，放射線療法，化学療法治療も行われる。神経膠腫の中では予後が良好で 5 年生存率は 82％である。1p および 19q 染色体の欠失がある症例は，治療方法にかかわらず予後良好である。

> **CHART 70**
> ・乏突起神経膠腫は，成人の前頭葉に好発し，てんかんを起こしやすい
> ・CT で石灰化を 90％に認める

6　上衣腫

1）定　義

上衣腫（ependymoma）とは，脳室壁を構成する上衣細胞由来の良性腫瘍で，脳室に関連して発生する。

各論

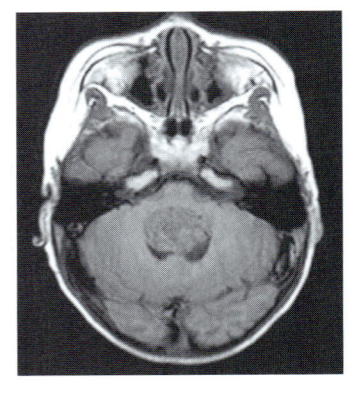

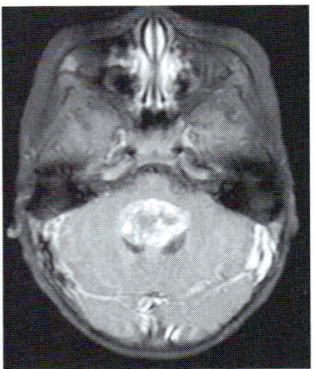

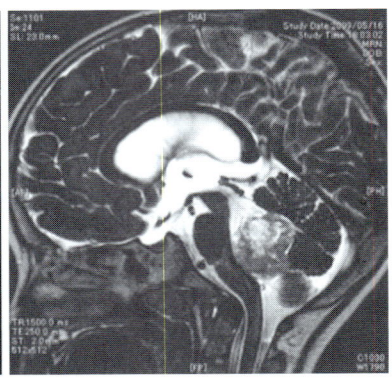

図 5-6　第 4 脳室上衣腫
MRI T₁ 強調画像（左）で低信号を呈し，造影 T₁ 強調画像（中央）で増強される。T₂ 強調画像（右）では高信号を呈する腫瘍を認める。腫瘍により脳幹・小脳は圧迫され，非交通性水頭症を来している。

2）頻　度

全原発性脳腫瘍の 0.8%，全神経膠腫の 3.3% で，小児に好発し，やや男性に多い。

3）好発部位

第 4 脳室が最も多く，側脳室，第 3 脳室の順で発生する。第 4 脳室腫瘍は小児に多く，テント上に発生した腫瘍は成人に多い。

4）症　状

第 4 脳室発生例では，早期に非交通性水頭症を呈する。テント上腫瘍では伸展していくと巣症状を呈する。

5）画像診断

単純 CT で高吸収域を呈し，造影 CT にて軽～中程度増強される。MRI では T₁ 強調画像で等～低信号，T₂ 強調画像で高信号を呈し，造影で増強される（図 5-6）。

6）病　理

肉眼的には軟らかく，表面は乳頭状で，周囲脳組織とは境界明瞭である。組織学的には円柱様細胞が血管に沿って上皮様配列を示す。小さな腔を囲み腔内に線毛を突出するロゼット（ependymal rosette），細長いニンジン様細胞が血管を取り巻く偽ロゼット（perivascular pseudorosette）が特徴的所見である。

7）治　療

境界鮮明な良性腫瘍なので，手術による摘出が第 1 選択である。腫瘍付着部が脳室にあるので全摘出は困難である場合があり，残存腫瘍には放射線治療を行う。5 年生存率は 60～70% で，局所再発以外に，髄腔内播種などがみられる。

CHART 71

上衣腫は小児の第 4 脳室に好発するが，成人では側脳室に多い

> **CHART 72**
>
> 星細胞腫，乏突起神経膠腫，上衣腫の予後はほぼ同じで，5年生存率は 60〜80％

7 髄芽腫

1) 定　義

髄芽腫（medulloblastoma）とは，小児の小脳虫部に発生するきわめて未分化な腫瘍である。増殖能は著しく高く，胎生期の小脳外顆粒層細胞に由来し，グリア細胞および神経細胞の両方向へ分化しうる性質をもつ。

2) 頻　度

全原発性脳腫瘍の1.1％だが，小児期（14歳以下）脳腫瘍に限定すると12％を占め，星細胞腫，胚細胞性腫瘍に次いで3番目に多い。5〜14歳に好発し，男児に多い。

3) 好発部位

大部分は小脳虫部に発生し，第4脳室や小脳半球に浸潤する。髄腔内播種を来しやすい。

4) 症　状

腫瘍によって第4脳室が閉塞され，非交通性水頭症による頭蓋内圧亢進症状を呈する。また，小脳虫部障害による体幹性失調が生じる。発症から診断まで平均6週間である。

5) 画像診断

CTでは境界が明瞭な等〜高吸収域を呈し，一様に強く増強される。MRIではT_1強調画像で低信号，T_2強調画像で高信号を呈し，造影にて一様に増強される（図5-7）。

6) 病　理

肉眼的には比較的境界明瞭で，軟らかい腫瘍であるが，腫瘍境界部では周囲へびまん性に浸潤している。組織学的には，密に増殖する小型の円形〜楕円形の細胞が主体で，

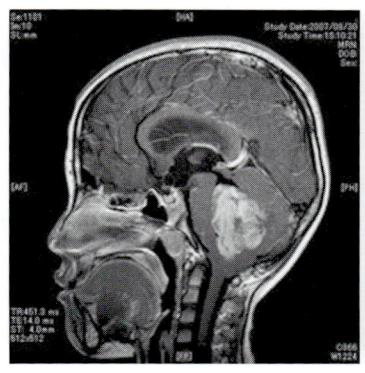

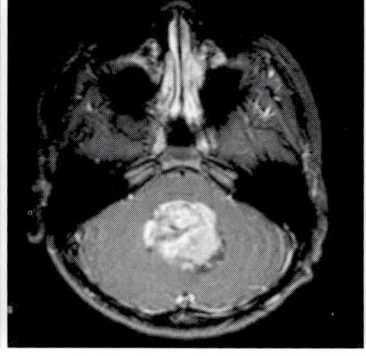

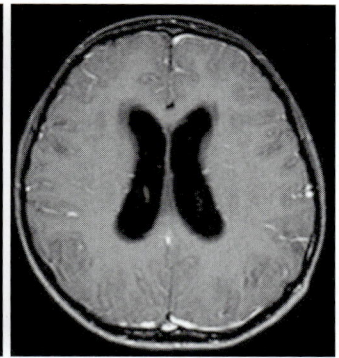

図 5-7　髄芽腫
造影MRI T_1強調画像矢状断（左）・軸位断（中央）。造影にて一様に増強される腫瘍を小脳虫部に認める。右：腫瘍による第4脳室閉塞のため非交通性水頭症を呈している。

核はクロマチンに富み，核分裂像を認め，細胞質は乏しい．ニンジン様細胞が絨毛を突出して放射状に配列し，中心には管腔形成のない Homer-Wright 型ロゼットが存在する．

　7）治　療

浸潤性腫瘍のため，根治手術は不可能である．一方で腫瘍は放射線・化学療法の感受性は良好であり，近年の強化化学療法により治療成績は飛躍的に改善した．可及的全摘出術に続いて計画的な化学療法および全脳全脊髄照射を行うことで，5 年生存率は 70〜80％となっている．

> **CHART 73**
> ・髄芽腫は小児の小脳虫部に発生する未分化の悪性腫瘍で，髄腔内播種を来しやすい
> ・放射線，化学療法の感受性は高く，5 年生存率は 70〜80％

8　中枢神経系原発性悪性リンパ腫

　1）定　義

中枢神経系原発性悪性リンパ腫（primary central nervous system lymphoma）とは，頭蓋内に原発した節外性のリンパ腫で，リンパ組織が存在しない脳にリンパ腫が発生する機序はわかっていない．頭蓋外からの転移でないことを，全身検索で証明しなければならない．

　2）頻　度

原発性脳腫瘍の 3.1％を占め，50〜70 歳代に好発する．近年増加しつつある．

　3）好発部位

大脳半球深部（前頭葉皮質下，脳梁，基底核部，脳室周囲）に好発し，しばしば多発性である．

　4）症　状

最も多いのは片麻痺，失語などの巣症状で，次いで頭蓋内圧亢進症状，精神症状で，けいれんで発症するのは 10％である．

　5）画像診断

MRI では T_1 強調画像で等〜低信号域，T_2 強調画像で高信号域として抽出され，造影にて均一に増強される．腫瘍周囲には広範な浮腫を伴う．症例の 20〜30％が多発性であり，転移性脳腫瘍との鑑別が難しい（図 5-8）．

　6）病　理

ほとんどが濾胞形成を示さないびまん性の非 Hodgkin リンパ腫である．中枢神経系原発性腫瘍のほとんどは B 細胞性で，T 細胞性はまれである．

　7）治　療

放射線・化学療法が治療の中心となる．80％は放射線感受性が高く，生存期間の有意

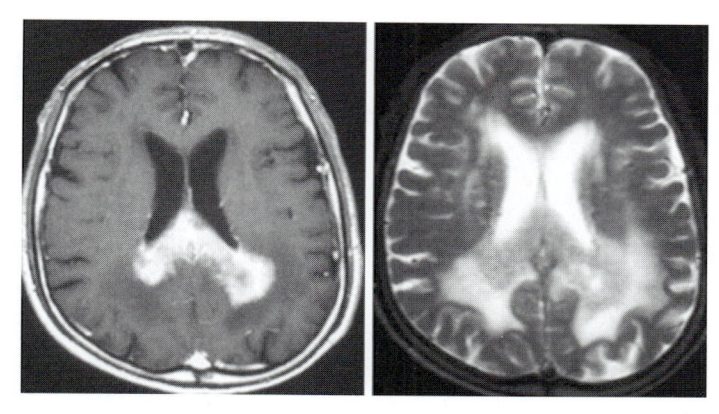

図 5-8 脳梁膨大部の悪性リンパ腫
造影 MRI T_1 強調画像（左）で腫瘍塊が増強される。T_2 強調画像（右）では周囲に広範な浮腫を伴う。

な改善が期待できる。また，副腎皮質ステロイドの投与で，40％の症例で画像上一過性に腫瘍は縮小・消退する。手術摘出の意義は少なく，生検による組織診断の確定が主目的となる。放射線・化学療法を合わせた最近の治療成績は，生存期間中央値3年，2年生存率65％である。

髄膜腫

1 定　義

　その名の由来である髄膜は，脳を覆う膜で，外層から硬膜・くも膜・軟膜の3層よりなる。髄膜腫の発生母地はくも膜の表層細胞（meningothelial cell）で，硬膜に強固に付着しつつ，ゆっくり発育する腫瘍である（図 5-9）。脳組織を徐々に圧迫し，症状を呈する。その性質から，病理学的には良性腫瘍とされることが多い。くも膜（髄膜）のある部位ではどこでも発生してもよい。頭蓋底や静脈洞に接して生じた場合には，手術的全摘出は困難である。

2 頻　度

　全原発性脳腫瘍の27％を占め，好発年齢は50～60歳代で，女性に多い（男性：女性＝1：2.3）。髄膜腫の発生部位別の頻度は表 5-3 のとおりで，頭蓋円蓋部（円蓋部，傍矢状静脈洞）がおおよそ半分を占める。
　女性ホルモン，神経線維腫症Ⅱ型の22番染色体変異と関連があるとされている。

各 論

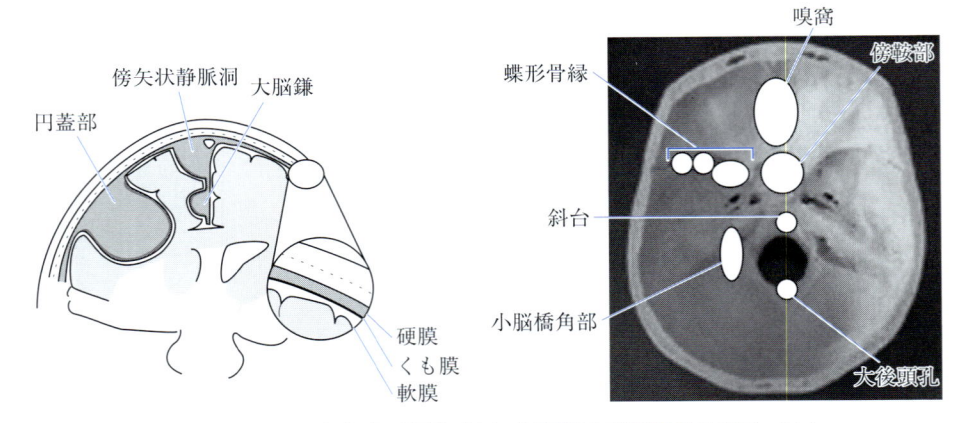

図 5-9　髄膜と髄膜腫の関係（左）と頭蓋底髄膜腫発生部位（右）

表 5-3　髄膜腫の部位別頻度

部 位	頻度（％）
円蓋部	25.6
傍矢状静脈洞・大脳鎌	22.9
蝶形骨縁	10.4
頭蓋底	30.4
嗅窩	3.5
傍鞍部	7.4
中頭蓋窩	2.5
小脳橋角部	6.6
テント	7.4
斜台	1.9
大後頭孔	1.1
側脳室	1.4
テント下	2.3
その他	7.0

CHART 74

髄膜腫は，全原発性脳腫瘍の 27％ を占める良性腫瘍。中高年女性に多い

3　症　状

　　　　髄外腫瘍で組織学的には良性であるため，緩徐に腫瘍は増大し，周囲の正常な機能をもっている脳組織を徐々に圧迫する。圧迫の程度が軽度であれば無症状である。しだい

に圧迫が強くなると，病変の部位による巣症状を呈する。また，腫瘍と脳組織が癒着している場合には腫瘍周辺に脳浮腫などを生じやすく，これによって頭蓋内圧亢進症状が生じうる。

1）円蓋部髄膜腫

円蓋部に発生し，大きな静脈洞と無関係なため，手術摘出率が高い。脳表と接するため，脳皮質の症状として，特に運動野，言語野などに影響を及ぼし発見されることが多い。症状は，前頭部では，精神症状や病変と反対側の片麻痺であり，頭頂部では，けいれん発作，反対側の片麻痺，感覚障害などが生じる。

2）傍矢状静脈洞・大脳鎌髄膜腫

上矢状静脈洞の壁，あるいは大脳鎌より発生する。前・中部が多い。大脳鎌髄膜腫は両側性に発育することもある。けいれん発作，下肢麻痺を生じやすい。

3）嗅窩髄膜腫

前頭蓋底篩板に発生し，症状の出にくい場所であるため，発見時にはかなりの大きさを示すことが多い。嗅覚脱失，Foster-Kennedy 症候群（同側視神経萎縮＋対側乳頭浮腫），精神症状（認知症，多幸，性格変化），頭蓋内圧亢進症状が生じる。

4）傍鞍部髄膜腫

視神経を圧迫し，視力低下，耳側半盲を呈する。左右差がある場合には，下垂体病変とともに本疾患も鑑別に挙がる。

> **CHART 75**
> 髄膜腫の症状の多くは，局所の圧迫による症状，サイズの増大とともに，浮腫による頭蓋内圧亢進症状

4 画像診断

古典的補助診断として，単純 X 線，血管造影などでも所見を認めるが，治療や経過観察を前提とした画像診断は，CT，MRI が主体である。これらの断層撮影では，正常脳組織と境界が明瞭で，硬膜に接した病変を認める。

> **CHART 76**
> 硬膜に付着する腫瘍を認めたら，髄膜腫を念頭に置く

1）単純 X 線

硬膜は頭蓋骨に接しているため，腫瘍の浸潤によって骨の反応が撮像上認められることもある。硬膜外への腫瘍浸潤によって骨肥厚像，あるいは骨融解像のいずれもみられる。

各論

2) 血管造影

硬膜は，外頚動脈からの血流が供給されているため，くも膜（髄膜）を発生母地とする髄膜腫にも多くの場合，外頚動脈の硬膜枝（中硬膜動脈など）から腫瘍栄養血管がサンバースト像（sun-burst appearance）を呈する。大きな腫瘍や脳実質との境界のくも膜が破綻している場合，腫瘍の発育に伴い，脳表から血流を受けることもあり，この場合は内頚動脈から腫瘍造影が認められることもある。

3) CT

単純CTでは，正常脳組織と境界の明瞭な類円形の病変として描出される。高吸収域（画像で白くみえる）であることが多いが，脳実質と等吸収でわかりにくいことがある。頭蓋骨の肥厚や融解も認められる。造影CTでは，均一に強く増強され，付着する硬膜に連続している。

4) MRI

CTと同様に正常脳組織と境界明瞭で，硬膜の付着が腫瘍から尻尾のように伸びる造影効果（tail sign）が認められる。造影で均一に強く増強される。T_1強調画像で低信号，

(a)　(b)

(c)

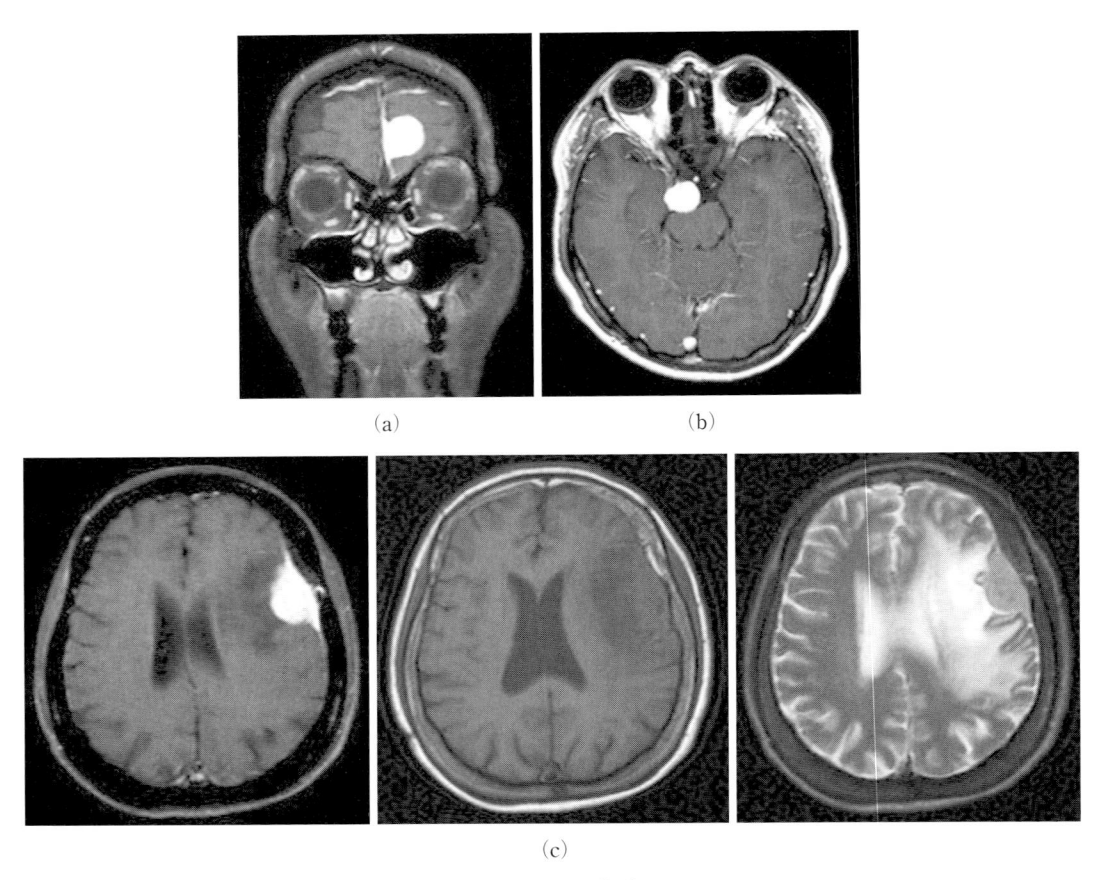

図 5-10　髄膜腫

(a) 大脳鎌髄膜腫（造影 MRI T_1 強調画像）。(b) 頭蓋底髄膜腫（造影 T_1 強調画像）傍鞍部。視力障害を認めた。
(c) 造影 T_1 強調画像（左），T_1 強調画像（中央），T_2 強調画像（右）。周辺浮腫を認める。

T₂ 強調画像で高信号を呈することが多い．治療選択に当たっては，静脈や静脈洞との関係，周囲脳組織や脳神経との関係，脳浮腫の有無（T₂ 強調画像で腫瘍周囲の正常脳組織が高信号を呈する）などを詳細に検討するため，断層方向が自由に決められる MRI が汎用される（図 5-10）．

5）鑑別診断

小脳橋角部や，脊髄髄外硬膜内腫瘍において神経鞘腫との鑑別，担がん患者における硬膜転移との鑑別が必要になることがある．

5 病　理

WHO の分類ではいくつかのタイプに分けられているが，基本的には正常脳膜の meningocyte に類似した細胞成分よりなる．細胞の同心円状配列（渦巻形成）が特徴的で，内部に石灰化（砂粒体：psammoma body）を含むこともある．まれであるが，異形成髄膜腫（atypical meningioma）および退形成髄膜腫（anaplastic meningioma）は増殖が速く，脳実質に浸潤する腫瘍で放射線治療などにも抵抗性を示す治療困難な疾患である．異形成髄膜腫と退形成髄膜腫を合わせて，いわゆる悪性髄膜腫（malignant meningioma）と称する．

CHART 77
髄膜腫では，症状をとるための安全な手術を計画する．頭蓋底での全摘は困難なこともある

6 治　療

ほとんどが良性であるため，髄膜腫の治療は手術的治療が基本となる．術後，長期間の useful life を見込めるような治療が必要である．周囲正常脳組織（特に運動野や言語野）や脳静脈還流に関わる静脈洞などを温存することが必要で，このため，術中神経生理学的モニターや，顕微鏡手術を行うことが多い．頭蓋底の髄膜腫では，神経障害を避けるため，部分摘出で終わることも考慮する．術前処置として，手術中に多量の出血が予想される場合などに，脳実質への影響が少ない外頚動脈系の腫瘍血管のみを選択的に塞栓する術前塞栓術が行われる．

また，手術困難部位，再発，増殖の高い異型髄膜腫などの場合には，ガンマナイフ，サイバーナイフなどを用いた高精度の定位的放射線治療が行われる．円蓋部などでは付着する硬膜を含めて切除し，硬膜形成を行うことが最も望ましい．

表 5-4 に示す Simpson Grading（1957 年）は，摘出度と 5〜20 年後の再発のリスクが相関するとしたものである．

全国集計では，全摘で 5 年生存率約 95％，悪性髄膜腫では全摘でも 70％程度である．

各 論

表 5-4　Simpson Grading

	摘出度	再発率（％）
Grade 1	腫瘍，硬膜付着部，骨浸潤部を全摘	9
Grade 2	肉眼的全摘，硬膜付着部は焼灼	19
Grade 3	肉眼的全摘	29
Grade 4	部分摘出	44
Grade 5	徐圧のみ	—

表 5-5　下垂体腺腫の分類

下垂体線腫		発生頻度（％）	臨床症状
非機能性腺腫		40	両耳側半盲，視力障害，下垂体機能低下
機能性腺腫	プロラクチン（PRL）産生腺腫	30	乳汁分泌，無月経
	成長ホルモン（GH）産生腺腫	20	先端巨大症，巨人症
	副腎皮質ホルモン（ACTH）産生腺腫	10	Cushing病
	甲状腺刺激ホルモン（TSH）産生腺腫	1	甲状腺機能亢進症

下垂体腺腫

1　定　義

下垂体腺腫は，下垂体前葉細胞から発生する腫瘍である。非機能性腺腫（ホルモン非産生性）と機能性腺腫（ホルモン産生性）に大別される（表 5-5）。

2　頻　度

全国集計によると，全原発性脳腫瘍の 18.1％を占め，3 番目に多い脳腫瘍である。基本的に成人の脳腫瘍であり，腺腫の種類により好発年齢や性差は異なる（後述）。

3　好発部位

腫瘍の大きさにより大別され，径 10 mm 未満のものは microadenoma（微小腺腫），それ以上のものは macroadenoma と定義される。microadenoma はトルコ鞍内限局型が多く，macroadenoma はトルコ鞍内から鞍外（鞍上部，海綿静脈洞内，蝶形骨洞内など）に進展しているものが多い。

4 症　状

非機能性腺腫（non-functioning adenoma）では周囲組織の圧迫症状とホルモン分泌機能低下症状を，機能性腺腫ではホルモン分泌過剰による内分泌症状を呈する。

a．非機能性腺腫

臨床的に下垂体ホルモンの過剰分泌症状を呈さないものをいう。性差はほとんどなく，50〜60歳代に多い。何らかのホルモン分泌はしているが，臨床的にホルモン過剰症状を呈さない腺腫も含まれている。macroadenoma がほとんどであり，周囲組織の圧迫症状としての視力・視野障害（両耳側半盲：bitemporal hemianopsia）とホルモン分泌機能低下症状としての下垂体前葉機能低下症が主症状である。

b．機能性腺腫

1) プロラクチン（PRL）産生腺腫

女性に圧倒的に多く（男性の10倍程度），20歳代に多い。microadenoma が多く，女性では無月経（amenorrhea）と乳汁分泌（galactorrhea）を呈し，不妊症の原因の約20〜30％を占めるとされる。男性では発見が遅れるため，macroadenoma による視力・視野障害で発見されることが多い。高 PRL 血症の原因としては，ほかに薬剤性，視床下部・下垂体茎部の障害，甲状腺機能低下症などがあるが，血中 PRL 値が 200 ng/mL 以上の場合は PRL 産生腫瘍の可能性が高い。

2) 成長ホルモン（GH）産生腺腫

性差はほとんどなく，40〜50歳代に多い。成人では先端巨大症（acromegaly：手足の容積増大，先端巨大症様顔貌（下顎突出，眉弓部の膨隆，鼻・口唇の肥大），耐糖能異常，高血圧，睡眠時無呼吸様症候群，頭痛，発汗異常など）を，骨端線閉鎖前の若年者では巨人症（gigantism）を呈する。診断は上記のような臨床症状に加え，内分泌検査所見（ブドウ糖 75 g 経口投与試験での GH の抑制不全，血中 IGF-1（ソマトメジン C）の高値）をもって行う。

3) 副腎皮質刺激ホルモン（ACTH）産生腺腫

女性に多く（男性の2.5〜3.5倍），30〜40歳代に多い。Cushing 病（満月様顔貌，中心性肥満，皮膚の伸展性赤紫色皮膚線条，筋力低下，高血圧，月経異常，にきび，多毛，浮腫，耐糖能異常，色素沈着，精神異常，小児における成長遅延など）を呈する。診断は上記臨床症状に加え，内分泌検査所見として ACTH 過剰分泌の証明（血中 ACTH・血中尿中コルチゾール高値），ACTH 分泌の自律性の証明（デキサメサゾン抑制試験，コルチゾール日内変動など）。下垂体腺腫以外にも副腎腫瘍，両側副腎摘出術後，異所性 ACTH 産生腫瘍などでも ACTH の過剰産生がみられるので，鑑別診断が必要である。

4) 甲状腺刺激ホルモン（thyroid stimulating hormone：TSH）産生腫瘍

きわめてまれな腫瘍。甲状腺機能亢進症の症状を呈する。

各論

| CHART 78 |

- 下垂体腺腫は非機能性腺腫と機能性腺腫に分かれる
- 非機能性腺腫は macroadenoma（径 1 cm 以上）が多く，視力・視野障害と下垂体機能低下症を呈し，機能性腺腫は microadenoma が多く，ホルモン分泌過剰症状を呈する
- 頻度は非機能性腺腫が最も高く，プロラクチン（PRL）産生腫瘍＞成長ホルモン（GH）産生腫瘍＞副腎皮質刺激ホルモン（ACTH）産生腫瘍＞甲状腺刺激ホルモン（TSH）産生腫瘍の順に多い

5 画像診断

1) 頭部単純 X 線
 トルコ鞍の風船様拡大（ballooning），二重鞍底（double floor）などの情報が得られる。
2) MRI
 最も重要な画像診断である。冠状断，矢状断でのトルコ鞍部の thin slice 像が必要。
- macroadenoma： 存在診断は容易。病変の広がり，正常下垂体の位置，視交叉の圧迫，海綿静脈洞内伸展などの情報が得られる（図 5-11）。
- microadenoma： 腫瘍は正常下垂体よりも造影効果が弱いこと，腫瘍がある部位と反対側に下垂体茎が変位することが診断に役立つ。3 mm 以下の腫瘍や Cushing 病の一部では診断困難なことがあり，造影 MRI T_1 強調画像の dynamic study にて診断可能になることもある（図 5-12）。

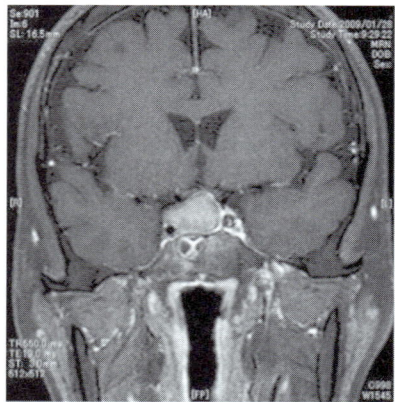

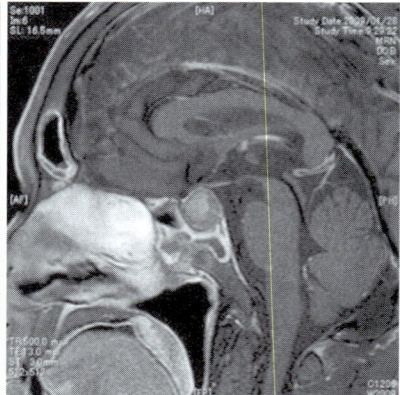

図 5-11 macroadenoma
造影 MRI T_1 強調画像でトルコ鞍内から鞍上部に伸展し，軽度増強される腫瘍を認める。

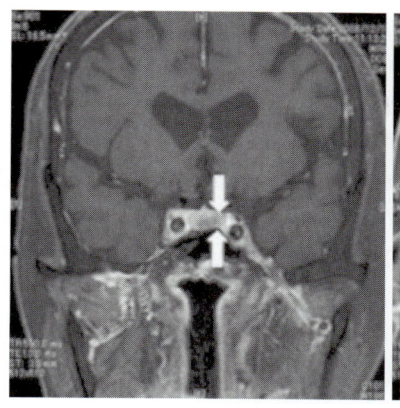

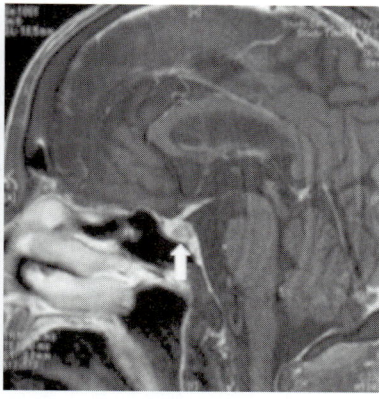

図 5-12　microadenoma
造影 MRI T_1 強調画像で強く造影される正常下垂体に対し，トルコ鞍内左側に造影効果の弱い腺腫（⇨）を認める。

3）CT

通常の CT 撮影のみでは見逃すことがある．最近では診断には MRI が中心ではあるものの，骨の情報を得るためには有用である．また，腫瘍内の石灰化の有無をみることで，頭蓋咽頭腫との鑑別に役立つこともある．

4）脳血管造影

古典的には前大脳動脈 A1 部の挙上，内頚動脈サイフォン部開大などの所見の観察が重要といわれていたが，最近は MRI で診断できるため，ルーチンでは行わない．

> **CHART 79**
> 下垂体腺腫の画像診断で重要なのは **MRI**．頭部 **X** 線でトルコ鞍の風船様拡大，二重鞍底

6　病　理

術中，肉眼的に腫瘍は周囲組織と明瞭に識別でき，主に黄白色で軟らかく，吸引可能である．組織学的には，内分泌器官の特徴である類洞構造を基本構造とする．前葉ホルモンの免疫組織学的染色によって，腫瘍のホルモン産生性がわかる．

7　治　療

PRL 産生腫瘍以外では基本的に手術が第 1 選択である．手術法としては，経蝶形骨洞手術（transsphenoidal surgery）が第 1 選択であり，この方法で到達できないものに関しては開頭手術を行うこともある．経蝶形骨洞手術はかつて上口唇切開で行うのが普通

各論

だったが，最近はより低侵襲な鼻粘膜切開（経鼻法）で行うことが多くなってきた．また，最近では内視鏡を用いた手術も行われている．残存腫瘍に対する補助療法として，薬物療法（GH産生腫瘍ではソマトスタチン誘導体（酢酸オクトレオチド）が有効，ACTH産生腫瘍ではメチラポンなどがあるが効果は低い）や放射線照射を追加することもある．

PRL産生腫瘍の治療方針は未だに議論の分かれるところではあるが，最近ではドパミン作動薬（カベルゴリン，ブロモクリプチン）による薬物治療が第1選択になっており，薬物治療が無効のものや副作用の生じた例などでは手術が適応となる．下垂体機能低下症に対してはホルモン補充療法を行う．

CHART 80

- 下垂体腺腫の手術は経蝶形骨洞手術が中心
- 下垂体機能低下症に対してはホルモン補充療法を行う．
  成長ホルモン（**GH**）産生腫瘍には酢酸オクトレオチド，プロラクチン（**PRL**）産生腫瘍にはカベルゴリンやブロモクリプチンなどの薬物療法が奏効

聴神経腫瘍

1 定　義

末梢神経の構造は，電気のコードとよく似ている．軸索（axon）は **Schwann 細胞**によりつくられる髄鞘（myelin sheath）で取り囲まれ，その周囲を基底膜と神経内膜（endoneurium）が包んでいる．これらが数本集まって結合組織である神経周膜（perineurium）により包まれる．さらにこれらが数本集まって神経上膜（epineurium）に包まれ，1本の末梢神経となる．聴神経腫瘍（acoustic neurinoma）は，形態学的にはSchwann細胞由来と考えられる神経鞘腫（schwannoma, neurinoma）と末梢神経全体から発生する神経線維腫（neurofibroma）の2型がある．後者はvon Recklinghansen病にみられ，多発性である．

2 頻　度

神経鞘腫は全原発性脳腫瘍の10.8％，**神経線維腫症I型**（**von Recklinghausen 病**）が0.3％を占める．神経鞘腫は成人の腫瘍で，40～60歳代に約半数が集中し，女性（1.6倍）が多い．神経線維腫は青年期に多く，性差はない．

また，小脳橋角部腫瘍の80％が聴神経腫瘍で，残り20％に髄膜腫，三叉神経鞘腫，類上皮腫，くも膜嚢胞などがある．

3 好発部位

聴神経鞘腫のほとんどは内耳道内の上前庭神経（前庭機能に関与）より生じ，蝸牛神経（聴覚に関与）に生ずることはまれである。頭蓋内では聴神経に 90% 以上発生するが，聴神経以外にも，まれにではあるが，三叉神経，顔面神経，舌咽・迷走・副神経などにも発生する。

4 症　状

初発症状は難聴・耳鳴がほとんどである。腫瘍が前庭神経より発生するわりにはめまいを初発症状とするものは少ない。その他，腫瘍の進展に伴って三叉神経障害（顔面知覚の低下，角膜反射の低下），顔面神経麻痺（運動障害，味覚低下），第Ⅸ・第Ⅹ脳神経障害，小脳症状などを呈することもある。

5 神経耳科学検査

1）温度眼振検査
前庭神経機能検査として温度眼振検査（カロリックテスト）があり，ほとんどの症例で反応廃絶あるいは低下している。そのほかに腫瘍が大きく脳幹を圧迫すると，患側注視で振幅が大きく頻度が低く，健側注視で振幅が小さく頻度の高い Bruns 眼振が観察される。

2）聴力検査
蝸牛神経検査として聴力検査があり，所見は感音難聴，言語識別低下であり，高音での障害で始まることが多い。

6 画像診断

頭部断層撮影での内耳道の拡大，内耳口の拡大などの観察が重要とかつてはいわれてきたが，最近では MRI で病変を診断し，内耳道を含めた骨の変化を頭部 CT で評価するのが普通である。MRI では小脳橋角部に T_1 強調画像で低信号，T_2 強調画像で高信号であり，造影 T_1 強調画像で強く増強される。内耳道内に入り込む形状が特徴的である（図 5-13 中央）。CT では内耳道の拡大を認める（同図右）。

> **CHART 81**
> 小脳橋角部腫瘍の 80% が聴神経腫瘍。内耳道拡大，聴力障害，強い増強効果が，聴神経腫瘍の特徴

各論

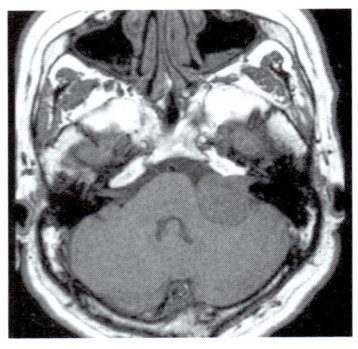

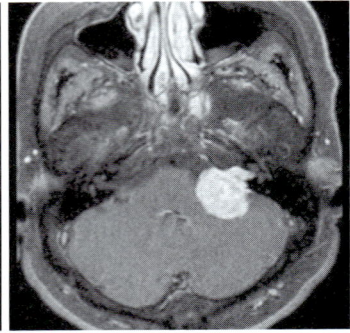

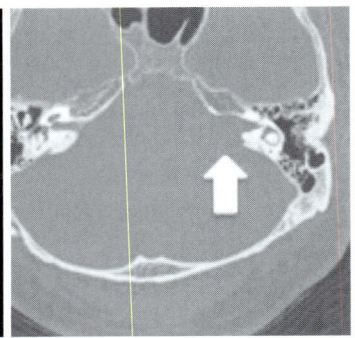

図 5-13　聴神経腫瘍
MRI T_1 強調画像（左）で低信号，造影 T_1 強調画像（中央）で造影される病変を小脳橋角部から内耳道内に認める。CT（右）で左内耳道の拡大を認める（⇨）。

7 病　理

肉眼的には境界明瞭な被膜を有する腫瘍で，内耳道から小脳橋角部に進展し，周囲脳神経，脳幹，小脳を圧排・偏位させる。組織学的には，細長い突起をもつ紡錘形の腫瘍細胞が密集して平行に並び，柵状配列をとる。

8 治　療

良性腫瘍であるので，全摘出により治癒が得られる。2 cm 以下の小さい腫瘍では聴力および顔面神経の機能温存が重要である。最も広く行われている術式は，側臥位での経後頭蓋窩法である。直径 3 cm 以内の腫瘍に関してはガンマナイフによる定位放射線照射（**radiosurgery**）も有効である。

CHART 82
・聴神経腫瘍の手術到達法としては経後頭蓋窩法が一般的で，摘出で治癒可能
・2 cm 以下の小さい腫瘍では聴力・顔面神経の機能温存が重要。直径 3 cm 以内の腫瘍では **radiosurgery** も有効

頭蓋咽頭腫

1 定　義

頭蓋咽頭腫（craniopharyngioma）とは，胎生期の頭蓋咽頭管の遺残（**Rathke 囊**）か

ら発生する先天性脳腫瘍である。発生母地は扁平上皮細胞群とされている。大部分が囊胞と石灰化を伴い，トルコ鞍上部から鞍内部にかけて存在する。

2 頻　度

全原発性脳腫瘍の3.5％，小児脳腫瘍の8.9％を占め，小児期に22％が発症する。また，30〜59歳の間にも46％が発症する（小児と成人とで二峰性の発生ピーク）。

3 好発部位

トルコ鞍上部に好発し，第3脳室方向へ進展する。トルコ鞍内発生のものもある。

> **CHART 83**
> 頭蓋咽頭腫は，胎生遺残組織のRathke囊より発生。大部分が囊胞形成と石灰化を伴い，トルコ鞍上部・鞍内部に発生し，第3脳室方向に進展

4 症　状

1) 視神経障害

視神経の圧迫に伴って視力・視野障害を呈する。下垂体腺腫同様に両耳側半盲を来すこともあるが，左右非対称で不規則な視野狭窄を呈することもある。

2) 下垂体機能障害

小児ではGH分泌低下による成長遅延がみられる。成人では性腺機能低下，無月経，汎下垂体機能低下などの症状が出現する。10％程度で尿崩症（DI）を初発症状とする。

3) 頭蓋内圧亢進症状

上方に進展して第3脳室やMonro孔を閉塞すると，水頭症に伴う頭蓋内圧亢進症状を呈する。

4) 視床下部障害

初発症状としてはまれである。体温調節障害，肥満，低血圧，精神症状，性格変化，記銘力低下などがある。

5 画像診断

1) 単純X線

古典的にはトルコ鞍の平皿状変形の観察が重要といわれていたが，MRIによる診断が中心の現在では意義は少ない。

各論

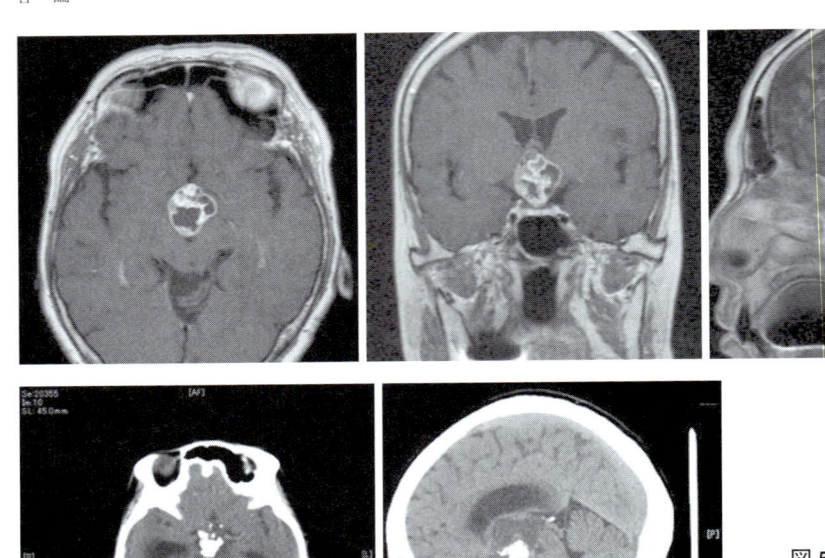

図 5-14 頭蓋咽頭腫
上：造影 MRI T_1 強調画像で鞍上部に嚢胞を伴う腫瘍をみる。充実成分と嚢胞壁が造影される。
下：単純 CT で腫瘍に一致した石灰化を認める。

2） CT
腫瘍に一致した石灰化および嚢胞をみる（図 5-14 下）。

3） MRI
充実成分と嚢胞成分で見え方が異なる。嚢胞内容は T_1 強調画像で低信号，T_2 強調画像で高信号を呈することが多いが，内容の性状によりさまざまな信号を呈する。充実成分および嚢胞壁は，造影により増強される（同図上）。

CHART 84
頭蓋咽頭腫の画像所見は，嚢胞形成，充実成分と嚢胞壁の造影，石灰化が特徴

6 病 理

肉眼的には結節状の境界明瞭な腫瘍である。嚢胞の内容液は濃い黄褐色で汚いモーターオイル（motor oil）様で，ギラギラするコレステロール結晶が浮遊している。組織学的にはエナメル上皮型（adamantinomatous type）と扁平上皮型（squamous cell type）に分けられる。組織学的には良性であるが，全摘出が困難な例が多く，再発率は高い。

7 治　療

　第1選択は手術摘出である。主として両側・一側前頭開頭で行われる。最近では穿頭下に内視鏡的に囊胞開放を行うこともある。非全摘出例には放射線照射を行う。術前後の下垂体・視床下部機能低下に対してホルモンの補充療法を行う。術後の下垂体前葉機能低下やDIの出現率は高い。

> **CHART 85**
> ・頭蓋咽頭腫の治療は手術摘出。放射線照射も必要に応じて併用
> ・下垂体機能低下・尿崩症（DI）に対するホルモン補充療法が必要

8 鑑別診断

　トルコ鞍上部腫瘍の鑑別すべき疾患としては，下垂体腺腫，頭蓋咽頭腫，鞍結節髄膜腫，視神経膠腫，鞍上部胚腫などがあげられる（表5-6）。

> **CHART 86**
> トルコ鞍上部に発生する腫瘍には，下垂体腺腫，頭蓋咽頭腫，鞍結節髄膜腫，視神経膠腫，鞍上部胚腫などがある

表5-6　トルコ鞍上部腫瘍の鑑別診断

鑑別すべき疾患			下垂体腺腫	頭蓋咽頭腫	鞍結節髄膜腫	視神経膠腫	鞍上部胚腫
好発年齢			成人	小児・成人	成人	小児	小児（思春期）
トルコ鞍			風船様拡大	平皿状変形	鞍結節肥厚	視束管拡大	正常
画像診断	CT	石灰化	－	＋＋	＋	－	時に＋
	MRI	囊胞	時に＋	＋＋	－	－	＋
		造影	＋	＋（実質部・囊胞壁）	＋＋	＋	＋
症状		視野欠損	＋（両耳側）	＋	＋（不規則）	＋（不規則）	＋
		視力低下	＋	＋	＋＋	＋＋＋	＋
		内分泌障害	＋	＋＋	－	－	＋＋
		視床下部障害	－	＋	－	－	＋
		頭蓋内圧亢進	－	＋	－	－	－

各論

胚細胞性腫瘍（生殖細胞腫瘍）

1 定　義

胚細胞性腫瘍（生殖細胞腫瘍：germ cell tumors）とは，生殖器由来の多彩な組織像を呈する腫瘍群であり，生殖器をはじめ後腹膜，縦隔，脳などの体軸の正中線上に好発する。この腫瘍群の組織型は，図 5-15 のような胚腫（germinoma）を代表とする 5 組織型が基本であり，さらに各々の成分の混合型がある。

> **CHART 87**
> 胚細胞性腫瘍には，胚腫，胎児性がん，奇形腫，絨毛がん，卵黄嚢腫瘍（内胚葉洞腫瘍）の 5 つおよび各々の成分の混合型がある

2 頻　度

全原発性脳腫瘍の 2.7％，小児脳腫瘍の 15.4％で，小児期〜思春期に発生のピークがあり，約 70％は男性である。組織型では胚腫が半数以上を占める。また，日本人に多いことも特徴である。

3 好発部位

胚細胞性腫瘍全体では，松果体部とその近傍が約 40％と最も多く，鞍上部（18％），基底核（6％）と続く。胚腫は鞍上部と松果体部にほぼ同等に発生し，その他の組織系は松果体部に多い。女性の松果体部発生はまれである。なお，松果体部発生の腫瘍には，胚

```
胚細胞（germ cell）
  →① 精子または卵への分化 = 胚腫（germinoma）
  →② 多方向への分化能を有する未熟な分化 = 胎児性がん（embryonal carcinoma）
  →③ 胎児組織あるいは胎児外組織への分化
      ③-1  胎児の基本的要素の三胚葉分化 = 奇形腫（teratoma）
      ③-2  栄養膜への分化 = 絨毛がん（choriocarcinoma）
      ③-3  卵黄嚢への分化 = 卵黄嚢腫瘍（yolk sac tumor）
                    あるいは
                    内胚葉洞腫瘍（endodermal sinus tumor）
```

図 5-15　胚細胞性腫瘍の組織発生

細胞性腫瘍のほかに松果体実質細胞由来の松果体細胞腫（pineocytoma）や松果体芽腫（pineoblastoma）がある。

> **CHART 88**
> ・胚細胞性腫瘍全体では，約半数が松果体部に発生
> ・松果体部への発生は男性に圧倒的に多く，女性ではまれ

4 症　状

　松果体部に発生した胚細胞性腫瘍では，中脳水道閉塞による水頭症症状（頭蓋内圧亢進症状など）と中脳四丘体圧迫による四丘体症候群を認める。四丘体症候群のうち，共同上方視麻痺（Parinaud 徴候）や Argyll-Robertson 瞳孔（対光反射は消失するが輻輳に伴う最大縮瞳は保持される）が有名で頻度も高い。下丘が圧迫されると中枢性難聴を認める。

　鞍上部に発生した場合は，視交叉や視床下部への障害，すなわち，尿崩症（DI），視力・視野障害，下垂体前葉機能不全を来す。特に，DI は 8 割以上の症例に認め，かつ初発症状となることが多い。絨毛がんでは hCG 産生のため，思春期前の男児において早期二次性徴（性早熟）を発現させる。

> **CHART 89**
> 松果体部発生の胚細胞性腫瘍の症状は，水頭症症状（頭蓋内圧亢進症状），四丘体症候群（Parinaud 徴候，Argyll-Robertson 瞳孔），まれに中枢性難聴，性早熟など

5 血清腫瘍マーカー

　絨毛がんは hCG の特に β 分画（hCG-β）を，卵黄嚢腫瘍は AFP を産生する。血清あるいは髄液中のこれらの値は，組織型の鑑別，腫瘍の増大・縮小を反映する。

> **CHART 90**
> 絨毛がんは，ヒト絨毛性性腺刺激ホルモン（**hCG**），卵黄嚢腫瘍は **α-**フェトプロテイン（**AFP**）を産生

各論

6 画像診断

1) CT

奇形腫で骨・歯牙を示す高吸収域と脂肪・嚢胞成分を示す低吸収域の混在など特徴的所見を認めるが，それ以外の組織型では特徴的所見に乏しい。

2) MRI

胚細胞腫瘍全般の特徴として T_1 強調画像で大部分が中等度低〜等信号，T_2 強調画像で高信号かつ境界明瞭，造影で均一に増強される。多房性の嚢胞形成は，奇形腫の典型像ではあるが，胚腫など，他の組織型でも認めることがある。MRI は，脳深部腫瘍成分と周辺構造物の解剖学的位置関係の把握に重要な検査であり，手術を検討する際には必須の検査である（図 5-16）。

7 病理

胚腫の病理学的特徴は，円形ないし多角形の大型上皮様明細胞と間質へのリンパ球浸

(a)

(b)

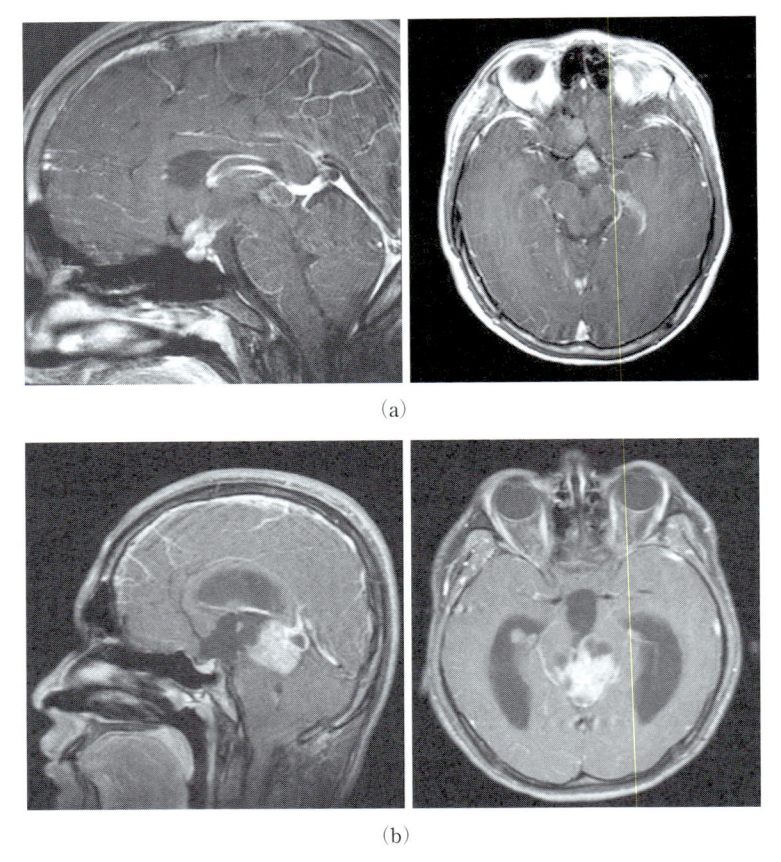

図 5-16 （a）鞍上部胚腫と（b）松果体部胚腫
造影 MRI T_1 強調画像矢状断（左）および軸位（右）。

潤の 2 要素，すなわち二細胞パターン（two coll pattern）を呈する点である。成熟奇形腫では，外胚葉性成分（表皮，毛，汗腺，平滑筋，グリア組織），中胚葉性成分（軟骨，骨，横紋筋），内胚葉性成分（消化器・呼吸器系上皮）の三胚葉成分を含む。未熟奇形腫では，三胚葉成分の一部あるいは全成分に未熟で悪性性格を有する組織を含む。

卵黄嚢腫瘍は，立方状から扁平な細胞が大小の不規則な空隙を形成し，網目状あるいは乳頭状・充実性に増殖する。免疫組織学的には AFP 陽性の腫瘍細胞を認める。絨毛がんは単核の細胞栄養細胞と多核の合胞性栄養細胞からなり，免疫組織学的に hCG 陽性である（図 5-17）。

CHART 91
胚腫は二細胞パターン，奇形腫は三胚葉成分を含むのが特徴

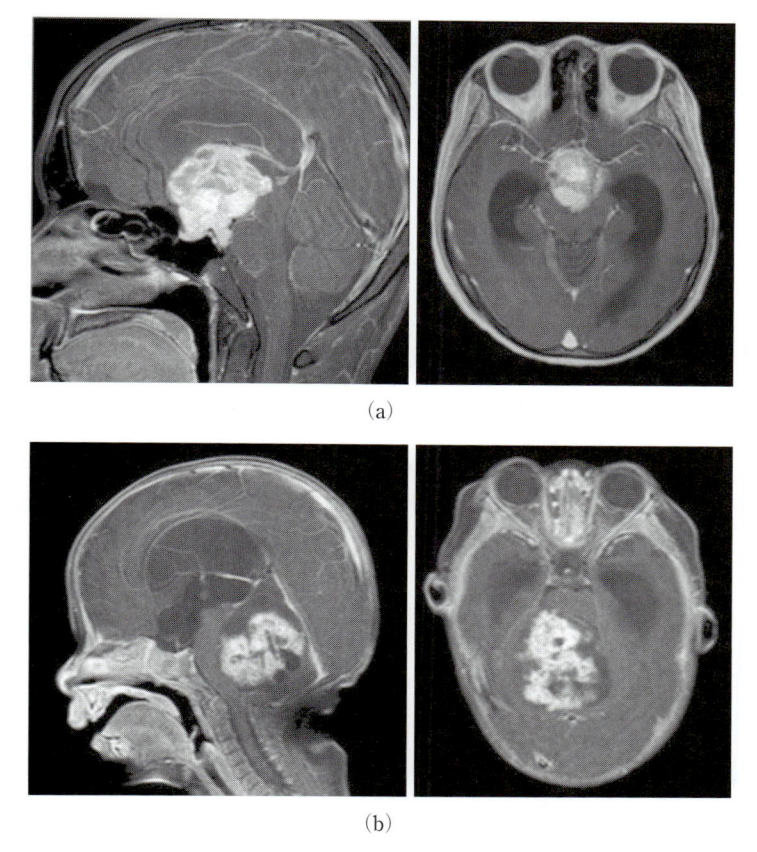

図 5-17　(a) α-フェトプロテイン（AFP）陽性腫瘍細胞を含む混合型胚細胞腫瘍と (b) 奇形腫
造影 MRI T_1 強調画像矢状断（左）および軸位（右）。

各論

8 治 療

　原則的に，手術の目的は組織診断と水頭症の解除である．水頭症の解除のために，第3脳室底開窓術や脳室へのオンマイヤーリザーバー（脳室内の髄液を術後適宜抜くためのバルブ）留置などを行う．

　手術後（時に手術前）の胚細胞性腫瘍の治療原則は，化学療法と放射線治療の併用である．具体的には，臨床診断確定の後にプラチナ（白金）系薬剤を中心とする化学療法であるCarE（carboplatin-etoposide）療法やICE（ifosfamide-cisplatin-etoposide）療法，および全脳室照射を基本とする放射線治療を行う．なお，化学療法および放射線治療を行ったにもかかわらず，腫瘍が残存・増大した場合には，可及的摘出術を追加する．

　胚腫においては，これらの治療法により5年生存率90％以上の良好な予後を得ている．一方，胎児性がん，絨毛がん，卵黄囊腫瘍，未熟奇形腫の組織型においては，治療に抵抗性を示し，再発あるいは転移，播種により不良な転帰を辿る．

> **CHART 92**
> 胚腫においては，プラチナ系薬剤中心の化学療法と全脳室照射により予後良好であるが，胎児性がん，絨毛がん，卵黄囊腫瘍，未熟奇形腫は予後不良

血管芽腫

1 定 義

　血管芽腫（hemangioblastoma）は，以前は血管内皮細胞由来と考えられていたが，現在のWHO分類では組織由来不明として扱われている．von Hippel-Lindau（VHL）病の一部として出現する場合がある（22％）．

2 頻 度

　全原発性脳腫瘍の1.7％を占め，35～45歳にピークがあり，男性にやや多い．

3 好発部位

　小脳半球に好発する（70～80％）．

4 症　状

頭蓋内圧亢進による頭痛で発症することが多く，小脳症状で発症することはむしろ少ない。一部の症例では腫瘍が産生するエリスロポエチンによる多血症を認める。

5 画像診断

囊胞を有し囊胞壁に壁在結節を有する場合と，充実性腫瘍の場合があり，造影 MRI T_1 強調画像でよく増強される。椎骨動脈撮影では，小脳各動脈からの腫瘍濃染像を認める（図 5-18）。

6 病　理

肉眼的には赤褐色で境界明瞭な腫瘍である。腫瘍細胞は細胞質の明るい多形性の細胞で，毛細血管または大きな海綿状血管に接して密に増殖する。

7 治　療

良性で単発性の場合は根治手術が可能である。

CHART 93

血管芽腫は成人の小脳半球に好発する良性腫瘍で，外科的摘出術により根治が可能。von Hippel-Lindau（VHL）病の一部として出現する場合がある

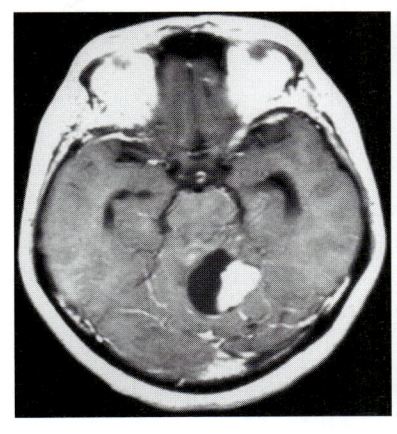

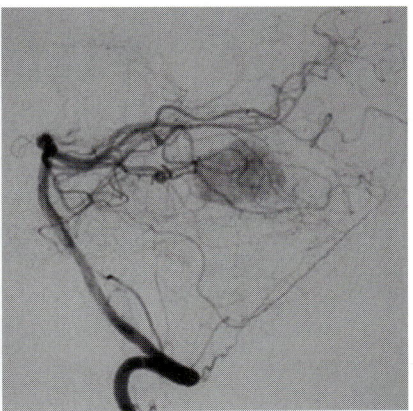

図 5-18　血管芽腫
造影 MRI T_1 強調画像（左）で小脳半球に囊胞を伴い，壁在結節の増強を認める。
血管造影側面像（右）で小脳上面に腫瘍濃染像を認める。

各論

転移性脳腫瘍

1 定　義

転移性脳腫瘍（metastatic brain tumors）とは，がんの血行性転移によって，頭蓋内などに腫瘍を形成するものをいう。脳実質のほか，頭蓋骨，髄膜，脊髄，脊椎，頭蓋底部などにも生じることがある。髄膜に沿って転移進展したものをがん性髄膜炎と呼ぶ。高齢化，がんの生存率の改善などによって転移性脳腫瘍も増加しつつある。原発巣が不明なものや，脳転移で発見される場合もある。

2 頻　度

全国集計では，2000年までの調査で登録された脳腫瘍のおおよそ18％を占めている。いわゆるがん年齢の60歳代が最多である。男性にやや多い。

3 好発部位

前頭葉に最も多く，頭頂葉，小脳，後頭葉の順である。発見時に単発病変が約60％で，約40％は多発病変である。

4 原発巣

肺がんが最も多い（52％）。次いで乳がん（9％），直腸がん（5％），腎がん（5％）。消化器全体では，胃・腸管合わせて約15％，肝臓・膵臓で2％を占めている。欧米では原発性腫瘍の発生頻度の違いから，悪性黒色腫がおおよそ10％を占める。また，乳がん，腎がんの割合も日本に比べて高い。

5 症　状

他の脳腫瘍同様に，局所症状および頭蓋内圧亢進症状のいずれも生じうる。局所症状が80％（けいれん，麻痺，失語，失調など），頭蓋内圧亢進（頭痛，嘔吐）が20％にみられ，けいれん発作で発見されることが多い。多発腫瘍では，それぞれの部位での症状が加わることもある。

> **CHART 94**
> 転移性脳腫瘍は60歳代に多い。血行性転移，肺がん（半分以上），単発（60％），けいれん発症が特徴

6 画像診断

治療を念頭に置くと，造影 MRI は必須である。

1) MRI

T_1 強調画像では低信号，T_2 強調画像では高信号，かつ病変周囲の浮腫が認められる。造影では強く増強され，円形の腫瘍ないしは中心壊死を伴う場合にはリング状増強として描出される（図 5-19）。

2) CT

単純 CT では，病変と周囲の浮腫が低吸収域として認められる。造影によって強く増強される。MRI 同様に，円形ないしはリング状増強を認める。

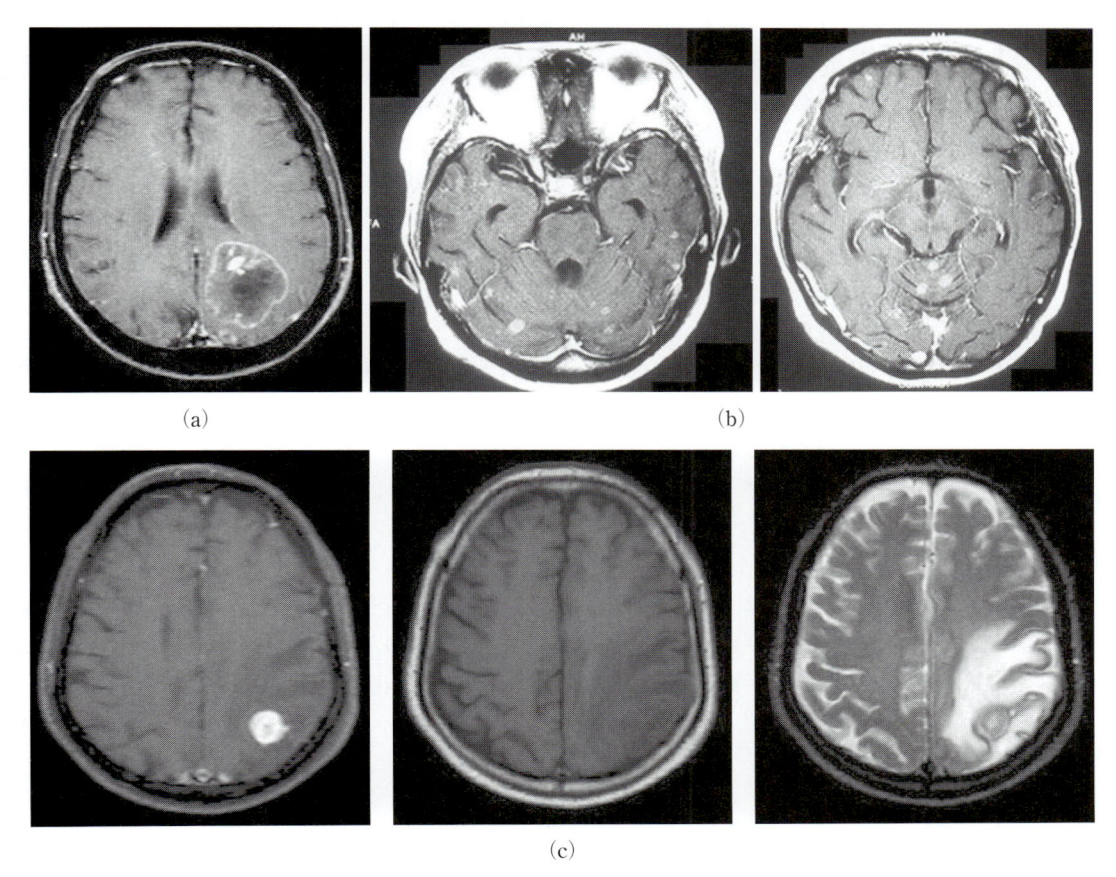

図 5-19 転移性脳腫瘍
(a) 造影 MRI T_1 強調画像。リング状造影を呈する。(b) 造影 T_1 強調画像。多発病変を有する（乳がん，30 歳，女性）。
(c) 左：造影 T_1 強調画像，中央：T_1 強調画像，右：T_2 強調画像。周辺浮腫を認める。

各論

> **CHART 95**
> リング状増強は，膠芽腫（悪性神経膠腫），転移性脳腫瘍，脳膿瘍で認められ，鑑別診断が重要

7 病　理

境界明瞭な腫瘍塊で原発巣と同じ病理像を呈する。灰白質境界部（皮髄境界）に位置することが多く，中心壊死を伴うことがある（腫瘍の増大に血管新生が追いつかないためとされている）。

8 治　療

すでに遠隔転移が生じていることから，根治は困難である。条件のよい場合（65歳以下，原発がコントロールされており，他の転移なしの場合）でおおよそ予後12か月と見込まれる。活動性の低下などがある場合にはさらに短い期間となる。転移性脳腫瘍の部位，大きさ，数，症状と全身状態を考慮して治療を選択する。

1）手　術

根治に至らずとも，生活の質（quality of life：QOL）の維持のために手術を適応することもある。手術適応はおおむね予後6か月以上が見込める場合で，頭蓋内病変が症状を有し，比較的大きい場合で，かつ原発が十分コントロールされており，多臓器転移がないなどの場合である。

2）定位放射線照射

手術に代わる方法として台頭した。おおよそ直径3 cm以下の場合，切除不可能な部位などでは第1選択となる。ガンマナイフや定位的放射線治療（SRS，SRT）を用いた治療がよく知られている。

短期間で治療が終了し，他部位に病変が出現したり，再発した場合の再治療が行いやすい。

3）（術後）分割全脳放射線照射

術後放射線治療は，病変の再発抑制に有用である。多発病変の場合には，頭蓋内の微小病変の予防および術後病変の周囲からの再発予防のため，全脳照射が適応される。小病変のみの場合，手術適応とならない場合には，全脳照射のみを行うこともある。

頭蓋骨腫瘍

1 定　義

頭蓋骨腫瘍（skull tumors）には，さまざまな種類がある（表 5-7）。皮下の腫れや局所の痛みなどで気づく。良性腫瘍は成長がきわめて穏徐（10～20 年）であるが，悪性腫瘍は成長が速い。

2 頻　度

類表皮嚢胞，類皮嚢胞，骨腫，髄膜腫，転移性骨腫瘍（頭蓋骨転移）などがよくみられる。原発としては，乳がん，腎がん，甲状腺がん，肺がんなどが多い。脊索腫・軟骨肉腫は，頻度はまれであるが，特徴的な画像所見・治療を要するため，脳神経外科領域において重要な疾患である。

3 好発部位

いずれの頭蓋骨腫瘍もさまざまな部位から発生しうるが，類表皮嚢胞は錐体骨先端部・側頭骨板間層，髄膜腫は円蓋部，骨腫は頭蓋骨外板，脊索腫は脳底部正中（トルコ鞍底部・斜台など），軟骨肉腫も傍鞍部・斜台などに多く発生する。

4 症　状

円蓋部などに発生したものは皮下の腫れや局所の痛みなどで気づくが，頭蓋底に発生したものは脳神経障害を呈する。

表 5-7　頭蓋骨腫瘍の種類

良性原発性骨腫瘍	骨腫（osteoma），血管腫（hemangioma），類表皮嚢胞（epidermoid cyst），類皮嚢胞（dermoid cyst）など
悪性原発性（軟）骨腫瘍	軟骨肉腫（chondrosarcoma），骨性肉腫（osteogenic sarcoma），脊索腫（chordoma），線維肉腫（fibrosarcoma）など
二次性骨腫瘍	髄膜腫（meningioma），化学受容体腫瘍（chemodectoma），がんの直接浸潤または転移（頭蓋骨転移）
組織球症（histiocytosis X）	
腫瘍と鑑別を要する骨破壊を伴う病変	サルコイドーシス（sarcoidosis），Paget 病，骨髄炎（osteomyelitis），頭血腫（cephalohematoma），脳膜嚢胞（leptomeningeal cyst）など

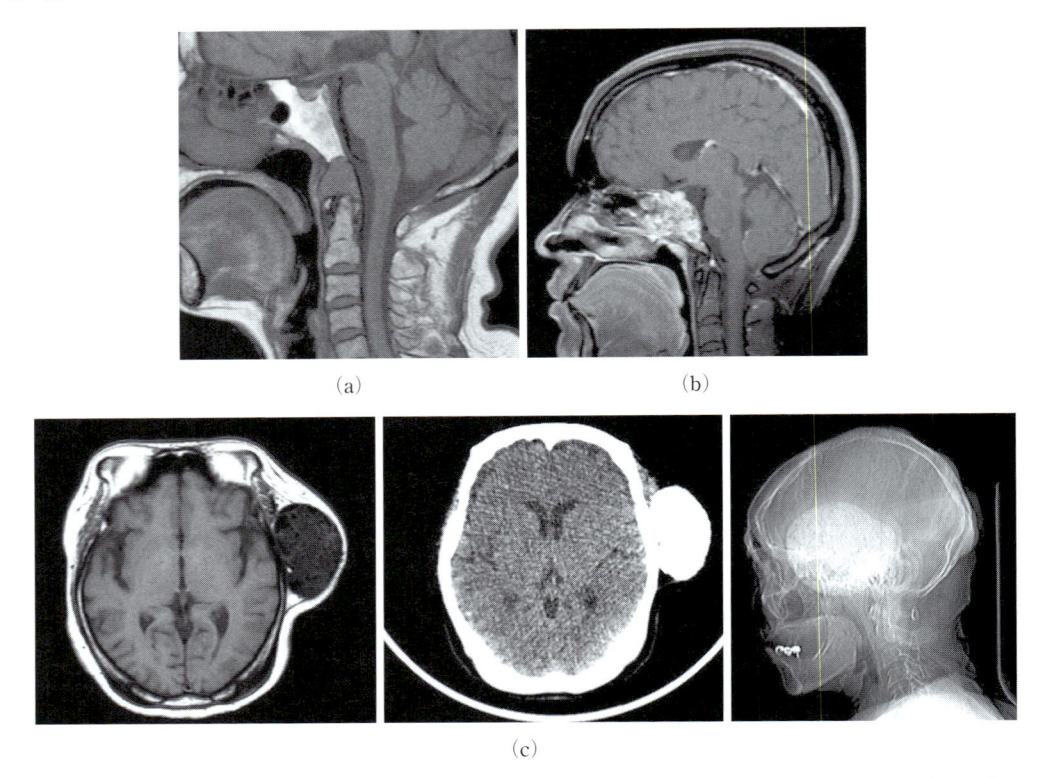

図 5-20　(a) 斜台部脊索腫と (b) 斜台部軟骨肉腫の造影 MRI T_1 強調画像，(c) 側頭部骨腫の MRI T_1 強調画像（左）・単純 CT 画像（中央）・単純 X 線撮影側面像（右）

5 画像診断

　　単純 X 線，頭部 CT では，類表皮嚢胞・類皮嚢胞は骨欠損像と辺縁部の骨硬化像を，血管腫は内部に放射状の骨梁を伴う骨破壊像（punched out）を，骨腫は骨肥厚像を，悪性頭蓋骨腫瘍の多くは骨破壊像や骨新生像を認める．脊索腫・軟骨肉腫は，頭蓋底部に骨破壊像と石灰化を認め，MRI の造影で著明な増強効果を認める（図 5-20）．

6 治療

　　良性腫瘍では，手術での全摘出を試みる．脊索腫・軟骨肉腫は，手術に加え粒子線照射などの放射線治療が有効である．他の肉腫・転移性骨腫瘍では，手術に加え，放射線・化学療法を行うが，転帰は不良である．

【チェック問題 5】

○×をつけよ。

	問題	解答	解説
(1)	成人の脳腫瘍で最も頻度が高いのは，神経膠腫である。	×	髄膜腫＞神経膠腫＞下垂体腺腫＞神経鞘腫の順に多い。
(2)	小児期には，後頭蓋窩腫瘍が多い。	○	小児の脳腫瘍は，星細胞腫＞胚細胞性腫瘍＞髄芽腫＞頭蓋咽頭腫＞上衣腫の順に多い。中でも髄芽腫は8割以上が14歳以下の発症で，後頭蓋窩に好発。上衣腫も後頭蓋窩（成人では脳室）に好発する。星細胞腫も後頭蓋窩に多く，特に毛様性星細胞腫では囊胞形成と壁在結節が特徴である。
(3)	後頭蓋窩腫瘍では水頭症を生じやすい。	○	このため，緊急手術が必要なこともある。
(4)	CT・MRIでは，良性な脳腫瘍ほどよく造影される。	×	神経膠腫においては良性では造影されず，悪性度が高くなると造影効果が強くなる。神経膠芽腫は不定形なリング状造影効果と周囲の浮腫が特徴。転移性脳腫瘍も同様の所見で鑑別を要する。髄膜腫・神経鞘腫は良性腫瘍であるが，均一によく造影される場合が多い。
(5)	脳腫瘍では，てんかん発作は生じない。	×	脳腫瘍の初発症状としては比較的多い。特に良性神経膠腫・髄膜腫に多い。
(6)	側頭葉の腫瘍では，失語症・視野障害を呈する。	○	感覚性失語（Wernicke 野の障害），1/4 半盲（視放線の障害）による。
(7)	後頭葉の腫瘍では，上方注視麻痺（Parinaud 徴候）を生じる。	×	後頭葉の巣症状は，対側の同名半盲。上方注視麻痺は松果体部腫瘍にみられる。
(8)	髄膜腫は，脳内に発育する。	×	脳内には発育しない。髄外腫瘍である。
(9)	髄膜腫には放射線治療が第1選択となる。	×	良性腫瘍であり，可能な限り外科的に摘除が原則である。
(10)	膠芽腫は，予後良好な脳腫瘍である。	×	神経膠腫の中で最も悪性の浸潤性腫瘍。手術でできるだけ摘出後，残存腫瘍に放射線治療，化学療法（テモゾロミド）を行うが，5年生存率は6.9％である。
(11)	膠芽腫は，脳梁を介して対側の大脳半球へ浸潤性に発育する。	○	悪性で白質に沿って浸潤する。
(12)	乏突起神経膠腫は，前頭葉に多く石灰化を伴う。	○	石灰化が特徴的である。
(13)	良性神経膠腫は，頭蓋内圧亢進で発見されることが多い。	×	多くは局所神経症状やけいれんで発症する。
(14)	橋神経膠腫は，外科的に全摘出が可能である。	×	一般に，脳幹部の神経膠腫は外科治療の適応にはならない。
(15)	髄芽腫は，放射線治療が有効である。	○	可及的に摘出の後，放射線治療を行う。
(16)	転移性脳腫瘍は多発性が多く，肺がんが最も多い。	×	多くは単発性，けいれんで発症する。原発巣は肺がんが最も多い。
(17)	転移性脳腫瘍の手術適応として，原発巣がコントロールされていること，多臓器転移のないことが求められる。	○	

各論

- ⑱ 胚細胞腫瘍は松果体部に発生することが多く，男性に多い。 ○ 7割は男性で，小児期〜思春期に好発。松果体部に多く，ほかに鞍上部などに発生する。
- ⑲ 鞍上部胚腫は下垂体機能不全を呈し，特に尿崩症（DI）を呈することが多い。 ○
- ⑳ α-フェトプロテイン（AFP），ヒト絨毛性性腺刺激ホルモン（hCG）を産生するのは，それぞれ卵黄嚢腫瘍，絨毛がんである。 ○ 絨毛がんでは，hCG分泌のため，思春期前の男児において早期二次性徴（性早熟）が発現する。
- ㉑ 胚細胞腫瘍には，化学療法と放射線治療が有効である。 ○ 第3脳室開窓術で水頭症の解除をするとともに生検を行い診断を確定した後，化学療法，放射線治療を行う。
- ㉒ 聴神経腫瘍は，めまいで発症することが多い。 × 耳鳴・難聴での発症が多い。
- ㉓ 聴神経腫瘍の術前・術後には，顔面神経麻痺を生じることがある。 ○ 聴神経と顔面神経は近接している。
- ㉔ プロラクチン（PRL）産生腫瘍は女性に多く，過多月経・乳汁分泌不全が特徴である。 × 無月経・乳汁分泌が特徴である。
- ㉕ 非機能性腺腫の主症状は，両耳側半盲と下垂体機能低下症が多い。 ○ ホルモン症状がないため，大きくなるまで無症状のことが多い。
- ㉖ 下垂体腺腫・頭蓋咽頭腫には，経鼻的腫瘍摘出術が選択される。 ○
- ㉗ 頭蓋咽頭腫は，嚢胞形成・充実成分と嚢胞壁の造影・石灰化が特徴である。 ○
- ㉘ 神経線維腫症Ⅰ型（von Recklinghausen病）は，聴神経鞘腫を伴うのが特徴である。 × 神経線維腫症Ⅰ型（von Recklinghausen病）-神経線維腫・視神経膠腫，神経線維腫症Ⅱ型-聴神経鞘腫，結節硬化症-脳室上衣星細胞腫，von Hippel-Lindau（VHL）病-網膜と小脳半球の血管芽腫。
- ㉙ 血管芽腫は，嚢胞を形成して壁在結節を有することが多い。 ○ ほかに小脳星細胞腫なども同様の所見を呈し，鑑別が必要である。
- ㉚ 血管芽腫がエリスロポエチンを産生し，多血症を認めることがある。 ○
- ㉛ 定位的放射線照射は，転移性脳腫瘍，聴神経鞘腫などに行われる。 ○

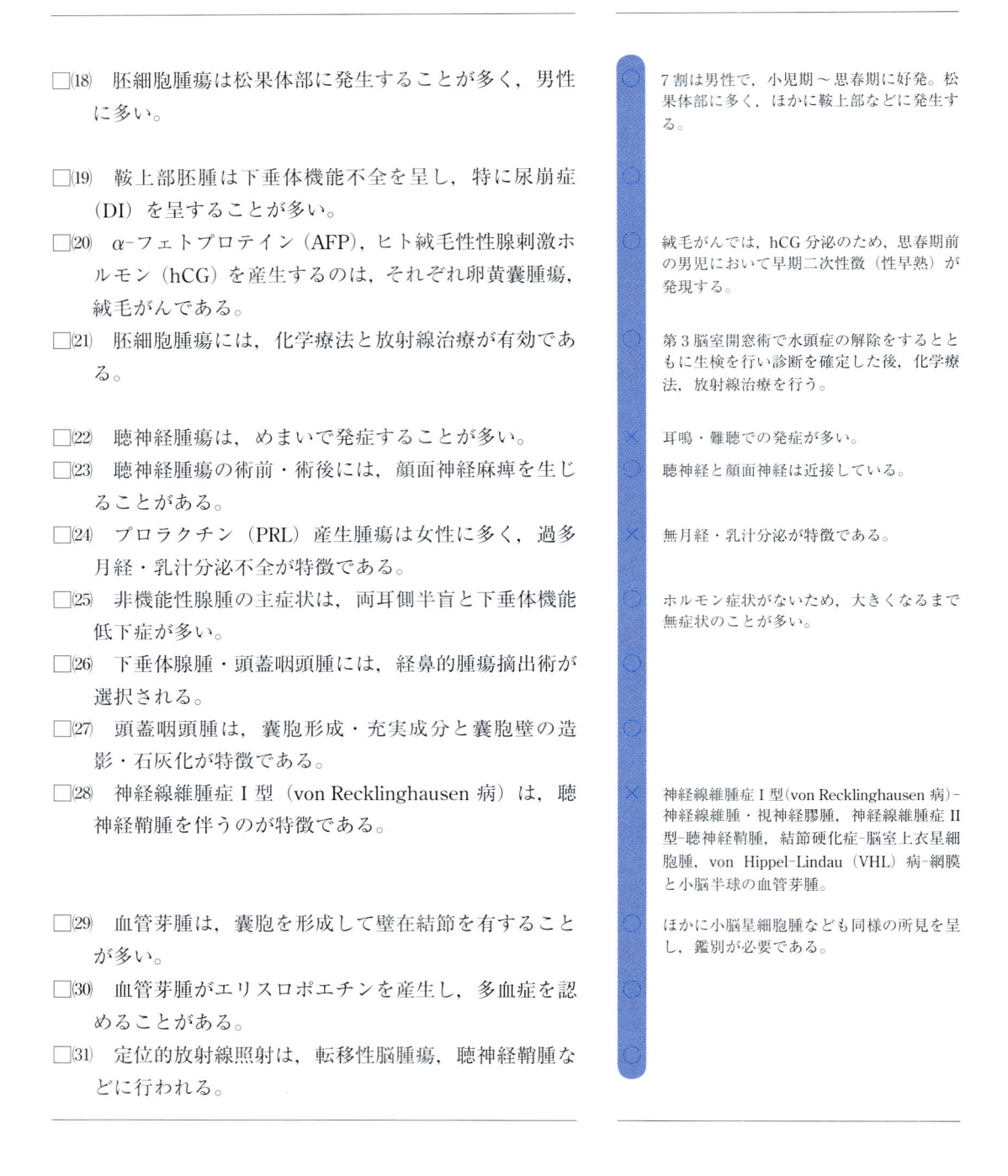

6 脳血管障害

脳血管障害の分類と疫学

1 分 類

脳血管障害（cerebrovascular disease）とは，脳血管に病理学的または機能的変化が生じ，脳組織の一過性または永続性の障害を来す疾患である。脳卒中（apoplexy, stroke）と同義的に用いる。血管が閉塞する虚血群と，血管が破綻する出血群に大別される。
　（1）　虚血群
　①一過性脳虚血発作
　②脳梗塞
　　・脳血栓症
　　・脳塞栓症
　（2）　出血群
　①脳内出血
　②くも膜下出血

2 疫 学

厚生労働省人口動態統計（2009年）によると，死因別死亡数は，悪性新生物34万人，心臓病18万人，脳血管障害12万人で，脳卒中は第3位である。厚生労働省患者調査（2008年）による推計では，脳血管障害の患者数は134万人で，高血圧（797万人），糖尿病（237万人），悪性新生物（152万人）に次いで第4位である。

脳血管障害の病型別発症頻度は，種々の発症登録データによれば，おおよそ，脳梗塞60％，脳内出血30％，くも膜下出血10％である。

3 危険因子

脳血管障害の危険因子の中で，強い関連因子としては，加齢，高血圧，糖尿病，脂質異常症，凝固能亢進，喫煙が，その他の因子としては，肥満，高尿酸血症，飲酒，ストレス，心房細動があげられる。

各論

くも膜下出血

くも膜下出血（subarachnoid hemorrhage：SAH）の原因は，下記のとおりである。原因の大部分は，脳動脈瘤（cerebral aneurysm）の破裂である。
① 脳動脈瘤： 70〜80％（好発年齢：50〜70歳代）
② 脳動静脈奇形（AVM）： 10％（好発年齢：20〜40歳代）
③ もやもや病
④ 外傷
⑤ 腫瘍
⑥ 血液疾患，出血性素因に伴う出血
⑦ 原因不明

| CHART 96

【くも膜下出血】
・脳動脈瘤の破裂が原因。突然の頭痛，嘔気・嘔吐，意識障害が主症状
・腰椎穿刺は，急性期には禁忌

脳動脈瘤

1 病 態

　脳動脈瘤は，動脈壁の一部が囊状（風船状）に膨らんだものである。囊状動脈瘤（saccular aneurysm）は，基本的に動脈分岐部に好発する。動脈分岐部はもともと中膜の平滑筋層が薄く，その部位に長年，血流（stress）が加わった結果，囊状動脈瘤が発生すると考えられている。

　脳動脈瘤の壁の一部が破れると，瞬時のうちに，くも膜下腔に動脈性出血が広がる。その結果，頭蓋内圧が急激に亢進し，高度な意識障害が現れ，約1/3の患者は昏睡状態のまま死亡する。急速な死を免れた残り2/3の患者も，保存的治療のみでは動脈瘤の再破裂を繰り返し，予後不良となる。したがって，くも膜下出血の治療の主目的は，脳動脈瘤の再破裂を防止することである。脳動脈瘤の破裂によるくも膜下出血の症状では，突然の頭痛，嘔気・嘔吐，意識障害が主症状である。なお，脳動脈瘤は，破裂するまで基本的に自覚症状はない。

2 疫　学

　　脳動脈瘤の好発年齢は 50〜60 歳代で，中年以降の保有率は 1〜2%。女性にやや多い（高齢になるほど女性に多くなる）。
　　好発部位としては，**Willis 動脈輪前半部に多い**が，以下の①〜③の 3 つで約 90% を占める。
　　① 内頸動脈-後交通動脈分岐部：　約 35%
　　② 前交通動脈：　約 35%
　　③ 中大脳動脈分岐部：　約 20%
　　④ 椎骨・脳底動脈その他：　約 10%
　　⑤ 約 20% の症例では，動脈瘤を 2 つ以上有する（多発性脳動脈瘤）
　　危険因子としては，高血圧，喫煙，家族歴（家族性脳動脈瘤）などが指摘されている。また，**多発性嚢胞腎**（polycystic kidney）に合併しやすい。
　　破裂脳動脈瘤の破裂の確率はおおよそ 1%/年，くも膜下出血の発生頻度は約 20 人/10 万人/年である。
　　1）急性期の症状
　　① 突然の頭痛：　ハンマーで殴られたような激しい突発する頭痛。
　　② 嘔気・嘔吐：　急激な頭蓋内圧亢進による。
　　③ 意識障害：　出血の程度が激しいほど意識障害が現れやすい。発症直後から重度の意識障害を呈する場合も多い。
　　④ 髄膜刺激症状（項部硬直，Kernig 徴候）：　特徴的な症状ではあるが，発症直後にはみられないことに注意を要する。数時間経過してから現れる。
　　⑤ 眼症状：　内頸動脈-後交通動脈分岐部動脈瘤は**動眼神経麻痺**（眼瞼下垂，瞳孔散瞳，眼球運動障害）を来すことがある。重症例では硝子体出血（Terson 症候群）がみられる。
　　⑥ 電解質異常：　低ナトリウム血症を来しやすい。
　　2）急性期の問題点
　　① 再破裂発作：　初回発作から 24 時間以内に再破裂する危険性が高い。再破裂するたびに予後が悪くなる。
　　② 脳血管攣縮：　くも膜下出血により生じた血塊がオキシヘモグロビンなどの血管攣縮物質を産生する。脳動脈の血管径は破裂後 4 日ごろから狭小化し始め，7〜10 日ごろにピークとなり，14 日ごろまで持続し，その後 1〜2 週間でもとに戻る。脳動脈の狭小化による脳虚血症状として，意識障害や運動麻痺が現れる。脳虚血症状は一過性の場合と永続する場合とがある。脳血管攣縮の発現頻度は約 30% であり，出血の程度が強いほど現れやすい。
　　③ 急性水頭症：　くも膜下出血による髄液循環障害により発生し，意識障害をもたらす。
　　3）慢性期の問題点
　　・**正常圧水頭症**（normal pressure hydrocephalus：**NPH**）：　慢性期になってくも膜下

腔の癒着のために髄液の吸収障害が起こり，水頭症が現れる。頭蓋内圧は正常である。認知症（記銘力低下），尿失禁，歩行障害を NPH の三徴という。脳室-腹腔シャント術（V-P シャント術）により症状は改善する（第 9 章参照）。

3 検　査

1）頭部 CT

脳底槽を主体にくも膜下腔に血腫（高吸収域）がみられる（図 6-1）。脳室内や脳実質内に血腫が波及することもある。ただし，初回発作時に脳内血腫を形成することは少ない。脳内血腫は動脈瘤の再破裂を示唆する所見である。血腫の存在部位や程度により，動脈瘤の部位が推測されることが多い。

2）脳血管撮影

頭部 CT の後，Seldinger 法で両側の内頚動脈および椎骨動脈撮影（4 vessel study）を行い，破裂脳動脈瘤を発見する（図 6-2）。約 20％の症例では動脈瘤が 2 つ以上発見されるが，動脈瘤の大きさ，形，CT 所見を総合すれば，破裂動脈瘤（責任病巣）の診断はほぼ 100％可能である。

3）CT angiography（CTA）・MR angiography（MRA）

脳血管撮影より非侵襲的な方法であり，画像の精度も向上している。CTA は 3 次元画像表示に優れており，手術シミュレーションに役立つ（図 6-3）。

4）腰椎穿刺

頭部 CT でも診断がつかない場合，髄液を採取して出血の有無を確認することがあるが，この検査が必要となるのはまれである。むしろ，急性期には禁忌である。痛み刺激により脳動脈瘤の再破裂を誘発しやすい。

4 治　療

破裂脳動脈瘤が診断されたら，再破裂防止のために手術を行う。手術は原則として，急性期に行う。

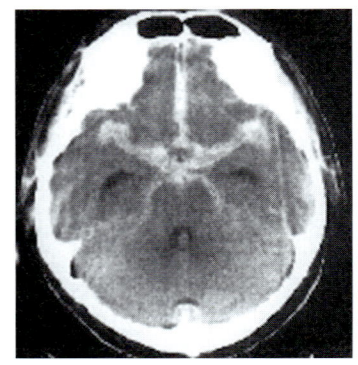

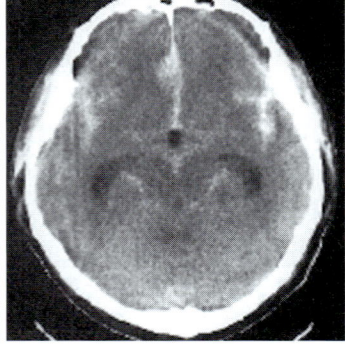

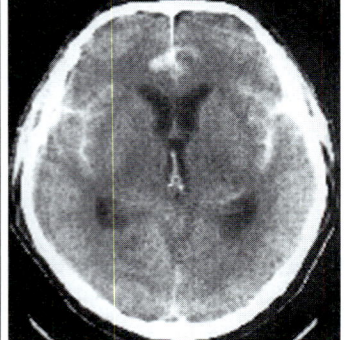

図 6-1 くも膜下出血の CT
くも膜下腔に血腫（高吸収域）がみられる。

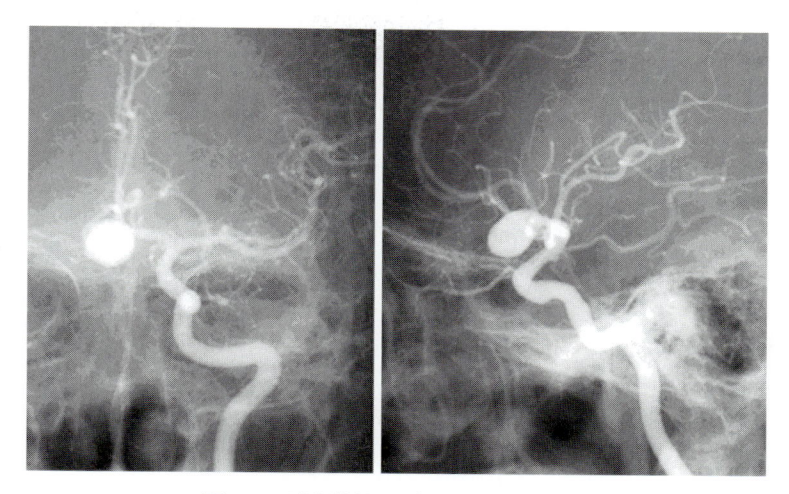

図 6-2　脳血管撮影（左内頸動脈撮影）
左：正面像，右：側面像。前交通動脈瘤が認められる。

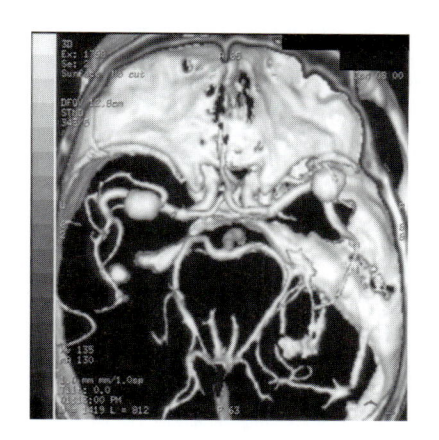

図 6-3　3D-CT angiography
頭部を上方から見下ろした画像。左右の中大脳動脈分岐部に計2つの動脈瘤が認められる。

1) 急性期手術の適応

　意識障害が高度（昏睡状態）の症例では，一般に急性期の手術適応はない。

　高齢者，全身合併症のある例，手術の困難な部位の動脈瘤（脳底動脈瘤など）では，意図的に待機手術を行う場合もありうる。

2) 手術法

　動脈瘤頸部の**クリッピング術**（clipping：金属製クリップで閉じること）が基本である（図 6-4）。急性期の手術では，動脈瘤のクリッピングとともに，脳血管攣縮予防のために，くも膜下血腫も可能な限り除去する。クリッピングが不可能な場合は，母血管の結紮を行うこともある。

　最近は，血管内手術（コイル塞栓術）も増加している。

各論

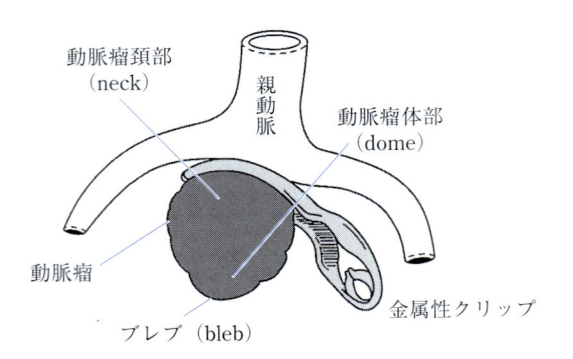

図 6-4 動脈瘤に対するクリッピング術
ブレブ：体部の小膨隆。破裂部であることが多い。

5 解離性脳動脈瘤

1) 概念
　通常の囊状動脈瘤とは異なる病態。内膜に断裂が生じ，この部分より血管壁を解離しながら血液が壁内に入り込む。解離の原因は不明。突発性（外傷，動脈硬化による場合もある）。
　① 解離が内膜と中膜の間に生じる場合：壁内血栓が形成され，血管の狭窄，閉塞を来す。
　② 解離が中膜と外膜の間にまで進む場合：非常に壁の薄い動脈瘤となり，破裂しやすい。

2) 好発部位
椎骨動脈と内頚動脈。

3) 症候
血管の狭窄，閉塞による脳梗塞症状。破裂すれば，くも膜下出血。
　椎骨動脈解離では，解離が生じた瞬間に，激しい痛み（血管痛）が頚部〜後頭部に生じることが多い。また，椎骨動脈解離では梗塞とくも膜下出血が半々であり，梗塞の場合，**Wallenberg 症候群**を呈する。
　内頚動脈の解離性動脈瘤は，ほとんどがくも膜下出血を呈する。

4) 診断
脳血管撮影で診断する。椎骨動脈の解離性動脈瘤では，紡錘状の膨らみの前後が狭窄することが多い（**pearl and string sign**）。

5) 治療
梗塞症状の場合は保存的治療。くも膜下出血の場合は外科的治療が必要だが，クリッピング術は困難。**母血管の閉塞**（trapping）や**動脈瘤壁補強**（wrapping）などが行われる。
　血管内手術（コイル塞栓術）も適応となる（解離した部分を血管内から閉塞させ，trapping と同じ効果を得る）。

> **CHART 97**
>
> 【破裂脳動脈瘤】
> ・再破裂防止が肝要。血圧を下げる。ストレスを与える検査（眼底検査など）は避ける
> ・急性期手術（クリッピング術）が基本

脳動静脈奇形

1 概　念

脳動静脈奇形（arteriovenous malformation：**AVM**）とは，脳血管の先天的な形成異常である。脳の動脈と静脈の間に毛細血管を有さず，短絡が形成され，その短絡部に異常血管網（ナイダス）が形成された状態をいう。流入動脈→ナイダス→流出静脈から構成される。ナイダスが存在せず，動脈が直接静脈に流入するものは，動静脈瘻（arteriovenous fistula：AVF）という。

2 病　態

出血発作（60％）とけいれん発作（30％）がある。年間出血率は1〜2％といわれる。無症候性のものも多く，慎重な治療の適応決定が必要である。

出血発作はナイダスの破裂による出血で，脳内出血が多い。けいれん発作はナイダス周囲の脳実質の障害による。

好発部位は大脳半球80％，大脳深部10％，テント下（小脳，脳幹）10％。好発年齢は10〜40歳代で，30歳代にピーク。発現頻度は脳動脈瘤の1/10程度である。

3 診　断

画像診断には，CT，MRI，脳血管撮影が有用である。
1）脳血管撮影
動脈相早期にナイダスと流出静脈が描出される（図6-5）。
2）MRI
AVMを構成する血管成分（流入動脈，ナイダス，流出静脈）が無信号領域として描出される（**flow void signal**，シグナルボイドともいう）（図6-6，6-7）。

各論

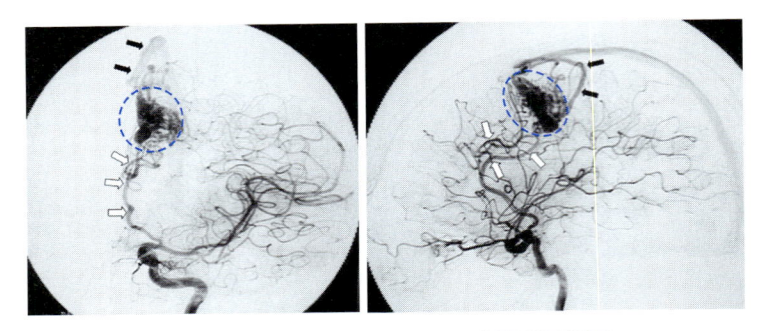

図 6-5　脳動静脈奇形症例の左内頸動脈撮影
左：正面像，右：側面像。⇨：流入動脈，点線部分：ナイダス，➡：流出静脈。

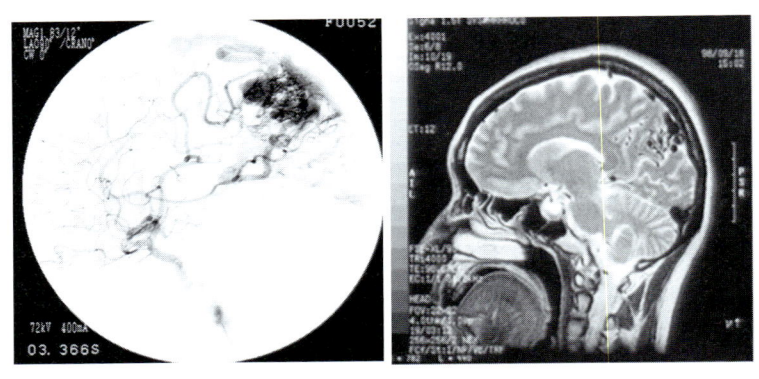

図 6-6　左頭頂部の脳動静脈奇形症例の血管撮影（左）と MRI（右）
頭頂部に flow void signal（黒く抜けてみえる部分）がみられる。

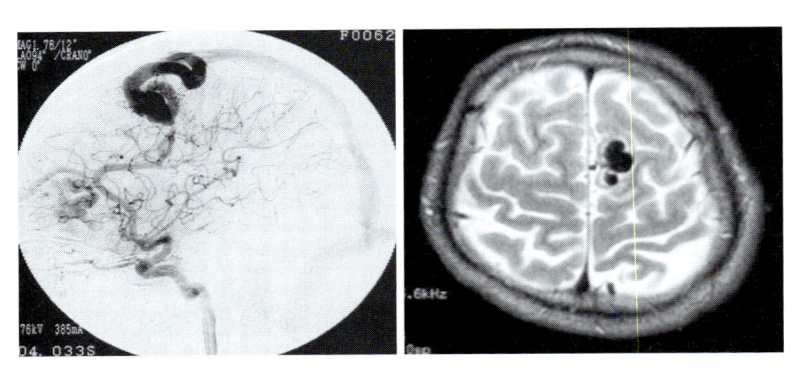

図 6-7　左前頭葉の脳動静脈奇形症例の血管撮影（左）と MRI（右）
前頭葉に flow void signal がみられる。

4 治　療

1) 手術によるナイダスの摘出

開頭し，流入動脈，ナイダス，流出静脈をていねいに剝離し，ナイダスを全摘する。大きさ，部位（深さ）により，手術の困難度は異なる。

2) 血管内手術によるナイダスの塞栓

マイクロカテーテルを超選択的に流入動脈からナイダス直前にまで導き，塞栓物質を注入し，ナイダスを閉塞させる。これのみで完治することはまれで，他の治療の前段階的処置として用いられる。

3) 定位的放射線治療

直径 3 cm 以下で，短絡量の少ないものに有効。放射線の照射により血管内膜の肥厚が生じ，ナイダスの血栓化を誘導する。照射後，効果が出るまで，2〜3年かかる。手術の難易度の高い症例に用いる。

> **CHART 98**
> 小児，若年者の脳内出血をみたら，原因として脳動静脈奇形（AVM）を考える

硬膜動静脈瘻

1 病　態

硬膜動静脈瘻（dural arteriovenous fistula：dAVF）とは，硬膜を栄養する硬膜動脈が静脈洞へ直接流れ込む異常な血流状態である。静脈洞の中の血圧が上昇するので，静脈系の血流が逆転してしまう。脳の静脈還流が障害され，頭蓋内圧が亢進する。最悪の場合は静脈洞へ流れ込んだ動脈血が脳静脈へ逆流する。脳静脈は拡張，怒張し，静脈瘤を形成。これが破裂すると脳内出血を形成する。原因は不明。静脈洞の血栓化，閉塞が先行する場合が多い。AVMと異なり後天的疾患である。

2 発生部位

静脈洞周囲の硬膜に発生する。
① 横洞〜S字状静脈洞が最多：　約半数
② 海綿静脈洞：　約20%
③ 上矢状洞：　約10%

各 論

③ 症　状

① 発生部位により大きく異なるが，拍動性耳鳴（血管雑音）は共通して現れる。
② 静脈還流障害による頭蓋内圧亢進，脳浮腫，出血による症状。
③ 海綿静脈洞の場合は特異的な症状。

④ 海綿静脈洞部硬膜動静脈瘻の病態と症状

　　海綿静脈洞部硬膜動静脈瘻（cavernous dAVF）では，硬膜動脈から海綿静脈洞の中へ流入した動脈血は上眼静脈を通って眼窩内へ逆流する。そのため眼症状が現れる。拍動性眼球突出，結膜の充血と浮腫，拍動性雑音（bruit）が三主徴である（図 6-8，巻頭カラー No.1）。放置されれば，失明の危険がある。中高年女性に多い。

⑤ 内頚動脈-海綿静脈洞瘻の病態と症状

　　内頚動脈-海綿静脈洞瘻（CCF）とは，海綿静脈洞内の内頚動脈が何らかの原因で破綻し，内頚動脈から海綿静脈洞内へ動脈血が直接流入する状態をいう。短絡血流は非常に多い。破綻の原因としては外傷が最多で，次に海綿静脈洞内に発生した内頚動脈瘤の破裂が多い。海綿静脈洞部 dAVF とは，動静脈の短絡部は異なるが，血行動態は同じである。したがって，眼の三主徴（拍動性眼球突出，結膜の充血と浮腫，拍動性雑音）は共通にみられる。

　　外傷性あるいは動脈瘤破裂では，鼻腔内へ大出血を来し，ショック，死亡に至ることもある。

⑥ 診　断

　　CT，MRI では拡張した静脈をとらえることができる。海綿静脈洞部 dAVF では，拡張した上眼静脈が特徴的である（図 6-9）。
　　血管撮影が診断の基本。選択的外頚動脈撮影は必須である（図 6-10）。

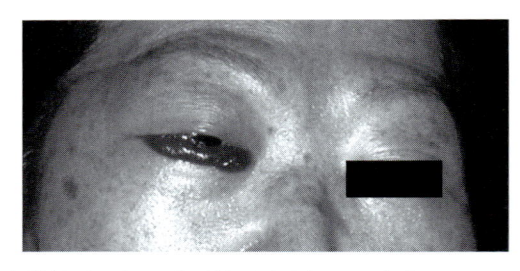

図 6-8　海綿静脈洞部硬膜動静脈瘻症例の眼症状（巻頭カラー No.1）
右眼の眼球突出，結膜の充血と浮腫がみられる。右眼の周囲を聴診すると拍動性雑音が聴取される。

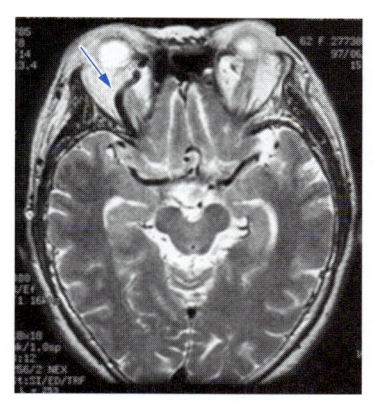

図 6-9　海綿静脈洞部硬膜動静脈瘻症例の MRI
→：拡張した上眼静脈。

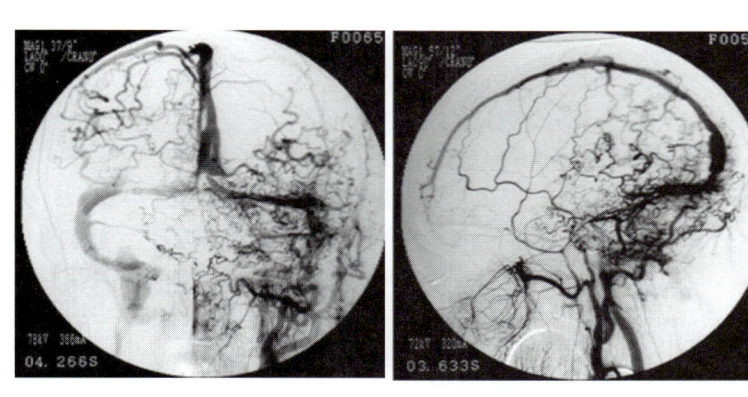

図 6-10　横洞硬膜動静脈瘻の選択的外頚動脈撮影
左：正面像，右：側面像。外頚動脈系から多数の流入動脈が横洞に流れ込み，さらに動脈血は横洞から上矢状洞，脳表静脈へと逆流している。

7 治　療

　dAVM に対しては血管内治療が第 1 選択。流入動脈は無数にあるので，動脈側から閉塞させても治療できない。問題となっている静脈洞そのものを経静脈的に塞栓物質により閉塞させる方法が有効である。
　外傷性あるいは動脈瘤破裂の CCF で，瘻孔部が小さい場合は離脱型バルーンカテーテルを用いて瘻孔部を閉鎖する。

各 論

> **CHART 99**
>
> 【内頚動脈-海綿静脈洞瘻（CCF）の三徴候】
> 1) 拍動性眼球突出
> 2) 結膜の充血と浮腫
> 3) 拍動性雑音

脳内出血・高血圧性脳内出血

1 病 因

脳内出血（cerebral hemorrhage）とは，脳血管性障害の約30％を占める。原因として最も頻度の高いのは高血圧を基盤とする高血圧性脳内出血（hypertensive cerebral hemorrhage）であり，その他の原因として，外傷性，特発性，脳動脈瘤破裂，AVM破裂，もやもや病，出血性脳梗塞，脳腫瘍，出血性素因などがある。

高血圧性脳内出血では，脳血管の穿通枝に類線維素変性（fibrinoid degeneration）が起こり，そのため血管壊死（angionecrosis）または小動脈瘤（microaneurysm）を来して出血する。高血圧性脳出血は日中活動時に発症しやすい。

出血血管は，レンズ核線条体動脈（lenticulostriate artery），視床穿通動脈（thalamoperforating artery）である。

注）アミロイド血管症（amyloid angiopathy）は，高血圧のない高齢者にみられる脳出血であり，特に皮質下出血の原因として最近注目されている。脳血管へのアミロイドの沈着により出血しやすくなる。

2 高血圧性脳内出血の部位と症状

表6-1参照。
① 被殻出血（putaminal hemorrhage）： 40％。片麻痺と失語が主症状。意識障害。
② 視床出血（thalamic hemorrhage）： 30％。片麻痺と感覚障害が主症状。意識障害。
③ 大脳皮質下出血（subcortical hemorrhage）： 10％。出血部位に一致した巣症状。
④ 脳幹出血（橋出血：pontine bleeding）： 10％。意識障害，四肢麻痺，脳神経障害。
⑤ 小脳出血（cerebellar hemorrhage）： 10％。激しいめまい，嘔気・嘔吐，小脳失調，意識障害。

注）特有の眼症状
・共同偏視（conjugate deviation）： 上記①〜③では病側を，④では健側を向く。
・斜偏視（skew deviation），縮瞳（pin-point pupil），ocular bobbing： 脳幹出血の重症例でみられる。

表 6-1 脳出血の部位と症状

出血部位	被殻出血	視床出血	小脳出血	橋出血	皮質下出血
発症時意識障害	(−)	(−)	(−)	(＋)	(±)
麻痺	片麻痺	片麻痺	(−)	四肢麻痺	反対側片麻痺 通常は軽度
眼症状	病巣側への共同偏視 多くは瞳孔正常	内下方への共同偏視 瞳孔小	健側への共同偏視 瞳孔小	正中位固定 (著しい縮瞳) ocular bobbing oculocephalic 反射（−） 瞳孔小	時に被殻出血と同じ症状を示す 時に病巣側への共同偏視 瞳孔正常，時に不同
けいれん	(＋)	(−)	しばしば左右不同	(−)	(＋)

3 検　査

第1選択はCTである（図6-11）。

1) CT

血腫の部位・大きさを診断。付随所見として脳浮腫，脳室内出血，水頭症，脳ヘルニアを診断。亜急性期に造影剤投与を行うと血腫周辺の脳組織がリング状に増強される（血管新生による）。

2) MRI

T_1強調画像では等信号ないし軽度低信号，T_2強調画像では低信号，周辺浮腫部ではT_2強調画像で高信号となる。出血の原因（もやもや病，AVMなど）が診断可能である。

3) 脳血管撮影

必須ではないが，高血圧性出血以外の原因を考える必要のあるときには行わなければならない。皮質下出血のときにはAVMの可能性があるので必須である。

4 治　療

大きな血腫は頭蓋内圧亢進を来すので，緊急の血腫除去術の適応である。開頭による血腫摘出術と穿頭による定位脳手術による血腫吸引除去術などがある。血腫が小さい場合は，内科的治療が適応となる。

・外科的治療：①開頭血腫除去術，②定位的血腫吸引除去術，③内視鏡下血腫除去術
・内科的治療：①血圧コントロール，②止血剤，③抗浮腫療法

各論

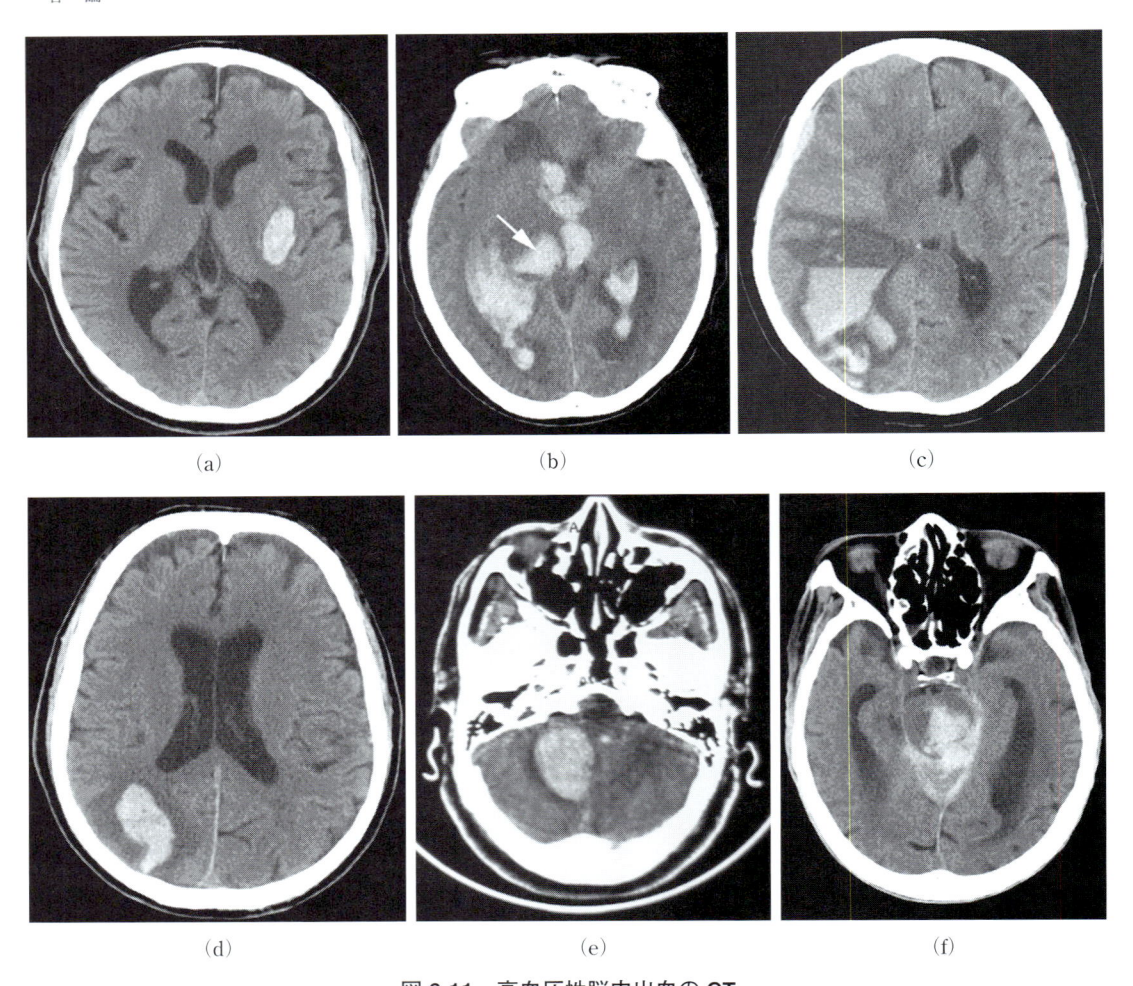

図 6-11 高血圧性脳内出血の CT
(a) 被殻出血，(b) 視床出血（脳室内穿破），(c, d) 皮質下出血，(e) 小脳出血，(f) 脳幹出血（橋出血）。

> **CHART 100**
> 【高血圧性脳内出血の発生頻度】
> 被殻 40％，視床 30％，橋 10％，小脳 10％，皮質下 10％

虚血性脳血管障害

1 分　類

　　　　虚血性脳血管障害は，図 6-12 に示すように，発生機序や病型などで分類される。

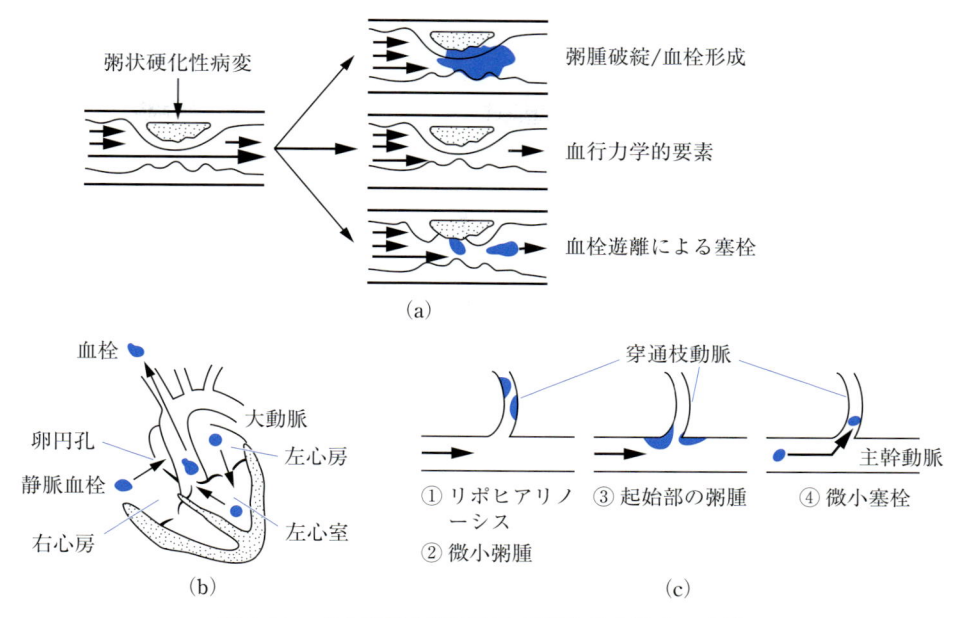

図 6-12 虚血性脳血管障害の分類と発症機序・病型
(a) アテローム血栓性脳梗塞, (b) 心原性脳塞栓, (c) ラクナ梗塞。アテロームは粥腫(じゅくしゅ)ともいう。

1) 発症機序による分類
① 血栓性（thrombotic）
② 塞栓性（embolic）
③ 血行力学性（hemodynamic）
2) 病型による分類
① アテローム血栓性脳梗塞（atherothrombotic）
② 心原性脳塞栓症（cardioembolic）
③ ラクナ梗塞（lacunar infarction）： ラクナとは「小さい空洞」の意味で，穿通枝動脈の閉塞によって生じる，脳深部の空洞様の小梗塞である（通常，径 1.5 cm 以下）。被殻，橋，尾状核，内包，放線冠などにみられる（図 6-15 参照）。運動，感覚障害を呈することが多い。大脳皮質障害を伴わないので，失語，失行，失認などの大脳皮質の巣症状は現れない。
3) 病巣や灌流域による分類
主な臨床症状も示す。
① 内頸動脈： 片麻痺，失語症，意識障害
② 中大脳動脈： 片麻痺，失語症
③ 前大脳動脈： 下肢麻痺
・椎骨動脈： Wallenberg 症候群
・脳底動脈： 交代性麻痺，眼球運動障害，閉じ込め症候群（locked-in syndrome）
・後大脳動脈： 同名性半盲

各論

> **CHART 101**
>
> 【ラクナ梗塞】
> ・穿通枝閉塞
> ・1.5 cm 以下の小病巣
> ・主に運動，感覚障害を呈する。大脳皮質巣症状（失語，失行，失認）は生じない

4) 症状の進行様式

① 一過性脳虚血発作（transient ischemic attack：TIA）： 24 時間以内に症状消失。実際は数分以内。

② 可逆性虚血性神経脱落（reversible ischemic neurological deficits：RIND）： 症状が 24 時間以上持続し，3 週間以内に消失。

③ 完成卒中（completed stroke）： 永続的な神経脱落症状。

5) 特殊な病態

① 一過性黒内障（amaurosis fugax）： 突然一側の視野が暗黒化し，数分間で回復する。内頚動脈起始部に狭搾がある場合が多い（artery-to-artery embolism）。頚動脈雑音（carotid bruit）が聴取される。

② 鎖骨下動脈盗血症候群（subclavian steal syndrome）： 鎖骨下動脈の閉塞による。反対側の椎骨動脈から脳底動脈を介して上肢へ血流が供給される（図 6-13）。上肢の運動時，椎骨脳底動脈系の TIA が生じる。両上肢の血圧差 20 mmHg 以上。脈なし病（pulsless disease）ではしばしば本症候群を引き起こす。

2 一過性脳虚血発作

1) 定　義

何の前ぶれもなく突然神経症状が出現する。24 時間以内，多くは数分以内に何ら症状

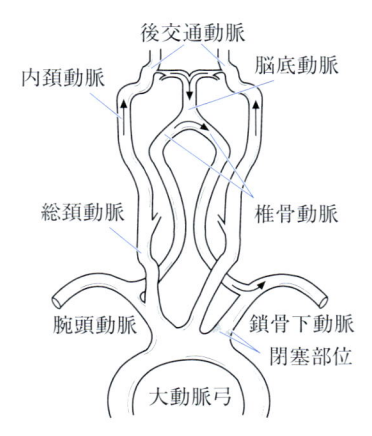

図 6-13　鎖骨下動脈盗血症候群の血行動態

を残さずに回復する。
　　2）病　態
　脳梗塞の前駆症状として重要である。その発生機序としては微小塞栓（microembolism）と血行力学的脳虚血（hemodynamic ischemia）とが考えられる。
　　3）症　状
　①内頚動脈系：　片麻痺，感覚障害，失語症。
　②椎骨脳底動脈系：　めまい，失調，複視など。運動障害，感覚障害も起こりうるが少ない。

3　アテローム血栓性脳梗塞

　　1）定　義
　動脈硬化による脳動脈の閉塞。
　　2）病　態
　動脈硬化により徐々に血管内腔が狭小化し，ついには閉塞する。したがって発症は緩徐。
　　3）危険因子
　喫煙，肥満，糖尿病，脂質異常症，高血圧。
　　4）症　状
　前駆症状としてTIAを認めることが多い（TIAを診断し適切に治療することは，脳梗塞を予防する上で重要）。安静時の発症が多く，頭痛はない。神経症状の進展は緩徐。
　　5）予　防
　以下の内科的治療が一般的（TIAの場合も同様）。急性期の治療は後述。
　①抗血小板薬（アスピリン，クロピドグレル，シロスタゾールなど）
　②高血圧・糖尿病・脂質異常症など基礎疾患の治療
　③脱水の予防（飲水を心がけて，ヘマトクリット値が上昇しないようにする）

4　脳塞栓症

　　1）定　義
　脳以外の部位にできた血栓が脳動脈に流入し，閉塞させる。心臓に血栓源がある場合，心原性脳塞栓症という。
　　2）病　態
　大部分は心臓内に生じた血栓が原因となる。心臓から流れてきた血栓が突然脳血管を閉塞させるので，発症は急激である。皮質梗塞，大梗塞を来しやすい。発作は昼夜を問わない。
　心疾患としては心房細動が最も多い（70％）。その他，弁膜疾患，心筋梗塞急性期，非細菌性血栓性心内膜炎などがある。
　出血性梗塞を起こしやすい。閉塞した血管が再開通するときに，梗塞部に大量の血液が流れ込み，血管が破綻するためである。

各論

3）症　状

突発完成型である。内頚動脈系，特に中大脳動脈系に多く，病巣が大きいため，重度片麻痺，感覚障害は必発。優位半球では失語。意識障害も現れやすい。椎骨脳底動脈系は少ないが，脳底動脈系が閉塞すると，急激な意識障害，四肢麻痺，眼球運動障害を来す。

4）予　防

心原性脳塞栓症の予防には**抗凝固薬（ワルファリン）**を用いる。急性期の治療は後述。

5 画像所見

1）CT

脳梗塞の所見は，撮像時期により異なる（表 6-2）。出血と梗塞の鑑別には CT が有用である（図 6-14）。

表 6-2　脳梗塞における MRI・CT の典型的経時的変化

病　期	病　態	拡散強調画像 （DWI）	T₂ 強調画像 （T₂ WI）	CT
発症直後（0〜1 時間）	閉塞直後の灌流異常	所見なし	所見なし	所見なし
超急性期（1〜24 時間）	細胞性浮腫	高信号	所見なし〜高信号	early CT sign
急性期（1〜7 日）	細胞性浮腫と血管性浮腫	高信号	高信号	低吸収
亜急性期（1〜3 週間）	細胞壊死，浮腫は徐々に軽減	高信号から徐々に等信号へ	高信号	fogging effect により等吸収
慢性期（1 か月以降）	壊死，吸収，瘢痕化	低信号	高信号	低吸収

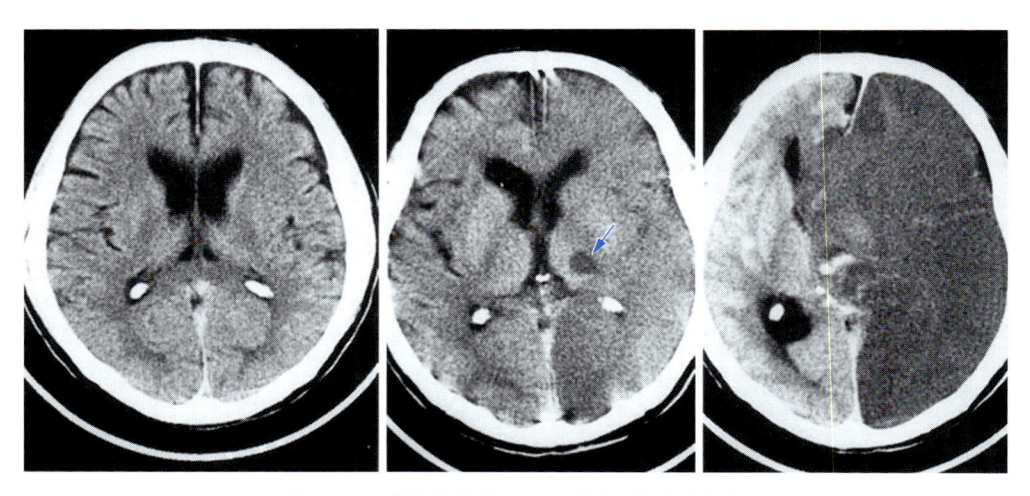

図 6-14　脳梗塞症例の CT 所見の経時的変化
左：発症後 3 時間。異常所見は認めない。中央：発症後 12 時間。左側の視床（→）や後頭葉の低吸収域が出現。右：発症後 3 日目。高度な脳浮腫が現れ，左大脳半球全体が低吸収域となっている。

発症数時間以内の超急性期においては，虚血性変化をとらえることは難しい。12時間後ごろより病巣は低吸収域となり，24時間後には低吸収域の所見はより明瞭になる。4～5日目ごろには，脳浮腫が進行し低吸収域が拡大する。2週目ごろには，浮腫の軽減により，低吸収域が不明瞭になり，一時的に等吸収域化する。この所見は **fogging effect** といわれる。慢性期には，境界の明瞭な低吸収域となる。

2） MRI

CTよりも早期から虚血性変化をとらえることができる（図 6-15）。

虚血性変化を早期にとらえる上で最も鋭敏な撮像法は，**拡散強調画像**（**DWI**）である。DWIでは，発症1～2時間で虚血巣は高信号を呈する。T_2強調画像（T_2WI）では発症約6時間で病変が高信号になる。DWIの高信号域は細胞性浮腫をみているとされるが，おおよそ梗塞巣に一致する。

注） **ペースメーカー**装着中の患者にMRIを施行してはならない。

3） 脳血流測定

外科的治療を考慮する際には局所脳血流量の評価が必須である。一般的には single photon emission CT（**SPECT**）が用いられる。

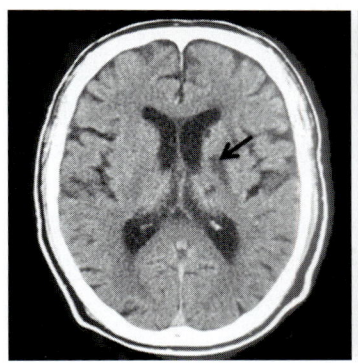

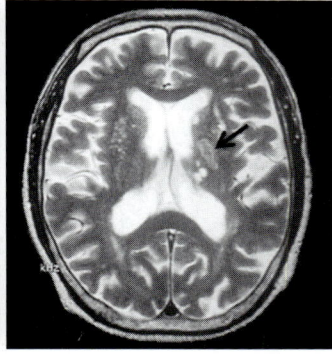

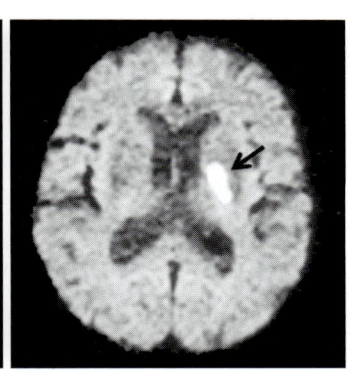

図 6-15 ラクナ梗塞症例の MRI
発症24時間後に撮像。左：T_1強調画像，中央：T_2強調画像，右：拡散強調画像。

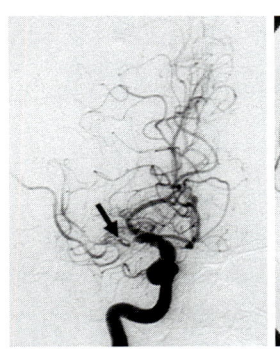

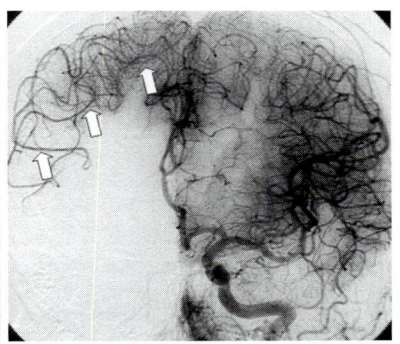

図 6-16 右中大脳動脈狭窄症症例の脳血管撮影
左：右内頚動脈撮影。右中大脳動脈本幹が狭窄し（➡），末梢血管の造影が不良である。右：左内頚動脈撮影。前大脳動脈を介した側副血行路が発達し，右中大脳動脈領域の末梢血管が造影されている（⇨）。

4) 脳血管撮影

狭窄や閉塞部位を診断するためには脳血管撮影が必須である。側副血行路の発達の程度も診断できる（図 6-16）。カテーテルを用いた脳血管撮影のほかに，MRAや3D-CTAが用いられる。

> **CHART 102**
> 【脳梗塞急性期の画像診断】
> CT よりも MRI の方が診断能は高い。特に拡散強調画像（DWI）

6 脳梗塞急性期の内科的治療

1) 血栓溶解療法

発症から3時間以内に血流が再開されれば，後遺症を残さず回復する症例も多くみられる。アテローム血栓症や塞栓症の場合，発症直後（3時間以内）であれば血栓溶解剤であるt-PA（アルテプラーゼ）の静脈内投与を行う。3時間を超えてから血流再開を行うと，脳浮腫や出血性梗塞を来し，患者の状態はさらに悪化する危険がある。症状が重篤な場合もその危険性が高い。したがって，t-PAの静脈内投与については厳密な適応基準，施設基準が設けられている。

注）ischemic penumbra（ペナンブラ）： 虚血中心部の周囲に残っている回復可能な領域をいう。機能不全には陥っているが，早期に血流を再開させれば，梗塞を免れる可能性がある領域である。急性期血流再開の意義を指示する理論的根拠になっている。

注）出血性梗塞（hemorrhagic infarction）： 虚血巣が梗塞に陥り，血液脳関門（BBB）あるいは細動脈が破綻したときに，急激に血流が再開されると梗塞巣に出血が起こる現象をいう。

2) 急性期抗血小板療法

発症早期のアスピリン経口投与が推奨されている。

3) 脳浮腫管理

グリセオールやマニトールなどの高浸透圧利尿薬を用いる。

7 脳梗塞の外科的治療

外科的に脳血流を改善させる方法として，血行再建術がある。しかし，すでに広範な脳梗塞が完成してしまった場合には，脳血流改善の手術は意味がない。したがって，手術適応となる症例はTIA，軽症の脳梗塞である。血行再建術には，次のようなものがある。

1) 内頸動脈血栓内膜剝離術（carotid endarterectomy：CEA）

内頸動脈狭窄症に対して行う（図 6-17）。

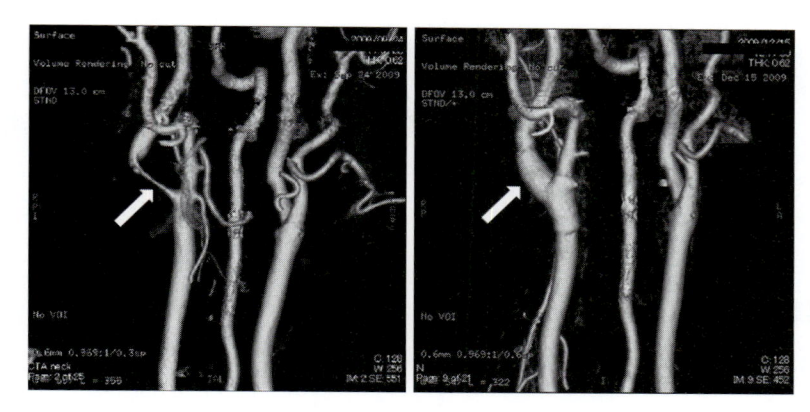

図 6-17 右内頸動脈狭窄症に対し内頸動脈内膜剥離術を施行した症例の 3D-CT angiography
左：術前，右：術後。右内頸動脈の狭窄部（⇨）が術後に改善している。

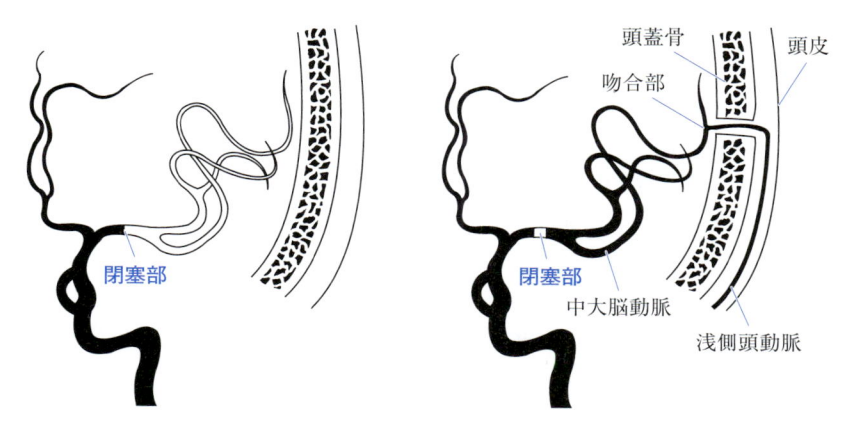

図 6-18 浅側頭動脈-中大脳動脈吻合術
左：術前，右：術後。

2) 脳血管バイパス手術

閉塞部位によりさまざまな手術法が開発されている。

① 浅側頭動脈-中大脳動脈吻合術（superficial temporal artery-middle cerebral artery anastomosis：STA-MCA 吻合術）： 内頸動脈や中大脳動脈の閉塞に対して行う（図6-18）。

② 浅側頭動脈-上小脳動脈吻合術（STA-superior cerebellar artery anastomosis：STA-SCA 吻合術）： 脳底動脈の閉塞に対して行う。

3) 頸動脈ステント留置術（carotid artery stenting：CAS）： 内頸動脈狭窄症に対して，CEA が困難な場合には，バルーンカテーテルで狭窄部位を拡張させ，ステントを留置する方法が行われる。

各論

> **CHART 103**
> 【脳梗塞の予防】
> アテローム血栓性脳梗塞にはアスピリン，心原性脳塞栓症にはワルファリン

8 脳幹梗塞による重要症候群

1) 中　脳
① **Weber 症候群**：　後大脳動脈近位部の閉塞による大脳脚の障害。
・病側の動眼神経麻痺と対側の片麻痺（上交代性片麻痺）
② 内側縦束（MLF）症候群：　脳底動脈閉塞による中脳〜橋上部の障害。
・側方注視時の障害側の内転障害
・輻輳時の内転は正常
・対側眼球の外転時の眼振

2) 橋
① **Millard-Gubler 症候群**（橋下部外側症候群）
・病側の顔面神経麻痺と外転神経麻痺，対側片麻痺（下交代性片麻痺）

> **CHART 104**
> 【Millard-Gubler 症候群（橋下部外側症候群，下交代性片麻痺）】
> 外転神経麻痺，顔面神経麻痺と対側の片麻痺
> ➡ ミラール橋の橋の下，顔が外なら，たいへんよ
> 　Millard，橋下部症候群，（同側）顔面神経麻痺・外転神経麻痺，対側片麻痺

② 閉じ込め症候群：　脳底動脈閉塞による橋上部 2/3 の両側性障害。
・意識は清明だが，無言・無動の状態
・四肢麻痺
・眼球運動（眼球の上下運動）とまばたき以外の動作ができない

3) 延　髄
Wallenberg 症候群（延髄外側症候群）：　椎骨動脈閉塞（後下小脳動脈閉塞）により生じる（図 6-19）。
・病側の顔面の知覚障害と Horner 症候群
・反対側上下肢の知覚障害
・小脳失調
・嗄声，嚥下障害

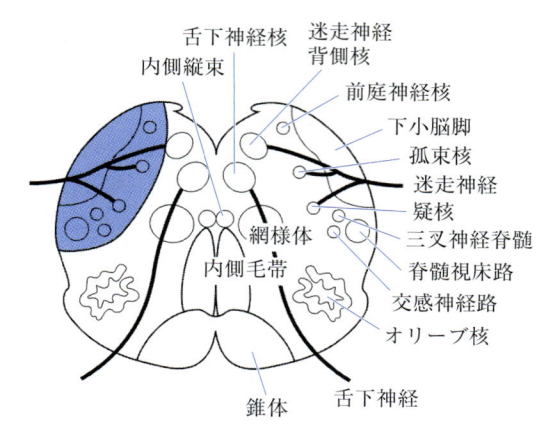

図 6-19　Wallenberg 症候群の病巣
色の部分が血流障害部分。

> **CHART 105**
>
> 【Wallenberg 症候群（延髄外側症候群）】
> 病側顔面の知覚障害と反対側上下肢の知覚障害。小脳失調も伴う
> ➡我は外(そと)，回るホル顔，痛み逆
> **Wallenberg**，延髄外側，回転性めまい，**Horner** 症候群，顔面知覚障害，対側温・痛覚障害

もやもや病

1 定　義

　もやもや病（moyamoya disease）は，別名 **Willis 動脈輪閉塞症**（Willis circle occlusion syndrome）ともいわれ，両側の内頚動脈終末部に狭窄，閉塞がみられ，その付近に側副血行路としての異常血管網（もやもや血管）が認められる疾患である。

2 症　状

　黄色人種に多く，白人には少ない。発症年齢は各層にわたるが，若年者に多く，女性に若干多い。小児では脳虚血症状を，成人では脳内出血による症状を呈する。
1) 小　児
　3〜9歳に多発し，過呼吸時に TIA を起こすことが多い（泣く，熱い食べ物をフーフ

ーと吹く，笛を吹くなどの行動後に一過性の脱力発作が現れる）。

運動麻痺，けいれん，知能低下（脳虚血症状が進行すると脳梗塞を多発する）がみられる。

注）過呼吸により TIA が誘発される理由： 過呼吸→$PaCO_2$ の低下→脳血管の収縮→脳虚血
注）脳波測定中に過呼吸を負荷すると，著明な徐波化がみられることがある。この脳波所見は build up と呼ばれるが，過呼吸により脳血管の収縮が誘発されるためと考えられている。build up そのものには診断的意義はあまりない。一方，過呼吸終了後，いったん基礎波に戻ってから，数分して再び，大きな徐波化がみられることがあり，これを re-build up という。re-build up は，もやもや病の小児に特有の現象である。

2）成　人

20〜40歳代に好発し，脳内出血や脳室内出血の形が多い。脳虚血症状を呈することはまれである。

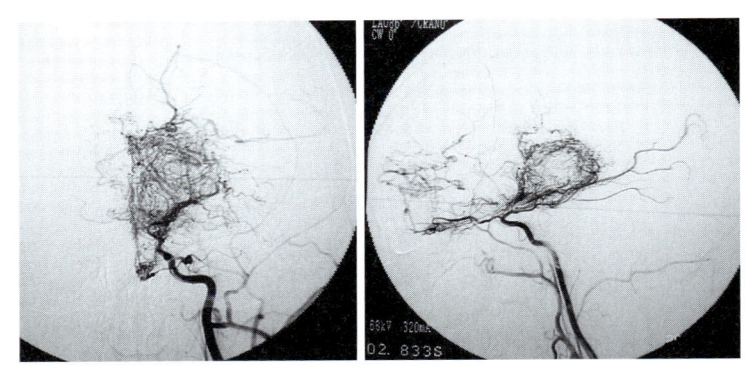

図 6-20　もやもや病の脳血管撮影（左内頚動脈撮影）
左：正面像，右：側面像。脳底部にもやもやとした血管が多数みられ，内頚動脈終末部から前・中大脳動脈の本幹部は造影されない。

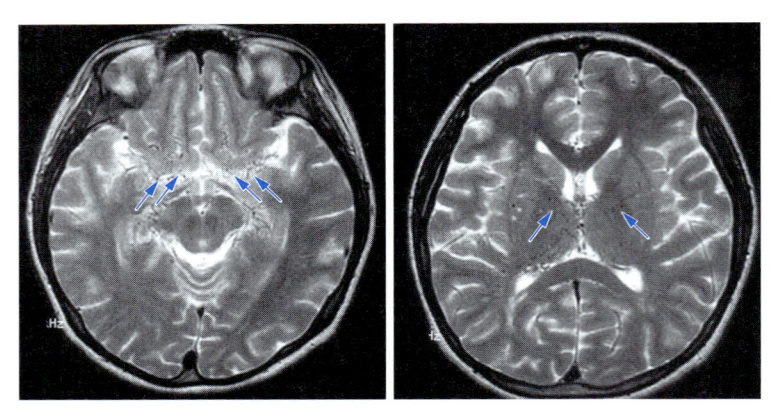

図 6-21　もやもや病の MRI（T_2 強調画像）
もやもや血管が細かな flow void signal（→）として多数認められる。

3 診　断

1) 脳血管撮影

確定診断に必須の検査である（図 6-20）。

2) MRI・MRA

MRIでは，もやもや血管が小さな **flow void signal** の集合体として観察される（図 6-21）。MRAでは，両側の内頸動脈系の異常所見が認められる（図 6-22）。

4 治　療

脳血流改善のために種々の血行再建術を組み合わせて行う。

1) 直接的血行再建術

浅側頭動脈-中大脳動脈吻合術（STA-MCA 吻合術）。

2) 間接的血行再建術

血管を直接吻合するのではなく，脳表面に側頭筋など血管に富む組織を接着させる方法である。間接的血行再建術の効果は，年齢が若いほど良好。自然に側副血行路が発達してくる。

CHART 106

【もやもや病】
- 黄色人種に多い
- 両側内頸動脈が自然に閉塞し，側副血行としてもやもや血管が発達
- 小児は虚血症状，成人は出血

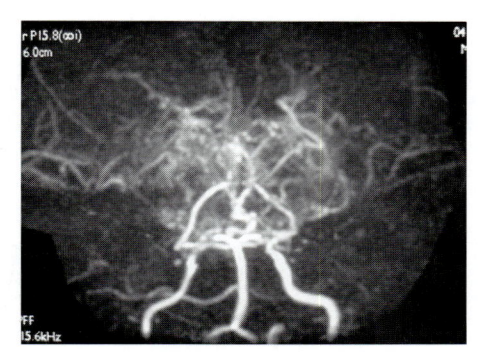

図 6-22　もやもや病の MRA
両側の内頸動脈は終末部で閉塞し，もやもや血管に移行している。中央にはっきりとみえる血管は，脳底動脈〜両側後大脳動脈である。

各論

脳静脈洞血栓症・脳静脈血栓症

1 病　態

脳静脈洞血栓症（sinus thrombosis），脳静脈血栓症（venous thrombosis）は，種々の原因で静脈洞に血栓が生じ，静脈洞が閉塞した状態である。静脈単独が閉塞することもあるがまれ。静脈還流が障害され，脳浮腫が現れ，頭蓋内圧は上昇する。さらに脳実質への出血を来す（静脈性梗塞ともいう）。

2 原　因

以前は耳疾患などからの感染の波及が多かったが，最近は血液凝固能の亢進が多い。経口避妊薬の内服なども知られている。

3 症　状

頭蓋内圧亢進症状で発症。けいれん，片麻痺などの巣症状や意識障害。

4 診　断

1）　CT
脳浮腫，出血性梗塞（点状出血，斑状出血）をとらえる。
2）　脳血管撮影
閉塞静脈，閉塞静脈洞の証明に用いられる。末梢静脈の拡張，蛇行，コルク栓抜き様静脈（corkscrew appearance：脳表静脈のらせん状蛇行）。

5 治　療

感染症があれば抗菌薬。抗凝固療法（ヘパリンなど），線溶療法（ウロキナーゼなど），脳圧下降薬。

リハビリテーション

1 リハビリテーションの分類

脳血管障害のリハビリテーション（以下，リハビリ）は日常生活動作（activities of daily

living：**ADL**）の回復促進と廃用症候群（表 6-3）の防止を目的とする。発症後早期から開始するが，時間経過，全身状態の安定化とともに，リハビリの内容は変化していく。一般的には，**急性期**，**回復期**，**維持期**の3相に分類される（表 6-4）。

2 急性期リハビリ

1) 体位変換
褥瘡予防のため，2時間ごとに行う。胸郭のタッピングと痰の吸引も合わせて行う。
2) 良肢位保持
片麻痺を来した症例は，関節の拘縮による不良肢位を来しやすい。これを防止するため，急性期から適切な体位を保つことが重要である。
3) 関節可動域訓練
関節拘縮と麻痺筋の短縮を防止するために早期より実施する。
4) 座位訓練
脳卒中の進行がないと判断したら，離床の前段階として開始する。ベッド上で30分の座位保持が可能になったら車椅子座位へ移行する。
5) 早期離床開始
離床可能と判断したら，車椅子移乗訓練，起立動作訓練を開始する。
6) 嚥下障害対策
急性期には嚥下障害を呈する症例が多く，誤嚥性肺炎や低栄養状態の原因となる。嚥

表 6-3　廃用症候群の主な症状

筋力低下，関節拘縮，骨粗鬆症，尿路結石，起立性低血圧，静脈血栓症，沈下性肺炎，褥瘡，尿失禁，便秘，心理的荒廃

表 6-4　脳血管障害のリハビリテーションの3相

相	急性期	回復期	維持期
発症からの期間	直後から2週間	2週間から3〜6か月	3〜6か月以降
患者の状態	意識障害 全身状態不安定（血圧変動，呼吸障害） 手術直後	覚醒状態 全身状態安定 心理的には不安定 機能は回復途上	症状固定 障害への適応 回復への期待
治療施設	急性期病棟（ベッドサイド，病棟訓練）	リハビリ病棟訓練 1か月をめどにリハビリ 専門病院へ転院	在宅リハビリ（在宅ケアサービス） 特別養護老人ホーム 介護老人保健施設 療養型病床群
リハビリのポイント	廃用症候群の予防 合併症の管理 予後の予測と専門リハビリの必要性の判断	機能回復訓練 心理的サポート 維持期への橋渡し	機能維持 再発予防 介護負担の軽減

下障害は経時的に回復することが多いが，遷延する場合にはビデオフルオログラフィー（嚥下過程をX線透視し，ビデオに記録して分析する検査）などで障害の部位・程度を評価する。

　注）仮性球麻痺：　延髄は「球」ともいう。延髄障害によって現れる下位脳神経症状（嚥下障害や構音障害）を球麻痺と呼ぶ。脳卒中再発の結果，両側（特に内包部）に障害を来すと，同様の下位脳神経症状が現れ，これを仮性球麻痺と呼ぶ。

　7）排尿障害対策

急性期の排尿障害は神経因性膀胱が原因であり，臨床症状としては失禁や残尿が多い。一過性で正常化することが多い。留置カテーテルは早期に抜去し，間欠導尿により管理する。ADL訓練としてトイレ移乗を実施する。

3　回復期リハビリ

麻痺の回復過程は，弛緩性麻痺→痙性麻痺→随意運動の出現のパターンを示す。随意運動は，当初は屈筋群や伸筋群全体で動かすように現れるが（共同運動），しだいに各筋の個別的な運動（分離運動）へと変化する。

　1）　理学療法（physical therapy：PT）

歩行自立に向けて，筋再教育訓練，運動療法が中心になる。下肢装具には，以下のようなものがある。

　・長下肢装具：　膝関節，足関節をともに固定する。重度麻痺があり，立位で膝折れが生じる場合に用いる。

　・短下肢装具：　膝関節の安定性がある場合に使用する。靴型，靴べら型などがある。

　2）　作業療法（occupational therapy：OT）

作業を通して麻痺上肢の筋再教育，ADL訓練が中心になる。

　3）　言語療法（speech therapy：ST）

聴覚的理解，発話，読解，書字などの各分野別の課題を用いて，言語機能訓練を実施する。

4　維持期リハビリ

発症後3〜6か月以降は，機能障害の回復はプラトーに達するが，残存する機能を維持するためのリハビリは必要不可欠である。

5　維持期リハビリと介護保険

維持期のリハビリは在宅で行うものが中心となるが，通院，通所，訪問など，さまざまな組み合わせで実施される。現在は介護保険により種々の在宅サービス，施設サービスを受けることができる（表6-5）。ただし，施設サービスは常時介護を要すると認定された場合のみ受けられる。

表 6-5 介護保険で受けられるサービス

状　態	在宅サービス	施設サービス
要介護状態 （寝たきり，認知症などで常に介護を要する状態）	1）家庭訪問サービス 　1. 訪問介護（入浴，食事，排泄） 　2. 訪問看護 　3. 訪問リハビリ 　4. 訪問入浴介護（巡回入浴車） 　5. 居宅療養管理指導 2）日帰りサービス 　1. 通所介護（デイサービスセンターなど） 　2. 通所リハビリ 3）短期入所サービス 　1. 短期入所生活介護 　2. 短期入所療養介護 4）福祉用具の貸与・住宅改修サービス 　1. 福祉用具の貸与（特殊ベッド，車椅子） 　2. 福祉用具購入費支給（特殊尿器など） 　3. 住宅改修費の支給	1）特別養護老人ホーム（介護老人福祉施設）：介護，療養上の世話を行う施設 2）老人保健施設（介護老人保健施設）：看護，リハビリを中心に医療も提供する施設 3）介護療養型医療施設（療養型病床群，介護力強化病院，老人性認知症疾患療養病棟）：介護職員が手厚く配置された病院・診療所
要支援状態 （日常生活に支援を要する状態）	同上	受けられない

各論

【チェック問題 6】

○×をつけよ。

- □(1) 脳底動脈狭窄症では，一過性の視力障害を呈する。☆
- □(2) ラクナ梗塞では，失語症を呈することが多い。☆
- □(3) 脳塞栓症の患者が発症翌日に急に状態が悪化した。原因として出血性脳梗塞を考える。☆
- □(4) 脳梗塞超急性期のCT検査では，異常所見を認めないことが多い。☆
- □(5) 脳梗塞の早期診断に最も鋭敏な検査は，MRIの拡散強調画像である。☆
- □(6) 脳塞栓症の発症に最も関係の深い危険因子は，心房細動である。☆
- □(7) 78歳の男性。5年前に洞不全症候群のためペースメーカー埋込術を受けている。起床時より左片麻痺があり搬送された。精査のため頭部MRIを行った。☆
- □(8) 被殻出血の原因となる穿通枝血管は，脳底動脈から分枝する。☆
- □(9) 突然昏睡状態になった患者が搬送された。四肢麻痺と両側の瞳孔の著明な縮瞳（pin-point pupil）が認められたので，視床出血を疑った。☆
- □(10) 小脳出血では，病巣側に向く水平性共同偏視をみることが多い。☆
- □(11) 65歳の男性。心房細動があり5年前よりワルファリンを服用中。突然，頭痛と片麻痺が現れ，被殻出血の診断で緊急入院した。ワルファリンの影響を弱めるためにヘパリンを投与した。☆
- □(12) くも膜下出血の特徴的な症状は，突発する頭痛，嘔気・嘔吐，片麻痺である。☆
- □(13) 脳動脈瘤はWillis動脈輪前半部に多く，多発することもまれではない。☆
- □(14) 急性期のくも膜下出血の診断に腰椎穿刺は有効である。☆

【解　説】

× 一過性の視力障害は，一過性黒内障を疑う。内頸動脈狭窄症でみられる症状である。

× 穿通枝梗塞なので，失語などの大脳皮質症状は呈さない。

○

○

○

○

× ペースメーカー埋込術を受けている患者にMRIは禁忌である。この患者の場合は，CT検査を行うべきである。

× 中大脳動脈から分枝するレンズ核線状体動脈である。

× 四肢麻痺，縮瞳は，橋出血でよくみられる症状である。

× 病巣側に向く水平性共同偏視は，被殻出血など，大脳の出血でみられやすい。小脳出血では健側に向く共同偏視がみられる。

× 抗凝固薬であるワルファリン服用中の患者が脳出血を来すと，出血が増大しやすい。ワルファリンの効果を中和するためにはビタミンKを投与する。ヘパリン投与は出血を助長するので禁忌。

× くも膜下出血に脳実質内出血を伴えば片麻痺を呈することがあるが，一般的に片麻痺は，くも膜下出血の特徴的症状とはいえない。

○

× まずCT検査を行うべき。腰椎穿刺が必要になる場合は限られる。急性期に診断目的で行うのはむしろ禁忌といえる。

6 脳血管障害

☐⒂ 脳動脈瘤の中で，動眼神経麻痺を呈することが多いのは，前交通動脈瘤である。☆

× 内頚動脈-後交通動脈瘤が動眼神経麻痺を呈しやすい（このことは，国試で多数出題されている）。動眼神経が内頚動脈-後交通動脈分岐部の近くを走行するためである。内頚動脈瘤は巨大になると視神経を圧迫し，一側の視力障害を呈することがある。前交通動脈瘤は巨大になると視交叉を圧迫し，両耳側半盲を呈することがある。

☐⒃ くも膜下出血の患者は硝子体出血を伴うことが多いので，初診時は眼底検査を行った。

× くも膜下出血に硝子体出血を合併しやすいことは事実である。しかし，くも膜下出血急性期には脳動脈瘤の再破裂を来しやすいので，患者にストレスを与える検査は行うべきでない。眼底鏡の光は大変まぶしく，患者にストレスを与えるので避けるべきである。

☐⒄ 54歳の男性。突然の頭痛と嘔吐を主訴に来院。CTでくも膜下出血と診断された。次に行うべき検査は脳single photon emission CT（SPECT）である。☆

× くも膜下出血と診断されたら，次に破裂脳動脈瘤を発見するための検査を行う。脳血管撮影が第1選択。3D-CTAやMRAでも診断できる。SPECTは脳血流の検査であり，脳梗塞急性期の診断であれば意味がある。

☐⒅ 60歳の男性。破裂脳動脈瘤のクリッピング術を，発症当日に施行した。術後7日目より意識障害が現れた。原因としては正常圧水頭症が考えられる。☆

× この患者の意識障害の原因としては，脳血管攣縮が最も考えられる。脳血管攣縮は，くも膜下出血発症後4～14日ごろに出現する。正常圧水頭症は発症1か月後より現れる。

☐⒆ 小児のもやもや病は出血で発症することが多い。☆

× もやもや病の発症型は小児と成人で異なり，小児は一過性脳虚血発作（TIA），成人は出血が多い。

☐⒇ もやもや病では，脳底動脈の終末部に狭窄が生じ，脳底部に側副血行路としての異常血管網が生じる。☆

× もやもや病は側副血行路としての異常血管網（もやもや血管）が脳底部に現れる疾患であるが，側副血行路が発達する原因は両側の内頚動脈終末部の狭窄，閉塞である。両側性であることが重要である。

☐㉑ 脳動静脈奇形（AVM）は脳実質内に出血し，くも膜下腔へ出血することは少ない。☆

○

☐㉒ AVMの病巣は，MRIのT₁強調画像，T₂強調画像いずれでも低信号域として描出される。☆

○

☐㉓ 18歳の男子。けいれんにて来院した。精査の結果，運動野のAVMが発見された。手術は困難なので定位的放射線治療を選択した。

○

☐㉔ 内頚動脈-海綿静脈洞瘻（CCF）の原因としては，脳動脈瘤破裂が最も多い。

× 外傷（頭蓋底骨折）が最も多い。

各論

㉕ 海綿静脈洞部硬膜動静脈瘻（carvenous dAVF）では，拍動性眼球突出，鼻出血，拍動性雑音がみられる。

㉖ 静脈洞閉塞症では，髄液吸収障害が起こり急性水頭症を来す。

㉗ 68歳の女性。高血圧性脳内出血の診断で入院。意識清明で麻痺の程度は軽度なので，入院当日から食事を開始した。☆

㉘ 78歳の女性。脳梗塞の後遺症で左下肢の脱力が残った。日常生活に支援を要するので，介護保険を利用して介護老人福祉施設に入所することにした。☆

× 海綿静脈洞部dAVFの三徴候は，拍動性眼球突出，結膜の充血と浮腫，拍動性雑音である。

× 静脈洞に血栓が生じ静脈洞が閉塞すると，最も問題となるのは静脈還流障害である。その結果，脳浮腫が進行し頭蓋内圧は上昇する。脳実質への出血を来すこともある。脳浮腫に出血が加わった病態を静脈性梗塞ともいう。

× 脳卒中の患者では，嚥下反射の低下から誤嚥をする危険がある。嚥下機能を評価してから経口摂取を許可すべきである。

× 介護保険により種々の在宅サービスや施設サービスを受けられる。ただし，施設サービスは，寝たきりなど常時介護を必要と認定された場合にのみ受けられる。

☆：国試既出問題

7 頭部外傷

　脳神経外科診療において頭部外傷はきわめて重要であり，日常よく遭遇する転倒，スポーツ外傷，あるいは交通事故においても高率に発生する。一方，「不慮の外因子」は，わが国の人口動態統計では死亡原因の第5位であり，10歳代，20歳代においては第1位である。そのうち50%が頭部外傷であり，幸いにも死を免れたとしても，重篤な後遺症に苦しんでいる多くの症例が存在している。

　かかる見地より，2000年に日本神経外傷学会により「重症頭部外傷治療・管理のガイドライン」が発表され，広く利用されるようになった。その後，このガイドラインは2006年に改訂され（「改訂ガイドライン」と略す），第2版が出版された。この改訂ガイドラインでは，病院到着前救護（プレホスピタルケア）については「外傷病院前救護ガイドライン」（Japan Prehospital Trauma Evaluation and Care™：JPTEC™），外傷初期診療については「外傷初期診療ガイドライン」（Japan Advanced Trauma Evaluation and Care™：JATEC™）に準拠している。本章では，この改訂ガイドラインを加味しながら頭部外傷の概説を行う。

頭部外傷の分類

1 荒木分類

　荒木分類（1954年）は，臨床病状を基準とした分類であり，CT出現以前は，わが国において広く用いられてきた（表7-1）。CTやMRIで検査してみると，第I型および第II型の中にも脳損傷を有する症例が含まれてはいるものの，現在でも頭部外傷の病型を理解するには有効であり，特に脳振盪（cerebral concussion, commotio cerebri）が重要である。

> **CHART 107**
> 脳振盪は，6時間以内の一過性の意識障害を認めるが，脳の器質的損傷を示すような神経症候を欠くものと定義される

表 7-1　荒木分類

第 I 型（単純型または無症状型）
　脳からの症状（意識障害や各種神経学的症状）を全く欠く
第 II 型（脳振盪型）
　（i）意識障害は一過性，6 時間以内（多くは 2 時間以内）
　（ii）脳の器質的損傷を思わせる症状（－）
　（iii）短時日でほぼ痕跡なく治療
※第 I・第 II 型においては，次のような症候があっても構わない。① 短時日続く頭痛，嘔吐，めまい，② 髄液のわずかな血液混入，③ 頭蓋骨骨折（この場合，たとえば第 I 型（陥没骨折）と記載する），④ 脳神経損傷による症候（この場合，たとえば第 II 型（右顔面神経麻痺）と記載する）。

第 III 型（脳挫傷型）
　（i）受傷直後の意識障害が 6 時間以上持続
　（ii）受傷直後より，脳局所症状ないし脳の器質的損傷を思わせる症状
第 IV 型（頭蓋内出血型）
　lucid interval（意識清明期）があるもの
　（頭蓋内血腫の疑われる群で，必ずしも血腫があるとは限らないが，早急に外科的処置を考慮する必要のある型）

一部省略。

表 7-2　Glasgow Coma Scale（GCS）による頭部外傷重症度分類

重症度	GCS
重症頭部外傷（severe head injury）	3～8
中等症頭部外傷（moderate head injury）	9～12
軽症頭部外傷（minor head injury）	13～15

2　Glasgow Coma Scale による分類

　Glasgow Coma Scale（GCS）は，もともと頭部外傷急性期の意識障害の分類として創案されたものであり，予後とよく相関する（表 7-2）。
　注）　わが国の III-3-9 度方式（Japan Coma Scale：JCS）では，III-100 以上の意識障害を有する症例を重症頭部外傷と考えてよい。

3　びまん性損傷

　アメリカの Traumatic Coma Data Bank（TCDB）の重症頭部外傷の分類（1980 年）では，びまん性損傷（diffuse injuries）は GCS 8 以下が 6 時間以上持続し，かつ CT 上占拠性病変を合併していないもの（占拠性効果（mass effect）を示さない小さな脳挫傷は存在してもよい）を指している。改訂ガイドラインでは，広範（びまん）性脳損傷と命名しており，保存的療法が原則である。

びまん性軸索損傷（diffuse axonal injury）とは，びまん性損傷の重症型であり，Langfitt, Gennarelli, Adams らにより臨床上の疾患名として用いられた．交通事故を中心とした回転性加速度外傷により白質軸索のびまん性損傷を来す．概要は下記のとおり．
・交通外傷による場合が多い（回転性加速度により発生することが多い）．
・受傷直後より昏睡状態となる．
・頭蓋骨骨折が少ない．
・頭蓋内圧亢進を呈することは少ない．
・生命予後・長期的予後とも，若年者を除き不良である．
・CT では正常か脳梁，第3脳室近傍，脳幹背側灰白質-白質境界部などの小出血を認める．
・病理所見では軸索損傷を認める．
・確定診断は MRI．

頭部外傷の発生機序

1 外力の種類

頭部外傷を発生せしめる外力には，種々のものがある．これらが単独にあるいは複合して頭部に作用することにより，さまざまな程度や種類の頭部外傷が生じる（表7-3）．

2 脳損傷発生のバイオメカニクス

種々の物理的現象による仮説
① 加速度と減速度（acceleration-deceleration）
・直線的（translation or linear）
・回転的（rotation or angular）
② 空洞現象（cavitation）
③ 剪力（shear strain）
④ 頭蓋骨のたわみ現象（inbending or indenting）

表7-3 頭部外傷を発生させる外力の種類

I　dynamic loading（持続の短い force load）
① impact（頭部への直接的な打撲）： 転倒による打撲，落下物や飛来物による頭部の直接的打撃
② impulse（頭部の突然の運動）： むち打ち損傷のような頭頚部の過伸展，過屈曲などの間接的な衝撃
II　static loading（持続の長い force load）
III　direct injury（直接損傷）： 銃弾貫通のように脳が直接損傷される

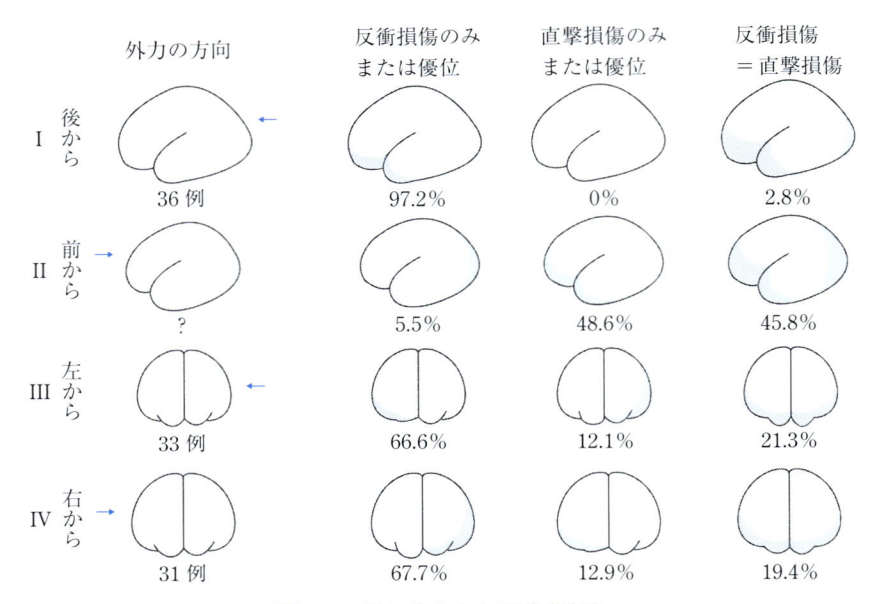

外力の方向		反衝損傷のみまたは優位	直撃損傷のみまたは優位	反衝損傷＝直撃損傷
I	後から 36例	97.2%	0%	2.8%
II	前から ?	5.5%	48.6%	45.8%
III	左から 33例	66.6%	12.1%	21.3%
IV	右から 31例	67.7%	12.9%	19.4%

図 7-1　外力の方向と脳挫傷部位

たとえば，後を打つと（I），前頭葉挫傷を主とする場合が97.2%であり，後頭葉挫傷を主とするものは全くない。そして前頭葉と後頭葉に同程度の挫傷を生ずるものが2.8%である。中村紀夫：頭部外傷，p.56，文光堂，1986を一部改変。

3　直撃損傷と反衝損傷

　動いている頭部が固定した硬い物体に衝突した場合，打撲した部位に脳挫傷が発生するのを直撃損傷（coup-injury），外力の加わった反対側に脳挫傷が発生するのを反衝損傷（contre-coup injury）と呼んでいる。

　後頭部打撃の場合，反衝損傷が非常に多く，直撃損傷は非常に少ない。反対に前頭部打撃の場合，直撃損傷が多く，反衝損傷は少ない（図7-1）。

CHART 108

脳挫傷は，直撃損傷あるいは反衝損傷により発生

4　一次性脳損傷と二次性脳損傷

a．一次性脳損傷

　一次性脳損傷（primary brain damage）とは，頭部に直接的あるいは間接的外力が加わった際に生じる脳損傷のことである。

b. 二次性脳損傷

一次性脳損傷の結果生じた頭蓋内血腫，脳挫傷，脳浮腫，脳腫脹などにより頭蓋内圧亢進状態となると，脳循環障害が引き起こされ，脳実質の虚血性脳損傷や脳ヘルニアによる機械的脳損傷が生じる．また，全身の循環障害や吸収障害を合併すると，無酸素性脳損傷や虚血性脳損傷が発生する．このように，外傷後二次的に発生する脳損傷を**二次性脳損傷**（secondary brain damage）と呼ぶ．

一次性脳損傷は，入院時すでに完成されている損傷であり，治療は困難である．一方，二次性脳損傷は最小限に食い止めることが，重症頭部外傷の治療の原則となる．

頭部外傷の診断

頭部外傷患者の診断は，重症，軽症を問わず，まずバイタルサインを確認し，その後，一次救命処置および二次救命処置を行いつつ施行しなくてはならない．

1 問　診

患者の意識が保たれている場合には，受傷時の状況，その後の経過について詳しく聴取する．一方，意識障害がある場合には付き添い人，目撃者，救急救命士，救急隊員や警察官より，受傷時刻（症状の進行を知る上できわめて重要），受傷状況（事故の詳細，たとえば，転落の高さ，事故を起こした車のスピードなど），意識障害の程度，受傷後の経過について十分聞き取る．

2 頭皮および全身の状態

頭皮や顔面の創傷の存在と性状は，頭部外傷か否かの診断，外力の大きさ，方向，脳損傷の起こり方をある程度示唆する．しかしながら，最近その存在が明らかにされた回転的角加速度により生じるとされている**びまん性損傷**例では，打撲部位がはっきりしない場合があるので注意を要する．前頭蓋底骨折では，しばしば**眼鏡様皮下血腫**（パンダの目徴候：black eye, raccoon eye）が認められ，中頭蓋底骨折では，耳介後部，乳様突起部の溢血斑である **Battle 徴候**が出現する．これらとともに，鼻出血，耳出血の有無，髄液漏の存在にも注意する．

当然のことながら，**多発外傷**を合併している頭部外傷例も数多く存在するので，全身状態のチェックを十分に行う．特に頸椎・頸髄損傷の合併には注意しなくてはならない．頸部の保護には，用手頸椎保護，頸椎カラー，バックボードによる全脊椎固定などがある．

3 神経学的検査

頭部外傷患者における神経学的検査は，バイタルサインの把握，理学的所見の確認お

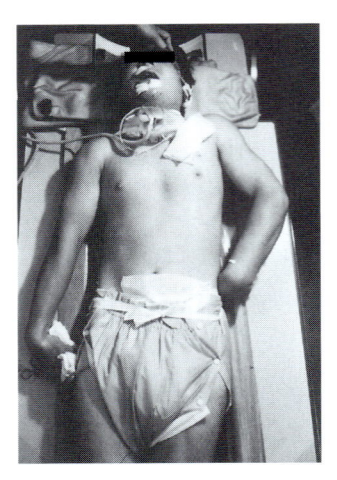

図 7-2 除脳硬直
非典型例ではあるが，上腕内転位，下肢伸展位を示した（16 歳，男子）。典型例では，軀幹を後弓反張位のごとくし，上肢は上腕を内転，内方に回旋し，前腕を伸展し過度に内旋しており，下肢は股関節で内転，内方回旋し膝を伸ばし，足関節は足底方向に屈曲した姿勢を示す。図 2-3 も参照。

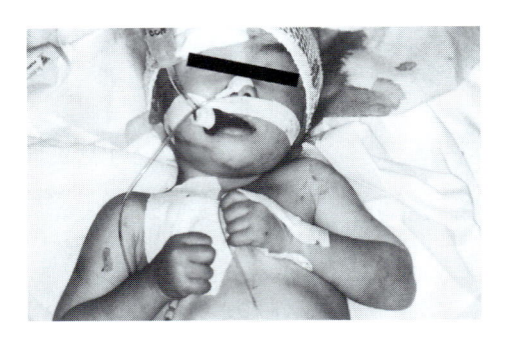

図 7-3 除皮質硬直
上肢屈曲，下肢伸展位を呈した典型例（3 歳，女児）。図 2-3 も参照。

よび一次・二次救命処置後に行われることがしばしばである。その基本は，① 意識障害の程度，② 瞳孔および眼球運動，③ 体位・麻痺・反射 の 3 つである（図 7-2，7-3）。

a．けいれん発作

外傷直後のけいれんは直後てんかん，外傷後 1 週までのけいれんは早期てんかんと呼ばれ，外傷性てんかん（traumatic epilepsy）には含まれない。小児例では成人例に比して，受傷後の全身けいれんを生じやすい。特に重要なのは乳幼児にみられる急性硬膜下血腫（中村のⅠ型）の際のけいれん発作であり，ほとんどの症例に認められる。

b．眼底所見

頭部外傷急性期において，眼底所見に変化の出現することは少ないが，慢性期に認められる慢性硬膜下血腫で頭蓋内圧亢進が継続しているときは，うっ血乳頭が観察される。幼小児では，重症例において網膜出血を来しやすい。最近注目されている児童虐待（後述）の一つである乳児揺さぶり症候群（shaken baby syndrome）においては，網膜出血が高率に認められる。

4 CT

頭部外傷の診断における CT の威力は絶大なものであり，頭蓋内病変のみならず頭蓋骨骨折，頭蓋底骨折，頭皮下血腫などを一刻にして非侵襲的にとらえることができる。

表 7-4　頭部外傷急性期の CT 所見

① 硬膜外血腫（epidural hematoma）
② 硬膜下血腫（subdural hematoma）
③ 脳内血腫（intracerebral hematoma）
④ 脳挫傷（cerebral contusion）
⑤ びまん性脳腫脹（diffuse cerebral swelling）
⑥ 脳室内出血（intraventricular hemorrhage）
⑦ くも膜下出血（subarachnoid hemorrhage）
⑧ 気脳症（pneumocephalus）
⑨ 異常所見なし（no abnormal findings）

表 7-5　経時的 CT 撮影により確認される新所見

① 硬膜下の液体貯留（硬膜下水腫あるいは慢性硬膜下血腫）（decreased density in the subdural space）
② 脳室拡大（水頭症あるいは脳萎縮）（ventricular dilatation）
③ 脳内血腫（遅発性脳内血腫）（intracerebral hematoma）
④ 脳室内出血（遅発性脳室内出血）（intraventricular hemorrhage）
⑤ 脳実質外血腫（遅発性硬膜下あるいは硬膜外血腫）（extracerebral hematoma）
⑥ 脳浮腫（cerebral edema）
⑦ 脳梗塞（cerebral infarction）

表 7-6　Traumatic Coma Data Bank（TCDB）の CT 分類

びまん性損傷 I	CT で描出することができる頭蓋内病変を認めないもの
びまん性損傷 II	脳幹周囲の脳槽が描出され，5 mm 以上の正中構造偏位がなく，25 cc を超える高吸収域または高・低吸収域が混在する病変を認めないもの（骨片や異物は存在してもよい）
びまん性損傷 III（腫脹）	脳幹周囲の脳槽は圧迫されるか消失しているが，5 mm 以上の正中構造偏位がなく，25 cc を超える高吸収域または高・低吸収域が混在する病変を認めないもの
びまん性損傷 IV（偏位）	5 mm 以上の正中構造偏位を認めるが，25 cc を超える高吸収域または高・低吸収域が混在する病変を認めないもの
手術された占拠性病変	手術で除去された病変
手術されなかった占拠性病変	25 cc を超える高吸収域または高・低吸収域が混在する病変で，手術未施行のもの

Marshall LF, et al：A new classification of head injury based on computerized tomography. J Neurosurg 75, S14-S20, 1991 による。

　頭部外傷急性期の CT 所見は 9 項目に分類され（表 7-4），初回 CT にて認められず経時的 CT 撮影（serial CT scanning）により初めて確認される新所見（new findings）として 7 型があげられる（表 7-5）。最近はアメリカの Traumatic Coma Deta Bank（TCDB）の CT 分類が国際的にも広く用いられており，転帰とよく相関する（表 7-6）。

各 論

5 頭蓋単純 X 線撮影

　　従来ルーチンに行われてきた頭蓋単純 X 線撮影も，CT があれば省略できる症例もあるが，特に交通事故症例では医・法学的（medico-legal）な面も含めて全例にルーチン5方向（前→後，後→前，右→左，左→右，Towne）の撮影を行うべきである。頭蓋陥没骨折，頭蓋内異物，視神経管骨折，頭蓋底骨折などについては，依然有用な診断法であるし，骨折線の有無，形状により，頭部外傷の存在，外力の作用部位，その大きさなどをある程度推測することが可能である。また，骨折線が中硬膜動脈と交差する症例では，同側の急性硬膜外血腫の発生に注意しなくてはならない。松果体の生理的石灰化像に正中構造偏位が 2 mm 以上あれば，外傷性頭蓋内血腫の存在が示唆される。

6 脳血管撮影

　　頭部外傷の救急診断には，CT の方がはるかに優れているが，外傷性脳血管障害，すなわち血管閉塞（動脈閉塞，静脈洞閉塞），血管狭窄，動脈瘤，動静脈瘻（外傷性頸動脈-海綿静脈洞瘻：carotid-cavernous fistula, CCF），血管攣縮の診断には脳血管撮影が不可欠である。特に穿通性や穿孔性頭部外傷で脳血管系の損傷が疑われる症例においては，患者の状態の許す限り全例に施行すべきである。

7 脳　波

　　頭部外傷の脳波は，一般には脳機能障害の程度に応じて徐波化を示すとされているが，急性期における診断価値は少ない。重症例の脳波判読に当たっては，**Hockady の脳波分類**が有用である。外傷性てんかん（後述）の症例に対しては，不可欠な検査である。

8 頭蓋内圧測定

　　重症頭部外傷患者の診療に当たり，**頭蓋内圧（ICP）**の持続測定は，**頭蓋内圧亢進**による二次的脳損傷を最小限にすることが可能となる。一方，頭蓋内圧亢進により惹起される脳ヘルニアの発生を予知したり，頭蓋内圧下降薬の必要性や，使用量あるいは効果をみるためにも重要である。現在実際に行われている **ICP モニタリング**には，頭蓋骨と硬膜の間に特殊な圧センサーを挿入して測定する硬膜外圧モニタリング，くも膜下腔に硬膜外麻酔用の細いカテーテルを挿入して測定するくも膜下腔圧モニタリング，脳室内にカテーテルを直接刺入して髄液圧を測定する脳室内圧モニタリングがある。

9 誘発電位

　　医療用コンピュータの進歩により，電気生理学的検査法としての誘発電位が臨床応用され始めたが，頭部外傷例に対しては，**聴性脳幹反応**（auditory brainstem response：

ABR）および体性感覚誘発電位（somatosensory evoked potentials：SEP）が測定されている。特に重症頭部外傷例に対しては，患者管理，予後の判定において多くの情報を提供してくれる。

10 超音波断層診断法

超音波断層診断法（ultasound sonography：US）は，頭蓋内異物の手術に際して絶大な威力を発揮し，脳内に埋没している異物や骨片を容易に発見することができる。外減圧術後の症例においては，骨窓部にプローブを当てて撮影することにより，外傷性水頭症の発生，遅発性外傷性頭蓋内血腫の出現を診断できる。

11 核磁気共鳴画像法（MRI）

頭部外傷急性期にMRIを撮影することははなはだ困難であるが，CTでは確認することができなかった種々の病態像が判明されつつある。MRIは慢性期においてきわめて有用であり，脳実質損傷の証明，慢性硬膜下血腫の診断など，種々の病変を明らかにしてくれる。

頭部外傷の治療

頭部外傷患者に対しては，ABCDEsアプローチ（表 7-7）を行いつつ諸検査を施行するが，診断がつきしだい治療を開始する。

1 軽症例に対する治療方針

a．外来経過観察
以下の状態の患者は外来にて経過観察する。
① 意識清明，失見当識なし
② 神経脱落症候なし
③ 頭痛のみ
④ 悪心のみ
⑤ 頭皮血腫

表 7-7　ABCDEsアプローチ

A	気道評価・確保と頸椎保護
B	呼吸評価と致命的な胸部外傷の処置
C	循環評価および蘇生と止血
D	生命を脅かす中枢神経障害の評価
E	脱衣と体温管理

⑥ 頭皮挫傷，擦過傷
⑦ 軽度の頭皮裂創

その際，下記のような経過観察上の注意点を明記したパンフレットを用いて説明した後，患者家族に渡す（この医療行為は必ずカルテに記載する）。全く問題がないと思われる症例に対しても，翌日必ず外来受診をさせる。

① 意識レベルのチェック（2時間ごとに行い，夜間睡眠中も覚醒させる）
② 頭痛，悪心，嘔吐の出現
③ けいれん発作の有無
④ 片麻痺などの神経脱落症候の出現（視力障害，複視の出現も含める）
⑤ 生命徴候の変化

b．入院経過観察

外来受診時に意識障害は存在しないが入院にて経過観察をする必要のある状態は，次のとおりである。

① 受傷後の意識障害が存在したもの
② 受傷後1時間以上の外傷後健忘症（posttraumatic amnesia）あるいは受傷前長時間の逆行性健忘症（retrograde amnesia）があるもの
③ 受傷後のけいれん発作（直後てんかん）
④ 強度の頭痛を訴えているもの
⑤ 嘔吐しているもの（小児頭部外傷後嘔吐症に注意）
⑥ アルコールまたは薬物中毒
⑦ 児童虐待の疑い
⑧ 2歳以下の幼児（ごくわずかな外傷は除く）
⑨ 高齢者（ごくわずかな外傷は除く）
⑩ 頭蓋骨骨折
⑪ 頭蓋底骨折（髄液鼻漏，髄液耳漏，耳出血，鼻出血がみられることが多い）
⑫ CTにて異常所見が認められるもの
⑬ 重篤な頭皮損傷
⑭ 多発外傷
⑮ 自宅にて経過観察ができない患者

2 中等症・重症例に対する治療方針

意識障害，神経脱落症候の存在する場合は直ちに入院し，神経外傷集中治療（neurotrauma intensive care）を行う。

また，意識障害が存在しなくても開放性頭蓋陥没骨折などで救急手術を要する場合にも，入院加療が必要である。

a．試験穿頭術

救急外来受診時，テント切痕ヘルニアの症状を認め，受傷機転，臨床経過より判断し

て急性硬膜外血腫あるいは急性硬膜下血腫の存在する可能性のある場合で，かつ CT や手術まで待機時間が長い場合に行う（図 7-15 参照）。

b．緊急開頭術

① 急性頭蓋内血腫
・急性硬膜外血腫，急性硬膜下血腫，急性脳内血腫
・意識障害があり，進行性の場合
・CT にて対側への正中構造偏位（midline shift）が 5 mm 以上のとき
② 開放性頭部外傷
・感染予防のための異物除去，骨片除去
・脳の軟部組織のデブリドマン（débridement）（筋膜などによる硬膜形成を行う）
③ 頭蓋陥没骨折
・開放性頭蓋陥没骨折
・局所症状を伴う閉鎖性頭蓋陥没骨折

c．神経外傷集中治療

① 患者管理
・意識レベル，バイタルサインの経時的チェック（30 分〜1 時間ごと）
・神経学的所見の経時的観察：　瞳孔不同，対光反射，運動麻痺
・経時的 CT 撮影：　症状の悪化時に行う
・経時的聴性脳幹反応測定：　重症例に行う
② バイタルサイン異常に対する全身管理（改訂ガイドラインによる）
・血圧の管理（収縮期血圧（SBP）＞120 mmHg，平均動脈血圧（MAP）＞90 mmHg）
・貧血の矯正（Hb＞10 g/dL）
・呼吸管理（動脈血酸素飽和度（SpO_2）＞95％，動脈血酸素分圧（PaO_2）＞80 mmHg）
・水分・電解質の補正
・血糖値の補正（100〜200 mg/dL）
・体温の保持
③ 頭蓋内圧亢進に対する管理

頭蓋内圧（ICP）を測定した場合，治療を開始する閾値は 15〜25 mmHg 程度とする。また，平均動脈血圧から頭蓋内圧を引いた値である脳灌流圧（CPP）を 60〜70 mmHg 以上に管理する。

改訂ガイドラインでは，以下のように推奨している。

ICP≦15〜25 mmHg の場合は，
・SpO_2 を 95％以上に保つ。必要であれば気管挿管を行い，呼吸が弱ければ補助換気を行う。
・頭部挙上（ベッドの頭側を挙上，30°）。
・高浸透圧利尿薬（マニトールまたはグリセオール）の静脈内投与。
・$PaCO_2$ を 30〜35 mmHg に保つ軽度過換気（mild hyperventilation）を用いることもある。

各論

ICP＞20〜25 mmHg の場合は，上記の処置を行っても頭蓋内圧のコントロールが困難であれば，CT の再検を行い，次の段階に進む。
・バルビタール（チオペンタール，ペントバルビタールなど）療法を行うこともある。
・低体温療法を行うこともある。
・外減圧または内減圧を行うこともある。
④ その他の管理
・けいれんの治療
・中枢性上部消化管出血の予防と治療（非常に重要）
・他臓器損傷の治療
・栄養管理（非常に重要）

③ 頭部外傷の予後判定

頭部外傷の予後判定は受傷後 6 か月が一応の目安とされるが，小児，若年者においては 1 年までの期間は十分回復可能である。近年，頭部外傷の予後判定においても GCS と同様，Jennett と Bond の考案による **Glasgow Outcome Scale**（**GOS**）が広く用いられてきている。

頭蓋軟部外傷

図 7-4 に頭蓋軟部，頭蓋骨および脳表の断面図を示すが，最外層は頭皮であり，次に多数の血管や神経の走行する頭皮下組織が存在する。その下には帽状腱膜が認められ，腱膜下組織，さらに頭蓋骨を覆う骨膜，頭蓋骨へと続いていく。骨膜は各々の頭蓋骨の境界，すなわち頭蓋骨縫合でその連続性を失う。頭蓋骨は 3 層の構造物であり，外側より外板，板間層（diploë），内板より成り立っている。頭蓋骨の下には硬膜が存在し，くも膜，脳となる。また，脳は軟膜により覆われている。

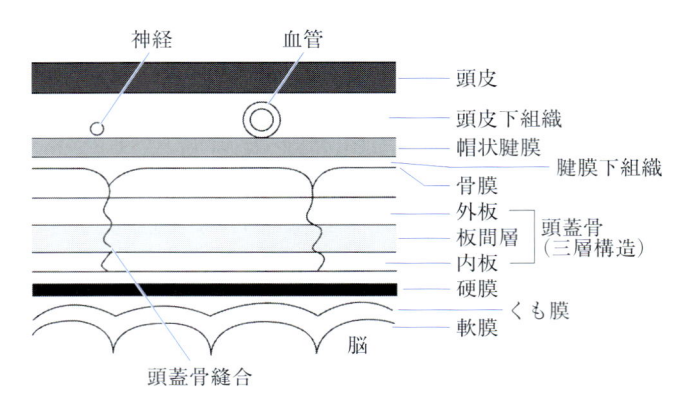

図 7-4　頭蓋軟部・頭蓋骨・脳表の解剖

1 開放性頭蓋軟部外傷

1) 頭皮開放創の分類
- 切創（incised wound）： 鋭力による頭皮の創
- 割創（cut wound）： 鈍力による頭皮の創で，切創と挫創の中間型
- 挫創（contused wound）： 鈍力による頭皮の挫滅を伴う創
- 刺創（stab wound）： 刃物で刺された創
- 穿通創（penetrating wound）： 鋭利なものによる創で，頭蓋内まで達する
- 射創（銃創：gun shot wound）
- 杙創（impalement wound）： 棒，杭などによる刺し傷
- 剝皮創（avulsion, scalping）： 俗称「インディアンの皮剝ぎ」
- 裂創（lacerating wound）

2) 処置
- 頭皮は非常に血管に富んでいるために，搬送の際には圧迫止血を行う。
- 小児や乳幼児では，頭皮からの出血を放置しておくと，貧血やショック，さらには死亡に至ることもある。
- 開放創に対しては，十分なデブリドマンを行い，一次的（primary）縫合閉鎖をする。

2 閉鎖性頭蓋軟部外傷

閉鎖性頭蓋軟部外傷とは，いわゆる「たんこぶ」のことであり，皮下血腫（subcutaneous hematoma），帽状腱膜下血腫（subgaleal hematoma），骨膜下血腫（subperiosteal hematoma）の3型があり（図 7-5），特殊型として新生児の頭血腫がある。一般に，自

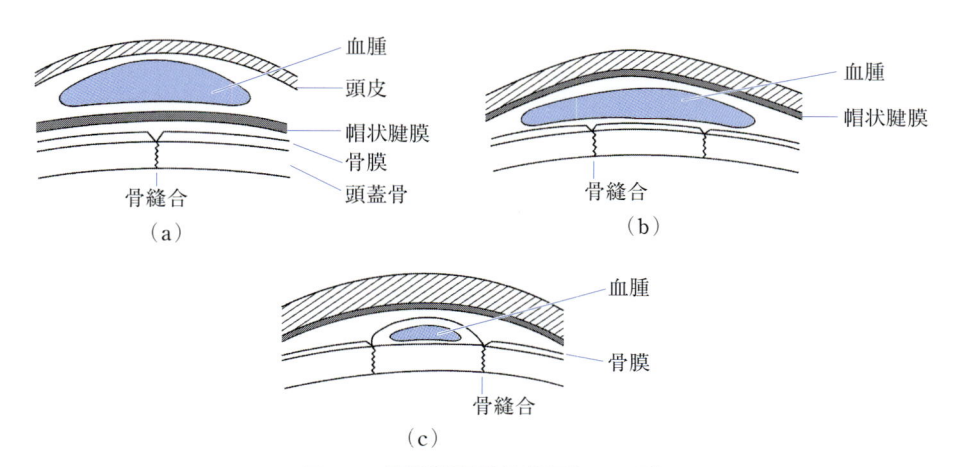

図 7-5　閉鎖性頭蓋軟部損傷の 3 型
(a) 皮下血腫，(b) 帽状腱膜下血腫（骨縫合線を越える），(c) 骨膜下血腫（骨縫合線を越えない）。

各論

然吸収されないものに対しては，穿刺排液し，圧迫帯を使用する。

a．皮下血腫
皮下組織に血液が貯留したもの。いわゆる「硬いこぶ」。

b．帽状腱膜下血腫
・帽状腱膜と骨膜との間の血腫。
・縫合線を越える。非常に大きくなる場合がある。
・「ぶよぶよした波動性のこぶ」。
・頭皮の血腫中，最も頻度が高い。
・幼小児に発生しやすい。

c．骨膜下血腫
・骨膜と頭蓋骨との間の血腫。
・縫合線は越えない。
・「ぶよぶよした波動性のこぶ」。
・幼小児に発生しやすい。

CHART 109
帽状腱膜下血腫は骨縫合線を越える

頭蓋骨骨折

頭蓋骨骨折とは，頭部に過度の外力が作用した際に生じた頭蓋骨の骨折のすべてを指すが，中村の分類（表7-8）で示されるような種々のものが存在する。

1 線状骨折

1) 病　態
線状骨折（linear fracture）とは，線状の頭蓋骨骨折であり，骨折線は直線的で，骨折端に行くに従い細くなる。2本以上の骨折線が認められる場合，多線状骨折と呼ばれる。
2) 鑑　別
血管溝（vascular marking）や頭蓋骨縫合線（suture line）との鑑別が必要である。
3) 治　療
発生場所が重要であり，急性硬膜外血腫の出現に注意を要する。
① 中硬膜動脈による血管溝を横切る→側頭部硬膜外血腫，側頭・頭頂部硬膜外血腫
② 横静脈洞による血管溝を横切る→後頭蓋窩硬膜外血腫
③ 上矢状静脈洞の直上の矢状縫合を横切る。あるいは矢状縫合の離開→傍矢状洞部硬

表 7-8　中村の頭蓋骨骨折の分類

1. 頭蓋腔内外の交通の有無による分類
    - 単純骨折
    - 複雑骨折：　頭蓋軟部開放創を伴って頭蓋内外の交通を生じた場合（開放性脳外傷と同義）
2. 骨折線の性状による分類
    - 線状骨折（特に骨折線の間隙が開いている場合は解離性骨折という）
    - 多線状骨折：　2本以上の骨折線がみられる場合
    - 粉砕骨折：　骨折片を生じている場合
3. 骨折片が陥没している場合
    - 陥没骨折（陥凹骨折）
4. 骨折線の辺縁が数か月のうちに徐々に脱灰吸収されていく場合
    - 発育骨折（拡大性骨折，進行性骨折）
5. 骨折部位による場合
    - 円蓋部骨折
    - 頭蓋底骨折
        - 縦骨折：　矢状方向の骨折
        - 横骨折
    - 大後頭孔輪状骨折
    - 視神経管骨折

骨縫合の離開も，臨床上は骨折と同様のものと理解される。
中村紀夫：頭部外傷，新臨床外科学，阿部令彦，堀　栄一他編，医学書院，1981 より。

膜外血腫

　線状骨折のみで，ほかの頭蓋内合併損傷を有さない場合には特別な治療は必要ないが，必ず入院させて数日間経過観察する。

CHART 110
線状骨折は，発生場所が重要

2 陥没骨折

1） 病　態

　陥没骨折（陥凹骨折：depressed fracture）とは，骨折部が陥没している頭蓋骨骨折のことであり，通常，円蓋部の骨折にみられる。種々の程度の陥没骨折が存在するが，概して内板は外板より損傷を受けやすく，外板は正常位にあり，内板のみが陥没していることがあるので，注意を要する（図 7-6）。

　小児の頭蓋骨は，弾性があるために線状骨折よりも陥没骨折が生じやすい。ピンポン球型骨折（ping-pong ball fracture）と呼ばれる。

CHART 111
小児の頭蓋骨陥骨折は，ピンポン球型骨折になりやすい

各 論

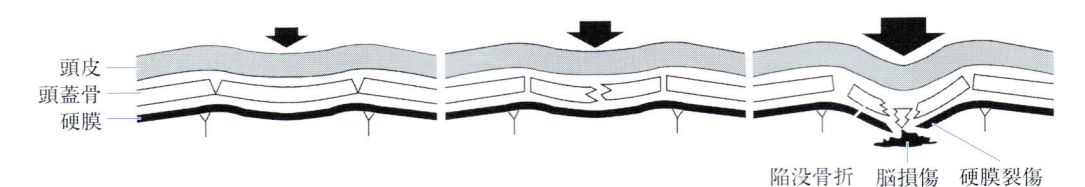

陥没骨折　脳損傷　硬膜裂傷

図 7-6　種々の程度の陥没骨折

表 7-9　開放性頭蓋陥没骨折の手術適応基準

① 高度の汚染創の存在
② 高度の挫滅創，粉砕骨折の存在
③ 脳実質の露出，脳脊髄液の漏出などで硬膜が損傷して硬膜内外の交通が疑われる場合
④ 骨片が脳内に存在する場合
⑤ 骨片に関連した出血が止まらない場合（静脈洞の損傷など）
⑥ 陥没骨折による静脈洞圧迫に起因する静脈還流障害が存在する場合
⑦ 1 cm 以上の陥没や高度の脳挫滅の存在
⑧ 審美的に容認しがたい頭蓋骨変形がある場合

改訂ガイドラインによる。

表 7-10　閉鎖性頭蓋陥没骨折の中村の手術基準

① 陥没骨折が明らかに刺入している
② 陥没の程度が 1 cm 以上，あるいは頭蓋骨の厚さ以上である
③ 陥没部に相応する局所症状がある
④ 陥没部に相応する脳波異常がある
⑤ 陥没骨折が外傷性てんかんの原因にあずかっている
⑥ 審美的に容認しがたい頭蓋骨変形がある
⑦ 静脈洞を圧迫する

一部改変。

2）診　断
① ルーチン 5 方向頭蓋単純 X 線撮影，斜位 X 線撮影，接線方向 X 線撮影
② 断層撮影
・陥没骨折の深さ，頭蓋骨外板，内板の状態が察知できる。
・陥没骨折の深さが 20 mm 以上のときは全例に，15〜19 mm のときは半数に，その直下の硬膜および脳皮質に損傷がみられる。
③ 開放性頭蓋陥没骨折が疑われる際には，開放創上にピンや針金，Nélaton チューブなどを置いて撮影すると，創と陥没骨との関係が明白になる。
④ CT（骨条件を含む）：　陥没骨折のみならず，合併する脳損傷の状態を把握できる。

3）手　術
手術適応基準は，下記のとおり。
・開放性→24 時間以内（48 時間を超えると感染の頻度は増加する）（表 7-9）
・閉鎖性→中村の基準（表 7-10）
手術法としては，陥没骨折挙上術あるいは開頭整復術を行う（図 7-7）。

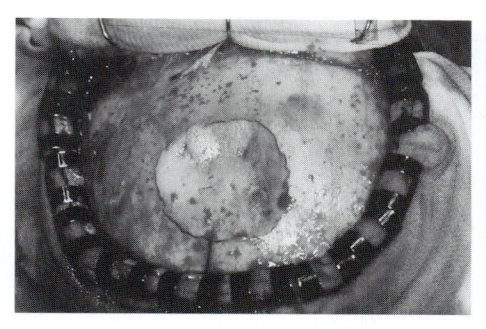

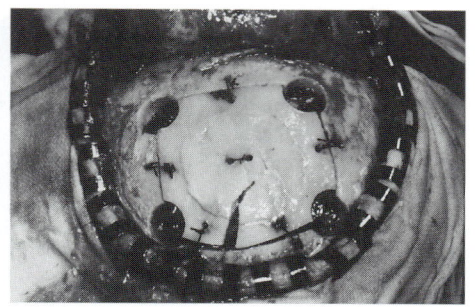

図7-7 開頭整復術を行った閉鎖性陥没骨折（ピンポン球型骨折）の術中写真
左：整復術前。頭頂骨のピンポン球型骨折が認められる。右：整復術後。骨弁を反転せずに木槌で陥没部を反対側より叩き出し整復した（5歳，男児）。

> **CHART 112**
> 開放性頭蓋骨陥没骨折の手術は，外傷後 24 時間以内の早期に行う

③ 頭蓋底骨折

1) 病　態

頭蓋底骨折（basal skull fracture）とは，頭蓋底を構成する頭蓋骨の骨折であり，前頭蓋底部，中頭蓋底部，後頭蓋底部に分類される。好発部位は中頭蓋底部の錐体骨で，75％に認められる。

2) 診　断
・頭蓋底 X 線撮影
・CT

3) 臨床症状

① 前頭蓋底部頭蓋底骨折
・眼鏡様皮下血腫（パンダの目徴候：black eye, raccoon eye）（図 7-8，巻頭カラー No.2）
・鼻出血
・髄液鼻漏
・視神経損傷
・嗅神経損傷

② 中頭蓋底部頭蓋底骨折
・Battle 徴候（図 7-9，巻頭カラー No.3）：　耳介後部乳様突起部の溢血斑
・耳出血
・髄液耳漏
・顔面神経損傷
・トルコ鞍横断骨折：　下垂体機能低下，外眼筋麻痺，外傷性頚動脈-海綿静脈洞瘻（CCF），髄液鼻漏（トルコ鞍→蝶形骨洞→蝶篩陥凹→上鼻道）

各論

・**側頭骨骨折**（temporal bone fracture）： 骨折線が側頭骨の錐体軸と平行に走る**縦骨折**（longitudinal fracture）と，錐体部を横断する**横骨折**（transverse fracture）に分類される（図 7-10）。側頭骨内には，聴神経，顔面神経，内耳（蝸牛，前庭迷路），中耳，外

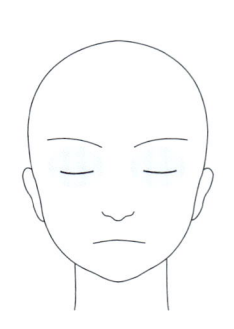

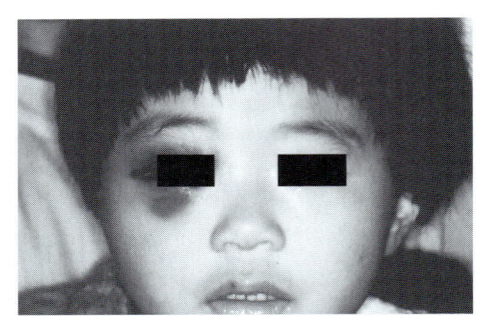

図 7-8　眼鏡様皮下血腫（パンダの目徴候）（巻頭カラー No.2）
　右：右眼窩部に眼鏡様皮下血腫を認める（4 歳，女児）。

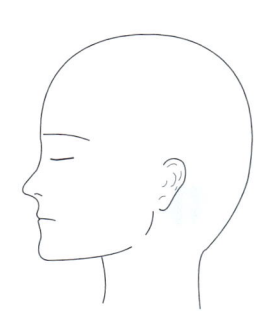

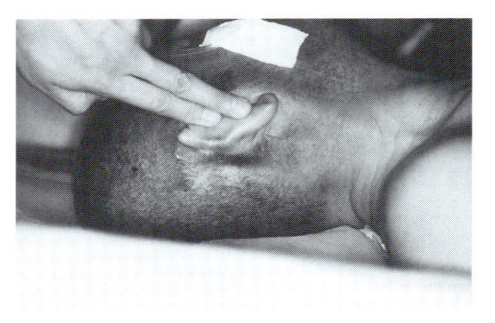

図 7-9　Battle 徴候（巻頭カラー No.3）
　右：右耳介後部乳様突起部の溢血斑を認める（36 歳，男性）。

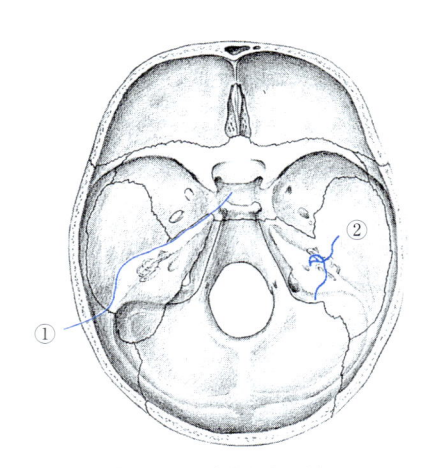

図 7-10　側頭骨骨折
① 縦骨折：骨折線は錐体軸と平行，② 横骨折：骨折線は錐体を横切る。

244

耳道，鼓膜，静脈洞，内頚動脈などが存在するので，種々の臨床症状を示す。なお，Battle徴候は縦骨折で生じ，外傷性顔面神経麻痺は横骨折に生じることが多い。

> **CHART 113**
> ・前頭蓋底部頭蓋底骨折→眼鏡様皮下血腫
> ・中頭蓋底部頭蓋底骨折→ Battle 徴候

4 視神経管骨折

1) 病　態

視神経管骨折（fracture of the optic canal）による骨片などにより視神経管内を走る視神経が損傷される。ただし，外傷性視神経損傷は視神経管骨折がなくとも起こりうるので，注意を要する。

2) 症　状

視力障害

3) 診　断

視神経管撮影（Rhese-Goalwin 撮影）

4) 治　療

・ステロイド薬投与
・視神経管開放術：　外傷直後からの視力低下が存在し，時間の経過とともに増悪するものが絶対適応（視力は光覚弁以上）。受傷直後からの完全盲は，手術適応がない。

5 眼窩底破裂（吹き抜け）骨折

1) 病　態

眼窩底破裂骨折（blow-out fracture）とは，眼窩下壁（内側壁を含めることもある）の骨折で，眼窩内容の一部が上顎洞内に陥入する。

2) 症　状

・眼球周囲の浮腫
・結膜下出血
・三叉神経第2枝の知覚異常
・眼球運動障害（特に上方視制限）による複視
・一過性眼球突出に引き続いて起こる眼球陥凹

3) 診　断

・Waters 撮影
・CT，MRI（ともに冠状断が有効）

4) 治　療

経下眼瞼到達法による眼窩下壁形成術。複視が改善しない症例や審美的に許容できな

い眼球陥凹を呈する症例が手術適応である。待機手術（受傷1～3週後）が一般的である。

6 進行性（拡大性）頭蓋骨骨折

1) 病　態

進行性頭蓋骨骨折（growing skull fracture）とは，乳幼児期の線状骨折の際，硬膜裂創を伴うことにより，外傷性の髄膜瘤あるいは脳髄膜瘤が形成されることによって骨折線が癒合せずにしだいに拡大していく状態をいう。

骨折線は受傷後数か月の経過で漸次拡大し，骨折端が隆起し頭皮下腫瘤が生じる。

2) 症　状

受傷後数か月して出現する拍動性の頭皮下腫瘤。触診を行うと腫瘤周辺にクレーター様に隆起している骨折端を触知する。脳損傷部に相当する局部症状や，焦点性てんかん発作（Jackson型てんかん）を認めることもある。

3) 診　断
- 頭蓋単純X線撮影：　拡大性骨折（骨欠損）を認める。
- CT：　髄膜瘤あるいは脳髄膜瘤を認める。

4) 治　療
- 硬膜形成術
- 頭蓋骨形成術（骨欠損が小さければ放置）
- 脳瘢痕組織切除術（必要最小限にとどめる）

> **CHART 114**
> 乳幼児期に発生する特殊な頭蓋骨骨折として，進行性頭蓋骨骨折がある

開放性頭部外傷

脳神経外科に関する限り，「開放性」の定義は大変まぎらわしいが，アメリカのAd Hoc Committee（1966）の定義によると，頭部に発生したすべての開放創を，開放性頭部外傷（open head injury）と呼んでいる。一方，開放性頭部外傷と相対して，開放創が存在しない頭部外傷を，閉鎖性頭部外傷（closed head injury）としている。

中村（1977）は，脳が外界に開放していることが重大であるという見地より，「開放性脳外傷」なる名称を強調し，① 複雑骨折，② 弾丸創，③ 頭蓋内異物，④ 経眼窩損傷，⑤ 副鼻腔ないし外耳の破断を伴う頭蓋底骨折，の5項目をあげた。

急性外傷性頭蓋内出血

1) 発生部位による分類
① 硬膜外血腫（epidural hematoma）
② 硬膜下血腫（subdural hematoma）
③ 脳内血腫（intracerebral hematoma）
④ 合併血腫（combined hematoma）
⑤ 脳室内出血（intraventricular hemorrhage）： 重症例の6％に存在
⑥ くも膜下出血（subarachnoid hemorrhage）： 重症例の25％に存在
2) 時期による分類
① 急性期： 受傷から3日以内
② 亜急性期： 4日～3週以内
③ 慢性期： 3週以後

1 急性硬膜外血腫

1) 病　態

急性硬膜外血腫（acute epidural hematoma）とは，中硬膜動脈，静脈洞，あるいは頻度は低いが頭蓋骨板間層内の板間静脈が，直上を通る頭蓋骨骨折により破綻され，頭蓋骨と硬膜の間に血腫を生じたものである（図7-11）。

中年，老年に多く，小児，特に2歳以下の乳幼児では特に少ない。ただし，例外として，後頭蓋窩硬膜外血腫は若年者に多く，10歳以下が半数を占める。

意識清明期が存在する。

頻度は頭部外傷の1～3％である。

出血源，発生部位は，図7-12のとおり。

・中硬膜動脈（全体の60％で最多）→側頭部硬膜外血腫，側頭・頭頂部硬膜外血腫

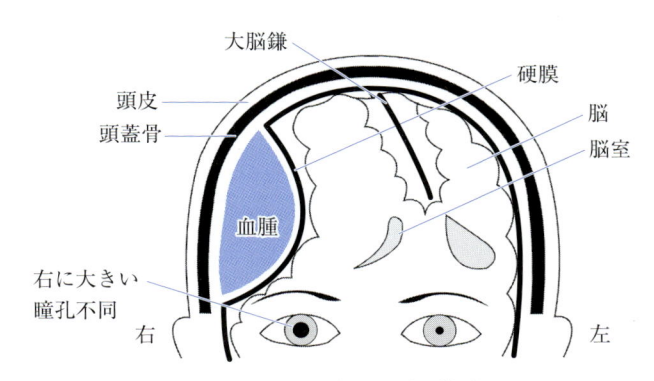

図 7-11　急性硬膜外血腫の模式図
頭蓋骨と硬膜の間の血腫である。

各　論

- ・前篩骨動脈→前頭部硬膜外血腫
- ・上矢状静脈洞→傍矢状静脈洞部硬膜外血腫
- ・横静脈洞または静脈洞交会→後頭蓋窩硬膜外血腫
- ・板間静脈→頭蓋骨骨折部の硬膜外血腫

なお，頻度は低いが中硬膜静脈＋硬膜の表面からの出血もある。

2）症　状

1）で述べたように，急性硬膜外血腫には，意識清明期（lucid interval）が存在する。意識清明期とは，外傷直後に存在した短時間の意識障害（脳振盪によるもの）が回復し，その後時間が経過し，再度意識障害を呈した場合の「意識が清明であった時期」を意味し，約40％にみられる（図7-13）。

意識清明期の時間は，受傷部位によって異なる。

- ・側頭部→6時間以内のことが多い
- ・前頭部→2日
- ・傍矢状洞部→3日
- ・後頭蓋窩→数日

側頭部硬膜外血腫の臨床経過（Hooperによる）は，下記のとおり。

- ・第1期：　脳の偏位→頭痛
- ・第2期：　局所の圧迫→傾眠，上下肢の運動麻痺，顔面麻痺
- ・第3期：　テント切痕ヘルニア→昏迷，瞳孔不同（瞳孔散大）
- ・第4期：　脳幹の下方偏位と出血→除脳硬直（時に除皮質硬直）
- ・第5期：　延髄圧迫→死

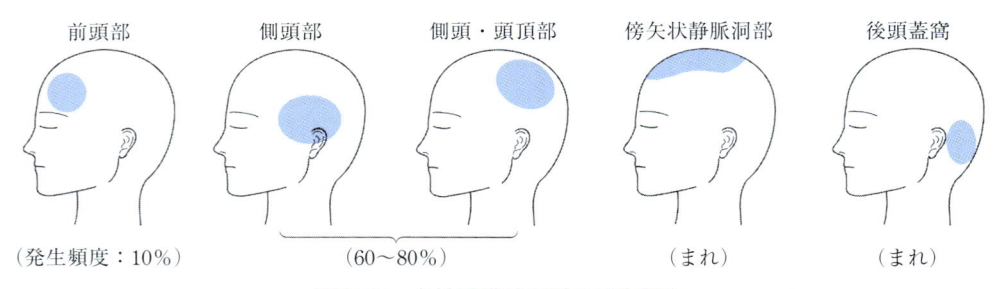

前頭部（発生頻度：10％）　側頭部　側頭・頭頂部（60〜80％）　傍矢状静脈洞部（まれ）　後頭蓋窩（まれ）

図7-12　急性硬膜外血腫の発生部位

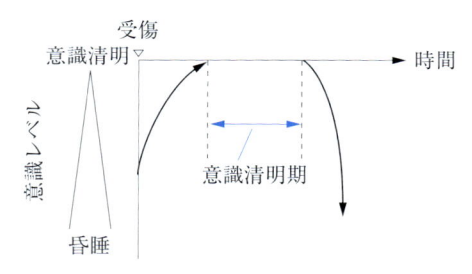

図7-13　急性硬膜外血腫の意識レベルの推移

テント切痕ヘルニアによって起こる重要な症状には，下記のようなものがある。
・**意識障害**
・**瞳孔不同**（anisocoria）：　血腫側の瞳孔が散大。同側の動眼神経が圧迫され生じる。
・**片麻痺**（hemiparesis）：　血腫と反対側の麻痺（80％）。
注）まれに血腫と同側の片麻痺（脳幹が反対側の小脳テントの自由縁で圧迫されて生じる）を来す。この際の脳幹の切れ込みを **Kernohan 圧痕**（Kernohan notch）という。
・**Cushing 現象**：　頭蓋内圧亢進によるバイタルサインの変化。血圧上昇，徐脈（圧脈），緩徐深呼吸がみられる。脳ヘルニアに陥る直前の危険な状態。

> **CHART 115**
> 急性硬膜外血腫の最も重要な臨床症状は，意識清明期

3）診　断
・頭蓋単純 X 線撮影：　90％に線状骨折。
注）小児では骨折のないものがあるので注意を要する（小児では頭蓋骨骨折を伴わない急性硬膜外血腫の頻度が 20〜30％と高い）。
・CT（図 7-14）：　両凸レンズ型の高吸収域（high-density area）。頭蓋骨骨折のある症例では，受傷後 3 時間以内の CT で所見がなくても臨床経過を観察し，必要に応じて経時的 CT を行う。
4）治　療
神経症状が進行性に悪化する場合は手術の適応となり，可及的速やかに行う。
・開頭血腫除去術
・試験穿頭術：　手術室準備の時間的余裕がないとき（図 7-15）
注）神経症状のない小型血腫では，厳重な監視下で経過観察を行う。
5）予　後
早期に血腫除去を行えば予後良好。

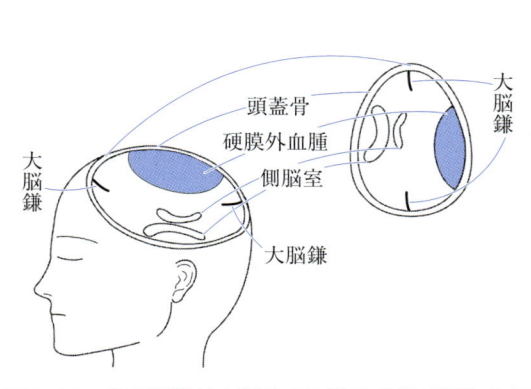

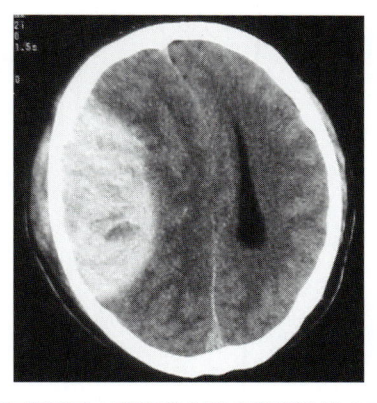

図 7-14　急性硬膜外血腫の CT 所見の模式図と左側頭-頭頂巨大硬膜外血腫の頭部単純 CT
　　　右：左側頭-頭頂部に両凸レンズ型の高吸収域を認める（24 歳，男性）。

各論

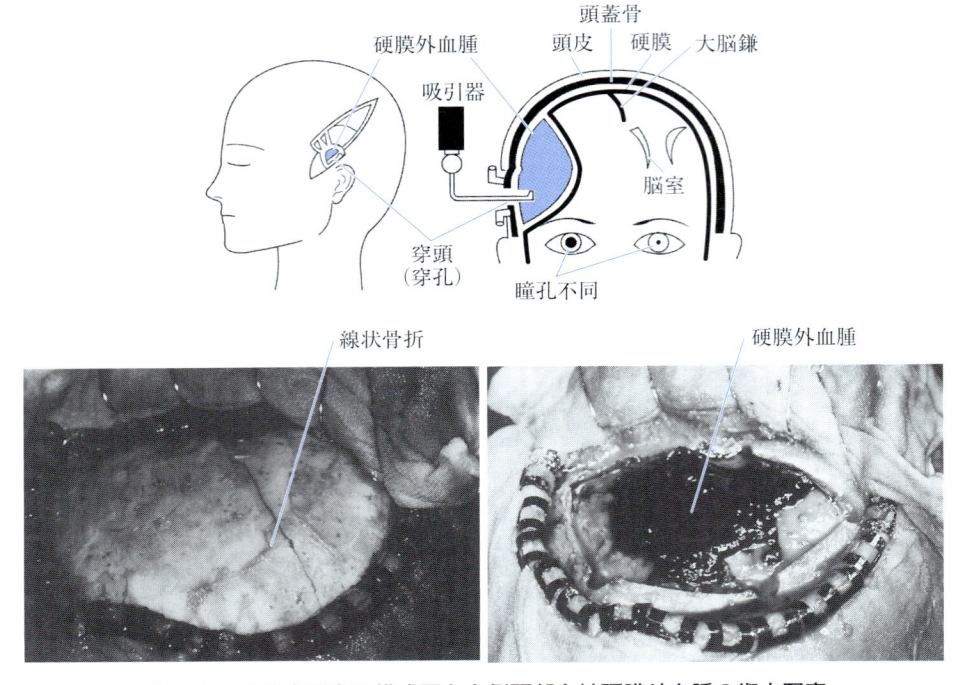

図 7-15 試験穿頭術の模式図と左側頭部急性硬膜外血腫の術中写真
下左：皮膚弁を翻転すると，左側頭部に線状骨折が認められる．下右：骨弁を外すと，硬膜の外に硬膜外血腫が認められる（18歳，男子）．

2 急性硬膜下血腫

1）病　態

急性硬膜下血腫（acute subdural hematoma）とは，外傷により硬膜と脳表の間に生じた血腫をいう（図 7-16）。高度の脳挫傷を伴う．

出血源は架橋静脈（bridging vein）の破綻，あるいは脳挫傷に伴う脳の表在血管の断裂である．脳挫傷は，直撃損傷のみならず反衝損傷でも認められる．好発部位は，側頭

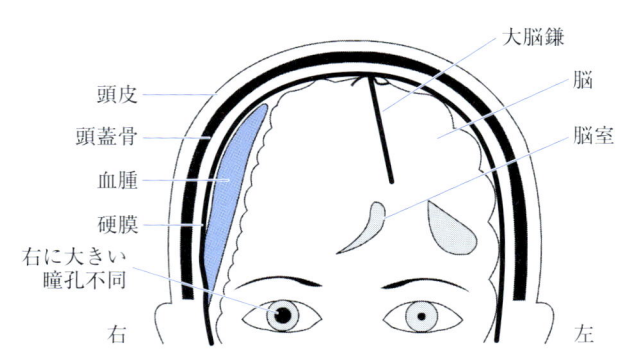

図 7-16 急性硬膜下血腫の模式図
硬膜と脳表の間の血腫である．

極，前頭極，大脳半球穹窿部である。

例外）乳幼児にみられる急性硬膜下出血（中村I型）
・軽微な外傷による架橋静脈の破綻。
・脳挫傷を伴うことは少ない。
・血腫除去，出血源の処置で救命，予後はよい。
・けいれん発作で発症することが多い。

2）症　状

80％の症例で，受傷時より意識障害が続く（図7-17）。瞳孔不同，片麻痺，除脳硬直，けいれん発作がみられる。

3）診　断
・CT：三日月状（鎌状）の脳表に沿う高吸収域がみられる（図7-18）。

4）治　療
・大開頭による血腫除去術を可及的速やかに行う。
・続発性脳浮腫の治療を行う目的で広範囲減圧開頭術を行う（図7-19）。
・術後は頭蓋内圧測定を行う。
・局部麻酔下に穿頭し，小開頭にて血腫を吸引除去し，減圧を試みる場合もある（極小開頭血腫洗浄術：hematoma irrigation with trephination, HIT）。

5）予　後

不良のものが多い（死亡率70％）。

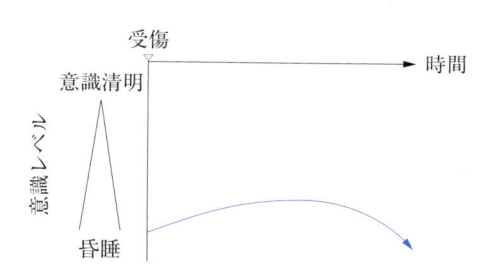

図7-17　急性硬膜下血腫の意識レベルの推移

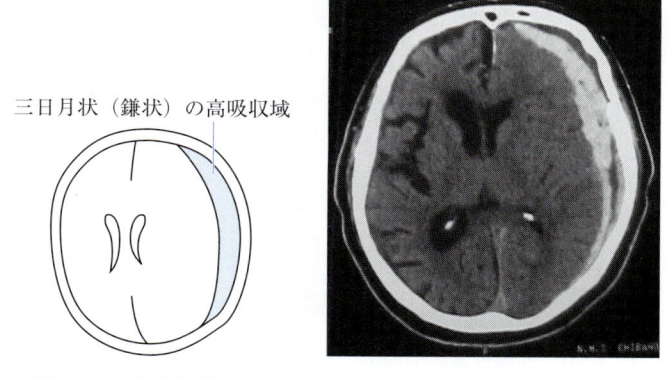

図7-18　急性硬膜下血腫のCT所見の模式図と頭部単純CT
右：右前頭-側頭-頭頂部に三日月状の高吸収域を示す硬膜下血腫を認める（48歳，男性）。

各論

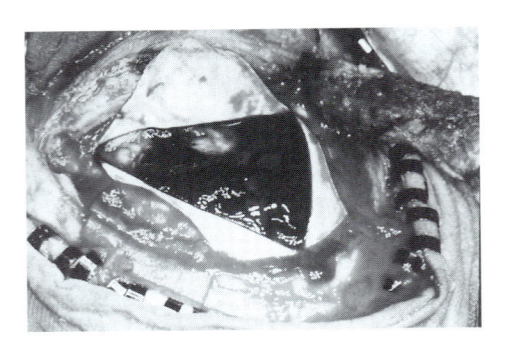

図 7-19　右側急性硬膜下血腫の術中写真
硬膜切開を加えると，硬膜下に急性硬膜下血腫が認められる。本症例は高度の脳挫傷を合併していた（48歳，男性）。

| CHART 116

急性硬膜下血腫は高度の脳挫傷を合併することが多く，受傷時より意識障害（昏睡）を示し，予後不良

③ 急性外傷性脳内血腫

1) 病　態
急性外傷性脳内血腫（acute traumatic intracerebral hematoma）とは，脳実質内に発生した出血のうち，直径2〜3 cm以上の塊状出血（血腫になったもの）をいう。

2) 分　類
① 隣接型：　直撃損傷である粉砕骨折や穿通性脳外傷により，硬膜断裂，脳挫傷を来し，その付近に血腫を生じる。
② 中心部型：　反衝損傷により，脳実質内の比較的中心部に一次性に生じた血腫。好

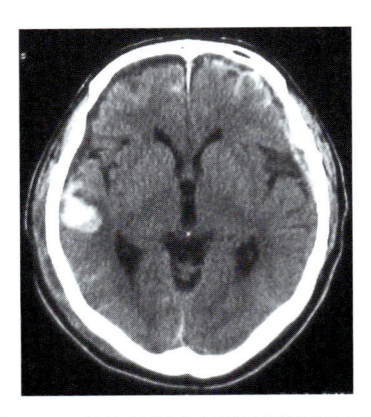

図 7-20　外傷性脳内血腫の頭部単純 CT
左頭頂部に外傷性脳内血腫を認める（35歳，男性）。

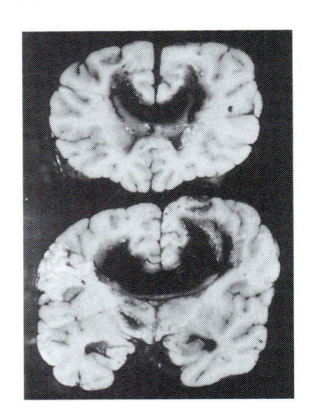

図 7-21　外傷性脳内血腫の剖検例
脳梁部に巨大な外傷性脳内血腫を認める（18歳，男子）。

発部位は前頭葉，側頭葉。
注) 遅発性外傷性脳内出血（delayed traumatic intracerebral hematoma）： 初回 CT にて確認されず，時間の経過に伴い出血が認められる。

3) 症　状

60〜70％に意識障害を来す。瞳孔不同，運動麻痺がみられる。

4) 診　断

・CT： 高吸収域で血腫，低吸収域で血腫周辺の脳浮腫をみる（図 7-20）。

5) 治　療

・小型血腫や神経脱落症状がない軽傷例は保存的治療。注意深い経過観察が必要。

・大型血腫（図 7-21）や頭蓋内圧亢進例では血腫除去術。側頭葉の脳内血腫では脳ヘルニアを来しやすいので早期に手術する。術後の頭蓋内圧のコントロールが重要である。

脳挫傷

1) 病　態

頭部打撲の衝撃によって，脳実質そのものに挫滅損傷が生じたものを脳挫傷（cerebral contusion）という。

病理学的所見は，小出血，壊死，浮腫の混合。

2) 発生機序

直撃損傷，反衝損傷が重要である。

3) 診　断

・CT： 低吸収域と高吸収域が混在（salt and pepper appearance）するのが特徴（図 7-22）。低吸収域だけのこともある。

4) 予　後

挫傷の程度，合併脳損傷の状態によってさまざまである。

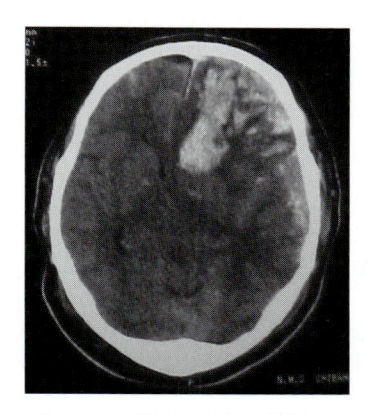

図 7-22　脳挫傷の頭部単純 CT
右前頭部に salt and pepper appearance を認める（49 歳，女性）。

各論

頭部外傷後遺症

頭部外傷後遺症（posttraumatic sequalae）とは，頭部外傷の受傷後の慢性期，すなわち受傷後3週以上経過しても引き続き残る障害，または3週以後に初めて発症してくる症状あるいは疾患の総称であるが，いわゆる頭部外傷合併症（posttraumatic complications），頭部外傷続発症もこれに含まれる．頭部外傷後遺症の分類に関しては，平川・間中の分類（1974年）が広く用いられているが，本分類によると，第1群：肉眼的病変の著明なもの（肉眼的病変とは器質的病変と同意に使用している），第2群：肉眼的病変の著明でないもの，第3群：外傷性てんかん，に分けられている（表7-11）．

A. 肉眼的病変の著明なもの

1 骨折に起因するもの

外傷性髄液漏

1）病　態

外傷性髄液漏（traumatic cerebrospinal fluid fistula：CSF fistula）のMRIと流出経路を図7-23に示す．

① 鼻性髄液漏（髄液鼻漏）（cerebrospinal fluid rhinorrhea）：　通常，前頭蓋底骨折により脳脊髄液が前頭洞，篩骨洞，蝶形骨洞を経て鼻腔や咽頭に流出する場合をいう．時には錐体乳突部の骨折によって脳脊髄液が中耳，耳管を経由して咽頭に流出することがあるので注意を要する．

表7-11　平川・間中の頭部外傷後遺症の分類

第1群：　肉眼の病変の著明なもの
①骨折：　陥没骨折，進行性頭蓋骨骨折，偽性髄膜瘤，髄液漏，気脳症
②感染症：　頭蓋骨骨髄炎，髄膜炎，硬膜外膿瘍，硬膜下膿瘍，脳膿瘍
③血管障害：　動静脈瘻，脳血管閉塞，脳動脈瘤
④血腫：　慢性硬膜下血腫，硬膜下水腫
⑤脳神経損傷：　嗅神経，視神経，顔面神経など
⑥脳損傷：　遷延性意識障害，神経機能障害，精神障害
⑦その他：　視交叉部くも膜炎，頭蓋内異物，正常圧水頭症
第2群：　肉眼的病変の著明でないもの（ただし，Ⅳ型を除いては多少とも脳萎縮が認められることがある）
Ⅰ型　神経衰弱様症候を主徴とするもの
Ⅱ型　代謝，内分泌障害を主徴とするもの
Ⅲ型　自律神経不安定を主徴とするもの
Ⅳ型　神経症と見なしうるもの
第3群：　外傷性てんかん

平川公美，間中信也：頭部外傷後遺症，頭部外傷診療のすべて，佐野圭司，工藤達之他編，金原出版，1974を一部改変．

② 耳性髄液漏（髄液耳漏）(cerebrospinal fluid otorrhea)： 中頭蓋底骨折に伴って鼓膜が破綻することにより生じる。

2） 診　断

(1) 髄液の直接証明法

① テステープ法： 鼻汁との鑑別に用いる。髄液は糖を含む（50～70 mg/dL）ので診断可能。

　注） 偽陽性（false positive）： 血液混入

　　　偽陰性（false negative）： 髄膜炎（髄液中の糖の低下）

② ハンカチテスト： 鼻汁にムチンを含んでいるので，鼻をかんだハンカチを乾燥させるとごわごわする。

(2) 神経放射線学的検査

① 頭蓋単純X線撮影

② 冠状断CT撮影，high-resolusion CT，頭蓋底の3D-CT

③ CT脳槽撮影（CT cisternography）（図7-24）： 水溶性造影剤を腰椎穿刺によりくも膜下腔に注入し，high-resolusion thin slice CT cisternography により骨欠損部を通過する造影剤の副鼻腔への漏出を証明する。

④ 放射性同位体（radioisotope：RI）脳槽撮影

⑤ MRI： T_2 強調画像により脳脊髄液の副鼻腔への漏出を証明できる場合がある。

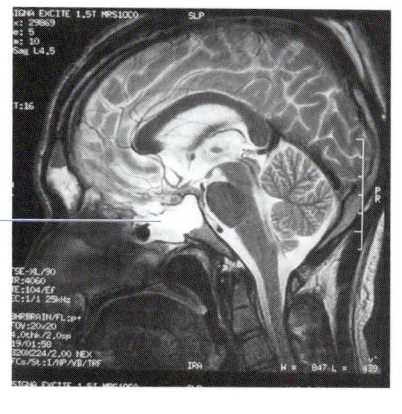

蝶形骨洞内の髄液漏を認める

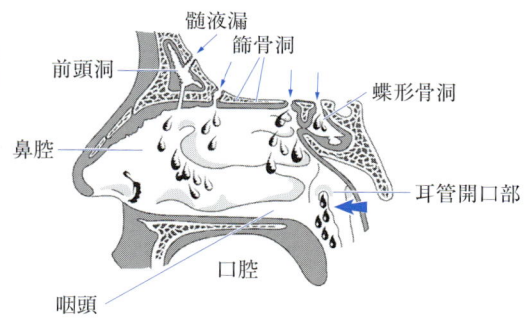

図7-23　外傷性髄液鼻漏の MRI（T_2 強調画像）と流出経路

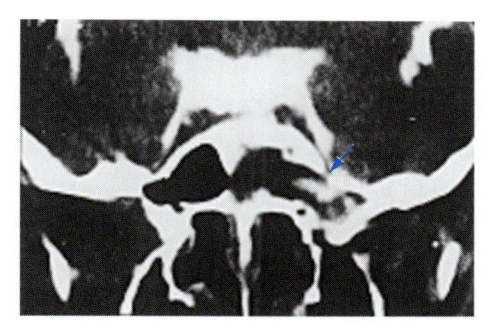

図7-24　鼻性髄液漏の high-resolution CT（冠状断）脳槽撮影
骨欠損部より水様の造影剤が蝶形骨洞（→）へ漏出している（19歳，男性）。

3) 治　療
(1) 内科的療法

髄液漏の場合，外傷後2週以内に自然停止治癒する症例が90％存在するので，治療の原則はまず内科的療法（保存的療法）を行うことである。
・頭部を高くし安静を保つ。
・くしゃみや鼻をかむこと，大声で笑うことを禁じる。
・抗生剤の投与（抗生剤の予防投与の是非については，一定の結論は得られていない）。
・鼻孔や鼻腔，外耳道内のタンポンは厳禁。
・時に脊髄ドレナージ（spinal drainage）を行う。
注）髄膜炎の発生の有無を厳重にチェックし，可能性が生じた場合には直ちに腰椎穿刺により確認する。

(2) 外科的療法

手術適応基準は，下記のとおり。
・内科的療法を2週間行ったにもかかわらず停止しない遷延性症例。
・再発性症例（反復性髄膜炎），遅発性症例（再発性，遅発性の自然治癒は少ない）。
注）再発性，遅発性の症例は速やかに手術を計画する。

手術法としては，開頭による漏孔閉鎖術，神経内視鏡を用いた経鼻的修復術を行う。

CHART 117

外傷性髄液漏の治療としては，まず内科的療法を行う（2週間）

2 外傷性脳血管障害

外傷性脳損傷だけからでは説明が困難な神経症状を認めた場合は，MRAあるいは脳血管撮影を行い診断する。外傷性脳血管障害には，外傷性血管閉塞，外傷性脳動脈瘤および外傷性動静脈瘻が存在する。

外傷性脳動脈瘤

外傷性脳動脈瘤（traumatic aneurysm）は，頭蓋骨骨折による直接の血管壁の損傷や，前大脳動脈が大脳鎌によって傷つけられることにより生じる。また，剪力などの間接的な外力により損傷され発生することもある。
・仮性動脈瘤である。
・非外傷性動脈瘤に比してまれであり，Willis動脈輪の前半に発生することが少ない。
・中大脳動脈末梢，前大脳動脈末梢（大脳鎌付近），内頚動脈の骨性部（鼻出血で発症する）が好発部位である。中硬膜動脈にも生じる。

> **CHART 118**
> 外傷性脳動脈瘤は，仮性動脈瘤

③ 血　腫

慢性硬膜下血腫
1）　病　態

慢性硬膜下血腫（chronic subdural hematoma）は，軽度の頭部外傷が原因で，慢性期（受傷後3週以上）に発生する，硬膜下に血性貯留液の貯留したものである。血腫は被膜（外膜と内膜）によって覆われている。被膜内の血腫は血腫といっても線溶活性は亢進状態にあるために，流動性，非凝固性（手術によって吸引した血腫は，決して凝固しない）である。病名は慢性硬膜下血腫とあるが，急性硬膜下血腫とは全く異なった病態であるので銘記する必要がある。また，25％の症例は頭部外傷の既往がないので注意を要する。

> **CHART 119**
> 慢性硬膜下血腫と急性硬膜下血腫は，全く別の病態

2）　臨床上の特徴
① 外傷後1～3か月を経てからの発症が多い。
② 50～70歳で最も多発する（1歳前後の乳児にもみられるので注意を要する）。
③ 男性に多い（女性の3～9倍）。
④ 血腫は通常一側性であるが，10～20％では両側性である。
⑤ 発生促進因子
・加齢現象による大脳萎縮による物理的な頭蓋・脳不均衡（craniocerebral disproportion）
・飲酒家（慢性アルコール中毒）
・糖尿病
・出血傾向（抗凝固療法，肝機能障害，播種性血管内凝固（disseminated intravascular coagulation：DIC），抗がん薬投与，人工透析，血友病）
・頭蓋内圧低下（シャント手術後，腰椎穿刺後）
・開頭術後（まれ）
・胃体部がんの硬膜転移（dural carcinomatosis）（非常にまれ）

3）　発生機序

一般的には，頭部外傷により急性硬膜下血腫あるいはくも膜の損傷による硬膜下水腫が形成される。その後，硬膜側より炎症性肉芽反応が生じ，慢性硬膜下血腫の被膜がつくられる。外膜（硬膜側の被膜）には類洞層（sinusoidal channel layer, macrocapillary layer）と呼ばれる毛細血管よりもはるかに大きい脆弱血管に富んだ層が存在しており，

各　論

これより血液や血漿が漏出し，血腫を形成すると考えられている。

4）症　状

① 若年者
・頭蓋内圧亢進症状（頭痛，悪心，嘔吐，うっ血乳頭，意識障害）が主症状。
・局所神経症状（片麻痺，知覚障害，失語症）もみられる。

② 高齢者
・精神症状（性格変化，無気力，怠惰，記銘力障害，見当識障害）が主症状。
・局所神経症状で発症することもある。
・脳萎縮が存在するために頭蓋内圧亢進症状が出現しにくい。

③ 卒中型（apoplexy type）
・急激に脳卒中様症状（意識障害，片麻痺）で発症することもあり，注意を要する。
・血腫腔内に新鮮出血が起こったために発症するものであり，CTでは低吸収域と高吸収域が層状（鏡面像：ニボー，niveau）を呈するのが特徴。

> **CHART 120**
> 高齢者慢性硬膜下血腫の主症状は，精神症状

5）診　断

① CT
・X線吸収係数により，低吸収値型（low-density type），等吸収値型（iso-density type）（図7-25），高吸収値型（high-density type），混合型（mixed-density type），層形成型（鏡面形成型）（layering（niveau）type）（図7-26）の5型に分類される。
・血腫の形は，通常，三日月状である（平凸レンズ型，両凸レンズ型も時に局在する

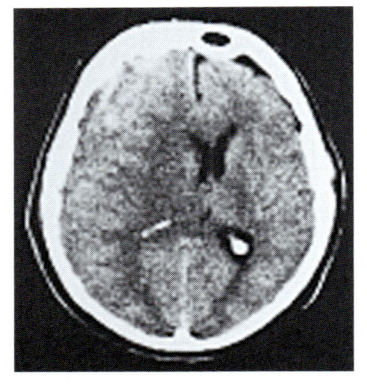

図7-25　左側等吸収値型慢性硬膜下血腫の頭部単純CT
等吸収値型の血腫であるために血腫の存在は明らかでない。正中構造の右側偏位，左側脳室の圧排偏位，左側の「脳溝消失徴候」が認められる（57歳，男性）。

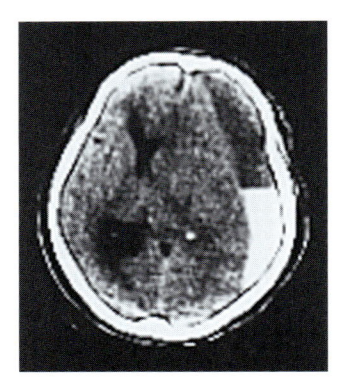

図7-26　層形成型慢性硬膜下血腫の頭部単純CT
右前頭-側頭-頭頂部に低吸収域と高吸収域が層形成（鏡面像）を呈する血腫が認められる（62歳，男性）。

ので注意を要する）。
　・血腫に接する脳溝，脳回の不明瞭化が出現する（脳溝消失徴候：effacement sign）。
　・血腫側脳室の変形，偏位，正中構造（midline）の対側偏位が認められる。

CHART 121
等吸収値型では，脳室の変形，偏位，血腫側における「脳溝消失徴候」が重要

　両側性等吸収値型硬膜下血腫（bilateral isodense chronic subdural hematoma）では，下記の特徴がみられる。
　・両側の脳溝の（年齢に不相応な）縮小・消失
　・脳室の縮小
　・「野兎の耳徴候」（hare's ear sign）：　血腫により圧迫されて小さくなった側脳室前角が鋭く尖って，左右が接近するもの。
　② MRI：　CTでは注意を要する等吸収値型のものや，小型血腫も明瞭に描出されるとともに，血腫の広がりなども確実に把握される（図7-27）。一般にT_1強調画像で高信号域，T_2強調画像でも高信号域を示す（free methemoglobin の T_1 短縮効果による）。
　6）　治　療
　・保存的療法：　無症候や薄いものに対して行う。一般的には経過を観察する。時に薬物療法として，20％マニトールの投与が行われる。
　・手術：　通常，1個の穿頭（穿孔）による血腫洗浄除去術（図7-28）を行う。血腫洗浄除去後，血腫腔にドレーンを残す。大開頭術（図7-29）は石灰化血腫，器質化血腫，多房性血腫または難治性硬膜下血腫以外行わない。

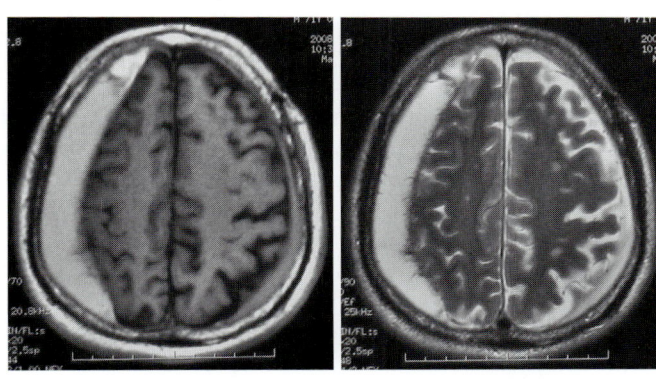

　　　　T_1強調画像　　　　　　　　　T_2強調画像
　　　　　　　図 7-27　慢性硬膜下血腫の MRI
　　　　　左前頭-側頭-頭頂部に高信号域を示す（70歳，男性）。

各論

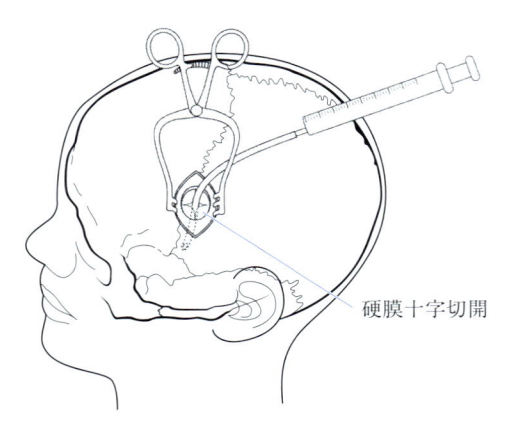

図 7-28 穿頭（穿孔）による血腫洗浄除去術

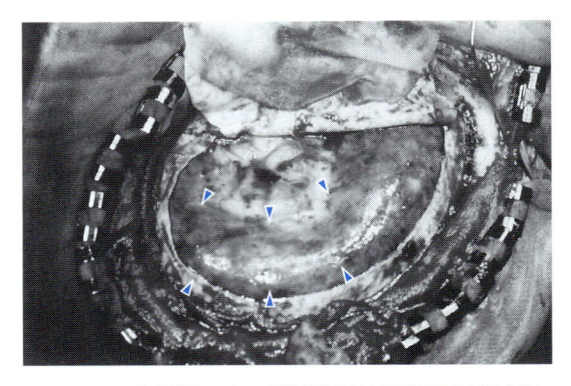

図 7-29 大開頭による器質化慢性硬膜下血腫手術
硬膜を翻転すると器質化した慢性硬膜下血腫（▲）が認められた。

CHART 122
慢性硬膜下血腫の手術法は，穿頭による血腫洗浄除去術（慢性硬膜下血腫穿孔洗浄術）

7） 合併症
・術後の慢性硬膜下血腫の再発（高齢者や脳萎縮が強い場合に生じやすい）
・緊張性気脳症（tension pneumocephalus）： 手術時に血腫腔に貯留した空気が，術後，体温により温められて膨張するために生じる。熱気球の発明者にちなみ，Montgolfier 症候群ともいう。
・術後急性硬膜外血腫
・感染性硬膜下血腫（infected subdural hematoma）

8） 予 後
手術後の予後は一般的に良好である。自然治癒例も存在する（小型血腫）。

4 外傷性脳神経損傷

外傷性脳神経損傷（traumatic cranial nerve injury）とは，頭部外傷により生じる脳神経損傷のことである。脳幹部の挫傷や出血により発生する中枢性脳神経損傷と，脳神経が脳幹部より出た後に障害される末梢性脳神経損傷とがある。通常，外傷性脳神経損傷というと後者を意味する（表7-12）。

頭蓋底骨折に伴うことが多いが，骨折がなくても起こりうる。

a．嗅神経（I）損傷

外傷性脳神経損傷中，最も多く認められる（5〜10％）。嗅覚低下，嗅覚脱失（anosmia）を来す。嗅覚脱失を来した場合，回復は困難である。前頭蓋底骨折により発症することが多く，髄液鼻漏を伴うことがある。

表 7-12　外傷性脳神経損傷

脳神経	頻度	受傷部位・合併骨折	症状	予後	備考
嗅神経（I）	5〜10%	前頭部・後頭部 嗅糸切断	嗅覚低下 嗅覚脱失	不良	最も頻度が高い
視神経（II）	0.5〜5%	頭蓋内・視神経管内 視神経損傷	視力低下 視野障害 対光反射消失・遅鈍		適応あれば緊急に視神経管開放術
動眼（III）・滑車（IV）・外転神経（VI）		前頭部・眼窩・脳幹	眼球運動障害 複視	良好	改善するものは2〜3か月で回復
三叉神経（V）		上眼窩神経損傷 卵円孔骨折	顔面知覚障害 三叉神経痛	知覚障害は良好	
顔面神経（VII）	2〜3%	側頭部 耳出血例	顔面神経麻痺 味覚・涙分泌障害	比較的良好	顔面神経管開放術 神経吻合術有効
聴神経（VIII）		側頭部 錐体骨骨折	中耳障害：伝音性難聴 内耳障害：感音声難聴・めまい・眼振	中耳：良好 内耳：不良	
舌咽（IX）・迷走（X）・副神経（XI）		後頭蓋窩骨折 頸静脈孔骨折	各神経麻痺	不良	一般に重症例に多い，頸静脈孔症候群を合併することあり 非常にまれ
舌下神経（XII）		後頭蓋窩骨折	舌下神経麻痺	不良	舌咽・迷走・副神経損傷合併例に多い 非常にまれ

郭　隆璨編著：視て学ぶ脳神経外科，診断と治療社，1990を一部改変。

CHART 123

外傷性脳神経損傷では，嗅神経（I）損傷が最も多い

b．視神経（II）損傷

「頭蓋骨骨折」の 4 参照。

c．動眼（III）・滑車（IV）・外転神経（VI）損傷

動眼（III），滑車（IV），外転（VI）の各神経が単独あるいは混合して障害される。
①眼窩骨折，頭蓋底骨折，②頭蓋内圧亢進による脳ヘルニア，③受傷時の脳幹の変位などにより生じる。

d．顔面神経（VII）損傷

側頭骨錐体骨折により生じることが多い。錐体横骨折では顔面麻痺の発生率は50%であり，錐体縦骨折では20%である。

B. 肉眼的病変の著明でないもの

表 7-11 参照。

C. 外傷性てんかん

1) 病態

頭部外傷後てんかん（posttraumatic epilepsy：PTE）は，わが国では通常，外傷性てんかん（traumatic epilepsy）と呼称される。頭部外傷受傷以前には認められなかった症候性てんかんを意味する。Walker の診断基準の 6 項目，すなわち，① 発作はまさしくてんかんである，② 外傷以前にはけいれんを起こしていない，③ 患者はてんかんを起こす可能性のある他の全身性または脳の疾患をもたない，④ 外傷は脳損傷を起こすまで強かった，⑤ 最初のてんかん発作は外傷以来あまり経過していない，⑥ てんかんの型，脳波，脳損傷部が一致している，を満たしていることが必要である。

2) 定義

頭部外傷受傷後からけいれん発作発症までの時間により，以下の 3 型に分類される。

① 直後てんかん（immediate epilepsy）
・受傷直後に発症するもの

② 早期てんかん（early epilepsy）
・受傷後 1 週以内に発症するもの
・早期てんかんのあったもので外傷性てんかんとなるものが 10〜30％存在する。

③ 晩期てんかん（late epilepsy）
・受傷後 8 日以後に発症するもの。一般に，外傷性てんかんとは，晩期てんかんを意味している。
・受傷後 1 年以内に 50％が発症し，受傷後 2 年目以内に 80％が発症し，その後減少する傾向にある。
・5 年間で 50％の症例が寛解する。

3) 危険因子

外傷性てんかんの危険因子には，下記のものがある。

① 小児例
② 意識障害の長いもの
③ 開放性脳損傷を伴うもの
④ 硬膜裂傷を伴うもの
⑤ 運動領付近の傷害例
⑥ 早期てんかんがあった症例

CHART 124

外傷性てんかんで最も重要なのは，危険因子

4） てんかん発現の焦点
・脳挫傷後の大脳皮質の瘢痕（神経細胞の変性，壊死，グリオーシス（神経膠症）などで形成されている）
・脳挫傷後の大脳皮質と硬膜との癒着
注） 外傷性てんかんの起こりやすさは，前頭葉（運動領）＞側頭葉＞後頭葉の順である。
5） 診　断
① Walker の診断基準の 6 項目： 1) 参照。
② 脳波
・約 80％の症例に異常脳波が認められる。異常脳波は，びまん性変化（30％），局所性および焦点性異常（20％），混合型（50％）が存在している。
・成人の外傷性てんかんでは脳波上棘波（スパイク）を示すことは決して多いものではない。
③ CT・MRI
・CT では，60～80％に低吸収域または限局性脳萎縮などの異常所見が認められる。
・MRI で大脳皮質の瘢痕が証明される症状も存在する。
6） 治　療
① 早期てんかん： 抗てんかん薬の有効性が証明されている。抗てんかん薬には脳保護作用があるため，脳損傷がある場合は積極的に使用する。
② 予防的投薬： 抗てんかん薬は，てんかん原性焦点の発生予防には役立たないとする意見が多い。
③ 晩期てんかん： 通常のてんかんと同様の治療を行う。
④ 手術療法： 難治例に対しては，皮質焦点切除術を行う。

小児頭部外傷

1 解剖学的特異性

　　小児の解剖学的特異性をふまえて，小児頭部外傷を理解する必要がある（表 7-13）。

2 児童虐待

　　1962 年にアメリカにおいて Kempe により提唱された被虐待児症候群（battered child syndrome）は，歪んだ親子関係より生じるところの児童虐待（child abuse）である。残念なことに最近はわが国においても急増しており，頭部外傷の救急患者として脳神経外科や救急センターに入院する患児が存在する。近年，拡大解釈されてきており「不適当に取り扱われている子供」（child maltreatment）という概念でとらえられるようになってきた。
　　今日，児童虐待は，身体的虐待（physical abuse），養育放棄（ネグレクト：neglect），

表 7-13 小児の頭部外傷の解剖学的特異性

解剖学的特異性	外傷・病態の特異性	備考
頭部が大(身体に対し,顔面頭蓋に対し)	転倒しやすく,頭部外傷を受けやすい	新生児4頭身,6歳児6頭身
軟部組織が薄く,ずれやすい帽状腱膜と骨膜間 骨膜と頭蓋骨間	帽状腱膜下血腫をつくりやすい 骨膜下血腫をつくりやすい	大型頭皮血腫をつくりやすい 新生児頭血腫
頭蓋骨が薄く,弾力性がある	陥没骨折,特にピンポン球型骨折 穿通外傷を起こしやすい	経眼窩脳損傷
副鼻腔が未発達	髄液鼻漏を起こしにくい	6〜7歳まで未発達
骨縫合の離開が容易	頭蓋内圧亢進が起きにくい 縫合離開骨折が起きやすい	
大泉門,小泉門の存在	頭蓋内圧亢進が起きにくい	
硬膜と頭蓋骨および頭蓋骨縫合の癒着が強い	硬膜外血腫が起きにくい 硬膜外血腫は骨縫合を越えない 線状骨折時に硬膜損傷が起きやすい 進行性頭蓋骨骨折や偽性髄膜瘤が起きやすい	
硬膜が軟らかく,裂けやすい	硬膜裂傷を起こしやすい	陥没骨折の30%
くも膜が薄く,裂けやすい	硬膜下水腫を起こしやすい	
頭蓋骨が軟らかく,骨と脳の間隔が少ない	直撃損傷を起こしやすい	頭蓋骨骨折を伴わない急性硬膜下血腫の頻度が高い(20〜30%)
脳が軟らかく,変形しやすい	脳は可塑性に富む	形態,機能とも
架橋静脈が細く,弱い	損傷されやすく,硬膜下血腫を起こしやすい	乳幼児にみられる急性硬膜下血腫(中村Ⅰ型)
脳が未発達	脳局症状が出にくい 脳浮腫,脳腫脹が起きやすい 外傷後早期のけいれん発作を起こしやすい 軽微外傷でも嘔吐を起こしやすい	急性脳腫脹 小児頭部外傷後嘔吐症(若年性頭部外傷症候群)
脳組織の可塑性が高い	障害からの回復が成人よりも目覚ましい	
精神が未発達	狭義の頭部外傷後遺症が少ない	微細脳損傷が問題とされる
循環血流量が少ない	出血性ショックを起こしやすい	失血死になりやすい

郭 隆璨編著:視て学ぶ脳神経外科,診断と治療社,1990を一部改変.

性的虐待(sexual abuse),心理的虐待(emotional maltreatment)に明確に分類されている.

診察時,親の不自然な態度,患児の不自然な全身の打撲,火傷,四肢の骨折,変形,養育放棄の証拠があれば疑う.第2子以降であること,核家族,家庭不和,知的ないし情緒障害の親などの場合に多発する.

2000年5月24日,「児童虐待の防止等に関する法律」(児童虐待防止法)が制定,公

布された。これには、児童虐待の早期発見に努めなければならないと定められている。また、発見者による通告義務が生じ、児童相談所または福祉事務所に連絡することが義務づけられている。

> **CHART 125**
> 児童虐待が疑われたときは、最寄りの児童相談所あるいは福祉事務所への通告義務がある（児童虐待防止法）

3 小児頭部外傷後嘔吐症

軽傷頭部外傷において成人と最も異なる点に、外傷後の嘔吐がある。乳児では、受傷後24時間以内に20〜50％の症例で嘔吐が認められる。頭蓋内占拠性病変（急性硬膜外血腫、急性硬膜下血腫）による頭蓋内圧亢進症状により生じる嘔吐との鑑別が必要であるので、脳神経外科施設に搬送する必要がある。このように脳損傷が認められず外傷後に出現する嘔吐に対して益澤は「小児頭部外傷後嘔吐症」なる名称を用いているが、その発現機序を周期性嘔吐症類似の機序による自律神経調節障害によるとしている（益澤秀明、青木信彦他：小児外傷後嘔吐症。脳神経外傷、5：31-35, 1973）。一方、下記に示す共通する臨床像を生ずる病態を、若年性頭部外傷症候群（juvenile head trauma syndrome）と定義している。

① 軽い頭部外傷後に発症する。
② 小児あるいは若年者である。
③ 外傷から数分ないし数時間の無症状期を経て発症する。
④ 嘔吐、意識障害、視力障害あるいはけいれん発作や脳幹症状など、種々の神経症状が起こるが、一過性である。

各論

【チェック問題7】
○×をつけよ．
- □(1) 脳振盪においても，脳の器質的損傷を示す神経症候を呈する場合がある．
- □(2) GCS 8以下は，重症頭部外傷と定義される．
- □(3) 打撲した部位に脳挫傷が発生するのを，反衝損傷と呼んでいる．
- □(4) 二次性脳損傷を最小限に食い止めることが，重症頭部外傷の治療の原則となる．
- □(5) 頭部外傷の診断において，CT撮影さえ行えば頭蓋単純X線撮影は必要ない．
- □(6) 重症頭部外傷の治療に当たり，頭蓋内圧測定は重要である．
- □(7) 頭蓋内圧亢進に対する管理として，軽度過換気は重要である．
- □(8) 骨膜下血腫は，縫合線を越えて巨大血腫となる．
- □(9) 線状骨折しか神経学的異常所見の存在しない症例では，入院の必要はない．
- □(10) ピンポン球型骨折は，小児に生じやすい．

【解 説】

× 脳振盪では，6時間以内の一過性の意識障害を認めるが，脳の器質的損傷を示すような神経症候を欠くものと定義されている．たとえばラグビーの選手が試合中に頭を打った際に認められるものと考えればよい．

○ Glasgow Coma Scale（GCS）において3〜8以下を重症，9〜12を中等症，13〜15を軽症と定義している．

× 打撲した部位に脳挫傷が発生するのを直撃損傷，外力の加わった反対側に発生するのを反衝損傷と呼んでいる．後頭部打撃の場合は反衝損傷が多い．

○ 頭部外傷後に二次的に発生した虚血性脳損傷や機械的脳損傷，無酸素性脳損傷を二次性脳損傷と呼ぶ．これらを最小限にすることが重症頭部外傷治療の目的である．

× 頭蓋単純X線撮影は，医・法学的な面を含めて全例に施行すべきである．

○ 頭蓋内圧測定により，頭蓋内圧亢進による二次的脳損傷を最小限にすることが可能となる．また，マニトールやグリセオールなどの高浸透圧利尿薬の必要性や，使用量あるいは効果をみるためにも重要である．

○ 軽度過換気により血中のCO_2濃度が下がって脳血管は収縮し，そのために脳血管床が減少するため，頭蓋内圧は下降する．しかしながら，長期間の過換気は行わないようにする．その他，30°の頭部挙上を行い，頭蓋内圧を測定し，頭蓋内圧が15〜25 mmHg以上に上昇した場合はマニトール，グリセオールなどの高浸透圧利尿薬の投与を行う．

× 骨膜は縫合線により連続性を絶たれるわけであるので，骨膜下血腫は決して縫合線を越えない．一方，帽状腱膜下血腫は縫合線を越え，非常に大きくなる場合がある．

× 線状骨折のみで他の頭蓋内合併損傷を有さない場合は特別な治療を必要としないが，必ず入院させ，経過観察をする．特に急性硬膜外血腫の発生に注意する．

○ 小児の頭蓋骨は弾性があるために線状骨折よりも陥没骨折が生じやすい．陥没骨折は円形に落ち込むためにピンポン球型骨折と呼ばれている．

7 頭部外傷

- ⑾ 頭蓋の陥没骨折は，緊急手術の適応となる。☆ — × 特殊な状況を除き，骨の落ち込み，陥没程度によっての緊急性はない。
- ⑿ 複雑陥没骨折は，緊急手術の適応となる。☆ — ○ 粉砕した骨が脳内に落ち込む骨折であるため，直ちに摘出する。
- ⒀ 頭蓋底骨折は，緊急手術の適応となる。☆ — × 自然治癒しない外傷性髄液漏を合併していない限り，手術適応はない。
- ⒁ 頭蓋底骨折では，腰椎穿刺による脳脊髄液検査が診断に有用である。☆ — × 続発症の管理のために行うことはあるが，頭蓋底骨折自体の診断には役立たない。
- ⒂ 前頭蓋底部頭蓋底骨折の際の重要な臨床症状に，Battle 徴候がある。 — × 前頭蓋底部頭蓋底骨折では眼鏡様皮下血腫が，中頭蓋底部頭蓋底骨折では Battle 徴候が出現する。
- ⒃ 急性硬膜外血腫の出血源として，橋静脈が多い。☆ — × 中硬膜動脈およびその分枝，次いで静脈洞などが出血源となることが多い。
- ⒄ 急性硬膜外血腫では，意識清明期が認められる。 — ○ 外傷直後に存在した短時間の意識障害（脳振盪によるもの）が回復し，その後，時間が経過し，再度意識障害を呈した場合の「意識が清明であった時期」を意識清明期と定義する。急性硬膜外血腫に特徴的である。
- ⒅ 急性硬膜外血腫では，血腫と同側に片麻痺を生じやすい。☆ — × 片麻痺は通常，血腫の対側に生じる。
- ⒆ 急性硬膜外血腫は，頭蓋骨骨折を合併することが多い。☆ — ○ 硬膜動脈は頭蓋骨内板の骨溝に埋まったような形で走っており，頭蓋骨の骨折に際し断裂，出血することが多い。
- ⒇ 急性硬膜外血腫は，後頭蓋窩にも生じる。☆ — ○ 硬膜外血腫の 4～7% を占める。
- (21) 急性硬膜外血腫は，頭部外傷受傷直後（1 時間以内）の頭部 X 線単純 CT では見過ごされやすい。☆ — ○ 血腫は骨内板と硬膜の強い結合を剥がしながら増大していくため，早期（1 時間以内）には CT 上ではみられないことがある。
- (22) 進行性の意識障害を呈する急性硬膜外血腫患者への対応で正しいのは，開頭による血腫除去である。☆ — ○ 脳ヘルニアが出現する前に血腫を除去し，出血源を止血する必要がある。
- (23) 頭蓋骨線状骨折では，側頭部に硬膜外血腫が起こりやすい。☆ — ○ 最も多い。
- (24) 急性硬膜下血腫は，緊急手術の適応となる。☆ — ○ 脳ヘルニアが起こる前に緊急手術が必要である。外傷後，できる限り早期に行う。
- (25) Cushing 現象とは，頭蓋内圧亢進によるバイタルサインの変化のことである。 — ○ 頭蓋内圧亢進に対する生体の反応であり，圧の高い脳に血液を送り込むために血圧が上昇し，徐脈となる。同時に緩徐深呼吸がみられる。Cushing 現象は，脳ヘルニアに陥る直前の危険な状態を意味しており，直ちに頭蓋内圧を下げるための治療を開始する必要がある。

各論

□⒇ 急性硬膜下血腫の原因として，脳表静脈損傷がある。☆

○ 急性硬膜下血腫の出血源は，脳挫傷からの場合と，脳表から上矢状洞に流入する架橋静脈の損傷からの場合とがある。

□㉗ 急性硬膜下血腫のCT所見は，両凸レンズ型の高吸収域となる。

× 急性硬膜下血腫では，三日月状の脳表に沿う高吸収域が認められる。また，脳挫傷を合併している場合が多く，受傷直後より昏睡状態となる。

□㉘ 急性硬膜下血腫は，緊急手術の適応となる。☆

○ 頭蓋を大きく減圧する手術が必要である。

□㉙ 外傷性くも膜下出血は，緊急手術の適応となる。☆

× 重症頭部外傷に合併することが多く，これのみでは手術適応はない。

□㉚ 髄液鼻漏の原因として，前頭蓋底骨折がある。☆

○ 頭蓋底の硬膜と副鼻腔（篩骨洞，前頭洞，蝶形骨洞など）の損傷を合併し，髄液鼻漏を来す場合がある。

□㉛ 頭蓋骨折による髄液漏は，緊急手術の適応となる。☆

× 感染予防に抗生物質を投与し，2週間，自然に閉鎖するのを待つ。時に脊椎ドレナージを行うこともある。

□㉜ 外傷性髄液漏は，緊急手術の適応となる。☆

× 2週間を経過した後，治癒しないものは硬膜形成術を施行する。

□㉝ 外傷性脳動脈閉塞症は，内頚動脈に最も多い。

○ 内頚動脈に続き，中大脳動脈，椎骨・脳底動脈の順にみられる。内頚動脈閉塞は，頚部内頚動脈の内頚動脈分岐より2〜3cm遠位部に好発し，頚部の過伸展，回転などにより発生する。

□㉞ 慢性硬膜下血腫では，腰椎穿刺による脳脊髄液検査が診断に有用である。☆

× この血腫は硬膜下腔にあり，さらに血腫自体が内膜と外膜とに囲まれており，外には出ない。よって，腰椎穿刺は不要。

□㉟ 慢性硬膜下血腫の原因として，脳実質損傷がある。☆

× 一般に外傷は軽く，脳実質損傷はなく，既往も明らかでない場合も多い。

□㊱ 慢性硬膜下血腫は，青年期に好発する。

× 50〜70歳に好発し，男性に多い（女性の3〜9倍）。また，飲酒家，糖尿病患者に多い。

□㊲ 慢性硬膜下血腫に対しては，大開頭術による血腫除去術を原則として行う。

× 穿頭による血腫洗浄術を行う。例外的に，石灰化血腫，器質化血腫，多房性血腫などに対して大開頭術による血腫除去術を施行する。

□㊳ 外傷性頚動脈-海綿静脈洞瘻（CCF）の原因として，頚静脈損傷がある。☆

× 頭部外傷による場合は，骨折を伴うほどの重傷例に多く発生する。頭蓋底骨折などにより頚動脈に瘻孔が生じ，海綿静脈洞へ流出する。

□㊴ 髄液耳漏は，緊急手術の適応となる。☆

× 2週間，保存的に治療をする。

7 頭部外傷

☐ (40) 外傷性頚動脈-海綿静脈洞瘻（CCF）は，緊急手術の適応となる。☆ ✗ 外傷では自然に治癒する場合がある。そのため直ちに手術の必要もなく，検査からその血液循環の動向をみる。3週以後でよい。

☐ (41) 外傷性脳神経損傷は，下位脳神経（IX，X，XI，XII）に最も多く認められる。 ✗ 嗅神経（I）が最も多い。下位脳神経は，きわめてまれである。

☐ (42) 視神経管骨折は，緊急手術の適応となる。☆ ◯ 視神経損傷では，進行性に視力低下があるとき直ちに手術が必要である。

☐ (43) 外傷性てんかんとは，外傷後1週以降に発生する「晩期てんかん」のことを指している。 ◯ 頭部外傷受傷後に発生するけいれん発作は，外傷直後に生じる「直後けいれん」と，1週以内に発生する「早期てんかん」，1週以降に発生する「晩期てんかん」に分類される。外傷性てんかんとは，「晩期てんかん」を意味している。

☐ (44) 小児例は，成人例に比して外傷性てんかんになりやすい。 ◯ 外傷性てんかんの危険因子には，① 小児例，② 意識障害の長いもの，③ 開放性脳損傷を伴うもの，④ 硬膜裂傷を伴うもの，⑤ 運動領付近の傷害例，⑥ 外傷後の早期てんかんがある。

☐ (45) 小児では，直撃損傷を起こしやすい。 ◯ 小児は頭蓋骨が軟らかく，骨と脳との間隙が少ないため，直撃損傷を起こしやすい。

☐ (46) 小児では，髄液鼻漏を起こしにくい。 ◯ 小児は副鼻腔が未発達であるので，髄液鼻漏を起こしにくい。

☐ (47) 小児では，外傷後の嘔吐の頻度が高い。 ◯ 小児では嘔吐の頻度が高く，「小児頭部外傷後嘔吐症」と呼ばれている。その発生機序は，周期性嘔吐症類似の自律神経調節障害である。

☆：国試既出問題

8 先天奇形

神経管閉鎖不全症

　本来，神経組織は髄膜・骨・皮膚に覆われている．何らかの形で神経を包んでいる組織の一部もしくは全部が欠損している状態（神経管閉鎖不全症：dysraphism）が存在する．これらの病態を，生じる場所によって二分脊椎もしくは二分頭蓋という．骨組織の欠損が伴うため，このように呼ばれるが，脳神経外科で治療を必要とする疾患の多くにおいて，骨の欠損が病態の原因ではないことに注意が必要である．

　臨床的には，二分頭蓋の強度のものは出生することが少ない．出生する症例は何らかの形で皮膚や髄膜で覆われていることが多く，脳瘤と総称されることが多い．それに対して，脊髄では皮膚で覆われている例も，そうでない例も，ともに臨床では重要である（表 8-1）．

1　二分脊椎

a．脊髄髄膜瘤

　脊髄髄膜瘤は，最も重篤な二分脊椎の代表例で，開放性二分脊椎の代表例である．脊髄組織がうまく形成されず，脊髄中心管がそのまま露出している（神経板が神経管を形成せず，平らな状態のまま外へ露出している）．薄い膜の下に髄液が貯留していることが多いため，瘤と呼ばれる（図 8-1，巻頭カラー No.4）．髄液の貯留がないものを脊髄披裂という．

表 8-1　二分脊椎・二分頭蓋の分類

分　類	病　名
開放性二分脊椎	脊髄披裂 脊髄髄膜瘤
閉鎖性二分脊椎	髄膜瘤 脊髄脂肪腫 終糸脂肪腫（肥厚症） 割髄症
開放性二分頭蓋	無脳症（無頭蓋症） 脳瘤
閉鎖性二分頭蓋	脳瘤

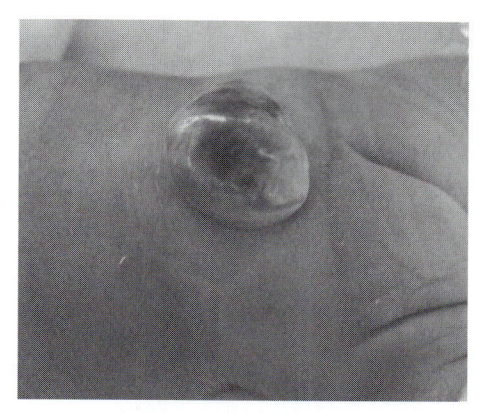

図 8-1　出生時の脊髄髄膜瘤（巻頭カラー No.4）
右が尾側。囊胞状に膨らんでいる部分の尾側，正中に神経が露出している。この症例では，囊胞内は神経組織以外，ほとんど髄液である。

1) 発生頻度

国，人種などにより発症頻度には差があることが知られている。日本では，1000 出生に対し 0.1 〜 0.2 とされる。水頭症（第 9 章参照）や Chiari II 型奇形（Arnold-Chiari 奇形）を高率に伴う。

2) 症　状

脊髄髄膜瘤の認められる部位により症状に差はあるが，下肢の変形や運動障害，排尿・排便障害を伴う。

3) 治　療

出生後，一般的には 72 時間以内に，脊髄髄膜瘤の修復術を行う。早期に行う理由は，感染症の予防のためである。

水頭症が強い場合には，同時に水頭症手術を行う。水頭症が軽度の場合は，後日に水頭症手術を行う。Chiari II 型奇形があり，呼吸・嚥下障害などの症状を伴うときは，後頭蓋窩減圧術を考慮する（後述）。

b．閉鎖性二分脊椎

皮膚で覆われているが，神経組織そのものか硬膜囊内などに異常を伴うもので，皮膚にも異常を伴うことが多く，tell tale lesion といわれる。

1) 脊髄脂肪腫

脊髄脂肪腫には，脊髄円錐の周囲にあるものと，頸椎などにあるものがある。二分脊椎に合併するものは脊髄円錐の周辺に存在する。脂肪組織が存在し，脊髄や馬尾神経と癒着して，脊髄が尾側へ牽引されている（図 8-2，巻頭カラー No.5）。脂肪が脊髄円錐周囲に認められる場合と，終糸のみにみられる場合で分けて考える。脂肪腫があっても脊髄円錐の位置が正常である場合と，低位脊髄円錐を伴う場合がある。正常の脊髄円錐の位置は出生時ではすでに L_1-L_2 間であるが，1 椎体以上低位であれば，手術適応と判断する。この状態を脊髄係留という（図 8-3）。

脊髄髄膜瘤と同様，下肢症状，排尿・排便障害を伴うことが多いが，出生時には症状

各論

が明らかでないものが多い。
　新生物ではないので，脂肪をすべて摘出するのではなく，係留を解除する目的で手術を行う。出生直後に手術を行う必要はない。
　2）割髄症
　日本人には比較的少ない。病態としては，本来1本の脊髄が2本に分かれているものを指す。2本に分かれた脊髄の間には，骨成分のある場合とそうでない場合とがある（図8-4）。

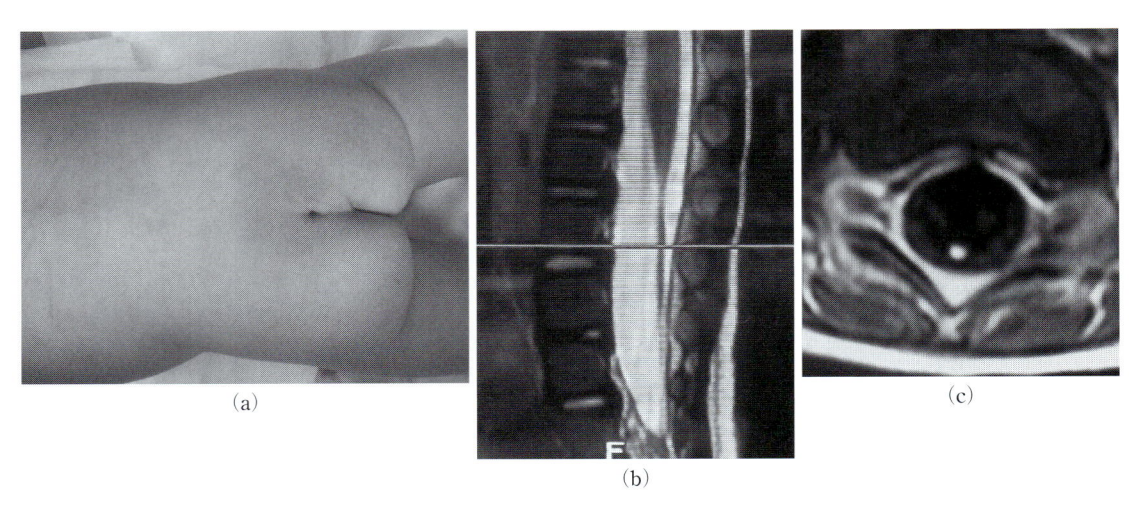

図 8-2　閉鎖性二分脊椎（巻頭カラー No.5）
(a) 殿裂の異常と皮膚陥没を認める。(b) 約1椎体の低位脊髄円錐と太い終糸を認める（MRI T_2 強調画像矢状断）。(c) (b) 中の横線部分の水平断。終糸の脂肪腫を認める（T_1）。

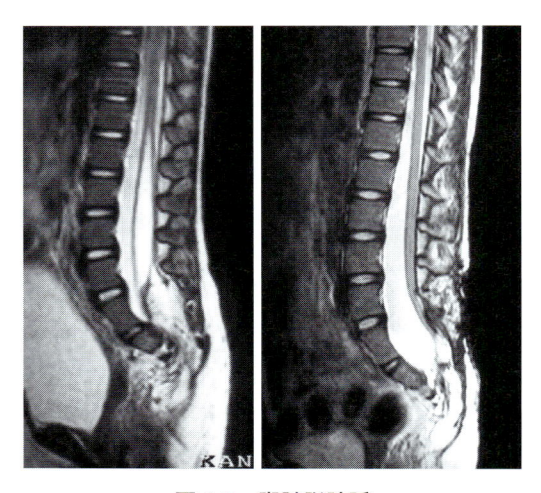

図 8-3　脊髄脂肪腫
左：手術前。仙尾部の脂肪腫とそれに伴う脊髄空洞を認める。右：手術後。脂肪腫の部分摘出後に，脊髄円錐の係留解除と空洞の縮小化を認める。

3) 髄膜瘤

正常の皮膚で覆われている髄液腔が認められる。正常の皮膚で覆われている脳瘤と同様に，内容物によって呼称は変わる。

2 二分頭蓋

二分頭蓋とは，先天的に頭蓋の正中線上の欠損がある疾患の総称である。二分脊椎の発生と同様に考える。発生初期に原因があるものを指す。最も重度な状態は胎内で死亡することが多く，無頭蓋症と呼ばれる。出生した症例では，囊状に膨らんでいることが多く，一般に脳瘤と呼ばれ，内容物によって髄膜瘤，髄膜脳瘤などに分かれる。正中線

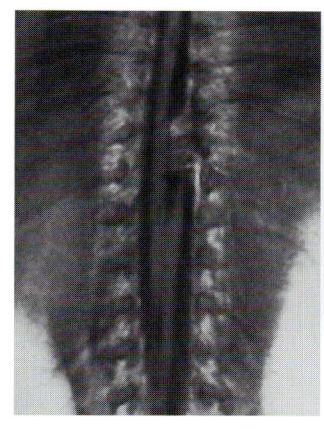

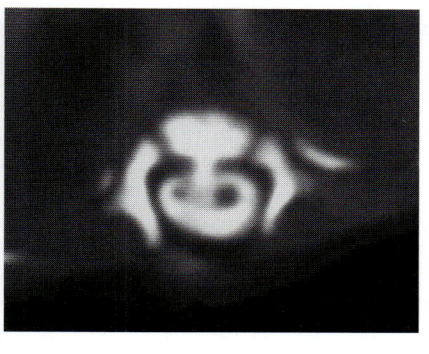

図 8-4　割髄症
左：MRI冠状断。2本に分かれた脊髄を認める。頭側では左の脊髄が細くなっていることがわかる。
右：CTミエログラフィー。脊椎から続く，骨性組織により脊髄が左右に分かれていることがわかる。この図では黒く描出されている部分が脊髄で，その周囲の白い部分は造影剤である。

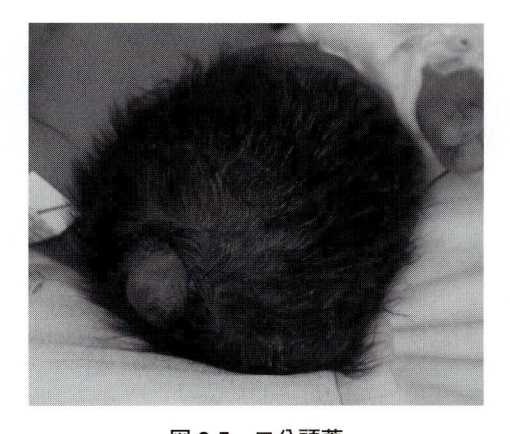

図 8-5　二分頭蓋
新生児の後頭部に脳瘤を認める。この症例では，髄膜，髄液を含んでいた。

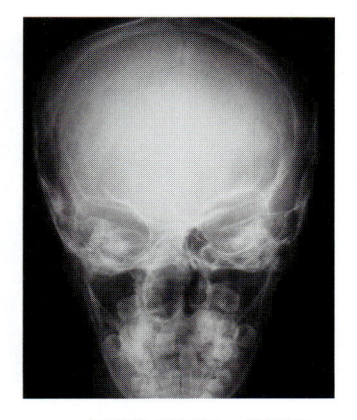

図 8-6　二分頭蓋の頭蓋 X 線写真
頭蓋底脳瘤による骨透亮の低下を正中部に認める。成人になるまで気づかれなかった症例である。

各論

上のどこにでもできうるが，頭頂部と後頭部に多い（図 8-5，8-6）。

原因はわかっていないが，前頭部や頭蓋底のものは東南アジアに好発する。

潜在性のものでは，発毛がないなどの審美的問題はあるが，神経自体には異常は認めない。筋ジストロフィーに合併することが知られている。

予後は，内容物に脳組織がどれだけ入っているかで異なる。

機能している脳組織をできるだけ温存し，頭蓋外に出ている組織を切除して治療する。

大脳の奇形

1 くも膜嚢胞

くも膜嚢胞とは，くも膜で包まれた髄液の貯留した嚢胞をいう（図 8-7）。頭蓋内のどこにでも生じるが，左中頭蓋窩（Sylvius 裂くも膜嚢胞）に最も多い。生じる部位によって，後頭蓋窩くも膜嚢胞，脳室内くも膜嚢胞，トルコ鞍部くも膜嚢胞（第 9 章参照）などと呼ばれる。

小さいと無症状で経過する。早期に大きくなると，頭蓋顔面の変形を来す。

一般的に，小さいものは治療の対象とはならない。大きいものは開頭手術か神経内視鏡を用いて治療を行う。治療は嚢胞と正常の髄液腔と交通をつけることを目的とする。以前は嚢胞-腹腔短絡管を設置すること（嚢胞-腹腔シャント術）もあったが，現在では推奨されない。

2 孔脳症

孔脳症とは，神経の発達過程で，何らかの形で脳組織に障害が起こり，その部分が障

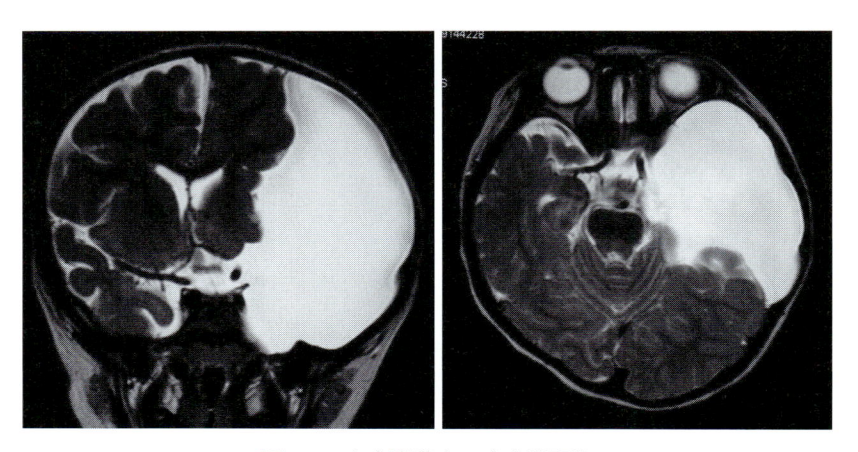

図 8-7 左中頭蓋窩のくも膜嚢胞
正中構造の左から右への偏位を認める。この症例では，顔面骨から頭部にかけて非対称となっている。

害され，脳脊髄液に弛緩された状態をいう（図 8-8）。一般的に治療の対象とはならない。嚢胞部が原因で症状があるときのみ治療を考慮する。発生時期により先天性と後天性に分けることがある。血管障害や外傷などが後天性（二次性）の代表である。

発生部位によって，片麻痺，てんかん，発達障害を来す。

MRI，CT で髄液と同じような信号強度・吸収度を示す。

③ 裂脳症

裂脳症では，神経組織自体の発達障害があり，脳表に脳脊髄液腔が認められる。裂脳症は左右対称にみられることが多く，さらに，脳皮質により覆われていることで孔脳症と鑑別する（図 8-9）。

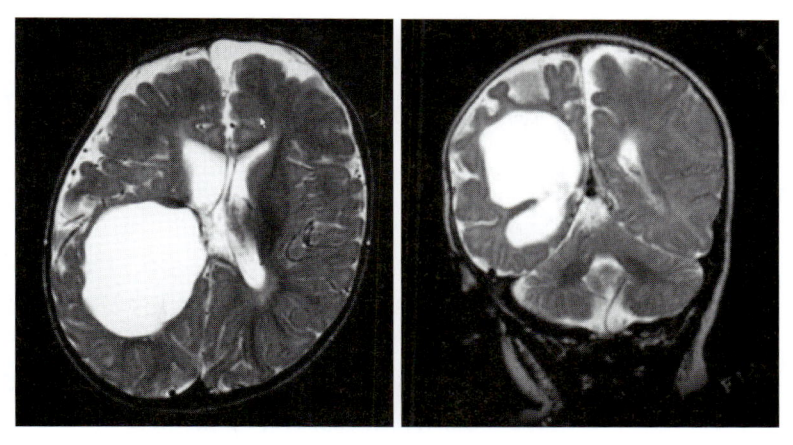

図 8-8 右出血後孔脳症
一部，脳室とつながっている。本症例では内視鏡手術を行った。手術後には，左上肢の巧緻運動障害の改善を認めた。

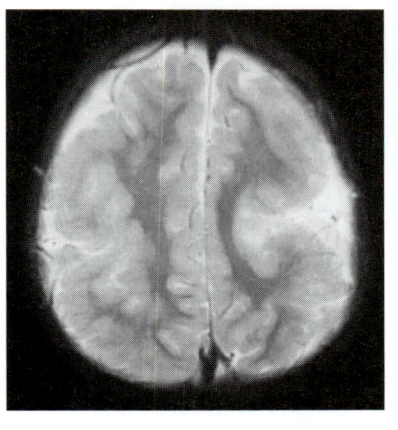

図 8-9 裂脳症の MRI T_2 強調画像水平断
孔脳症と異なり，スリット状の異常部分は皮質で裏打ちされている。

各 論

後頭蓋窩の奇形

1 Dandy-Walker 症候群

Dandy-Walker 症候群とは，第4脳室の出口が膜様物質により先天的に閉鎖しているものをいう（図 8-10）。小脳虫部の欠損を伴う。水頭症を合併する。また，それ以外の合併症として，脳梁欠損や心臓・顔面・四肢などの異常を伴うこともある。

症状は，合併する水頭症の程度により，また，合併脳奇形により異なる。頭囲拡大・精神運動発達遅延などがみられる。

画像診断では，第4脳室を含んだ全脳室の拡大，静脈洞交会の上方への挙上がみられる。

治療としては，短絡管設置手術（シャント術）が一般的である。水頭症の状態によっては第4脳室にも短絡管設置が必要となる。

2 Chiari 奇形

Chiari 奇形は，I 型から IV 型まで報告されているが，I 型奇形と II 型奇形が一般的である。以前は，小脳組織の上部脊柱管への陥入の程度で分類されていた。現在は，脊髄髄膜瘤に伴うものを II 型奇形とするのが一般的である。

いずれも，画像診断では大孔より尾側に小脳組織などが移動していることを確認すれば，診断は確定する。Chiari II 型奇形では，静脈洞交会の低位を認める。

1）Chiari I 型奇形

後頭蓋窩内容物の一部が上部脊柱管内に落ち込んだ状態をいう。Chiari I 型奇形の状

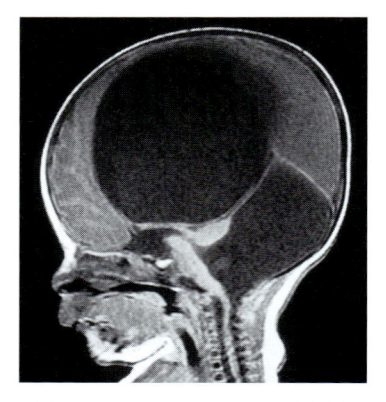

図 8-10　Dandy-Walker 症候群
第4脳室の著しい拡大，両側側脳室の拡大，静脈洞交会高位を認める。

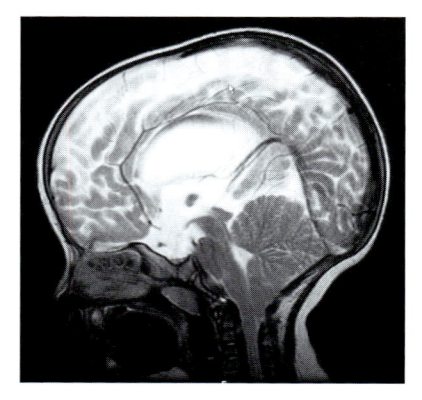

図 8-11　脊髄髄膜瘤に伴う Chiari II 型奇形
小脳と延髄の脊柱管内への陥入を認める。Chiari I 型奇形と最も異なるのは，Chiari II 型奇形では，中脳の鳥のくちばし様変形も伴う点である。静脈洞交会低位もみられる。

態が強いと，脊髄空洞症を来す。脊髄空洞症になると，上肢の運動障害，知覚障害，側湾などを来す。新生児・乳児時期に発症することは少ない。

　治療としては，後頭蓋窩減圧術を行う（一般的には後頭蓋窩と第1頸椎の切除を行う）。

　2）Chiari II 型奇形（Arnold-Chiari 奇形）

　脊髄髄膜瘤に伴うものをいう。Chiari I 型奇形では小脳扁桃のみが落ち込むが，II 型奇形では延髄なども落ち込む（図 8-11）。落ち込んだ延髄などが曲がることもあり，medullary kinking と呼ばれる。また，同時に中脳の形態異常を伴う（鳥のくちばし様変形（tectum beaking）と呼ばれる）。

　嚥下障害，呼吸障害などを合併すると治療適応となる。画像上で異常が認められるのみでは，治療の対象とはならない。

　治療としては，後頭蓋窩減圧術を行う。

3　脊髄空洞症

　胎生期には脊髄の真ん中に脳脊髄液腔（脊髄中心管）があるが，生後にはMRIなどでもわからない大きさとなる。何らかの原因で，脊髄中心管が拡大した状態，もしくは中心管でなくても脊髄内に髄液が貯留した状態を脊髄空洞症という。原因としては外傷，炎症，脊髄腫瘍など，種々のものがある。

　前述のChiari I 型奇形に合併することが多い。I 型奇形に合併するものでは，上位頸髄を含んだ空洞を合併することが多い。症状がみられる場合は，Chiari I 型奇形に対する後頭蓋窩減圧術を行う。効果がない場合は空洞-くも膜下腔シャント（S-S シャント）を行う（図 8-12）。

　脊髄髄膜瘤に合併する場合は，Chiari I 型奇形に伴うものよりも，尾側にみられることが多い。

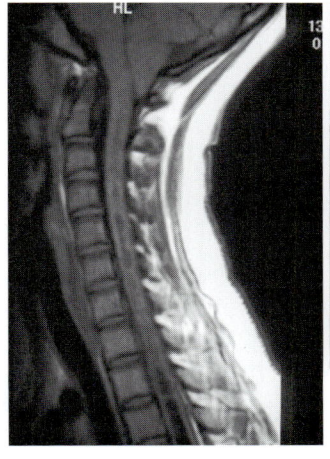

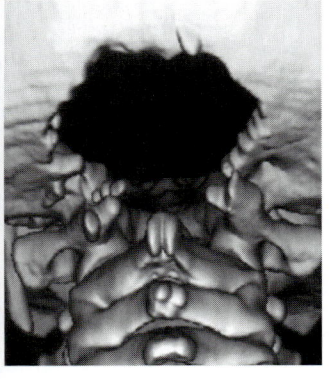

図 8-12　脊髄空洞症
左：手術前の Chiari I 型奇形。小脳扁桃の脊柱管陥入と脊髄空洞を認める。右：大孔部（後頭蓋窩）拡大術後の 3D-CT。

各論

頭蓋縫合早期癒合症

頭蓋縫合が早期に癒合することで頭蓋の変形を来す（図8-13）。1か所だけの変形のものを**単縫合早期癒合症**，2か所以上の異常を伴うものを**多縫合早期癒合症**と呼ぶ。また，頭蓋骨のみの異常のものと，頭蓋骨のみでなく他の部位にも異常を伴う**症候性頭蓋縫合早期癒合症**に分けられる。

1 矢状縫合早期癒合症

矢状縫合の早期癒合症であり，一般的には頭部が**前後に長く変形**するため**舟状頭蓋**とも呼ばれる。男児に多く，知能発育障害は比較的少ない。

2 冠状縫合癒合症

両側の冠状縫合の発育が障害されると**短頭蓋変形**を来す。一側の冠状縫合が障害されると，**斜頭蓋**となる。

CHART 126
・短頭蓋：　舟状頭蓋より発達障害が多いことが知られている
・斜頭蓋：　頭蓋のみの形態異常だけでなく，顔面骨の異常も来す

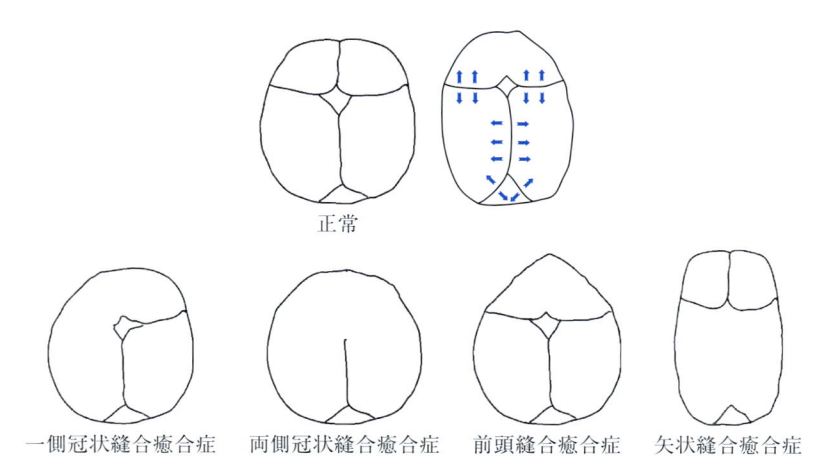

図8-13　頭蓋縫合
正常の小児では，頭蓋骨は縫合線に直角に成長する。したがって，いずれかの縫合が早期癒合すると，その縫合に対して直角の成長（➡）が障害される。

3 多縫合早期癒合症

尖頭蓋などに代表される形態となる。多くの縫合が早期癒合するために頭蓋内圧の亢進を伴う。圧が最も頭蓋骨の弱い部分に加わるために縦に長い形態となる。最も重症型である。変形が強いと，クローバーリーフ頭蓋変形を来す。

4 前頭縫合早期癒合症

前頭部が三角形となるので三角頭蓋とも呼ばれる（図 8-14）。精神運動発達障害を伴う頻度が他の単純型の癒合症よりやや高い。男児に多い。

5 症候性頭蓋縫合早期癒合症

1) Crouzon 病
頭蓋冠の多縫合癒合のみならず，上顎骨の発達障害も伴う。非常に特徴的な顔貌となる（図 8-15）。

2) Apert 症候群
Crouzon 病と同様，頭蓋冠以外の骨にも異常を認める。手足に合指症を伴うことが特徴である（図 8-16）。

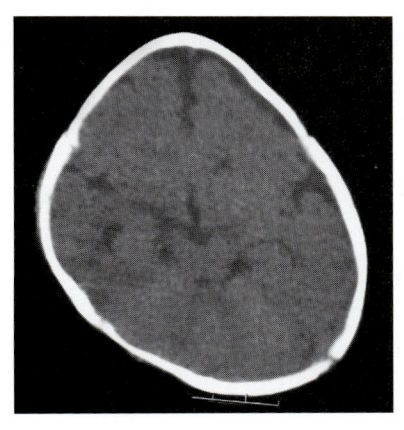

図 8-14　前頭縫合早期癒合症によるいわゆる三角頭蓋
前頭縫合部の前方突出と，その両側の前頭部の扁平化を認める。

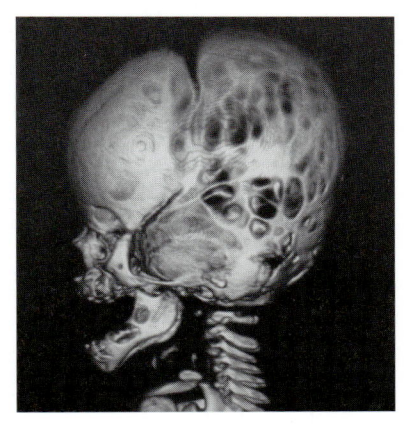

図 8-15　生後 3 か月の Crouzon 病の 3D-CT
前頭縫合，人字縫合の早期癒合と，さらに冠状縫合の一部も癒合し，著しい骨の菲薄化や，上顎骨の狭小化も認める。

各論

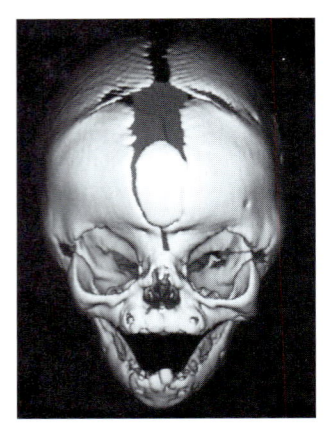

図 8-16 Apert 症候群
両側冠状縫合の癒合を認める。代償性に大泉門が拡大している。

頭蓋頸椎移行部奇形

1 頭蓋底陥入症

頭蓋底陥入症とは，頭蓋底骨の形態異常があり，斜台の最下部，大孔前部の骨と第2頸椎（軸椎）（C_2）歯状突起が延髄などを圧迫する奇形である（図 8-17）。頻度は高くない。運動麻痺などの症状があれば手術が必要となる。

2 環軸椎亜脱臼

環軸椎亜脱臼とは，C_2 歯状突起が環椎から離れ，後方へ脱臼した状態である。延髄・上位頸髄が，歯状突起の移動により環椎後弓との間で圧迫されると，呼吸障害など神経症状が出現する。後方固定など手術治療の適応となる。

3 歯状突起分離症

本来であれば C_2 歯状突起は骨性癒合を来しているが，歯状突起の上部が歯状突起の基部から離れている先天奇形を，歯状突起分離症（os odontoideum）という（図 8-18）。基部に規定されていない歯状突起上部が頸部の移動に伴い，神経を圧迫する。

4 Klippel-Feil 症候群

Klippel-Feil 症候群とは，2つ以上の頸椎が先天的に癒合したものである。短頸，後頸部の毛髪の生えぎわの低位，頸部の運動制限が知られている。C_2-C_3 間に多い。

8 先天奇形

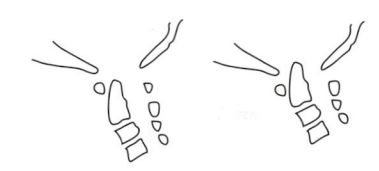

図 8-17 正常な頭蓋頚椎移行部（左）と頭蓋底陥入症（右）の模式図
異常例では C_2 歯状突起が頭蓋内へ入り込んでいることがわかる。

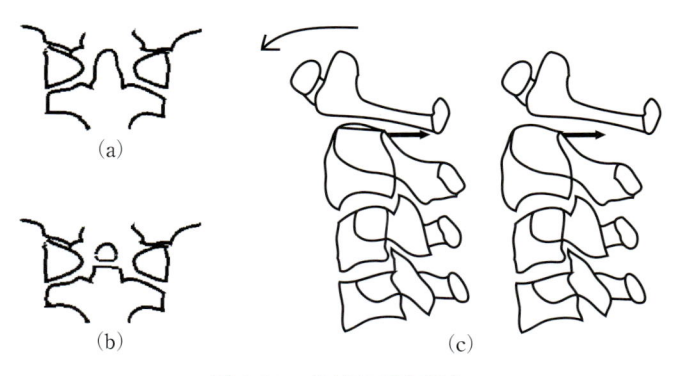

図 8-18 歯状突起分離症
(a) 正常な状態と (b) 歯状突起分離症の正面像。歯状突起が先天性に C_2 から分離している状態。骨折との違いは分離部に骨皮質が存在することで確認できる。(c) 側面像では頭部の屈曲進展で分離骨が C_2 本体と別の動きをしていることが確認できる。

母斑症

1 神経線維腫症Ⅰ型（von Recklinghausen 病）

　ヒトの発生時に神経堤細胞（neural crest cell）は皮膚・神経に広がっていく。神経線維腫症は，この段階での発生異常で生じる。そのため，病変はどこにでも生じうる。
　全身の皮下に神経線維腫という軟らかい腫瘤を認める。カフェオレ斑と呼ばれる皮膚の異常を認める（図 8-19）。Ⅰ型とⅡ型でやや異なるが，聴神経腫瘍，視神経膠腫などの腫瘍を合併する（図 8-20）。Ⅰ型が約 9 割を占める。

2 結節性硬化症（Pringle 病）

　結節性硬化症とは，常染色体優性遺伝である。古典的には，顔面血管線維腫（図 8-21，巻頭カラー No.6）・てんかん・知能障害が揃ったものを指していた。現在では遺伝子異

各論

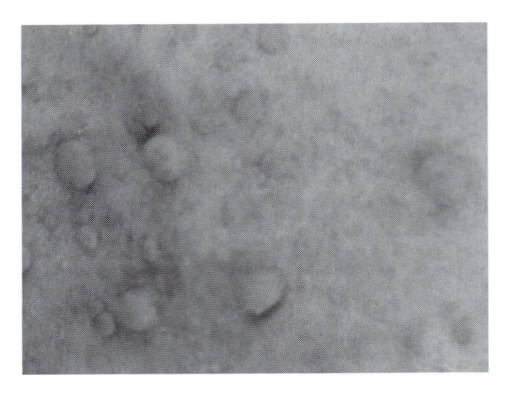

図 8-19　皮膚神経線維腫（胸腹部の皮膚）
多数の皮膚腫瘤を認める。

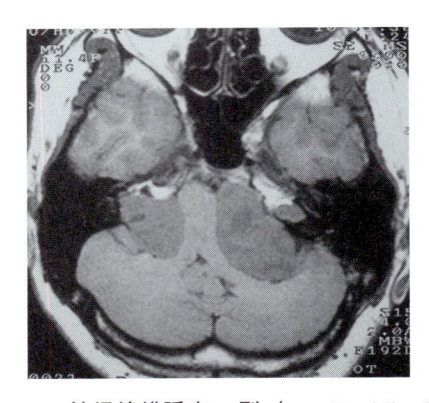

図 8-20　神経線維腫症 I 型（von Recklinghausen 病）の MRI 水平断
両側聴神経鞘腫を認める。左は聴神経鞘腫により聴力消失している。

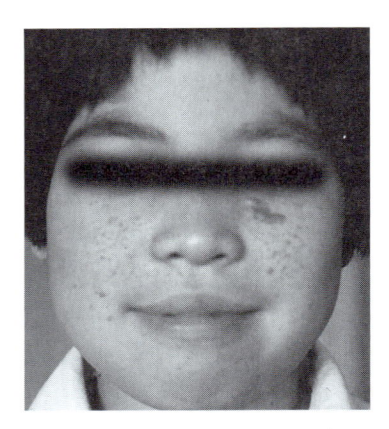

図 8-21　結節性硬化症による顔面血管線維腫（巻頭カラー No.6）

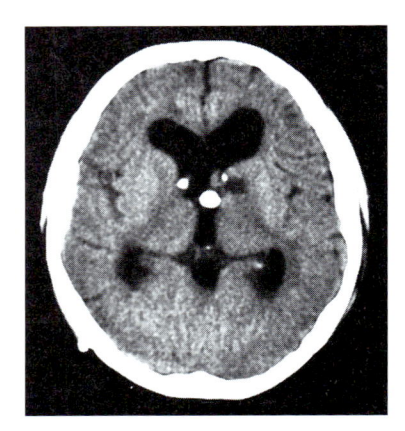

図 8-22　結節性硬化症の頭部 CT
脳室壁近傍に石灰化（脳室上衣下）を認める。Monro 孔の近傍に脳室内腫瘍を合併することもある。

常の存在（*TSC1* 遺伝子と *TSC2* 遺伝子）がわかっており，すべてが揃う必要はない。人口 1 万に対し 1 人程度の罹患率と考えられている。

　約 8 割の患者でけいれんがみられる。知能障害を来す症例も多い。10 歳前後で脳腫瘍を生じることがある（図 8-22）。脳以外では，腎血管筋脂肪腫などの腎の異常，心横紋筋腫などの心臓の異常を認める。

③ Sturge-Weber 症候群

　Sturge-Weber 症候群は，三叉神経領域の一側性血管腫（図 8-23，巻頭カラー No.7）・大脳軟膜石灰化・けいれん，同側の緑内障（牛眼）などが特徴的な疾患である（図 8-24）。

8　先天奇形

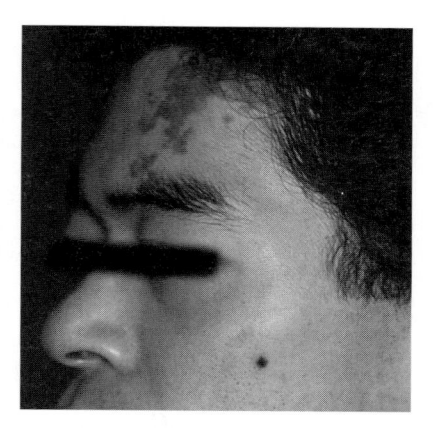

図 8-23　Sturge-Weber 症候群による三叉神経領域の一側性血管腫
（巻頭カラー No.7）

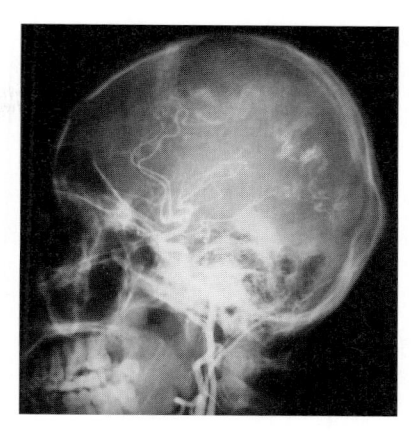

図 8-24　Sturge-Weber 症候群の血管撮影
現在では MRI である程度予測ができるので血管撮影までは行わない。脳表の異常血管が認められる。

【チェック問題 8】

○×をつけよ。

- (1) 二分脊椎の発症原因は，脊椎の形成不全である。
- (2) 無脳症は，二分頭蓋の重度のものである。
- (3) 無頭蓋症は，胎内死亡する。
- (4) 脊髄披裂と脊髄髄膜瘤は，発生原因が異なる。
- (5) 脊髄髄膜瘤を手術することで，排尿障害は完治する。
- (6) Chiari I 型奇形は，脊髄髄膜瘤に合併する。
- (7) 閉鎖性二分脊椎に伴う皮膚異常は，tell tale lesion と呼ばれる。
- (8) Chiari II 型奇形では，静脈洞交会は低位である。
- (9) 脊髄脂肪腫は，全摘出を行う。
- (10) 終糸肥厚症は，脊髄係留解除目的で手術を行う。
- (11) 二分脊椎に伴う脊髄空洞症も Chiari I 型奇形に伴う脊髄空洞症も，第 1 選択の治療は空洞-くも膜下腔シャントである。

【解 説】

× 二分脊椎の発生は，一次神経管もしくは二次神経管の発生障害によるものであり，脊椎の形成不全は，その結果起こるものであると考えられるようになってきている。

○ 二分頭蓋では，羊水に接した閉鎖していない脳が障害されて無脳症が生じると考えられている。

○ 無頭蓋症とは，頭蓋骨が欠損している状態で，多くの症例が無脳症を合併する。脳神経外科領域よりも産科で重要な概念である。その理由は，ほぼ全例が致死的であるため，早期に家族へ十分な説明をする必要があるからである。

○ 一般的には，発生原因は同じではないかと考えられている。髄液が貯留して嚢状になった場合を脊髄髄膜瘤，平坦ないわゆる神経板のような状態のものを脊髄披裂と呼ぶことが多い。

× 手術治療をしても脊髄髄膜瘤の多くが排尿障害を合併する。

× 脊髄髄膜瘤に合併するものを Chiari II 型もしくは Arnold-Chiari 奇形と呼ぶ。

○ 皮膚陥没から皮膚の異常発毛，尻尾状の異常皮膚，皮膚の膨らみなどが知られている。

○ Chiari II 型奇形では，後頭蓋窩が狭くなり，静脈洞交会も低位となる。Dandy-Walker 症候群では，反対に高位となる。

× 脊髄脂肪腫は，低位脊髄円錐の原因となっている脊髄係留の解除が主な治療目的である。場合によっては腫瘍の圧迫による症状があるとされるが，全摘はむしろ症状を悪化させると考えられており，部分摘出もしくは亜全摘が一般的である。

○ 終糸肥厚症も，脂肪腫と同様，係留を解除することが治療目的である。

× 一般的には，Chiari 奇形に伴うものでは，後頭蓋窩・大孔の減圧術が第 1 選択である。二分脊椎に伴うものでは，かなり強い症状がない限り治療を考慮する必要はないとされる。

8 先天奇形

- □(12) 日本では前頭部の脳瘤が最も多い。
  × 前頭部のものは、日本ではかなり少ないとされる。

- □(13) 前頭部の脳瘤は、中南米に多い。
  × 理由はよくわかっていないが、前頭部の脳瘤は、東南アジアなどでの報告が多い。

- □(14) 正常の脊髄円錐の位置は、L_4下端である。
  × L_1とL_2の間とされる。

- □(15) 腰仙部背部の皮膚陥没には、病的意義はない。
  × まだ正確な頻度はわかっていないが、小さな皮膚陥没でもある。一定の頻度で潜在性二分脊椎を合併している。

- □(16) Dandy-Walker症候群では、小脳扁桃が下垂する。
  × 小脳扁桃が下垂するのはChiari奇形である。Dandy-Walker症候群では、小脳虫部が欠損する。

- □(17) Chiari II型奇形では、中脳が鳥のくちばし様変形を来すことが特徴である。
  ○ これが特徴の一つである。ほかに、小脳や脳幹部の脊柱管内への陥入、小脳のテント上への上方ヘルニアなどが合併する。

- □(18) くも膜嚢胞の第1選択治療としては、嚢胞-腹腔短絡術（シャント術）が行われる。
  × くも膜嚢胞に嚢胞-腹腔短絡術を行うことは以前は行われていたが、シャント依存になってしまって、その後にシャント機能低下が起こると大きな合併症（失明など）が起こることがわかっているので、開頭術か神経内視鏡による嚢胞開放術が一般的となってきている。

- □(19) 中頭蓋窩くも膜嚢胞は、左側に多い。
  ○ 理由は不明であるが、人種などに関係なく、左側に多い。

- □(20) 孔脳症は、先天的な異常である。
  × 一般的には、いったん形成された脳に損傷が生じて起こるとされる。

- □(21) 孔脳症と裂脳症は、組織学的に差は認められない。
  × 裂脳症は先天的な異常であり、その壁は脳皮質で覆われていることが特徴である。孔脳症では、皮質による裏打ちはみられない。

- □(22) Chiari I型奇形では、感覚解離を伴う脊髄空洞を合併する。
  ○

- □(23) Chiari I型奇形には、側湾を合併する。
  ○

- □(24) 頭蓋縫合早期癒合症のうち、最も多いものは、人字縫合早期癒合症である。
  × 舟状頭蓋が多いのではと考えられている。

- □(25) 冠状縫合の早期癒合症では、頭蓋が長くなる。
  × 短頭となる。

- □(26) 一側の冠状縫合の早期癒合では、顔面骨の変形も伴う。
  ○ 一側の冠状方向早期癒合症に伴う斜頭蓋では、顔面骨の変形も伴うため、早期の治療が望まれる。

- □(27) 三角頭蓋とは、全頭蓋縫合の早期癒合で頭部の天辺が細くなった状態をいう。
  × この病態は尖塔頭蓋という。三角頭蓋は、前頭縫合の早期癒合に伴うものをいう。

各論

- ⑵⁸ Crouzon 病では，下顎骨の低形成を伴う。 × 上顎骨の低形成を伴うのが特徴である。
- ⑵⁹ Apert 病では，下肢の合趾症のみを伴う。 × 四肢の合指症を伴うのが特徴である。
- ⑶⁰ von Recklinghausen 病では，皮膚に血管腫を伴う。 × 皮膚に神経線維腫を伴うのが特徴である。
- ⑶¹ 神経線維腫症では，中枢神経腫瘍を合併する。 ○ 聴神経鞘腫，視神経膠腫などを合併する。
- ⑶² 結節性硬化症では，てんかんを伴う。 ○
- ⑶³ Sturge-Weber 症候群は緑内障を合併する。 ○ 場合によっては，緑内障を合併するものを Sturge-Weber-Dismitri 病と呼ぶ。

9 水頭症

水頭症総論

水頭症とは，頭蓋内の脳脊髄液が正常に比べ増加し，さらに治療が必要な状態であるものの総称である．

1 分類

髄液の産生過剰による場合，髄液の通過障害，吸収障害によるものなどに分けられ，種々の分類がある（表9-1）．

水分が貯留する部位によって内水頭症と外水頭症に，髄液の流れる部分で閉塞があるものと吸収障害によるものによって閉塞性水頭症と交通性水頭症に，もともと原因があるか別の病態に引き続き生じたかによって原発性水頭症と続発性水頭症に分けられる．

脳神経外科の疾患のうち，かなりの疾患が水頭症を来す．

表 9-1 水頭症の分類

分類点		分類
髄液の貯留部位	外水頭症	脳と頭蓋骨の間に脳脊髄液が貯留したもの
	内水頭症	脳室の拡大したもの
髄液の循環障害	交通性水頭症	脳室からくも膜下腔のどこかに髄液の流れが悪くなる状態のあるもの
	非交通性水頭症	脳室からくも膜下腔のどこにも髄液循環障害のみられないもの
	閉塞性水頭症	非交通性水頭症とほぼ同意
原因の所在	先天性水頭症	水頭症の原因をもって生まれてきたもの
	後天性水頭症*	もともとは水頭症の原因となるような異常はないと考えられるもの

*先天性水頭症という用語は，生下時に水頭症があれば用いるという考え方もある．しかし，後天性水頭症の対比として使う場合は，水頭症の原因となる異常をもともともっている場合に使うべきである．たとえば，X-linked 水頭症などのように，遺伝子異常がその原因となる場合である．胎生期から水頭症があっても，脳室内出血後水頭症などは，後天性水頭症に分類すべきである．

各論

2 治　療

a．急性期治療

急性期治療としては，脳室ドレナージを一時的に用いる場合と，短絡管設置（シャント術）を早期に行う場合がある．その原因を問わず，一時的な髄液循環動態の異常に起因するような水頭症であれば，しばらくの間だけ過剰な髄液を抜くことで急性期をしのげば，短絡管設置は不要となる場合もある．

b．慢性期治療（永続的治療）

脳室ドレナージは長期的に設置すると感染の危険が上昇するので，短期間で水頭症がコントロールできない場合は短絡管設置術が必要となる．

小児水頭症

最近では，胎生期に水頭症病態が存在することが確認されるようになった．産科医・小児科医と脳外科医が共同で診断・治療計画を立てることが一般的となっている（図9-1）．

小児の水頭症の特徴は，発症時期により症状が異なることである．

a．新生児期・乳児期

頭蓋縫合が癒合していない時期には，水頭症が進行しても頭囲拡大を来すことで代償

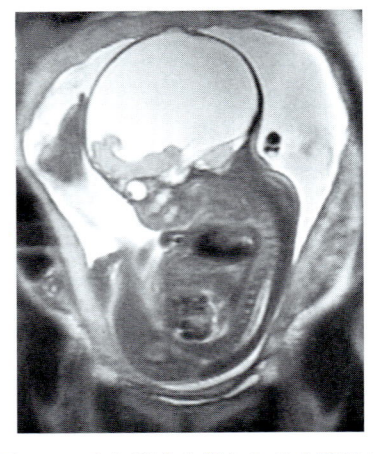

図 9-1　水無脳症と思われる水頭症が認められる胎児の MRI
脳実質は脳幹部・小脳は比較的保たれているが，大脳は前頭部に主にみられるのみである．

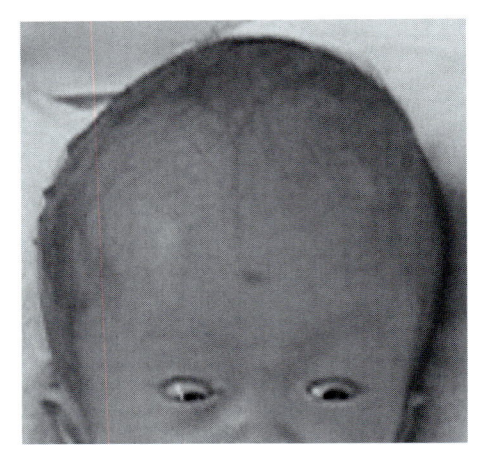

図 9-2　先天性水頭症の新生児の出生時の写真
頭皮静脈の怒張と落陽現象を認める．

され，頭蓋内圧の急速な上昇は認めない。しかし，あるところまで頭蓋の拡大が進むと大泉門は膨隆・緊満し，ついには頭蓋内圧亢進を来す。落陽現象や頭皮静脈の怒張を認める（図 9-2）。

b．幼児期

頭蓋縫合が閉鎖した後に水頭症が進行すると頭蓋内圧亢進が前面に出る。頭痛，うっ血乳頭，悪心，嘔吐が主症状である。

頭蓋単純 X 線写真で頭蓋縫合の離解，大泉門の拡大，指圧痕を認める。また，CT や MRI で水頭症がどの部位にあるかを，ある程度以上，推測が可能である。どの脳室の拡大があるかにより，閉塞性水頭症であるかどうかなどの推測が可能である。MRI（特に T_2 強調画像矢状断）は，神経内視鏡手術を行うかどうかの判断に有用である。

新生児期・乳児期にみられる水頭症には，下記のようなものがある。

1 先天性水頭症

先天性水頭症には，原因の不明なものや遺伝子異常に伴う水頭症などがある（図 9-3）。

2 出血に伴う低出生体重児の水頭症

未熟な小児では，脳室上衣下に出血が起こることが知られている。程度が軽いものから重症のものまで幅が広く，出血が多いほど，生命予後も悪く，水頭症病態への移行も多い傾向がある（図 9-4）。

短絡管設置ができないぐらい身体が小さい間に水頭症が進むと，一時的に脳脊髄液を髄液リザーバーもしくはドレナージから一時的に抜き，体重が重くなるのを待って短絡管留置を行う。

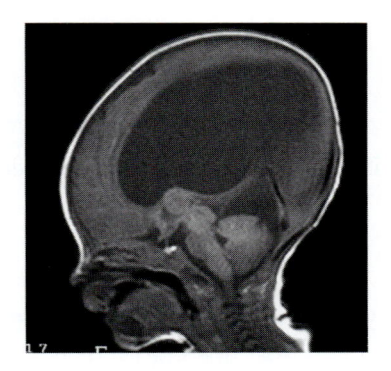

図 9-3 先天性水頭症の MRI
第 3 脳室や第 4 脳室の拡大はなく，両側 Monro 孔閉塞によるものと思われる。

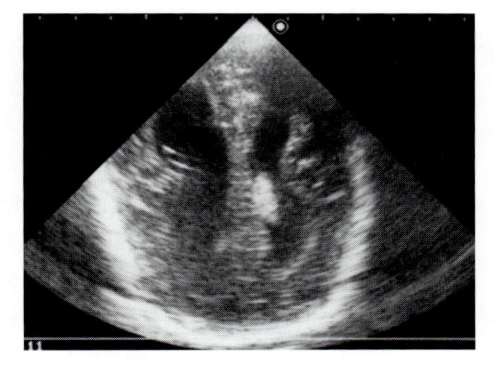

図 9-4 新生児の超音波検査
低出生体重児や新生児などでは大泉門が十分に開いているために，脳室拡大，脳室内の血腫が容易に診断できる。

各論

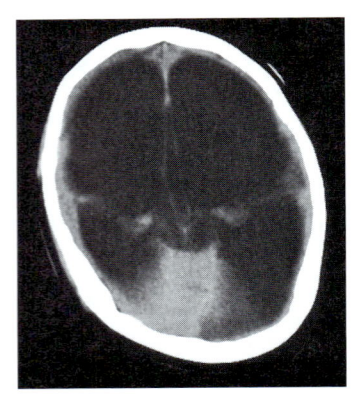

図 9-5 感染後水頭症の CT
著しい大脳の萎縮を伴う脳室拡大を認める。

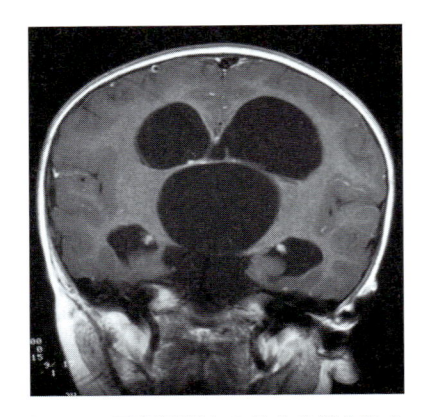

図 9-6 両側側脳室の拡大を伴う鞍上部くも膜嚢胞

③ 感染後水頭症

感染後水頭症では，髄膜炎，脳室炎後に水頭症を来す（図 9-5）。

④ 鞍上部くも膜嚢胞に伴う水頭症

一般的にくも膜嚢胞は水頭症を伴うことは少ないが，鞍上部くも膜嚢胞では第3脳室部で閉塞を生じるために両側側脳室の拡大を伴う（図 9-6）。治療は神経内視鏡での嚢胞の開放を行う。

特殊な水頭症

① 正常圧水頭症

一般的には水頭症は急性であれ慢性であれ，正常より髄液圧が高い状態であるが，検査時に髄液圧が正常範囲内であるものを正常圧水頭症（normal pressure hydrocephalus：NPH）という。続発性と特発性がある。

続発性は，くも膜下出血後や外傷後にみられる。

特発性の原因はよくわかっていないが，認知症，歩行障害，尿失禁などを来すことが知られている。早期に適切な治療を行うと，進行をある程度停止できる（図 9-7）。

脳室-腹腔短絡術（V-Pシャント術）もしくは腰椎-腹腔短絡術（L-Pシャント術）が有効であることが知られている。

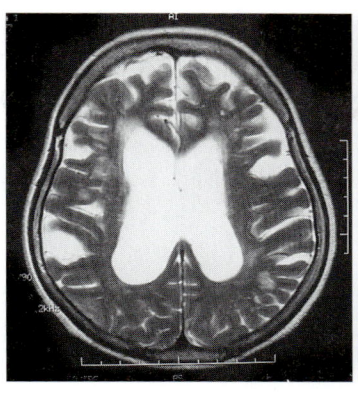

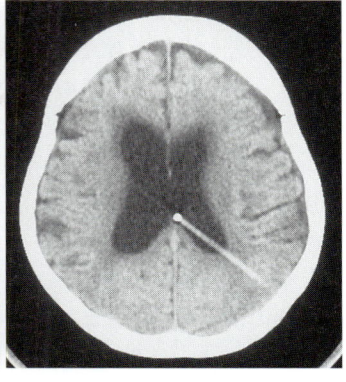

図 9-7　正常圧水頭症
歩行障害で発症した 69 歳の女性。術後 5 年になるが，現在，独歩可能である。シャントシステムは圧可変式バルブを用いた脳室-腹腔短絡術を行った。左：術前 MRI T_2 強調画像。脳室の拡大といわゆる脳室周囲の高信号域を，さらに，脳表の脳溝の拡大を認める。右：術後 CT。比較的早期に施行したものであるが，脳室サイズの縮小と脳溝の狭小化を認める。

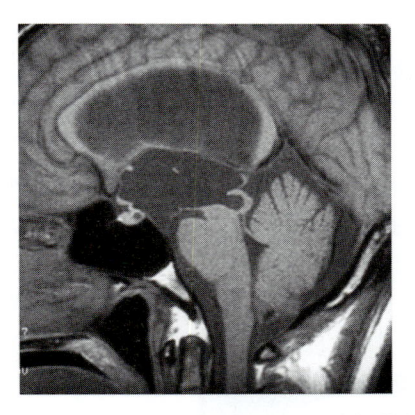

図 9-8　中脳水道狭窄症の MRI 正中矢状断
中脳水道の膜様閉塞と第 3 脳室底の下方への風船様拡大を認める。

2　中脳水道狭窄症

中脳水道狭窄症は，胎児期から脳室拡大を来して発見されることもあるし，成人になってから発症することもある。中脳水道の膜様閉塞のものから中脳の腫瘍性病変まで多くの原因がある（図 9-8）。治療は，神経内視鏡による第 3 脳室底開窓術が行われる。

1）治　療
（1）脳室ドレナージ
一般的には，前角穿刺で行うことが多い。後頭蓋窩腫瘍に伴う水頭症の手術時に同時にドレナージが必要な場合は，後角穿刺を用いる。

各論

　急性期治療は，脳室ドレナージで対応ができても，長期に髄液の循環動態が生理的でないことが予測された場合（原因を問わず，髄液産生量が髄液吸収量を上回る場合），ドレナージを短絡管設置術に変更する。
　短絡管設置術には脳室-腹腔短絡術（V-Pシャント術），脳室-心房短絡術（V-Aシャント術），脳室-胸腔短絡術，腰椎-腹腔短絡術（L-Pシャント術）などがあるが，脳室-腹腔短絡術が最も用いられる。

（2） 短絡管設置術

　最も一般に行われる治療は，脳室-腹腔短絡術である。脳室チューブ，腹側チューブとその間に入れる流量コントロールデバイスからなるシステムが一般的である。材質としてはシリコンが用いられる。
　流量をコントロールするデバイスは，一般的には頭蓋内圧がある程度以上になったときに流れるような仕組みになっている圧コントロールデバイスが用いられる。最近では磁石で外部からこの圧を変えられる可変圧バルブが用いられるようになっている。
　脳室チューブは前角でも後角でもよい。できるだけ脈絡叢の絡みにくい場所に留置する。腹側チューブは，あまり短いと身体の成長に伴ってすぐに腹腔から抜けてしまう。逆に，あまり長いと腸管に巻きつくことがある。
　腹腔が使えないときには，脳室-心房短絡術，脳室-胸腔短絡術を行う。成人の正常圧水頭症などに対しては腰椎-腹腔短絡術も有効である。小児では腰椎-腹腔短絡術はChiari奇形が誘発されるため，推奨されない。

2） 短絡管設置術の合併症

（1） 感染症

　脳神経外科手術の中で最も率が高い。感染が生じると，シャントシステムを身体の中に留置したままでは感染をコントロールできないことが多い。感染がコントロールできるまで，脳室ドレナージとし，点滴治療を行うのが一般的である。髄液から連続して培養が認められなくなったら，シャントを再挿入する。

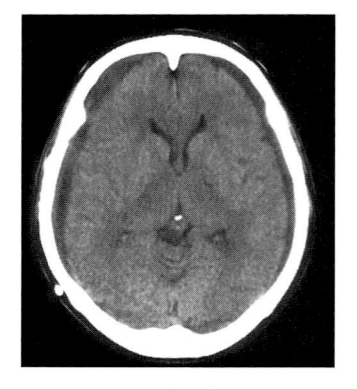

図9-9　中脳水道狭窄症の頭部CT
オーバードレナージが生じ，硬膜下血腫の合併を認める。

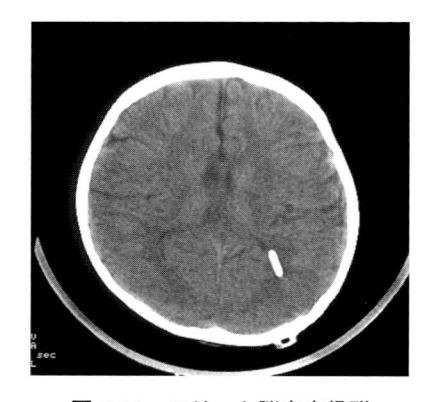

図9-10　スリット脳室症候群
シャント後シャント症例。短絡管が入っているために，成長に伴う頭蓋骨の拡大がなく，脳室系が全体に小さい。脳室チューブの機能不全が定期的に生じる。臨床的には頭痛を繰り返す。

(2) オーバードレナージ

　理想の髄液吸収よりも，短絡管経由での髄液吸収が多い状態をオーバードレナージという。軽度であれば，頭痛などの症状が出るだけであるが，重度になると，硬膜下血腫などを来す（図 9-9）。小児期にオーバードレナージが生じると結果的に頭蓋内容積が小さくなり，脳室系が正常児より小さくなる。このようなことが生じると，シャント機能が効いたり効かなかったりするようになる。この状態をスリット脳室症候群という（図 9-10）。

(3) シャント機能不全

　脳室チューブ，圧コントロールデバイス，末梢側チューブのいずれでも閉塞が起こりうる。圧コントロールデバイスの圧変更で対応できる場合と，シャントシステムの一部もしくはすべての入れ替えが必要な場合がある。

各論

【チェック問題 9】

○×をつけよ．

- □(1) 新生児の水頭症は，治療適応にならない．
- □(2) 低出生体重児に合併する脳室内出血に対しては，すぐに脳室-腹腔短絡管設置（V-P シャント術）を行う．
- □(3) 水頭症が進行すると，落陽現象が出現する．
- □(4) 中脳水道狭窄症は，神経内視鏡治療のよい適応である．
- □(5) スリット脳室症候群とは，短絡管（シャント）が脳室から抜けてしまった状態である．
- □(6) 脳室-腹腔短絡術後に硬膜下血腫を合併したら，短絡管内の髄液流量を増加することで治療する．
- □(7) 脳室ドレナージからの髄液の流出が悪ければ，患者の体位を座位とする．

【解 説】

× 新生児でも，水頭症の病態・状態によって早期に治療を行う．

× 大人でも同じであるが，出血直後の髄液は血性であり，短絡管設置術を行ってすぐに閉塞する．そのために，いったんドレナージもしくはリザーバーから髄液を抜いて対処を行う．また，脳室内出血を合併する児は低出生体重のことが多く，小さな子供にはシャント合併症が起こりやすいため，身体が大きくなるのを待つことが多い．

○

○ 神経内視鏡の最もよい適応の一つである．

× スリット脳室症候群とは，小さなときにシャントを入れた子供に起こりやすいものである．シャントが効きすぎているために頭蓋骨が大きくならず，脳室が小さなままであり，脳室チューブでの機能不全が生じたり改善したりする状態を繰り返すものを指す．患児は頭痛などの症状の消長を繰り返すことが問題となる．

× 硬膜下血腫を合併しているということは，髄液の流れすぎに起因している．その状態を改善するには，髄液の流量を減少する方向の治療が必要となる．

× 患者を臥位から座位にすれば髄液の流量は増えるが，髄液の過剰流出が起こる問題がある．一般的には，脳室ドレナージの流量をコントロールするマノメーターの位置を低くすることで対応すべき問題である．

10 炎症性疾患

脳膿瘍

　脳膿瘍（brain abscess）とは，脳実質内に細菌が侵入し，局所的な化膿性脳炎を来した後（脳炎期），その炎症を取り囲むように被膜が形成され，膿が内部に貯留した状態である（被膜形成期）。脳膿瘍は，炎症性疾患であるとともに，腫瘍性病変のごとく周囲の脳を圧迫し，頭蓋内圧亢進や神経症状を来す。なお，一般的に脳炎は脳実質のびまん性の炎症であり，髄膜炎は髄液腔の広範な炎症である。

1 感染経路

　脳膿瘍の発生原因には，先天性心疾患，耳鼻咽喉科感染（慢性中耳炎，慢性副鼻腔炎），外傷があげられる。近年では，免疫抑制薬の投与に関連した発症も増加している。以下，具体的に示す。
　（1）　外界から脳内に直接侵入
　① 開放性頭部外傷
　② 開頭手術
　（2）　頭蓋外の隣接組織からの炎症波及
　① 慢性中耳炎
　② 慢性副鼻腔炎
　③ 頭蓋骨骨髄炎
　（3）　血行性転移
　① 先天性チアノーゼ性心疾患：　右-左シャント（Fallot四徴症など）によって，血液内の起炎菌が肺で濾過を受けずに脳へ直接達する。また，多血症を併発しているために容易に微小脳梗塞を生じ，梗塞巣の血液脳関門（BBB）が破壊されることで同部に菌が感染しやすい。
　② 心内膜炎：　心内膜に形成された疣贅（いぼ）が，持続的な菌血症の原因となり，脳膿瘍を発症する。
　③ 呼吸器疾患：　肺膿瘍，気管支炎，肺動静脈瘻，Osler-Weber-Rendu病（遺伝性出血性毛細血管拡張症で，肺動静脈瘻を合併症する）で多い。

各 論

> **CHART 127**
> 脳膿瘍の原因は，慢性中耳炎，慢性副鼻腔炎，先天性チアノーゼ性心疾患，心内膜炎，肺動静脈瘻が多い

2 発生部位

①開放性頭部外傷： 外傷部位に近接する。
②慢性副鼻腔炎： 前頭葉底面に多い。
③慢性中耳炎，乳突炎： 小脳，側頭葉に多い。
④血行性転移： 中大脳動脈灌流領域に多い。血行性転移では，皮質と白質の移行部に生じやすい。その理由は，皮髄境界では血管が蛇行して塞栓しやすいからとされる。また，血行性転移では多発性病変が多い。

> **CHART 128**
> 脳膿瘍の血行性転移は，中大脳動脈灌流領域の皮髄境界部に生じやすく，多発しやすい

3 起炎菌

溶血性レンサ球菌（溶連菌），黄色ブドウ球菌が多い。抗菌薬の使用頻度が高い近年では，グラム陰性菌（大腸菌，緑膿菌，プロテウス）も増加している。乳児ではグラム陰性菌が多い。臓器移植などの免疫抑制薬の使用例では，真菌（アスペルギルス）が主である。嫌気性菌では，菌の同定が困難である。全体の30％では，菌を同定できない。

> **CHART 129**
> 脳膿瘍の起炎菌は，溶血性レンサ球菌，黄色ブドウ球菌が多いが，免疫不全では真菌が主

4 年 齢

全年齢にみられる。先天性心疾患では，10歳以下の小児に多い。

5 症　状

1) 炎症症状

半数以上で，発熱，髄膜炎症状（項部硬直，Kernig 徴候）などの炎症性反応を呈する。しかし，全身性炎症性所見が乏しい例もある。

2) 頭蓋内圧亢進症状

膿瘍および周辺の脳浮腫によって，頭痛，嘔吐，意識障害などの頭蓋内圧亢進症状を呈する。

3) 局所神経症状

膿瘍の発生部位に応じて，精神症状，けいれん，片麻痺，失語，小脳症状などが生じる。

> **CHART 130**
> 全身性炎症所見がないからといって，脳膿瘍を否定することはできない

6 診　断

1) 血液検査

白血球増加，C 反応性蛋白質（C-reactive protein：CRP）高値，血沈亢進などを認めるが，炎症所見に乏しい例もある。

2) 髄液検査

頭蓋内圧亢進が疑われる例では，腰椎穿刺による髄液検査は禁忌である。

3) 画像所見

(1) CT

単純 CT では，中心部の貯留した膿と周囲浮腫によって低吸収域を呈する。被膜は等吸収域を示す。造影 CT では，被膜のリング状増強効果が特徴的である。増強された被膜の厚さは，脳表側より脳室側で薄い。このため，脳室側に穿破し，脳室炎を起こしやすい。被膜形成期よりも以前の脳炎期では，リング状増強効果を示さない（図 10-1）。

> **CHART 131**
> 脳膿瘍では，膠芽腫や転移性脳腫瘍と同様に，CT や MRI でリング状増強効果を示す

各論

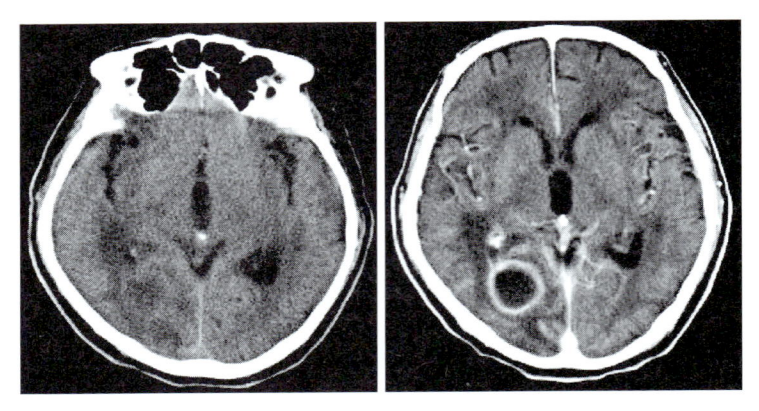

図 10-1 脳膿瘍の CT
左：単純 CT。右側頭葉～後頭葉に膿瘍および周囲浮腫による低吸収域を認める。右：造影 CT。右後頭葉に被膜のリング状増強効果を示す。

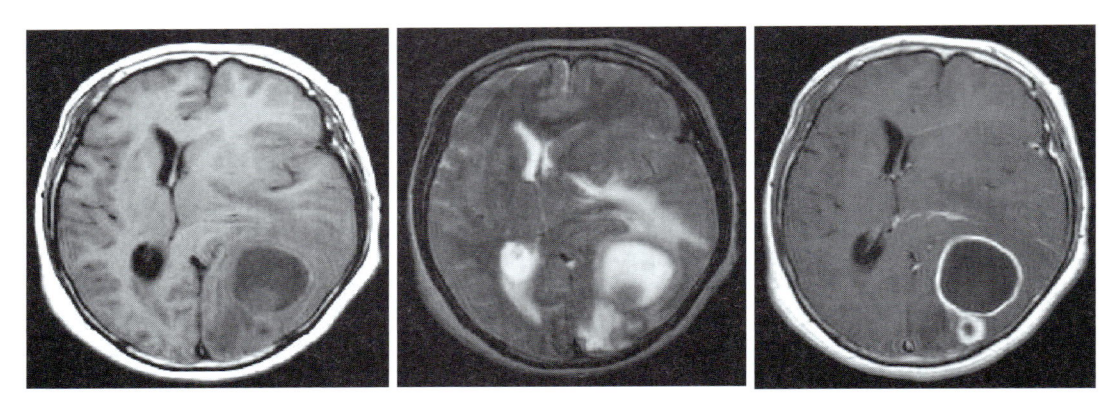

図 10-2 脳膿瘍の MRI
左：T_1 強調画像。左側頭葉～後頭葉に広範な低信号を認める。中央：T_2 強調画像。脳膿瘍および周囲浮腫が高信号を示す。右：造影 T_1 強調画像。リング状増強効果を示す。

(2) MRI

中心部の膿および周囲浮腫は、T_1 強調画像で低信号、T_2 強調画像で高信号を示す。また、膿は、拡散強調画像（DWI）で明瞭な高信号を示し、脳腫瘍との鑑別に役立つ。被膜は CT と同様に造影剤でリング状増強効果を示す（図 10-2）。

7 鑑別診断

1) 画像所見

リング状増強効果を示す疾患として、膠芽腫、転移性脳腫瘍、脳梗塞、肉芽腫などがあり、特に膠芽腫、転移性脳腫瘍との鑑別が重要である。脳膿瘍では、被膜内は膿汁で充満しているために内部の圧が高く、画像上のリングは伸展している。これに対して、膠芽腫では内容物が壊死組織であり、圧は高くないためにリングは伸展しない。また、

膿瘍のリングの厚さは比較的均一であるのに対して，膠芽腫では厚さが不均一である．多発性病変の場合は，膠芽腫は除外され，脳膿瘍と転移性脳腫瘍との鑑別が必要になる．

　2）全身所見

先天性心疾患，耳鼻咽喉科感染，免疫抑制薬の使用，肺がんなどの悪性腫瘍の有無に留意する．

8 治　療

脳膿瘍においては，脳炎の時期は毛細血管が豊富であり，抗菌薬が病変に到達しやすい．一方，被膜形成期では，細菌は被膜内の膿汁にとどまり，抗菌薬が到達しにくくなる．

　1）治療方法の選択

（1）内科的治療の適応（抗菌薬の投与）

① 小さい病変（3 cm 以下）

② 多発性病変

③ 脳幹

（2）外科的治療の適応

① 明らかな頭蓋内圧亢進がある場合（直径 3 cm 以上）

② 脳室に近い場合（脳室穿破すれば予後不良）

③ 意識障害や運動麻痺があるなど，神経学的症状が悪い場合

④ 異物による外傷性膿瘍

　2）外科的治療方法

① 穿刺排膿術：　主たる外科的治療であり，開頭のほか，穿頭術で定位的に行われることも多い．ドレーンを留置して，数日間，被膜内を洗浄する（図 10-3）．

② 被膜摘出術：　近年では，特殊な症例を除いてほとんど行われない．

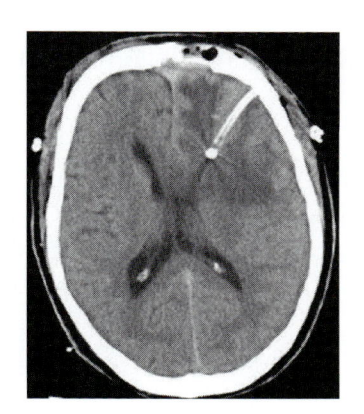

図 10-3　脳膿瘍の外科的治療
左前頭葉の脳膿瘍に対して穿刺排膿術を施行し，ドレーンを留置した．

> **CHART 132**
> 明らかな頭蓋内圧亢進がみられたり，意識障害や運動麻痺があるなど，神経学的症状が悪い場合は，手術の適応。穿刺排膿術を行い，ドレナージする

9 予　後

　　CT導入以後，予後は改善したが，未だに死亡率は10％前後と高い。予後不良因子は，治療開始時の意識レベル，膿瘍の大きさ，高齢者，脳室内へ穿破した例，HIV感染などである。

硬膜下膿瘍

　　硬膜下膿瘍（subdural empyema）とは，硬膜とくも膜の間の硬膜下腔に膿が貯留したものである。脳膿瘍の1/4～1/5の発生頻度である。乳幼児では，髄膜炎に続発することがある。

1 発生原因

　　副鼻腔炎や中耳炎に起因する。開頭術後や開放性頭部外傷でも生じる。起炎菌は溶連菌，黄色ブドウ球菌が多い。

2 発生部位

　　一側大脳円蓋部に発生する。大脳半球間裂に発生することもある。

3 症　状

　　急性の炎症所見と髄膜刺激症状に加えて，意識障害，けいれん発作，片麻痺を来す。頭蓋内圧亢進症状も伴う。大脳半球間裂に発生した例では，半球面の運動野が障害されて両下肢麻痺を生じることがあり，脊髄障害と間違われることもある。

4 診　断

　　CT上，大脳半球円蓋部に三日月状の低吸収域を認める。大脳半球間裂発生例でも，同部に低吸収域を認める。

5 治　療

以前は，穿頭術で排膿ドレナージが行われたが，開頭術でドレーンを数本留置する方法の方が優れている．抗菌薬の全身投与も行う．

硬膜外膿瘍

硬膜外膿瘍（epidural abscess）とは，頭蓋骨と硬膜の間に，膿が貯留したものである．副鼻腔炎，中耳炎，開放性頭部外傷などが原因となる．開頭手術後に発生することもある．起炎菌としては，溶連菌，ブドウ球菌，嫌気性菌が多い．

1 症　状

局所の痛み，発赤，腫脹，頭痛，発熱，局所頭皮からの排膿などがみられる．

2 診　断

CT，MRIでは，頭蓋骨に接して脳表に凸レンズ型の低吸収域がみられる（図10-4）．

3 治　療

開頭術で排膿洗浄して，ドレナージする．炎症部分や腐骨は除去（デブリドマン）する．

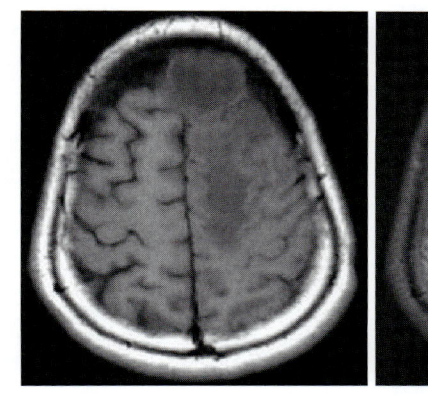

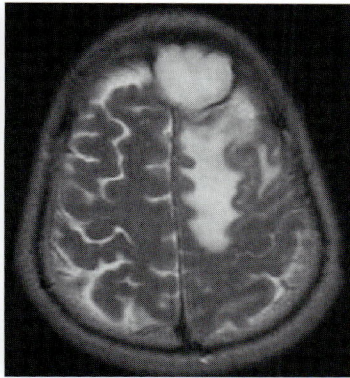

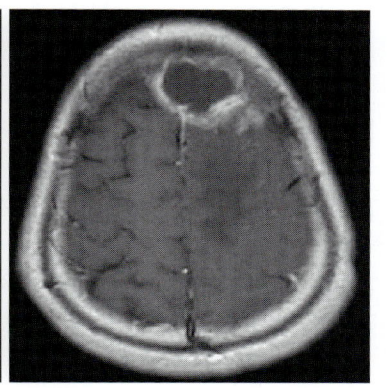

図10-4　硬膜外膿瘍のMRI
左：T$_1$強調画像．左前頭部に凸レンズ型の低信号域を認める．中央：T$_2$強調画像．左前頭部に凸レンズ型の高信号域を認め，脳実質の浮腫も伴っている．右：造影T$_1$強調画像．膿瘍周囲が著明に増強されている．

各論

【チェック問題10】

○×をつけよ．

- □(1) 脳膿瘍では，膿瘍が被膜に包まれていても，髄液の炎症性反応は持続する．
- □(2) 開放性頭部外傷に続発する脳膿瘍では，通常3日以内に発症する．
- □(3) 中耳炎に起因する膿瘍は，小脳半球に生じることがある．
- □(4) チアノーゼ型心疾患に合併する脳膿瘍は，多発性のことが多い．
- □(5) 脳膿瘍の確定診断は，髄液検査で行う．
- □(6) 脳膿瘍の血行性感染の原因疾患としては，心内膜炎が多い．
- □(7) 肺に動静脈シャントがあると，脳膿瘍を起こしやすい．
- □(8) 免疫不全抑制薬の使用例では，脳膿瘍の主な起炎菌は黄色ブドウ球菌である．
- □(9) 脳膿瘍の血行性転移は，椎骨脳底動脈系に生じやすい．
- □(10) 全身性炎症所見がなければ，脳膿瘍を否定することができる．
- □(11) 脳膿瘍では，造影頭部CTが診断に有用である．
- □(12) 脳膿瘍で頭蓋内圧亢進を来した場合は，外科的に治療する．
- □(13) 脳膿瘍では，開頭被膜摘出術を行うことが多い．
- □(14) 脳室壁に近接した脳膿瘍は，保存的治療を行う．
- □(15) う歯は，脳膿瘍の原因となる．
- □(16) 脳膿瘍では，ほぼ全例で菌を同定できる．
- □(17) 硬膜外膿瘍では，CTで脳表面に凸レンズ型の低吸収域を認める．
- □(18) 硬膜下膿瘍は，大脳半球円蓋部に発生する．

【解　説】

- × 被膜形成期は局所の炎症所見のみで，髄液炎症所見は陰性のことが多い．
- × 3か月以後の遅発性も多い．
- ○ 直接あるいは血行性の波及で，後頭蓋窩の小脳に膿瘍を形成することがある．
- ○ Fallot四徴症など，心臓の脳室-心房シャント（V-Aシャント）を経由し，血行性に多発することが多い．
- × 脳膿瘍では，頭蓋内圧が亢進している場合，髄液検査は禁忌である．
- ○ 心内膜に形成された疣贅（いぼ）が，持続的な菌血症の原因となる．
- ○ 全身に感染巣がある場合，肺の動静脈シャントがあると，肺で濾過されなかった細菌塞栓子が血行性に運ばれやすい．
- × 真菌（アスペルギルスなど）が主な起炎菌である．
- × 中大脳動脈灌流領域の皮髄境界部に生じやすい．
- × 全身性炎症所見がないからといって，脳膿瘍を否定することはできない．
- ○ 造影CTでは，リング状増強効果が脳膿瘍の診断に最も重要な所見である．
- ○
- × 主たる外科的治療は穿刺排膿術であり，ドレーンを留置して被膜内を洗浄する．
- × 脳室壁に近接した場合，脳室穿破の危険性が高く，外科的治療の適応である．
- ○ 副鼻腔炎や中耳炎と同様に，脳膿瘍の原因となる．
- × 全体の30％では菌を同定できない．
- ○
- ○ 大脳半球円蓋部に発生することが多い．大脳半球間裂に発生することもある．

11 機能神経外科

機能神経外科の概要

　各種の中枢神経疾患に伴って生じる神経症状の多くは，その機能に関与する神経回路の機能停止として説明できる．たとえば，左被殻出血における右片麻痺などがこれに該当する．しかし，神経症状の中には神経回路の機能がバランスを失い，機能失調に陥っていることが原因で生じているものがある．このような症状に対しては，神経回路のどこかに適切な手術操作（限局的な破壊，電気刺激，除圧，薬物注入など）を加えることで，神経回路の機能バランスを取り戻し，症状を改善できる可能性がある．機能神経外科（機能的脳神経外科）は，このような概念に基づいて行われる治療法である．
　主な対象疾患は，下記のとおりであり，用いられる手法はさまざまであるが，実際に大きな治療効果を上げている．
　①難治性疼痛：　がん性疼痛，三叉神経痛，幻肢痛，視床痛など
　②不随意運動：　Parkinson病，本態性振戦，ジストニア，バリスム，顔面けいれんなど
　③難治性てんかん

難治性疼痛

　各種の鎮痛薬や神経ブロックなどが無効な激しい痛みを難治性疼痛という．痛覚求心路に過剰刺激が加わることによる痛み（がん性疼痛など）と，痛覚求心路が遮断されることによって発生する痛み（視床痛，幻肢痛など）がある．一般に，前者はモルヒネが有効で，後者は無効であることが多い．

1 三叉神経痛

　三叉神経が脳幹に入る部分（**root entry zone**）が，椎骨動脈やその分枝によって圧迫されることによって発生する．この部分で髄鞘が脱落し，短絡伝達（axonal emphatic conduction）が生じることが原因であるとする説と，持続的刺激によって引き起こされた三叉神経核内の機能異常が原因であるとする説がある．
　1）症　状
　「釘を刺すように痛い」などと表現される激しい痛みが，一側の顔面（第3枝ないし第

2枝領域がほとんどで，第1枝領域はきわめて少ない）に生じる．持続時間は通常1分以内であり，咀嚼，歯磨き，洗顔などのさまざまな誘因で誘発され，また，触ると痛みが誘発される部位（**trigger zone**）が存在する．発作間欠期には全く知覚異常を認めないか，あってもごく軽度である．

2）診　断

三叉神経の支配領域（特に第3枝および第2枝領域）に疼痛の部位が一致し，trigger zone が存在する．発作間欠期が存在する．

3）治　療

薬物療法として，カルバマゼピン（テグレトール®）が選択される．外科的治療としては，血管による三叉神経の root entry zone への圧迫を解除する微小血管減圧術（顕微鏡的血管減圧術）が有効である．

CHART 133

【三叉神経痛】
・三叉神経（特に第3枝および第2枝）の支配領域に一致した短時間の激痛
・**trigger zone** が存在する
・発作間欠期が存在する
・薬物療法にはカルバマゼピンが選択される
・外科的治療としては微小血管減圧術が有効

---

2 その他の難治性疼痛

1）がん性疼痛

がん性疼痛などの痛覚求心路の過剰刺激による疼痛に対しては，経口モルヒネの投与が治療の主体である．それでも疼痛を緩和できない場合には，痛覚伝導路の神経破壊術を行う．主な痛覚伝導路は，末梢神経の自由終末から細径線維（Aδ，C線維）を経て脊髄後角に入り，ここでシナプスを変えて脊髄前側索に存在する脊髄視床路を上行し，視床で再びシナプスを変え大脳に到達する．この伝導路のさまざまな部位で，神経破壊術が行われている．

2）幻肢痛・視床痛

幻肢痛（手足を切断した後，失われたはずの手足（幻肢）に痛みを感じる）や視床痛（視床の出血や梗塞などの病変の後に，対側の顔面，四肢に激しい痛みが出現する）など，痛覚求心路が遮断されることによって発生する痛み（求心路遮断痛）では，モルヒネや神経破壊術が一般に無効なため，最近では各種の脳脊髄刺激療法（脊髄硬膜外刺激や大脳皮質運動野刺激など）が行われている．

CHART 134

【痛覚伝導路】
自由終末
↓
末梢神経の細径線維（**Aδ, C 線維**）を伝わって脊髄後角内へ
↓
反対側の脊髄前側索に存在する脊髄視床路
↓
反対側の視床

不随意運動

　随意的には制御できない骨格筋の異常運動を不随意運動という。ただし，てんかん性のけいれんは含まない。主に，錐体外路系がその発生機転に関わっている。

1 錐体外路系の機能

　錐体外路系は，骨格筋の筋緊張と運動を時間的ならびに空間的に協調させる機能をもっている。その異常により，筋緊張の変化としてその低下あるいは亢進がみられ，運動量の変化として運動減少（寡動）あるいは運動過多（多動）がみられる。

2 Parkinson 病

　Parkinson 病は，特徴的な Parkinson 症状（Parkinsonism）を主徴とした，特発性の変性疾患である。神経変性疾患の中では最も多く，55 歳以上の人口の約 1％に発症する。好発年齢は 50〜60 歳代で，緩徐に進行する。発症早期は一側から症状がみられることが多い。

1）病　因

　黒質のドパミン作動性ニューロンが変性・脱落し，これらのニューロンが投射する淡蒼球ならびに尾状核などで脳内ドパミン含有量が減少する（相対的にアセチルコリン作動性ニューロンが優位となる）。その結果として，大脳基底核-大脳皮質を巡る運動ループ回路に過剰な抑制がかかり，運動が減少し，遅くなるものと推測されている。

2）症　状

　無動（akinesia）・寡動（bradikinesia），筋強剛（筋固縮：rigidity），振戦（tremor）が三主徴としてよく知られており，これに姿勢反射障害を加えた 4 つが代表的な Parkinson 症状である。

　① 無動・寡動：　全身の運動が緩慢となり，運動開始が遅延する。歩き始めに最初の

各論

1歩を踏み出すことができず，歩行開始が困難となるすくみ現象（すくみ足）や，小刻み歩行などがみられる。また，上肢の回内・回外運動を交互に繰り返させると，その運動の範囲が徐々に小さくなっていく交互変換運動障害がみられる。ほかに，仮面様顔貌や，小字症（書字の際に字が徐々に小さくなっていく）なども認める。

② 筋強剛（筋固縮）： 筋緊張が亢進している状態で，他動的に四肢を動かそうとすると持続的な抵抗（鉛管現象：lead pipe phenomenon）や歯車様の抵抗（歯車現象：cogwheel rigidity）が感じられる。

③ 振戦： 手足の遠位部などにおいて，静止時に認められることが特徴である（安静時振戦）。Parkinson病の初発症状は，一側の安静時振戦が多い。

④ 姿勢反射障害： バランスが崩れた際，反射的に姿勢を立て直すことができなくなるため，軀幹を押されると容易に倒れてしまう。歩行時の方向転換も困難である。また，歩行時，前傾姿勢で徐々に歩行が速くなり，前方へと転倒してしまう前方突進現象がみられる。

⑤ その他の症状： 慢性便秘，排尿障害（頻尿），脂漏性皮膚，流涎，起立性低血圧などの自律神経障害を示すことが多い。また，うつ症状や認知症などを伴うこともある。

3） 治 療

低下した脳内ドパミンの補充を目的として，その前駆物質であるL-dopaを投与する。ドパミンそのものを投与しても，血液脳関門（BBB）が存在するために脳内には到達しない。ほかに，ドパミン受容体作動薬，抗コリン薬，アマンタジンなども併用される。ただし，これらの抗Parkinson病薬は，副作用として幻視などの精神症状を引き起こすことがある。また，L-dopaの長期投与によりドパ誘発性ジスキネジアや，薬効時間の短縮（wearing-off現象）などを生じ，しだいに薬物の有効性が低下していくことが問題となる。

長期投与でL-dopaの作用が減弱した症例，または副作用（幻覚など）のためにL-dopa投与が制限される症例に対しては，定位脳手術による淡蒼球破壊術や，淡蒼球および視床下核などに対する慢性電気刺激術（脳深部刺激療法）が有効である。また，Parkinson症状の中でも特に振戦については，視床腹中間核に対する破壊術ないし慢性電気刺激術で良好な治療効果が得られる。

CHART 135
【Parkinson病の運動症状】 ・無動・寡動 ・筋強剛（筋固縮） ・安静時振戦 ・鉛管現象，歯車現象 ・すくみ足，小刻み歩行 ・仮面様顔貌 ・姿勢反射障害，突進現象

> **CHART 136**
>
> 【Parkinson 病の原因と治療】
> ・黒質ドパミン作動性ニューロンの変性・脱落
> ・淡蒼球–線条体の脳内ドパミンの現象
> ・L-dopa 投与が治療の中心
> ・ほかに抗コリン薬，アマンタジン，ドパミン受容体作動薬など
> ・L-dopa の効果が減弱した例では定位脳手術

3 Parkinson 症候群

Parkinson 症候群とは，Parkinson 症状を呈する疾患をすべて含む概念である。特発性（本態性）のものと，続発性（症候性）のものに区別されるが，この中で特発性のものが Parkinson 病に該当する。続発性 Parkinson 症候群の原因としては，各種の薬物，脳血管障害，中毒性，代謝性，中枢神経系感染症，中枢神経系変性疾患などがあげられる（表 11-1）。

抗精神病薬は抗ドパミン作用を有するものが多いため，薬物性 Parkinson 症候群の原因となりやすい。脳血管障害性 Parkinson 症候群は，基底核の多発性脳梗塞が原因となることが多く，認知機能低下（まだら状認知症）や錐体路症状（片麻痺など）の合併がみられる。

4 その他の不随意運動

1）振　戦

振戦とは，四肢遠位筋に生じるリズミカルな不随意運動である。筋電図上，共同筋と拮抗筋が交互に活動することが特徴である。安静時に顕著となる安静時振戦は，代表的

表 11-1　続発性 Parkinson 症候群の原因

薬物性	抗精神病薬：フェノチアジン系（クロルプロマジン），ブチロフェノン系（ハロペリドール） 抗うつ薬：スルピリド（抗潰瘍薬としても用いられる） 制吐薬：メトクロプラミド 降圧薬：レセルピン，α-メチルドパ
脳血管障害性	多発性脳梗塞
中毒性	一酸化炭素，マンガンなど
代謝性	Wilson 病など
中枢神経系感染症	各種の脳炎など
中枢神経系変性疾患	進行性核上性麻痺，線条体黒質変性症など

な Parkinson 症状の一つである。姿勢時振戦は安静時には目立たないが，ある特定の姿勢を保つ際に出現する振戦で，本態性振戦や甲状腺機能亢進症でみられる。また，企図振戦は動作を起こす際にその肢に出現するもので，小脳遠心路の障害により生じる。

　2）ジストニア

ジストニアとは，著明な筋緊張亢進を伴う，ゆっくりとした持続的な異常運動である。持続的な筋緊張により，捻転性・反復性の運動や，異常な姿勢を来す。頸部に限局したジストニアは痙性斜頸と呼ばれ，胸鎖乳突筋や僧帽筋などの不随意的な筋収縮により，頭部を一側へ回旋する運動がみられる。また，手に限局したジストニアでは，書字の際に筋緊張異常を生じてスムーズな書字が困難となる場合があり，これは書痙と呼ばれる。

　3）舞踏運動

舞踏運動とは，踊るような，リズムのない四肢末端筋群の異常運動である。Huntington 舞踏病（常染色体優性遺伝）と，小舞踏病（溶血性レンサ球菌感染によるリウマチ熱が原因）がある。発症機序は明確になっていない。

　4）アテトーゼ

アテトーゼとは，四肢末梢や顔面に出現する，ゆっくりした捻転に屈曲・伸展運動が加味された不規則な異常運動である。原因疾患としては，核黄疸や新生児低酸素脳症などの周産期障害によるものが多いとされる。

　5）バリスム

バリスムとは，四肢近位筋優位の異常運動で，上肢などを投げ出すような，放り出すような激しい動きがみられる。主に視床下核の障害（脳血管障害など）が原因である。

　6）ミオクローヌス

ミオクローヌスとは，電撃的と表現される，非常に持続時間の短い不規則な筋収縮を反復する異常運動である。Creutzfeldt-Jakob 病や亜急性硬化性全脳炎，低酸素脳症などに伴って認められることがある。

5 顔面けいれん

　一側顔面筋に発作性かつ反復性のけいれんを生じる。中年以降の成人に多い。精神的緊張によって増悪するが，痛みなどは伴わない。椎骨動脈系の動脈（後下小脳動脈や前下小脳動脈など）によって，顔面神経が橋から出る部位（root exit zone）が圧迫されることで発生する。三叉神経痛と同じように，root exit zone での血管による圧迫を解除する微小血管減圧術が有効である。

CHART 137

【微小血管減圧術の適応疾患】
・三叉神経痛
・顔面けいれん

てんかん

てんかんとは，大脳のニューロン群が発作性に過剰な活動を起こすことによって，四肢のけいれん，意識障害，異常行動，幻覚などを生じるものをいう。どのような症状を来すかは，過剰な活動がどのようなニューロン群に起きるかによって異なる。

1）原因

器質的疾患（脳腫瘍，脳血管障害，頭部外傷，脳の先天異常，変性，感染，中毒など）が原因となっているもの（症候性てんかん）と，原因が特定できないもの（真性てんかん）とがある。

2）分類・症候

部分発作と全般発作に大別される。

（1）部分発作

最初に出現する過剰な活動（てんかん焦点）が一側大脳半球の一部に限局しているものをいう。意識状態の変化を伴わない単純部分発作と，意識状態の変化を伴う複雑部分発作に分類される。大脳皮質中心前回（一次運動野）にてんかん焦点があり，過剰な活動がこの中で周辺に波及していくと，けいれんもそれに従って，たとえば顔面，上肢，下肢というように広がっていく（Jackson 型てんかん）。このような発作の後には，一過性の運動麻痺（Todd 麻痺）がみられることが多い。過剰な活動が，さらに大脳全体に波及すると，全般発作と同じような状態に至る（二次性全般化発作）。

（2）全般発作

両側大脳半球の広い範囲で過剰な活動が同時に出現するものをいう。したがって，症状は最初から両側性となる。欠神発作（小発作），強直-間代発作（大発作），ミオクローヌス発作などが含まれる。

欠神発作は突然に出現する意識消失発作で，発作は数秒〜数十秒持続し，その後，意識は速やかに回復する。脳波では，3 Hz 棘徐波複合が特徴的である。強直-間代発作は突然意識を失い，全身の強直性けいれんを起こす。次いで間代性けいれんに移行する。けいれん停止後には筋が弛緩し，睡眠に陥る。30 分以上にわたって発作が持続している状態を，けいれん重積状態と呼ぶ。

3）治療

抗てんかん薬の投与が第1選択であり，薬物療法で多くのてんかんは発作抑制が可能である。けいれん重積状態に対しては，気道確保と酸素投与を行いつつ，ジアゼパムの静脈内投与を行う。

難治性のものに対しては，外科的治療が選択される。側頭葉てんかんに対する選択的海馬扁桃体切除術や，大脳皮質焦点の明らかな症例に対する皮質焦点切除術は，良好な効果が期待できる。

各論

定位脳手術

定位脳手術とは，頭部を専用のフレームで固定し，頭部 CT や頭部 MRI 画像のガイド下で目標の座標を設定後，頭部の小穿孔から目標点に向かって破壊電極や刺激電極を刺入し，目標とする構造物の破壊や刺激を行う手術方法である。視床や大脳基底核などの，脳深部の目標点にも正確に到達することが可能である。主に，不随意運動や難治性疼痛などの治療に用いられている。近年は，従来行われていた破壊術に代わり，脳深部に電極を留置し慢性刺激を行う脳深部刺激療法が普及してきている。また，定位脳手術は，脳内血腫の吸引除去や，脳深部に存在する脳腫瘍の生検（バイオプシー）などにも応用可能である。

【チェック問題11】

○×をつけよ。

- (1) 三叉神経痛は第1枝の領域に最も多い。
- (2) 三叉神経痛には trigger zone が存在する。
- (3) 三叉神経痛には発作間欠期が存在しない。
- (4) 三叉神経痛には微小血管減圧術が有効である。
- (5) 三叉神経痛に対する薬物療法にはカルバマゼピンが用いられる。
- (6) 主な感覚伝導路は脊髄視床路である。
- (7) 痛覚は末梢神経と同側の脊髄視床路を上行する。
- (8) Parkinson 病では淡蒼球-線条体の脳内ドパミン含量が増加する。
- (9) Parkinson 病にはドパミンの投与が有効である。
- (10) Parkinson 病の治療薬として L-dopa がある。☆
- (11) Parkinson 病の治療薬としてアマンタジンがある。☆
- (12) Parkinson 病の治療薬としてドパミン受容体作動薬がある。☆
- (13) Parkinson 病に対する L-dopa 治療の副作用は幻覚である。☆
- (14) Parkinson 病の症状の三主徴は，振戦，筋固縮，多動である。
- (15) クロルプロマジンは Parkinson 症候群を来すことがある。☆
- (16) 線条体黒質変性症は Parkinson 症候群を生じることがある。☆
- (17) 多発脳梗塞は Parkinson 症候群を生じることがある。☆

【解　説】

- × 第2枝，第3枝の領域に多い。
- ○ trigger zone の存在するのが三叉神経痛の特徴である。
- × 発作間欠期が存在するのが三叉神経痛の特徴である。
- ○
- ○ 三叉神経痛に対する薬物療法ではカルバマゼピンが最も有効である。
- ○ 脊髄視床路を破壊すると正常な痛覚が低下する。
- × 末梢神経からみて対側の脊髄視床路を上行する。
- × 淡蒼球-線条体のドパミン含量は減少する。
- × ドパミンそのものを投与しても脳内には到達しない。
- ○ ドパミンの代謝前駆物質で，血液脳関門（BBB）を通過して基底核に入り，脱炭酸されてドパミンに生合成され，欠乏状態にある神経伝達物質を補う。
- ○ ドパミンの神経末端（シナプス前膜）からの遊離を促進させる作用がある。
- ○ 基底核の後シナプスのドパミン受容体を直接活性化する。
- ○ L-dopa 以外に，アマンタジン，トリヘキシフェニジルなどでも幻覚がしばしばみられる。
- × Parkinson 病の症状の三主徴は，振戦，筋強剛（筋固縮），無動・寡動である。
- ○ メジャートランキライザーのほとんどは Parkinson 症候群を呈しうる。
- ○ 多系統萎縮症の一つで，臨床症候は Parkinson 病と類似している。
- ○ 多発脳梗塞による Parkinson 症候群においては，安静時振戦は少なく，固縮も歯車様ではなく鉛管様であったり paratonic であったりする。

各 論

- ☐ ⒅ 一酸化炭素中毒はParkinson症候群を生じることがある。☆ 　○ 無動・寡動が目立つ錐体外路症状を呈する。
- ☐ ⒆ 向精神薬はParkinson病の症状を悪化させる。☆ 　○ 一般に向精神薬は抗ドパミン作用を有するものが多く，Parkinson病を悪化させる傾向にある。
- ☐ ⒇ Parkinson病の振戦は安静時には認められないので企図振戦という。　× Parkinson病は安静時振戦を呈する。
- ☐ ㉑ Parkinson病ではまだら状認知症がみられる。☆ 　× 脳血管性認知症で認められる。
- ☐ ㉒ Parkinson病では脂漏性顔貌がみられる。☆ 　○ 便秘，脂顔，流涎，起立性低血圧，頻尿などの副交感神経症状が目立つ。
- ☐ ㉓ Parkinson病では交互変換運動障害がみられる。☆ 　○ 回内・回外運動を繰り返していると，その運動の範囲が徐々に小さくなってしまう。
- ☐ ㉔ Parkinson病では麻痺性腸閉塞がみられる。☆ 　○ (22)参照。
- ☐ ㉕ Parkinson病に対する視床腹中間核破壊術は振戦に対して最も効果がある。　○
- ☐ ㉖ 舞踏病のうちHuntington舞踏病は，溶連菌感染によるリウマチ熱が原因である。　× 小舞踏病は溶連菌感染によるリウマチ熱が原因である。
- ☐ ㉗ アテトーゼでは四肢の素早い律動性運動がみられる。☆ 　× 四肢遠位や顔面のゆっくりした不規則な動きがみられる。
- ☐ ㉘ バリスムでは一側顔面の素早い表情運動がみられる。☆ 　× バリスムは四肢近位の急速かつ不規則な動きで，時に暴力的と表現される。
- ☐ ㉙ バリスムは視床下核の障害が原因であることが多い。　○ 視床下核の障害が主な原因である。
- ☐ ㉚ ジストニアでは軀幹をねじる運動がみられる。☆ 　○ 軀幹や四肢の非常にゆっくりした不規則な持続的な運動を示す。
- ☐ ㉛ 顔面けいれんと三叉神経痛は微小血管減圧術の適応である。　○
- ☐ ㉜ 顔面けいれんは半数以上の症例で両側性に認められる。　× 両側性に認められる症例はほとんどない。
- ☐ ㉝ てんかん発作は部分発作と全般発作に分類される。　○
- ☐ ㉞ Jackson型てんかんは全般発作である。　×
- ☐ ㉟ けいれん発作後に出現する一過性の運動麻痺をTodd麻痺という。　○
- ☐ ㊱ 側頭葉てんかんでは選択的海馬扁桃核切除術の有効例が多い。　○

☆：国試既出問題

12 脊椎・脊髄疾患

脊髄・脊椎の解剖

1 脊髄

図 12-1 に脊髄横断面解剖図を示す。

a．灰白質
・前角： 運動性脊髄神経細胞を含む
・側角： 交感神経性細胞を含む
・後角： 感覚性脊髄神経細胞を含む

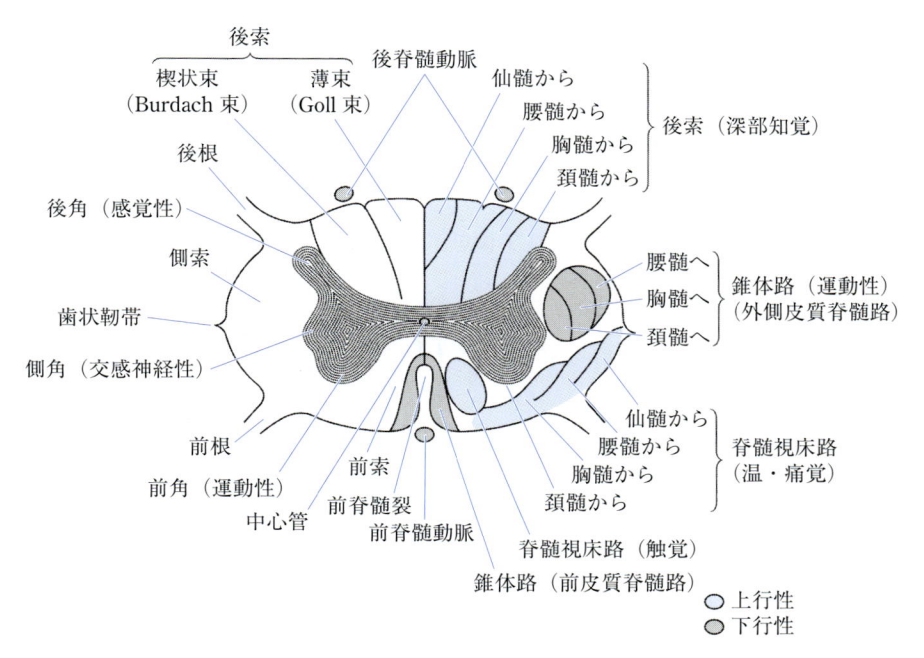

図 12-1 脊髄横断面解剖図

b．白質（神経伝導路）

① 下行性
・錐体路（皮質脊髄路）： 側索
　・外側皮質脊髄路： 延髄錐体で交差（大部分）
　・前皮質脊髄路： 延髄錐体で非交差（一部）

② 上行性
・前外側索： 脊髄視床路（温・痛覚）
・前索： 脊髄視床路（触覚）
・後索： 薄束，楔状束（深部知覚，関節位置覚）

> **CHART 138**
> 神経伝導路の概念図は，図 1-10（下行性）と図 1-15（上行性）に詳しい。これらが混合した脊髄半側障害症候群（Brown-Séquard 症候群：図 12-2）は，脊髄疾患でしばしばみられる

c．神 経 根
・前根（運動性）
・後根（知覚性）

d．そ の 他
・歯状靱帯（脊髄の固定）
・前脊髄動脈（1本）： 主に中心灰白質を栄養
・後脊髄動脈（2本）： 主に周辺白質を栄養

2 脊 椎

図 12-3 に脊椎の 3D-CT 像を示す。

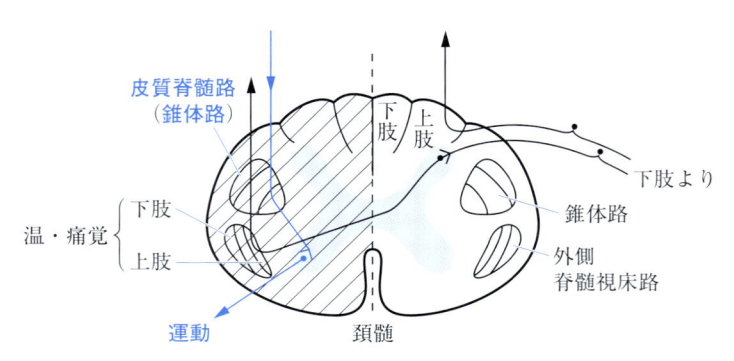

図 12-2　脊髄半側障害症候群（Brown-Séquard 症候群）
同側の運動障害，深部感覚障害，対側の温・痛覚障害。

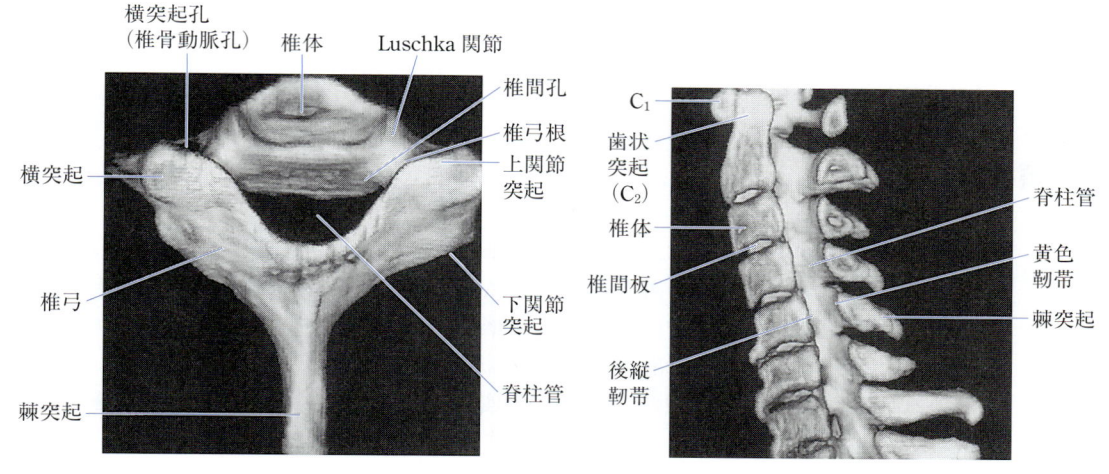

図 12-3　脊椎の 3D-CT

a．脊椎骨
- 椎体：　頚椎で小さく腰椎で大きい。
- Luschka 関節：　頚椎（C_3〜C_7）のみにみられる。
- 脊柱管：　椎体，椎弓根，椎弓で三角形を形成。前後径が短くなると脊柱管狭窄症となる。
- 椎間孔：　Luschka 関節，椎弓根，横突起で形成。神経根が走る。
- 横突起孔：　頚椎（C_1〜C_6）のみにみられ，椎骨動脈が走る。
- 棘突起：　棘間靱帯，後頚筋が付着。
- 横突起：　上下関節突起を形成。

b．椎間板
衝撃吸収，前後屈，回転に関与する。椎間板軟骨（髄核）と線維輪よりなる。

c．後縦靱帯・黄色靱帯
脊柱管の前後で脊椎をつなぎ止める。

CHART 139

- Luschka 関節は骨棘を形成しやすく，しばしば頚椎症の原因となる
- 椎間板の変性，脱出によりヘルニアが起こる
- 後縦靱帯と黄色靱帯は脊柱管内で脊椎を上下につなぎ止めるが，時に石灰化や骨化を来し，脊髄圧迫の原因となる

脊椎・椎間板障害

1 頚椎椎間板ヘルニア

頚椎椎間板ヘルニアでは，頚椎の無理な動きや荷重により椎間板の線維輪から髄核が脱出して，脊髄や神経根を圧迫するため，症状が出る．後方に脱出すると脊髄を圧迫して脊髄障害を来し，後側方に脱出すると神経根の圧迫症状を来す．

症状は，脊髄圧迫型では麻痺（錐体路症状）やしびれ感（後索障害）が多く，神経根圧迫型では神経根支配領域のしびれ感，知覚低下がみられ，進行すると運動麻痺が現れる．

診断は，MRIにより髄核の脱出と脊髄や神経根圧迫をみることによる（図12-4）．

治療は，前方アプローチによる脱出髄核の摘出と，椎間固定を行う．

2 頚椎症

椎間板障害が続き，錐体後緑やLuschka関節周囲の骨に骨棘形成が起こり，脊髄や神経根を圧迫する状態を頚椎症という．hard discともいい，椎間板ヘルニア（soft disc）と区別する．また，脊髄障害を来すものを頚髄症，根症状だけのものを頚椎症として区別することもある．椎間板ヘルニア，頚椎症ともC_5-C_6間に起こりやすい．

診断は，スクリーニングのためには頚椎X線とMRI（図12-5（a））を行い，手術のためには3D-CT（同図（b））も必要で，時にはCTミエログラムも追加する．

治療は，1椎間の場合は前方アプローチによる骨棘切除と椎間固定を，2〜3椎間以上の場合は後方アプローチで椎弓形成術を行う．

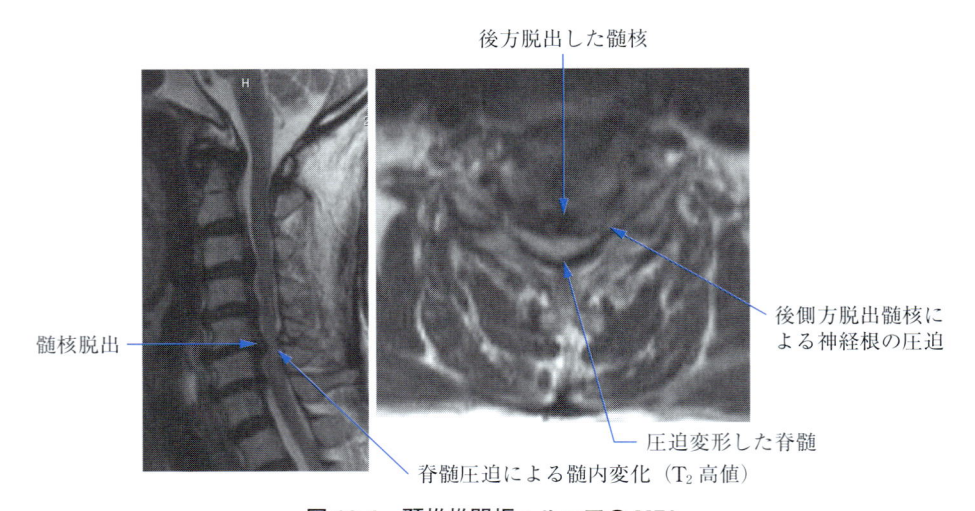

図12-4 頚椎椎間板ヘルニアのMRI

3 頚部脊柱管狭窄症

頚部の脊柱管は正三角形に近い形をしているが，**先天的に椎弓の後方への突出が悪く**，脊柱管の前後径が 12 mm 以下の例を**脊柱管狭窄症**という。それ自体は無症状だが，ヘルニアや骨棘形成が起こると脊髄圧迫を受けやすい（図 12-6）。なお，日本人の脊椎管前後径正常値は 14 mm 以上で，12 mm 以下は頚椎管狭窄症，12〜14 mm はボーダーラインである。

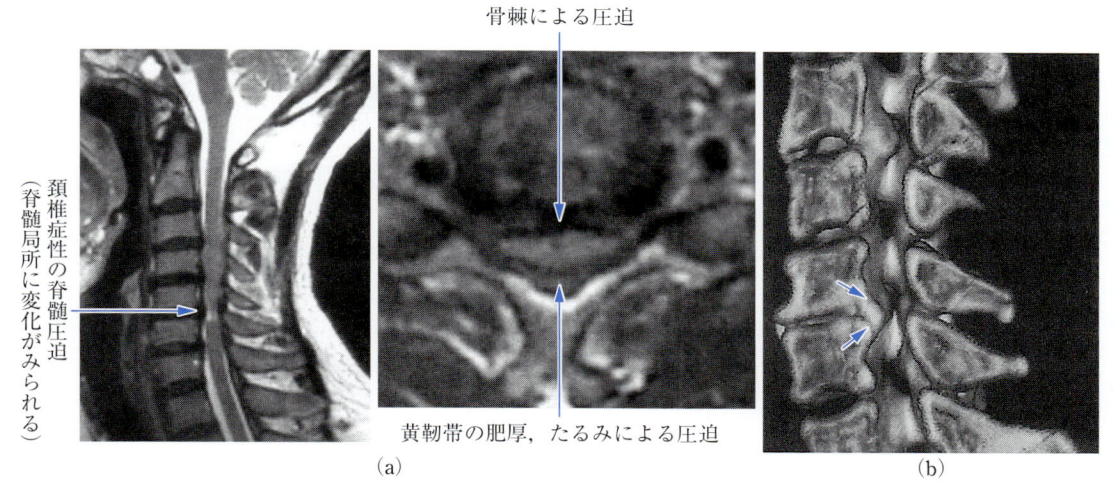

骨棘による圧迫

頚椎症性の脊髄圧迫
（脊髄局所に変化がみられる）

黄靭帯の肥厚，たるみによる圧迫

(a) (b)

図 12-5 頚椎症性脊髄症の（a）MRI と（b）3D-CT
(a) 前方の骨棘と後方の黄靭帯により脊髄が圧迫変形している。(b) C_5-C_6 間で後方に突出する骨棘を認める。

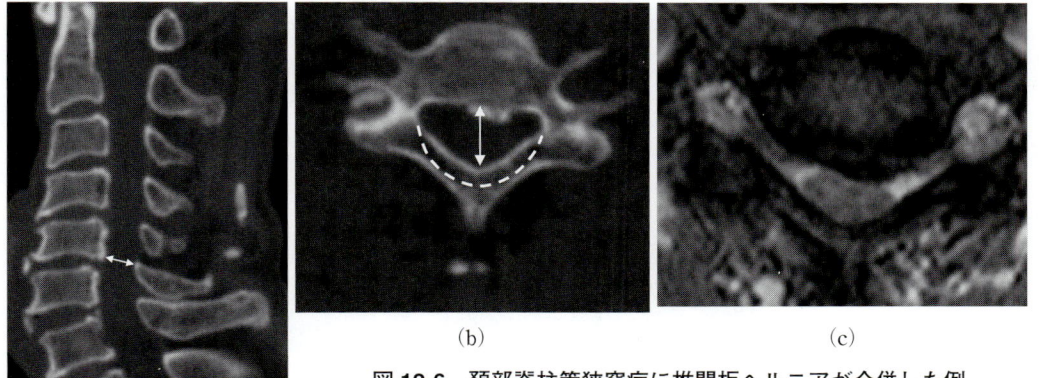

(a) (b) (c)

図 12-6 頚部脊柱管狭窄症に椎間板ヘルニアが合併した例
(a) CT（矢状断），(b) CT（水平断），(c) MRI T_2 強調画像。本例は椎弓の後方への突出が弱く，本来の位置（点線）よりも前方に来ている。このため，脊柱管が最も狭いところで 10 mm しかなく，MRI では同部位で椎間板ヘルニア（一部石灰化）により脊髄の圧迫変形がみられる。

各論

4 後縦靱帯骨化症

後縦靱帯骨化症（ossification of posterior longitudinal ligament：OPLL）は，後縦靱帯が骨化，肥厚して脊髄を圧迫する疾患で，頚椎に多い．日本人に多い疾患で，原因は不明である．

診断は，頚椎単純X線側面像で脊柱管内に上下に連なる石灰化像が特徴的であり，CTでも容易に描出できる（図12-7）．連続型，分節型，混合型に分けられる．

症状は，緩徐進行性で，上下肢の痙性麻痺，知覚異常などがみられる．しかし，OPLLがあっても無症状な例も少なくないので，手術適応に注意を要する．

治療は，脊髄障害を伴う例に，後方から椎弓形成術が行われる．

5 黄色靱帯骨化症

黄色靱帯骨化症の頻度は，後縦靱帯骨化症に比べ低い．下位胸椎に多く，両下肢の痙性対麻痺，知覚障害などで発症する．

診断は，単純X線やCTで椎弓の肥厚，脊柱管後面近くでの骨化を認め，MRIでは硬膜外の石灰化腫瘤として描出される．

治療は，椎弓切除と骨化肥厚した靱帯の切除を行う．

6 胸椎椎間板障害

胸椎の椎間板ヘルニアはまれである．肋骨や胸骨が胸椎を支え，動的ストレスを受けにくいためと考えられる．中年に多く，下位胸椎に多い．脱出は後正中方向に向かい，

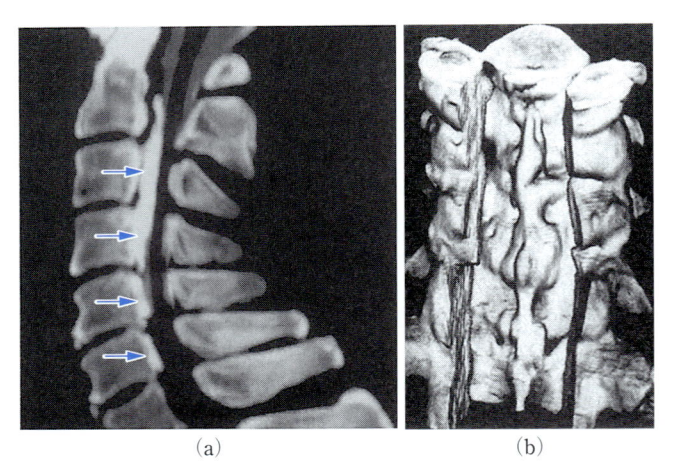

図12-7 3D-CTによる後縦靱帯骨化症（OPLL）の診断
(a) 頚椎後面に上下に連続したり，椎体ごとに分節したOPLLを認める（混合型OPLL）．(b) 椎体後面から脊柱管内に突出したOPLL（3D-CTの立体合成画像，椎弓は画像上で切除してある）．

対麻痺など，脊髄障害が出現しやすい．

治療としては，開胸して行う側方アプローチが必要となることもある．

7 腰椎椎間板ヘルニア

腰椎椎間板ヘルニアの発症機構は，頚椎の場合と同じである．髄核脱出は L_4-L_5 間あるいは L_5-S_1 間に好発し，脱出は後側方に向かう．

症状は，突然の激しい腰痛と坐骨神経領域に放散する痛みで，圧迫が強い場合には運動麻痺（下垂足）が起こる．Lasègue 徴候陽性となる．

診断は，非侵襲的な MRI 検査により，後方に突出する脱出髄核を認める（図 12-8）．

手術は，Love 法を基本とする．すなわち，後方から椎弓に至り，上下椎弓の一部を削除して，硬膜嚢を圧排し脱出した髄核を摘出する．

8 腰部脊柱管狭窄症

腰部脊柱管狭窄症は，骨棘や変性椎間板，黄色靱帯肥厚，滑り症など，後天的要素が原因となる．間欠性跛行が特徴的症状である．

MRI で椎間の前方と後方からの圧迫を特徴とする（図 12-9）．L_4-L_5 間に多い．なお，間欠性跛行とは，歩くと下肢が痛くなり，休むと痛みが消失することを繰り返す状態をいう．原因は，腰部脊柱管狭窄症によるものと，閉塞性動脈硬化症（arteriosclerosis obliterans：ASO）によるものの2つがあるが，わが国では腰部脊柱管狭窄症によるものが多い．腰椎 MRI で腰部脊柱管狭窄症を，下腹部 MRA で ASO を鑑別診断する．

治療は，椎弓開窓術，椎弓部分切除術など，脊柱管を拡大する手術を行う．

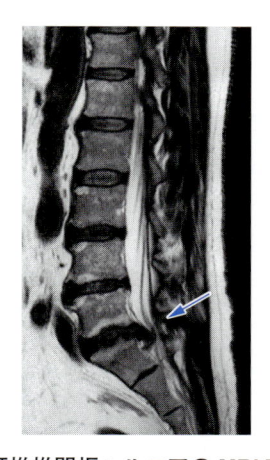

図 12-8　腰椎椎間板ヘルニアの MRI T_2 強調画像
L_5-S_1 間に脱出髄核を認め，馬尾神経と神経根が圧迫変形を受けている．

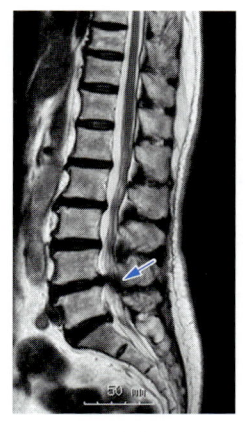

図 12-9　腰部脊柱管狭窄症の MRI
L_4-L_5 間に脊柱管の狭窄を認める．

各論

脊髄腫瘍

脊柱管内に発生し神経症状を来す腫瘍群をまとめて脊髄腫瘍（spinal cord tumor）という。これをさらに，髄内腫瘍，硬膜内髄外腫瘍，硬膜外腫瘍の3つに分ける（表12-1）。

CHART 140
- 髄内腫瘍には，全摘出できる上衣腫と，部分摘出しかできない星細胞腫がある
- 硬膜内髄外腫瘍は，神経鞘腫：髄膜腫＝7：3
- がん患者の背部痛をみたら脊椎転移を考える

脊髄腫瘍と脊髄，神経根，硬膜との関係を図12-10に示す。髄内腫瘍の摘出には脊髄切開が必要となる。硬膜内髄外腫瘍のうち神経鞘腫は神経根を巻き込んでおり，髄膜腫は神経根とは関係なく，硬膜に付着している。硬膜外腫瘍は椎弓切除により露出され，転移性腫瘍では椎弓根が腫瘍で破壊されていることが多い。

表12-1　脊髄腫瘍の分類

分類	代表的腫瘍
髄内腫瘍	上衣腫：星細胞腫＝1：1 その他（海綿状血管腫，血管芽細胞腫など）
硬膜内髄外腫瘍	神経鞘腫：髄膜腫＝7：3 その他（がんや悪性脳腫瘍の髄膜播種）
硬膜外腫瘍	転移性脊椎腫瘍（大部分が乳がん，前立腺がん，肺がんなど，椎体破壊あり） 転移性硬膜外腫瘍（悪性リンパ腫など，椎体破壊なし） 椎体原発腫瘍（骨肉腫，Ewing肉腫など）

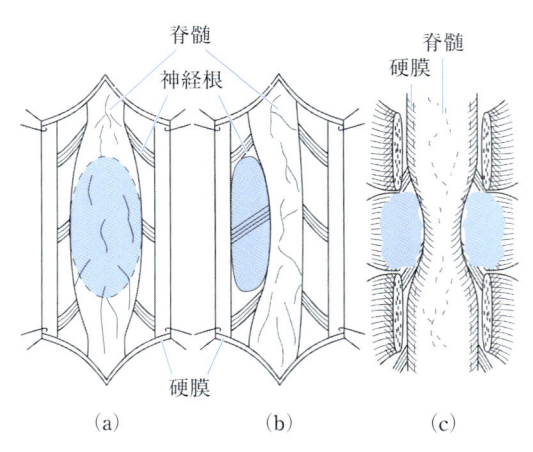

図12-10　脊髄腫瘍
(a) 髄内腫瘍，(b) 硬膜内髄外腫瘍，(c) 転移性脊椎腫瘍。

脊髄腫瘍の診断は MRI で行い，骨破壊は 3D-CT で評価する。

1 髄内腫瘍

髄内腫瘍では，上衣腫と星細胞腫が大部分を占める。両者の鑑別を表 12-2 に示す。

a．上 衣 腫

上衣腫は，MRI でガドリニウムに造影される境界明瞭な腫瘍とその上下に存在する空洞が特徴であり（図 12-11(a)），このため，解離性知覚障害（温・痛覚が障害され，触覚は残る），運動麻痺，筋萎縮など，脊髄空洞症と類似の症状を示す。発生初期には一側性に症状がみられる。好発部位は頸髄（同図(a)），腰髄の円錐部，終糸や馬尾（同図(b)）である。境界明瞭なので全摘出できる。

表 12-2　上衣腫と星細胞腫の鑑別

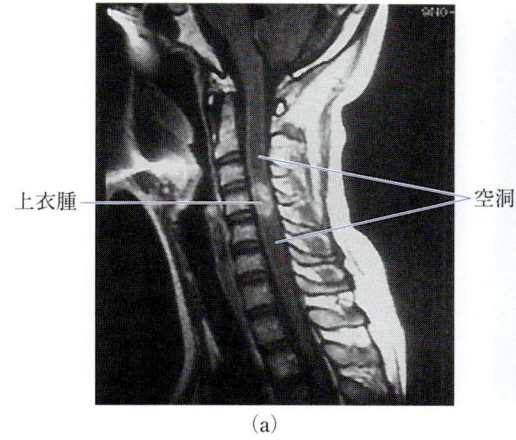

	上衣腫	星細胞腫
由来	脊髄中心管上衣細胞	脊髄アストロサイト
好発年齢	成人	若年〜成人
発生部位	脊髄と馬尾	脊髄
進展様式	限局性脊髄腫大	浸潤性，上下方向
症状	初期には一側性	一側性運動知覚障害
	進行すると両側性	進行すると両側性
	空洞による解離性知覚障害	
MRI 所見	境界明瞭	境界不明瞭
空洞	＋	−
ガドリニウム造影	＋＋	−〜＋
手術	全摘出と空洞の開放	生検〜部分摘出
後療法	なし	放射線照射を行うこともある

図 12-11　(a) 頸髄と (b) 馬尾に発生した脊髄上衣腫

各論

b．星細胞腫

星細胞腫では，腫瘍は脊髄白質を上下方向にびまん性に進展する。

したがって，MRIでは境界不明瞭で，脊髄全体が腫大した所見を示す（図12-12）。ガドリニウムで不規則に造影されるが，造影されないこともある。

浸潤性なので，部分摘出にとどまる。組織は良性の星細胞腫（グレード2）であることが多いが，悪性のものでは放射線照射が行われる。

c．そ の 他

血管芽細胞腫（von Hippel-Lindau病），海綿状血管腫，転移性髄内腫瘍などがあるが，比較的まれである。

2 硬膜内髄外腫瘍

硬膜内髄外腫瘍では，神経鞘腫と髄膜腫が大部分を占め，両者の比率は7：3である。

a．神 経 鞘 腫

神経鞘腫は，脊髄神経の神経鞘から発生する。発育様式から，①硬膜内のみ，②硬膜内外のダンベル型，③硬膜外のみのタイプ（まれ）に分かれる。

初期には半側脊髄圧迫症状（**Brown-Séquard症候群**：図12-2参照）となるが，進行すると両側性の麻痺や知覚障害を来す。

MRIでは長軸方向に細長く進展したり，神経根に沿って硬膜外に進展したりするのが特徴である（図12-13）。

後方から椎弓切除により腫瘍に到達し，顕微鏡下に腫瘍を全摘出する。

b．髄 膜 腫

脊柱管内の硬膜から発生し，脊髄や神経根を圧迫する。

MRIでは，神経鞘腫との鑑別が難しいが，髄膜腫はより円形で，硬膜内のみで発育す

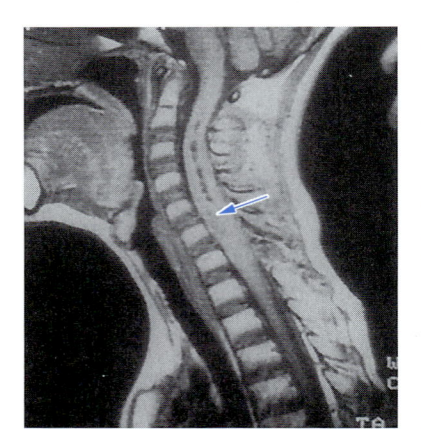

図12-12 頚髄星細胞腫
脊髄全体の腫大を示す。

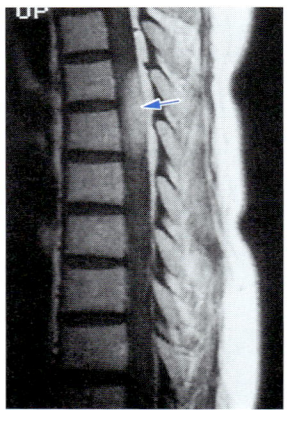

図12-13 胸髄に発生した
神経鞘腫

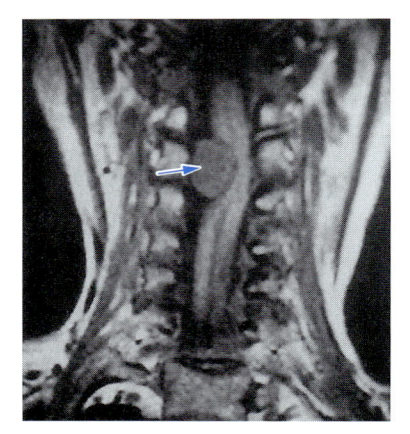

図12-14 頚髄髄膜腫

る（図 12-14）。

治療は，後方アプローチによる摘出術を行う。

c．髄膜播種

髄膜播種には，がんや原発性脳腫瘍の髄腔内播種がある。がんでは，胃がん，肺がん，白血病，悪性リンパ腫など，原発性脳腫瘍では神経膠芽腫，髄芽腫，胚細胞腫，悪性髄膜腫などでみられる。播種は下位胸髄，腰髄，馬尾神経にみられるが，特に腰髄膨大部に多い（図 12-15）。

3 硬膜外腫瘍

硬膜外腫瘍では，転移性脊椎腫瘍が多くを占める。男性では前立腺がん，女性では乳がんで，そのほか，肺がん，腎がんなどが椎体転移を起こす。

単純X線では，椎体の変形破壊，椎弓根の消失が特徴的である。3D-CTが有用である（図 12-16）。MRIでは，脊髄圧迫や浮腫の程度を知る。

治療は，ステロイド，グリセオールなどによる脊髄浮腫の治療と，手術（椎弓切除，椎体固定），放射線・化学療法などを行う。

脊髄動静脈奇形

1 脊髄の血管解剖

a．脊髄への血流

脊髄への血流は，そのレベルによって異なる（図 12-17）。

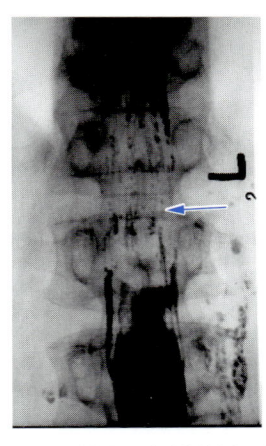

図 12-15 がんの腰髄膨大部播種例のミエログラム
腰髄膨大部と馬尾神経が腫大しているのがわかる。

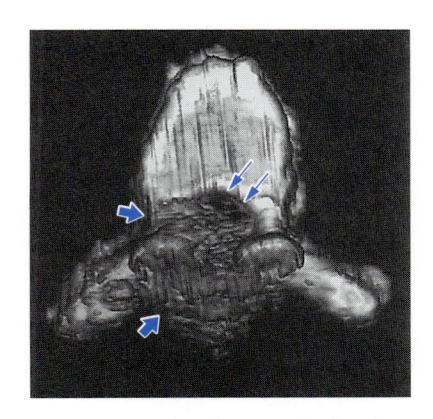

図 12-16 がんの脊椎転移による脊髄圧迫の 3D-CT
椎弓根や椎弓（➡）に骨破壊と腫大を認め，脊椎管（→）が狭窄している。

各 論

① 頸髄
・両側椎骨動脈→前脊髄動脈→中心灰白質
・各脊髄神経根動脈→2本の背側脊髄動脈→周囲白質
② 胸髄
・肋間動脈→根動脈： 上位胸髄が低血流で脊髄血流の分水嶺となる
・Adamkiewicz動脈： 下位胸髄〜腰髄膨大部
③ 腰髄
・上行仙骨動脈： 終糸上を走る

CHART 141
胸椎下部の左側根動脈（Th$_{10}$）は太い脊髄動脈となって上行し，Th$_6$-Th$_7$レベルでヘアピンターンして下方に向かい，下位胸髄と腰髄を灌流。この動脈をAdamkiewicz動脈といい，脊髄灌流で重要（図12-22参照）

b．脊髄内血流

模式図を図12-18に示す。
・前根動脈→前脊髄動脈： 中心灰白質と脊髄腹側を灌流
・後根動脈→後脊髄動脈： 脊髄背側の白質を灌流

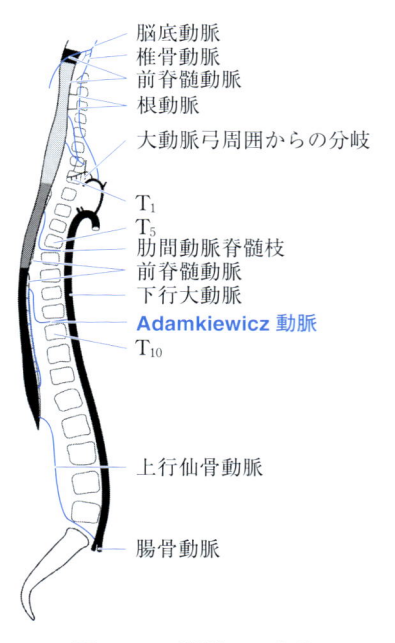

図12-17 脊髄への血流

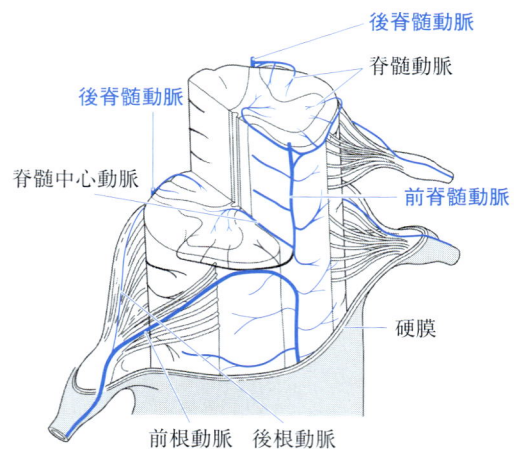

図12-18 脊髄内血流

> **CHART 142**
>
> 【脊髄血流の融通性】
> 脊髄梗塞は脳梗塞に比べて少ない。これは，前脊髄動脈と後脊髄動脈が吻合して冠状動脈をつくっていること，多くの根動脈から血流を受けていることによる。しかし，上位胸髄は血流が少なく，時に梗塞を起こす

2 種類と症状

脊髄動静脈奇形（spinal arteriovenous malformation：AVM）の分類には，病態に即した宮坂分類を用いることが多い。症状は，病型によって異なる（表12-3）。

3 診 断

MRIでは，脊髄周囲に無数のflow void signal（血管が血流のため無信号となる現象）を認め，静脈灌流障害のため脊髄梗塞様の変化を認める（図12-19）。MRAでは，拡張した脊髄背側静脈を認める（図12-20）。しかし，病型診断や治療方針決定のためには，選択的脊髄造影が必要となる。

4 硬膜動静脈瘻

硬膜動静脈瘻（dural AVF：dAVF）は，胸髄レベルに多い。肋間動脈から分枝した根動脈が脊髄硬膜表面で放射状に分枝し，動静脈短絡をつくる。静脈側ではこれが1〜2本に収束して，脊髄表面に流れ込み，脊髄表面の静脈圧が上昇し，静脈梗塞を来す（図12-19, 12-21）。中高年に多く，段階的に下肢の筋力低下，しびれや知覚低下などの感覚障害を来す。脊髄のうっ血を来し，咳，排便などで症状が悪化する。

表12-3 宮坂の脊髄動静脈奇形の分類

病型	病態	好発年齢・症状	治療
硬膜動静脈瘻（dural AVF）	脊髄硬膜上での動静脈吻合→脊髄静脈圧上昇→静脈梗塞	中年〜高齢者 段階的運動知覚障害	吻合部遮断術，血管内塞栓術
脊髄前動静脈瘻（perimedullary AVF）	硬膜内，脊髄外での動静脈吻合→脊髄静脈圧上昇→静脈梗塞	中年〜高齢者 段階的運動知覚障害	吻合部遮断術，（血管内塞栓術）
脊髄内動静脈奇形（intramedullary AVM）	脊髄表面や髄内での動静脈奇形	若年〜中年 背部痛，下肢麻痺（出血の場合は突然）	椎弓切除，減圧，AVM摘出，塞栓術

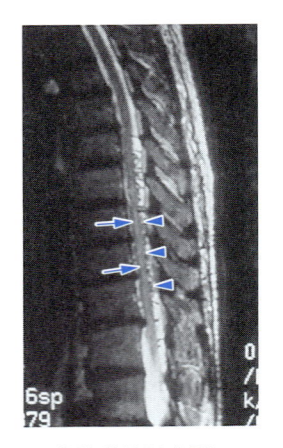

各　論

図 12-19　脊髄動静脈奇形の MRI T₂ 強調画像（硬膜動静脈瘻症例）
脊髄背面に多数の flow void signal（▶）と髄内梗塞様変化（→）を認める。

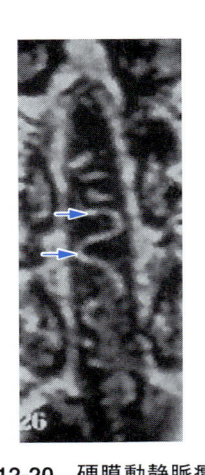

図 12-20　硬膜動静脈瘻の MRA
拡張した脊髄背面の血管を認める。

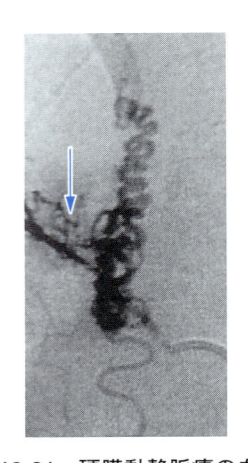

図 12-21　硬膜動静脈瘻の血管造影
硬膜表面（→）で短絡する。

　治療は，硬膜内で短絡静脈を結紮，切断する。血管内塞栓術も可能だが，高い頻度で再発する。

> **CHART 143**
> 脊髄動静脈奇形では，いずれの病型でも，動静脈短絡のため，静脈内圧は上昇する。このため，周囲脊髄の静脈灌流障害が起こり，静脈梗塞のため，脊髄障害が起こる

> **CHART 144**
> 【AVM と AVF】
> 脊髄 AVM は，ナイダス（巣）を伴う動静脈奇形と考えられていたが，硬膜動静脈瘻と脊髄前動静脈瘻はナイダスのない動静脈瘻なので，arteriovenous fistula（AVF）という

5　脊髄前動静脈瘻

　脊髄前動静脈瘻（premedullary AVF）は，短絡部位が硬膜内の動静脈であることが dAVF とは異なる（図 12-22）。脊髄静脈うっ血により発症することは dAVF と同じである。中高年に多い。
　dAVF と比べ，血管造影上の短絡部位を指摘しにくい。
　手術は，椎弓切除で脊髄表面に至り，短絡部を見つけて切断する。

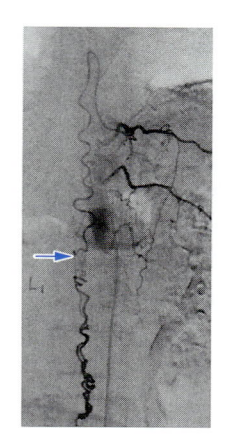

図 12-22　脊髄前動静脈瘻
T_{10} から出た Adamkiewicz 動脈がヘアピンターンして下行し，L_1 で動静脈短絡をつくる（→）。

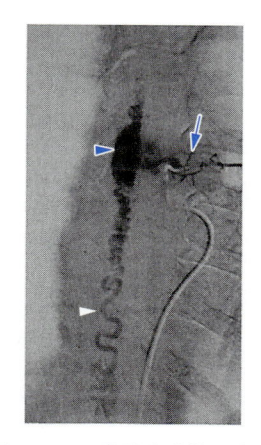

図 12-23　脊髄内動静脈奇形
根動脈（→：feeder）→ナイダス（▶）→drainer（▷：脊髄表面の静脈）の順に造影される。

6　脊髄内動静脈奇形

脊髄内動静脈奇形（intramedullary AVM）は，若年に多く，出血による頭痛，背部痛，対麻痺などで発症する。ナイダスは脊髄表面や脊髄内にある。脊髄全体が AVM のようになる場合もある（図 12-23）。

治療は，出血急性期には減圧のため椎弓切除や脊髄内血腫除去を行う。慢性期には再出血予防のため可能なら摘出術を行うが，不可能なら塞栓術を行う。

7　その他の脊髄血管障害

脊髄血管障害は，脳と比べて少ない。AVM 以外では，血管奇形の一つとして海綿状血管腫，出血性病変として特発性の脊髄出血（hematomyelia）がまれにみられる。虚血性脊髄病変は少ないが，心臓や大動脈瘤の手術時の灌流不全などで時にみられる。

脊椎・脊髄損傷

1　脊椎骨折の原因別分類

a．過屈曲損傷

過屈曲損傷では，椎体前部に過重がかかり，涙滴骨折（tear drop fracture）や圧迫骨折を来す。さらに強い力が加わると，関節突起の骨折や前方脱臼骨折を起こし，脊髄損傷を来す（図 12-24）。

各論

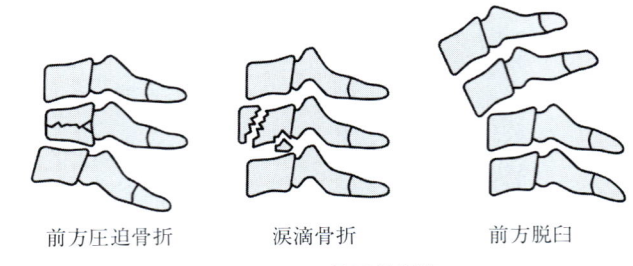

前方圧迫骨折　　涙滴骨折　　前方脱臼

図 12-24　過屈曲損傷

軸椎歯突起骨折　　後方脱臼　　軸椎椎弓根骨折　　椎弓・棘突起の骨折

図 12-25　過伸展損傷

環椎分離骨折　　burst fracture

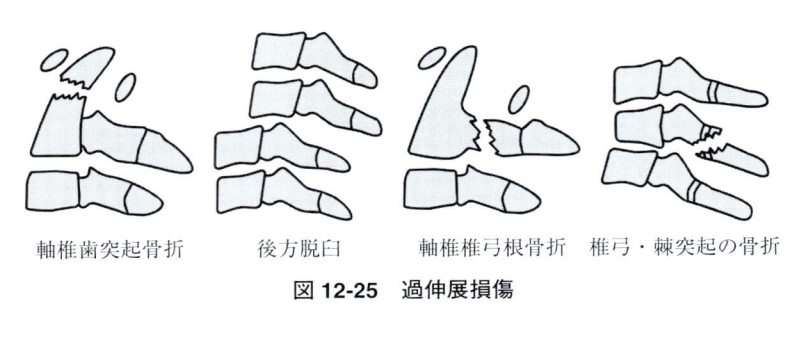

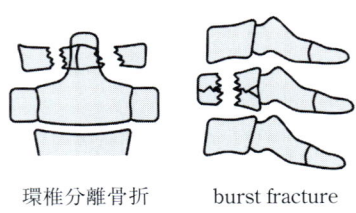

図 12-26　垂直圧迫損傷

b．過伸展損傷

過伸展損傷では，椎弓や棘突起骨折など後方成分が損傷される．さらに強い力が加わると，後方脱臼骨折を起こし，脊髄損傷を来す．特に軸椎が過伸展の影響を受けやすく，軸椎歯突起骨折や軸椎椎弓根骨折（hangman's fracture）を起こす（図 12-25）．

c．垂直圧迫損傷

環椎に強い外力が加われば，環椎分離骨折（Jefferson's fracture）が起こり，頸椎ではburst fracture となる（図 12-26）．また，胸腰椎移行部（Th_{12} や L_1）にも，圧迫骨折が高齢者で好発する．

2 脊髄損傷の症状

a．全身的影響

・呼吸：　C_4 までの高位頸髄損傷では急性呼吸障害となり，人工呼吸が必要となる．

下位頚髄損傷でも肋間筋麻痺のためシーソー呼吸となり，換気不全を起こす．
・循環：　頚髄損傷で交感神経機能低下に陥り四肢の血管拡張が起こると，持続的低血圧となり，脊髄ショック状態となる．

b．局所神経症状
・完全横断損傷：　脊髄損傷が最も重篤な場合，損傷レベル以下の弛緩性四肢麻痺と全知覚脱失，腱反射の消失がみられる．回復の指標として，拇趾屈筋力の残存，肛門周囲の感覚残存（sacral sparing）が重要である．
・部分損傷：　頚髄の場合，中心性損傷，前部損傷，後部損傷，半側損傷などがみられる．損傷レベルの診断には感覚障害診断が有用で，乳頭（T_4髄節），臍（T_{10}髄節），鼠径部（L_1髄節）が目安として使える．

3 画像診断

X線単純撮影が基本となるが，CTや3D-CTの方が診断しやすい場合もある（図12-27）．特に，骨折片の脊椎管内侵入や回旋損傷，環椎分離骨折（Jefferson's fracture）や軸椎椎弓根骨折（hangman's fracture）などの環椎骨折は，CTの方が診断価値は高い．また，脊髄損傷の診断にはMRIが不可欠である．特に，脊髄の腫脹，脊髄挫傷や浮腫，出血，さらに脊椎周囲組織の出血や挫傷，椎間板の損傷や突出，脊柱管狭窄の診断にも有用である．最近多くみられる高齢者の脊椎圧迫骨折の診断には，MRIが有用である（図12-28）．

4 治　療

全身管理として，局所の安静，二次損傷を防ぐためのカラー固定，直達牽引，ハロー

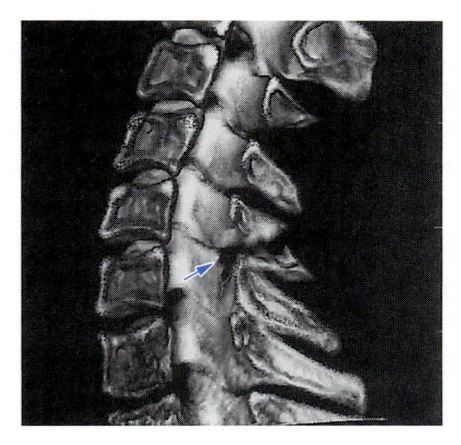

図12-27　3D-CTによる椎弓部分骨折の診断
椎弓の亀裂骨折を認める．

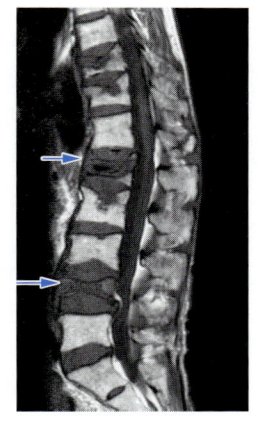

図12-28　脊椎圧迫骨折のMRI
高齢者に多い圧迫骨折の診断は，X線やCTよりもMRIの方が鋭敏である．

各 論

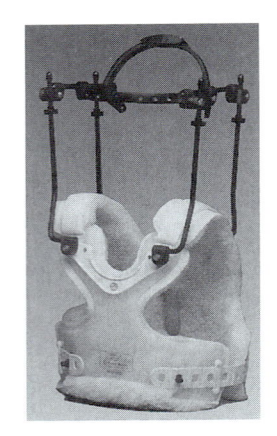

図 12-29　ハローベスト装置

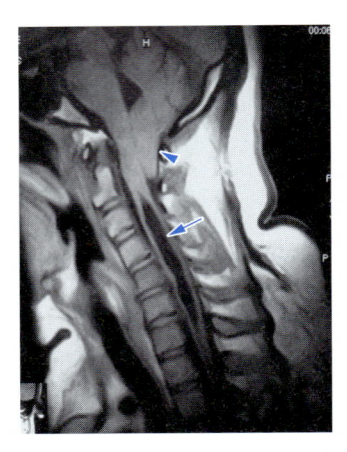

図 12-30　Chiari 奇形に伴う脊髄空洞症
下垂した小脳扁桃（▶）と頚髄の空洞（→）がみられる。

ベスト装着などを行う。脊椎，脊髄損傷に対する処置として，脱臼を伴う不安定型脊椎損傷では，ハローベストによる整復固定や手術による整復固定が必要となる。手術の目的は，圧迫除去と脊椎安定性の確立で，このため内固定が行われる。

ハローベストは，頭部をリング状のハローで固定し，4本のロッドで胸部ジャケットとつないで頚椎を外固定する装置で，長期間の装着に耐えられる装置である（図 12-29）。

脊髄空洞症

脊髄空洞症とは，脊髄内に空洞ができ，液体が貯留する病態をいう。原因の 90％は Chiari 奇形による（図 8-12 参照）。そのほか，脊髄外傷や癒着性くも膜炎後 10〜20 年して発症する例もある。脊髄腫瘍，特に上衣腫に伴ってみられるものもある。空洞は当初片側に偏っているので，一側の温・痛覚低下と運動麻痺を来す。温・痛覚低下は中心管周囲を走行する脊髄視床路線維の障害による。深部知覚や触覚は温存されるので，解離性知覚障害の形をとる。空洞が拡大すると，両側性の温・痛覚低下や運動麻痺が起こる。温・痛覚低下は，分節状，グローブ状，宙吊り状などと呼ばれ，空洞の存在する部位に一致した感覚障害となる。

頚髄 MRI で Chiari 奇形による小脳扁桃の大後頭孔から下方への陥入と頚髄内の空洞を認める（図 12-30）。

治療として，Chiari 奇形を伴う例には，大後頭孔部の減圧術と硬膜パッチ術を行う。炎症や外傷が原因の場合には，空洞とくも膜下腔をシャントする syringomyelia(syrinx)-subarachnoid shunt（S-S シャント術）が行われる。

【チェック問題12】

○×をつけよ。

- (1) Brown-Séquard症候群では，病変側の運動障害と反対側の温・痛覚障害を来す。
- (2) 頚部脊柱管狭窄症は，先天的要因で起こり，腰部脊柱管狭窄症は，後天的要因で起こる。
- (3) 後縦靱帯骨化症は，先天性で若年発症疾患である。
- (4) 後縦靱帯骨化は，脊柱管狭窄を生じうる。☆
- (5) 黄色靱帯肥厚は，脊柱管狭窄を生じうる。☆
- (6) 椎間関節肥厚は，脊柱管狭窄を生じうる。☆
- (7) 腰椎椎間板ヘルニアは，大腿神経領域に放散痛を来す。
- (8) 脊髄腫瘍は，年齢による発生頻度に差がない。☆
- (9) 髄内腫瘍は神経膠腫（glioma）が最も多い。☆
- (10) 脊髄上衣腫は，解離性知覚障害を来す。
- (11) 硬膜内髄外腫瘍の大部分は，良性腫瘍である。☆
- (12) 脊髄神経鞘腫は，硬膜外に進展することは少ない。
- (13) 硬膜外腫瘍の大部分は，悪性腫瘍の転移である。☆
- (14) 脊髄動静脈奇形の多くは，動静脈瘻である。
- (15) 脊椎外傷で，過屈曲ではtear drop fracture，過伸展ではhangman's fractureを来す。
- (16) 脊髄が障害されると，深部腱反射亢進が起こることがある。☆
- (17) 高度の脊髄損傷直後には，深部腱反射は低下する。
- (18) 脊髄損傷が疑われる外傷患者に挿管が必要な場合は，頚部カラー固定を行い，経鼻挿管する。
- (19) 脊髄空洞症の原因として，外傷が最も多い。

【解説】

- (1) ○ 深部知覚障害は，病変側に起こる。
- (2) ○ ただし，頚部脊柱管狭窄症それ自体は無症状で，ヘルニアや頚椎症が重なって発症する。
- (3) × 原因不明で，中高年発症である。
- (4) ○ 後縦靱帯の異所性骨化により，脊柱管の狭窄を来す。
- (5) ○ 下位胸椎に好発し，椎弓および椎弓根部が肥厚して脊髄を後外側より圧迫する。
- (6) ○ 肥厚した椎間関節は，後外側から脊柱管を狭窄し，椎間孔を後方より狭小化する。
- (7) × 坐骨神経領域に放散痛を来す。
- (8) × 組織により，年齢による発生頻度が異なる。上衣腫は成人に多く，星細胞腫は若年に多い。
- (9) ○ 上衣腫，星細胞腫などの神経膠腫が大部分を占める。
- (10) ○ 腫瘍の上下に空洞を来し，脊髄空洞症類似の症状を起こす。
- (11) ○ 大部分は神経鞘腫，髄膜腫など，良性腫瘍である。
- (12) × しばしばダンベル型となり，硬膜外に進展する。
- (13) ○ 男性の前立腺がん，女性の乳がん，男女の肺がん，腎がんが多く転移する。
- (14) ○ 硬膜動静脈瘻，脊髄前動静脈瘻が多い。
- (15) ○ 過屈曲では涙滴骨折などの前方脱臼骨折，過伸展では軸椎椎弓根骨折などの後方脱臼骨折も起こる。
- (16) ○ 錐体路障害により深部反射の亢進が生じる。ただし，急性期完全損傷ではしばらくの間，低下する。
- (17) ○ 数日後から反射が亢進するようになる。
- (18) ○ できれば，覚醒挿管，気管支ファイバー監視下に挿管する。
- (19) × Chiari奇形が圧倒的に多い。外傷，髄膜炎後にも起こる。

☆：国試既出問題

13 末梢神経の外科

　欧米では，末梢神経の外科は脳神経外科医が行っている．わが国では必ずしもそうではないが，末梢神経外科に関する基本的知識は必要である．手術が必要な末梢神経病変は，外傷，絞扼性障害，腫瘍などである．本章では，末梢神経の基礎的事項について述べる．

1 末梢神経の解剖

　上肢と下肢の神経-筋肉支配に関する解剖も重要であるが，なかなか覚えられないものである．むしろ皮膚神経の固有知覚領域（図13-1）と，神経損傷時の特異的な肢位（図13-2）を覚えることがより有用である．

> **CHART 145**
>
> 【上肢の重要な神経】
> 腋窩・筋皮神経，正中神経，橈骨神経，尺骨神経
> 【下肢の重要な神経】
> 大腿神経（閉鎖神経）と坐骨神経（脛骨神経，腓骨神経）

2 末梢神経損傷

a．神経損傷の病態

　Seddenによる以下の3つの分類（**Seddenの分類**）がよく使われる（図13-3）．
　・**ニューラプラキシア**（neurapraxia）： 限局性伝導障害による一時的な麻痺，Waller変性なし．
　・**軸索断裂**（axonotmesis）： **Waller変性**は起こるが，髄鞘が残り，時間はかかるが軸索が再生し，麻痺が回復する．
　・**神経断裂**（neurotmesis）： 軸索も髄鞘も断裂し，そのままでは回復しないので，再縫合や移行，移植が必要になる．

b．損傷の原因

　・外傷による切断や挫滅損傷
　・骨折・脱臼による圧迫損傷
　・腕神経損傷など引き抜き損傷

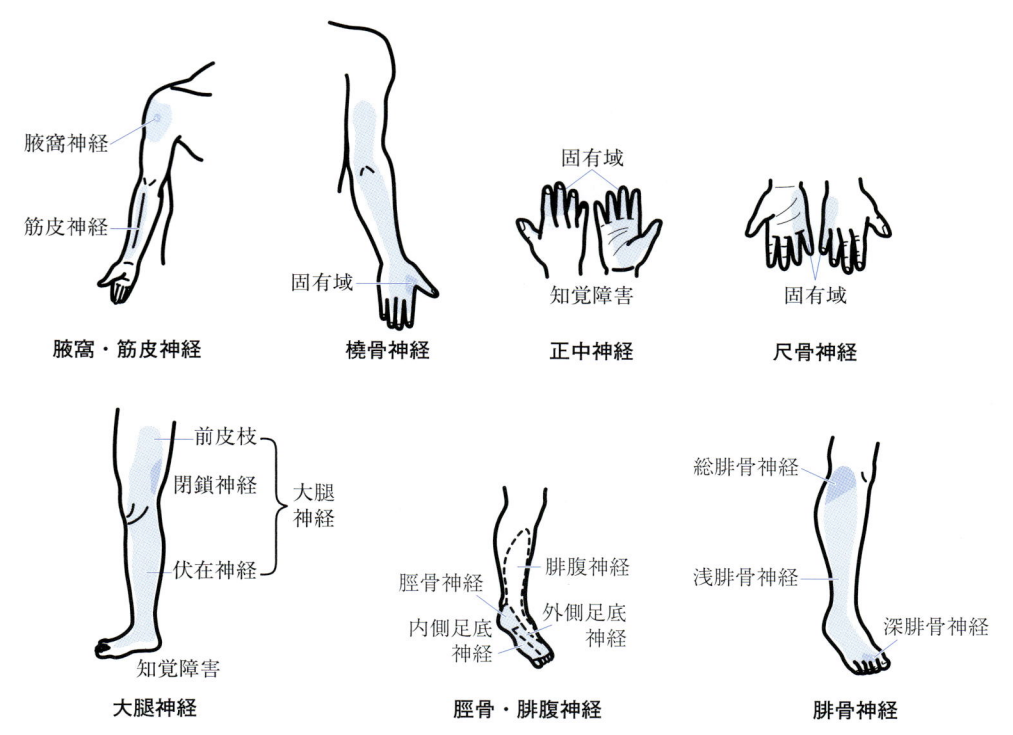

図 13-1 代表的末梢神経の固有知覚支配領域

腋窩・筋皮神経／橈骨神経／正中神経／尺骨神経
大腿神経／脛骨・腓腹神経／腓骨神経

図 13-2 末梢神経の麻痺肢位

下垂手・下垂指（橈骨神経麻痺）／猿手（正中神経麻痺）／涙のしずくサイン（前骨間神経麻痺）／鷲手・骨関節麻痺（尺骨神経麻痺）

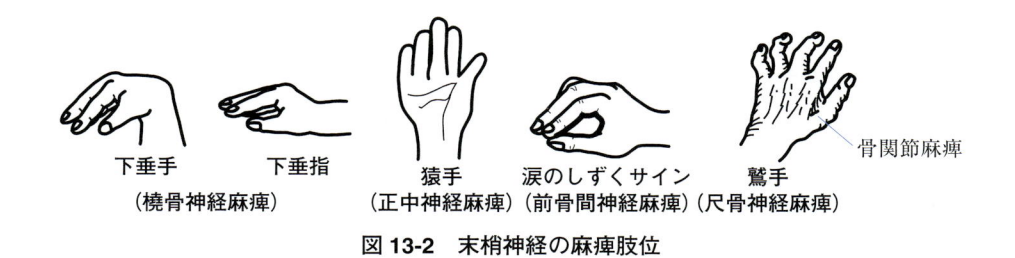

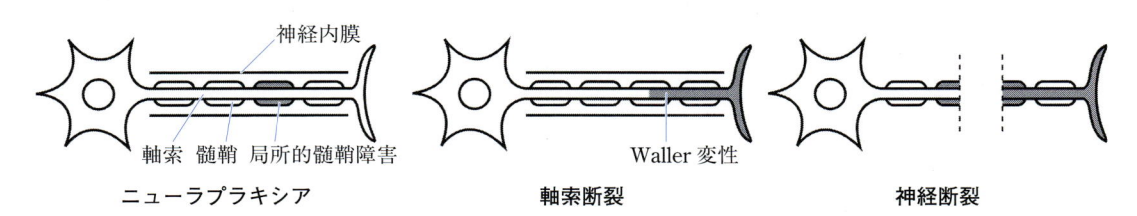

図 13-3 Sedden による神経損傷の3病態

ニューラプラキシア（神経内膜・軸索・髄鞘・局所的髄鞘障害）／軸索断裂（Waller 変性）／神経断裂

- 医原性損傷： ギプスによる圧迫，鉤による術中圧迫，注射針損傷・注射薬傷害
- 慢性損傷： 長期間絞扼による神経障害（絞扼性神経障害：3 項参照），放射線障害など

c．神経損傷に特徴的な臨床症状（図 13-2 参照）

① 上肢
・橈骨神経麻痺： 下垂手（drop hand），下垂指（drop finger）
・正中神経麻痺： 猿手（ape hand）
・前骨間神経麻痺： 涙のしずくサイン
・尺骨神経麻痺： 鷲手（craw hand）

② 下肢
・総腓骨神経麻痺： 下垂足（drop foot）

d．ベッドサイド筋力テスト

正常から全く筋が収縮しないレベルまで，6 段階に分ける。それぞれの段階の間に＋／－をつけてさらに詳しく表示することもある。

・グレード 5： 正常（100％）
・グレード 4： 抵抗を加えても重力に打ち勝って動かすことができる（75％）
・グレード 3： 抵抗を加えなければ重力に抗して動かすことができる（50％）
・グレード 2： 重力を除けば動かすことができる（25％）
・グレード 1： 関節は動かないが，筋の収縮は認められる（10％）
・グレード 0： 筋収縮なし（0％）

e．客観的検査

・筋電図検査： 損傷後約 3 週で攣縮（fibrillation）などの脱神経電位（denervation potential）が観察される。
・発汗テスト・サーモグラフィー： 自律神経損傷による発汗や血流の障害を評価する。
・Tinel 徴候： 損傷神経を叩打すると手掌や指先に痛みが放散する現象。手根管症候群でよくみられる（3 項参照）。

f．治　　療

切断損傷には，一次的縫合を試みる。

神経の損傷程度が不明な場合は，Tinel 徴候や筋電図で回復がみられないものに手術を考慮する。

末梢神経の手術法には，下記のものがある（図 13-4）。

① 神経剝離術： 顕微鏡下に剝離する。
② 神経縫合術： 神経上膜（epineurium）縫合と神経周膜（perineurium）縫合がある。神経上膜縫合だけで十分再生することが多い。
　例）聴神経鞘腫摘出時の顔面神経断裂に対する頭蓋内再縫合術
③ 神経移植術： 神経損傷が長く，直接縫合が困難な場合。
・ドナー神経： 浅腓腹神経，前腕外側皮神経，大耳介神経など重要でない知覚神経を移植する。
　例）顔面神経鞘腫摘出の際，大耳介神経や浅腓腹神経を用いて移植

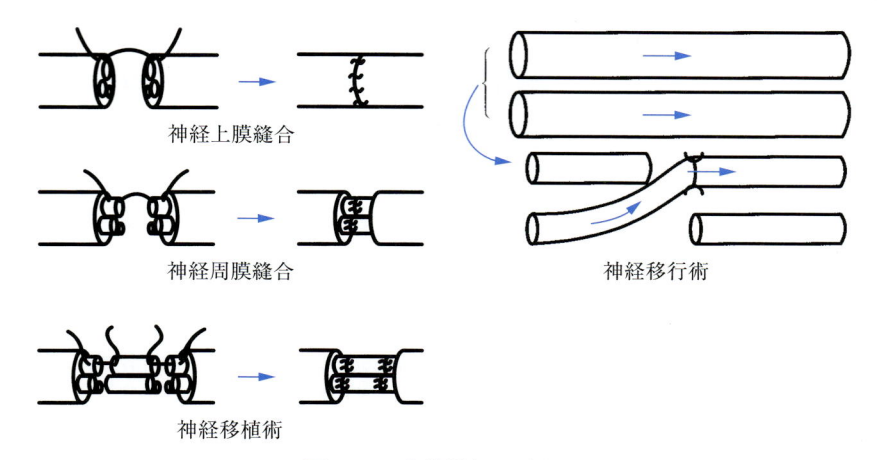

図 13-4　末梢神経の手術法

④ 神経移行術：　縫合すべき中枢端が存在しない場合，他の神経を移行する。
例）腕神経叢引き抜き損傷（肋間神経や副神経の一部を，筋皮神経や腋窩神経，肩甲上神経，正中神経に移行）
聴神経腫瘍摘出術後の顔面神経麻痺（舌下神経-顔面神経縫合術（舌下神経中枢側と顔面神経末梢側の縫合））

g．機 能 回 復
① ニューラプラキシア：　数日〜数週間で回復が期待できる。
② 神経縫合：　理論的には下記の速度で回復が期待できる。
・中枢端からの再生神経が縫合部を乗り越える時間（initial delay）：　10〜14 日
・縫合部から終末器官まで神経幹内を再生する速度：　2〜3 mm/日
・終末器官に達してから機能するまでの時間（terminal delay）：　10〜14 日
ただし，実際はもっと遅く，経験的には 1 mm/日程度が最速の再生速度である。

3 絞扼性神経障害

末梢神経が骨，靭帯，軟骨，筋肉などで囲まれた狭いところを通過する際，これら周囲組織により神経が慢性絞扼状態となり，症状が出るものを絞扼性神経障害（entrapment neuropathy）という。絞扼因子として骨棘，骨折変形，筋の異常，線維肥厚，ガングリオンなどがある。上肢に多く下肢には少ない。表 13-1 のような種類がある。頻度の高いものに，手根管症候群，肘部管症候群，尺骨神経管症候群などがある。

a．手根管症候群
手根管症候群（carpal tunnel syndrome）では，腱滑膜炎，骨折，奇形などで手根管が狭小化して，正中神経が圧迫される。発症年齢は，原因がさまざまなので 20〜90 歳代の多岐にわたる。正中神経領域のしびれ感，知覚障害および拇指球萎縮などを来す（図 13-5）。

各論

表13-1 絞扼性末梢神経障害の種類

部位	種類	神経
上肢	手根管症候群 肘部管症候群 尺骨神経管症候群	正中神経 尺骨神経 尺骨神経末梢
骨盤鼠径部	梨状筋症候群 感覚異常性大腿痛 Hunter管症候群	坐骨神経 外側大腿皮神経 伏在神経
下肢	総腓骨神経絞扼障害 前足根管症候群 浅腓骨神経絞扼障害 足根管症候群 Morton病	総腓骨神経 深腓骨神経 浅腓骨神経 脛骨神経 総底側趾神経

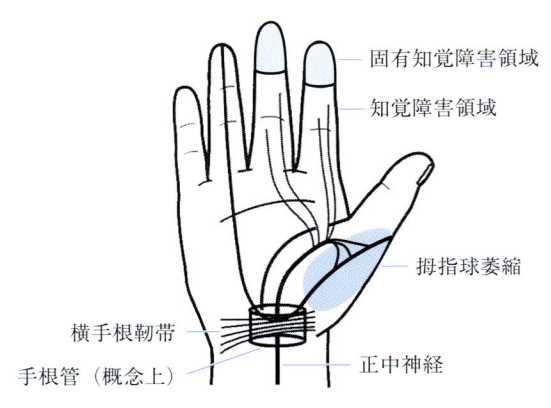

図13-5 手根管症候群の障害部位

知覚検査および徒手筋力テストで正中神経障害を明らかにすることで診断する。**Tinel徴候**（正中神経を軽く叩くと放散痛がある）も診断に有用である。

手術は，横手根靱帯を切離して正中神経を除圧する。機能回復は良好である。

b．肘部管症候群

肘部管症候群（cubital tunnel syndrome）は，尺骨神経が肘部管を通過する際に起こる。原因は，上腕骨外顆骨折後の外反肘，顆上骨折後の内反肘，変形性肘関節症の骨棘などである。

症状は，尺骨神経高位麻痺による鷲手変形（図13-2参照）が特徴となる。手尺側掌背部の知覚障害と握力低下，巧緻性低下もある。肘部管入口部に尺骨神経の肥厚，圧痛を認める。肘を屈曲位に保つと症状が増悪する。

手術療法として，神経移行術が行われる（図13-6）。

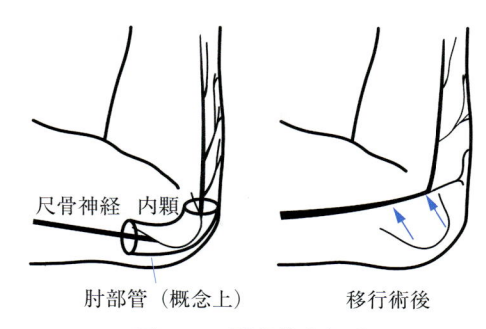

図 13-6　肘部管症候群
尺骨神経移行前には内顆部で尺骨神経が牽引されているが（左），神経移行術により尺骨神経の圧迫が改善される（右）。

c．尺骨神経管症候群

尺骨神経管（Guyon 管）は，骨，靱帯，筋肉により形成されているが，腫瘍，動きによる反復圧迫，骨折，リウマチなどにより絞扼性障害を来す。この尺骨神経管症候群（ulnar nerve tunnel syndrome）は，Guyon 管症候群とも呼ばれ有名だが，頻度は高くない。

症状は，尺骨神経低位麻痺とその不全型である。

神経管の X 線撮影，MRI，超音波検査，筋電図などにより診断する。高位尺骨神経障害（肘部管症候群）や頚椎疾患を鑑別する。

治療は，典型例には手術療法を，不全例には安静，局所ブロック注射などを行う。

4　胸郭出口症候群

胸郭出口において腕の動きにより間欠的に腕神経叢が圧迫牽引され，頚，肩，腕，背中の痛みを起こす疾患群を胸郭出口症候群（thoracic outlet syndrome）という（図 13-7）。腕神経叢圧迫型と腕神経叢牽引型に分かれる。好発年齢は 20〜30 歳代で，女性に多い。手術は，腕神経叢圧迫型には有効だが，腕神経叢牽引型には無効である。

a．腕神経叢圧迫型

筋肉質の男性に多い。上肢挙上により症状の再現，増悪がある。上肢に放散する圧痛を鎖骨上窩に認める（Morley テスト）。脈管テストは陽性（症状発現肢位で橈骨動脈の脈拍低下：図 13-8）。

b．腕神経叢牽引型

若年女性に多い。上肢下垂時に症状が出る。上肢の下方牽引で症状が増悪し，上肢を持ち上げると改善する。斜角筋三角に上肢において，放散する圧痛を認める。

各論

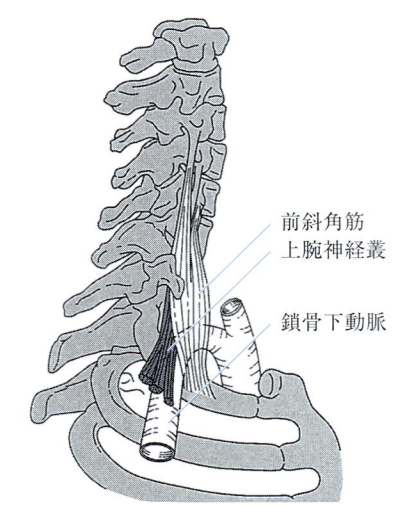

図 13-7　胸郭出口症候群の解剖
前斜角筋と肋骨，椎体横突起で形成する三角部を腕神経叢と鎖骨下動脈が通過するとき圧迫が起こる。

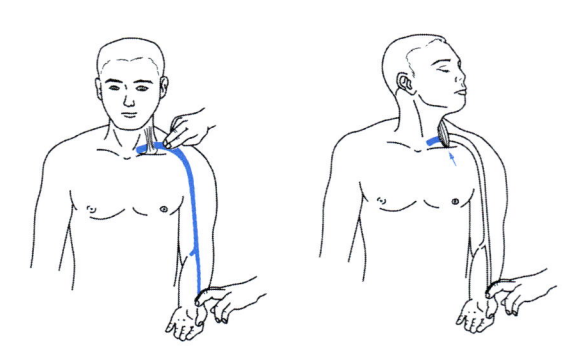

図 13-8　脈管テスト
頭を患側に向けたときに前斜角筋の緊張により鎖骨下動脈が閉塞する場合，異常とする。

5　末梢神経腫瘍

　末梢神経腫瘍は，神経鞘腫あるいは神経線維腫が大部分であり，他の種類は少ない。神経線維腫症 I 型（von Recklinghausen 病）あるいは II 型に伴うことが多い。
　手術は剝離摘出を基本とするが，不可能なことも少なくないので，切断して，断端同士を縫合したり，神経移植したりすることも多い。

【チェック問題 13】

○×をつけよ。

- □(1) 正中神経損傷は，「猿の手」麻痺を来す。
- □(2) 正中神経麻痺では，小指の知覚脱失を伴う。
- □(3) 「鷲の手」変形は，橈骨神経麻痺による。
- □(4) 尺骨神経麻痺では，拇指球が萎縮する。☆
- □(5) 橈骨神経麻痺では，「垂れ手」（drop hand）を生じる。☆
- □(6) 総腓骨神経麻痺では，「垂れ足」（drop foot）を生じる。
- □(7) 脛骨神経麻痺では，爪先立ちが困難となる。☆
- □(8) 腓骨神経麻痺では，下垂足になる。
- □(9) 腓骨神経麻痺では，鶏状歩行になる。☆
- □(10) 腓骨神経麻痺では，はさみ歩行がみられる。☆
- □(11) 腓骨神経麻痺では，足底部の感覚障害が生じる。☆
- □(12) 神経縫合術後の再生速度は，最速でも1日あたり1mm程度である。
- □(13) Tinel徴候は，損傷神経を叩くと放散痛が起こる現象である。

【解 説】

○

× 示指，中指の知覚障害を示し，拇指球が萎縮して，いわゆる「猿の手」となる。

× 尺骨神経麻痺による。

× 薬指，小指の知覚障害を示し，小指球が萎縮して，手指の開扇がみられ，いわゆる「鷲の手」となる。

○ 橈骨と尺骨手根伸筋が侵され，下垂手を示す。

○ 足の底屈と尖足を示し，下垂足がみられる。

○ 足の底屈が不能となり，爪先立ちができない。

○ 前脛骨筋の筋力低下により，下垂足になる。

○ 下垂足のため，大腿を高く持ち上げて爪先を地面から持ち上げ，また，爪先から着地する歩行パターン（鶏状歩行）となる。

× はさみ歩行とは，膝を伸ばしたまま，足をあまり上げずに両足を交差させて歩く歩行パターンで，痙性対麻痺のときにみられる。

× 腓骨神経麻痺の感覚障害は，下腿外側から足関節前面，足背中部から内側にかけてみられる。

○ 実際にはその1/2～1/3程度のことが多い。

○ 手根管症候群でみられる。

☆：国試既出問題

和文索引

太字：主要ページ

あ

アスピリン 214
アセタゾラミド 60, 110
アセチルコリンエステラーゼ阻害薬 65
アーチファクト 85, 94
アテトーゼ 308
アテローム血栓性脳梗塞 209, **211**
アルテプラーゼ（遺伝子組換え組織プラスミノーゲンアクチベーター，t-PA） 115, 129, 214
悪性神経膠腫 145, 157
悪性髄膜腫 323
悪性リンパ腫 92, 157, 167, 323
圧迫骨折 327
荒木分類 **228**
安静時振戦 306
鞍上部くも膜囊胞 290
鞍上部胚腫 184

い

インターロッキング 140
インフォームドコンセント **127**, 133
医療安全 3
医療面接 **3**
　　——で収集すべき情報 4
　　——の目的 3
胃がん 323
意識 38
　　——を維持する調節系 38
意識障害 **38**, 127, 249
　　——の重症度分類 39
　　——の評価法 39
意識障害時の診察法 43
意識清明期 248
意識レベル 11
維持期リハビリ 222
遺伝子組換え組織プラスミノーゲンアクチベーター（アルテプラーゼ，t-PA） 115, 129, 214
遺伝子治療 157
一次運動野 26
一次感覚野 26
一次性頭痛（機能性頭痛） 62
一次性脳損傷 230
一過性脳虚血発作（TIA） **210**, 217

う

うっ血乳頭（乳頭浮腫） 31, 232
運動神経誘発電位（MEP） 133

え

延髄 30
鉛管現象 306

お

オキシヘモグロビン 123
オーバードレナージ 292, 293
黄色靱帯 315
黄色靱帯骨化症 318
黄色ブドウ球菌 296, 300
温度眼振検査（カロリックテスト） 177

か

カーテン徴候 15
カフェオレ斑 **281**
カルバマゼピン 70, 304
カロリックテスト（温度眼振検査） 177
ガンマナイフ 134, 144, 157
がん性疼痛 304
下垂指 333
下垂手 333
下垂足 319
下垂体腺腫 120, 137, 154
　　——の分類 172
化学療法 131, 157, 161, 166, 186, 323
仮面様顔貌 306
家族歴と疾患 6
過換気 60
過屈曲損傷 327, 328
過伸展損傷 328
介護保険で受けられるサービス 223
回復期リハビリ 222
灰白質 313
海綿静脈洞部硬膜動静脈瘻 204, 205
開頭血腫除去術 135, 249
開頭手術 **133**
開放性頭蓋軟部外傷 239
開放性頭部外傷 **246**
解離性脳動脈瘤 **200**
外頸動脈撮影 104
外減圧術 60, 135, 238
外傷性髄液漏 254
外傷性てんかん（頭部外傷後てんかん） 232, **262**
　　——の危険因子 262
外傷性脳血管障害 256
外傷性脳神経損傷 260
外傷性脳動脈瘤 256
外水頭症 287
外転神経損傷 261
外力の種類 229
外力の方向と脳挫傷部位 230
拡散強調画像 91, 122, 156, 213, 298
拡散テンソル画像 101
核医学検査 **108**
（核）磁気共鳴画像法（MRI） **87**, 117, 156, 158-160, 162, 164-166, 170, 174, 177, 180, 184, 189, 201, 204, 207, 213, 219, 235, 255, 259, 263, 298, 301, 316, 318, 319, 321, 323, 325, 329, 330, 337
核磁気共鳴現象（NMR） 87

割髄症 272, 273
滑車神経損傷 261
滑車神経麻痺 13
冠状縫合癒合症 278
陥没骨折（陥凹骨折） 241
患者背景で収集すべき情報 7
患者プライバシー 3
換気不全 329
間欠性跛行 319
間質性浮腫（静水圧性浮腫） 58, 59
感覚障害 21
感覚神経誘発電位（体性感覚誘発電位，SEP） 133, 235
感覚伝達路 20
感染 130
感染後水頭症 290
感染症 123, 271, 292
環軸椎亜脱臼 280
環椎分離骨折（Jefferson's fracture） 328, 329
眼窩外耳孔基準線（OM line） 84, 87
眼窩底破裂骨折（吹き抜け骨折） 245
眼球運動の検査 13
眼球陥没 33
眼球突出 33
眼鏡様皮下血腫 9, 231, 243, 244
眼所見と意識障害 45
眼底所見 232
顔面けいれん 308
顔面血管線維腫 281, 282
顔面神経 11
顔面神経けいれん 134
顔面神経損傷 261

き

既往歴と疾患 6
機能神経外科 303
機能性頭痛（一次性頭痛） 62
機能性腺腫 173
機能的磁気共鳴画像（fMRI） 99
90度法 3
急性外傷性頭蓋内出血 247
急性外傷性脳内血腫 252
急性期リハビリ 221
急性硬膜外血腫 119, 135, 247, 250, 251
── の意識レベルの推移 248

── の発生部位 248
急性硬膜下血腫 118, 135, 232, 250, 257
── の意識レベルの推移 251
急性呼吸障害 328
急性頭蓋内圧亢進症状 48
嗅神経損傷 260
巨人症 173
虚血群 195
虚血性脳血管障害 208
── の分類 209
共感的態度 3
協調運動 18
胸郭出口症候群 337, 338
胸椎椎間板障害 318
橋 30
局所症状（巣症状） 151
筋緊張低下 18
筋固縮（筋強剛） 306
筋ジストロフィー 274
筋電図 334, 337
緊急開頭術 237
緊張型頭痛 62

く

グラジエントエコー法 90
グリセオール 60, 214, 237, 323
くも膜下出血 114, 117-119, 129, 196, 198, 200
くも膜囊胞 115, 274
空洞-くも膜下腔シャント（S-Sシャント術） 140, 277, 330
群発頭痛 63

け

けいれん 67, 130, 152, 188
けいれん重積状態 70
けいれん重積発作 130
けいれん発作 232
外科的治療が有効な認知症 66
外科的治療適応となる頭痛 64
経蝶形骨洞的下垂体腺腫摘出術 137
痙性麻痺 140
頚椎症 315, 316
頚椎前方除圧固定術 140
頚椎椎間板ヘルニア 316
頚動脈ステント留置術 215

頚部脊柱管狭窄症 317
頚部総頚動脈 103
血液脳関門（BBB） 57, 295, 306
血管芽腫 121, 186, 187
血管原性浮腫 57
血管溝 77, 240
血管撮影 204
血管造影 170
血管内手術 199, 203
血管内治療 205
血腫 257
血腫洗浄除去術 259, 260
血清腫瘍マーカー 183
血栓溶解療法 214
結節性硬化症（Pringle 病） 281, 282
月経不整 34
検出器 80
腱反射（深部反射） 22
幻肢痛 304
言語障害 9
言語聴覚士 146
原発性水頭症 287

こ

コルク栓抜き様静脈 220
コルチコステロイド 60
コンベンショナルスキャン（ノンヘリカルスキャン） 80
小刻み歩行 306
固縮 18
孔脳症 274, 275
広範性脳損傷（びまん性脳損傷） 228
甲状腺刺激ホルモン産生腫瘍 173
交互変換運動障害 306
交通性水頭症 114, 287
後縦靱帯 315
後縦靱帯骨化症 318
後天性水頭症 287
後頭蓋窩減圧術 277
後頭蓋窩腫瘍（テント下腫瘍） 153
後頭蓋窩の奇形 276
後方脱臼 328
後方脱臼骨折 328
高吸収域（high-density） 80
高血圧性脳内出血 116, 206, 208
高浸透圧利尿薬 60
高プロラクチン血症 34, 153

硬膜外腫瘍　323
硬膜外膿瘍　301
硬膜下血腫　292, 293
硬膜下膿瘍　**300**, 301
硬膜動静脈瘻（dAVF）　124, 203, **325**, 326
硬膜内髄外腫瘍　322
絞扼性神経障害　**335**
　──の種類　336
項部硬直　24, 297
鉤ヘルニア　53
構語障害　10
膠芽腫　82, 92, 98, 112, **159**, 160, 298
骨欠損像　192
骨硬化像　192
骨新生像　192
骨破壊像　192
骨肥厚像　192
骨膜下血腫　239, 240

さ

サイバーナイフ　144
作業療法士　146
鎖骨下動脈盗血症候群　210
細胞毒性浮腫　57
催奇形性　70
猿手　333
三角頭蓋（前頭縫合早期癒合症）　279
三叉神経　14
三叉神経痛　34, 134, **303**, 308
三胚葉成分　185
3次元CT血管撮影（3D-CTA）　82, 83, 117
3次元再構成画像　82

し

シグナルボイド（flow void signal）　201, 202, 219
システムレビュー　7
シーソー呼吸　329
シャント機能不全　293
シャント術（短絡管設置術）　288, 292
シンチグラフィ　**108**
ジアゼパム　70, 309
ジストニア　308

四肢麻痺　17
矢状方向撮影　74
矢状縫合早期癒合症（舟状頭蓋）　278
姿勢反射　45
指圧痕　76, 155
指鼻試験　19
脂肪抑制画像　93
視覚伝達路　32
視床　28
視床下部　28
視床症候群　28
視床痛　304
視神経管骨折　245
視神経損傷　261
視野欠損　32
視野障害　12, 32
視力障害　31
歯状突起分離症　280, 281
歯痛　34
試験穿頭術　236, 249, 250
耳鳴　33
児童虐待　232, **263**
磁気共鳴画像法 → 核磁気共鳴画像法
磁気共鳴血管撮影（MRA）　98, 99, 198, 219, 325
軸索断裂　332, 333
軸椎歯突起骨折　328
軸椎椎弓根骨折（hangman's fracture）　328, 329
失語　10, 91, 166
斜頭蓋　278
若年性頭部外傷症候群　265
尺骨神経管症候群　337
手根管症候群　**335**
　──の障害部位　336
手術　**131**, 157, 159, 161, 163, 175, 186, 190, 192, 203, 259, 323, 334, 337
主訴に関する情報収集　4
舟状頭蓋（矢状縫合早期癒合症）　278
出血群　195
出血性脳梗塞　116, 214
術後管理　**141**
術前検査　131
術前腫瘍血管塞栓術　144
術中ナビゲーション　132
術中モニター　131

除脳硬直　45, 232
除皮質硬直　45, 232
小字症　306
小児水頭症　**288**
小児頭部外傷　**263**
小児頭部外傷後嘔吐症　265
小脳　29
松果体部胚腫　184
症候性頭痛（二次性頭痛）　63
症候性てんかん　309
症候性頭蓋縫合早期癒合症　279
上衣腫　121, 155, **163**, 164, **321**, 330
静脈性梗塞　220
静脈洞　105
心原性脳塞栓　209
心内膜炎　295
神経管閉鎖不全症　**270**
神経膠芽腫　323
神経膠腫　99, 120, 154, **158**
神経根　314
神経鞘腫　93, 119, 154, 157, 176, **322**
神経線維腫　176
神経線維腫症Ⅰ型（von Recklinghausen病）　176, **281**, 282, 338
神経線維腫症Ⅱ型　338
神経断裂　332, 333
神経伝導路　314
振戦　306, 307
真性てんかん　309
深在静脈　105
深部感覚　20
深部反射（腱反射）　22
進行性頭蓋骨骨折　246
診察における好ましい位置関係　3
人工呼吸　328
腎がん　188, 323

す

ステロイド　323
スピンエコー法　89
スリット脳室症候群　292
すくみ足　306
頭痛　**61**, 64, 130
水頭症　59, 119, 153, 271, 276, **287**, 290
　──の分類　287
水無脳症　288

垂直圧迫損傷　328
随意運動　**15**
随意運動伝達路　16
髄芽腫　121, 155, **165**, 323
髄内腫瘍　321
髄膜炎　130
髄膜刺激症状　**24**
髄膜腫　101, 119, 120, 154, **167**, 170, **322**
　　　──の部位別頻度　168
髄膜播種　322, 323
髄膜瘤　273

せ

セカンドオピニオン　127
正常圧水頭症　119, 197, 290, 291
正中神経　335
生殖細胞腫瘍（胚細胞性腫瘍）120, 155, **182**
成熟奇形腫　185
成長ホルモン産生腺腫　173
星細胞腫　155, 158, **322**
精神症状　258
静水圧性浮腫（間質性浮腫）58, 59
脊髄　**313**
　　　──への血流　324
脊髄空洞症　277, 321, **330**
脊髄脂肪腫　271, 272
脊髄腫瘍　140, **320**
　　　──の分類　320
脊髄ショック状態　329
脊髄髄膜瘤　139, 270, 271, 276
脊髄前動静脈瘻　326, 327
脊髄損傷　329
脊髄動静脈奇形　144, **323**, 325, 326
脊髄動静脈瘻　144
脊髄ドレナージ　128, 131
脊髄内血流　324
脊髄内動静脈奇形　327
脊椎　**314**
脊椎圧迫骨折　329
脊椎骨　315
脊椎骨折の分類　327
石灰化　77, 162, 179, 192, 318
舌咽神経　15
先端巨大症　173
先天奇形　139, **270**
先天性水頭症　139, 287, 288, **289**

先天性チアノーゼ性心疾患　295
浅側頭動脈-上小脳動脈吻合術（STA-SCA 吻合術）　215
浅側頭動脈-中大脳動脈吻合術（STA-MCA 吻合術）　134, 215, 219
穿頭血腫洗浄ドレナージ術　135, 136
穿頭術　**135**
線状骨折　79, 240
全般発作　309
前庭神経鞘腫　119
前頭縫合早期癒合症（三角頭蓋）279
前方圧迫骨折　328
前方脱臼　328
前方脱臼骨折　327
前方突進現象　306
前立腺がん　323

そ

早期虚血性変化　116
早期てんかん　232, 262
巣症状（局所症状）　151
総頚動脈撮影　102
造影 CT　81, 159, 160, 162, 164, 170, 189
造影 MRI　**97**, 159, 160, 164-166, 177, 180, 184, 187, 189, 192, 298
造影剤　84, 98
　　　──の副作用　98
側頭骨骨折　244
側頭葉てんかん　69
側面方向撮影　75
続発性 Parkinson 症候群の原因　307
続発性水頭症　287
続発性正常圧水頭症　290

た

たんこぶ　239
多断面再構成　81
多発性嚢胞腎　197
多縫合早期癒合症　279
多列検出器 CT（マルチスライス CT，MDCT）　80, 81
体性感覚誘発電位（感覚神経誘発電位，SEP）　133, 235

退形成性星細胞腫　159
帯状回ヘルニア（大脳鎌下ヘルニア）　55
大孔ヘルニア（大脳扁桃ヘルニア）55
大動脈弓撮影　102
大脳　**25**, 68
　　　──の奇形　**274**
大脳基底核　28
大脳鎌下ヘルニア（帯状回ヘルニア）　55
大脳半球　25
大脳辺縁系　27
大脳扁桃ヘルニア（大孔ヘルニア）55
単麻痺　17
短頭蓋　278
短絡管設置術（シャント術）　288, 292
　　　──の合併症　292

ち

治療可能な認知症　**66**
中心性ヘルニア　54
中心部腫瘍　153
中枢神経　**24**
中枢神経系原発性悪性リンパ腫　**166**
中枢性麻痺　17
中脳水道狭窄症　291, 292
肘部管症候群　**336**, 337
超音波断層診断法　235
聴神経腫瘍　**176**, 178
聴神経鞘腫　282
聴性脳幹反応（ABR）　234
聴力検査　177
直撃損傷　230
直後てんかん　262
直線加速器（リニアック）　144, 157
直腸がん　188

つ

対麻痺　17
椎間板　315
椎間板ヘルニア　317
椎弓拡大形成術　140
椎弓部分骨折　329
椎骨動脈撮影　105, 106

椎体骨骨折　140
痛覚伝導路　305

て

テモゾロミド　157, 159, 161
テント下腫瘍（後頭蓋窩腫瘍）　153
テント上大脳半球部腫瘍　152
テント切痕ヘルニア　53, 249
デオキシヘモグロビン　123
デブリドマン　237, 239
デルマトーム　21
てんかん　281, **309**
　　——の原因　68
　　——の治療　70
　　——の分類　67
低吸収域（low-density）　80
低体温　60
低体温療法　238
低ナトリウム血症　34
定位脳手術　**310**
定位放射線照射（定位的放射線治療）　190, 203
転移性脊椎腫瘍　323
転移性脳腫瘍　59, 92, 100, 113, 157, **188**, 189, 298

と

トルコ鞍　179
　　——の変化　78
トルコ鞍横断骨折　243
トルコ鞍上部腫瘍の鑑別　181
徒手筋力テスト（MMT）　16
閉じ込め症候群　41, 216
等吸収域（iso-density）　80
糖尿病　34
頭蓋咽頭腫　120, 155, **178**, 180
頭蓋頸椎移行部奇形　**280**
頭蓋骨陥没骨折の手術適応基準　242
頭蓋骨骨髄炎　295
頭蓋骨骨折　**240**
頭蓋骨腫瘍　**191**
　　——の種類　191
頭蓋骨縫合線　240
頭蓋早期癒合症　139
頭蓋底陥入症　280, 281
頭蓋底骨折　9, 243
頭蓋底部腫瘍　153

頭蓋内圧　46
　　——の波形　51
頭蓋内圧亢進　**46**, 155, 157, 188, 232
　　——の原因　48
　　——の症状　48
　　——の治療　55
頭蓋内圧亢進症状　151, 179, 258, 297
頭蓋内圧モニタリング（ICPモニタリング）　50, 55, 234
頭蓋内圧-容積曲線　46, 47
頭蓋内手術の合併症　141
頭蓋軟部外傷　238
頭蓋縫合早期癒合症　**278**
頭蓋裂孔　76
頭部外傷　118, **227**, 257
　　——の発生機序　229
　　——の分類　227
　　——の予後判定　238
頭部外傷急性期のCT所見　233
頭部外傷後遺症　**254**
頭部外傷後てんかん（外傷性てんかん）　232, **262**
動眼神経損傷　261
動静脈奇形（AVM）　123, 143, 144, **201**, 202, **323**, 325, 326
動静脈瘻（AVF）　143, 144, 201
瞳孔不同　249
特発性正常圧水頭症　119, 290
凸レンズ型の低吸収域　301

な

ナイダス　123, 124, 134, 135, 201-203, 326, 327
内頚動脈　102
（内）頚動脈-海綿静脈洞瘻（CCF）　143, 204, 234
内頚動脈狭窄症　111, 215
内頚動脈（血栓）内膜剥離術（CEA）　137, 138, 214
内頚動脈撮影　102, 104
内頚動脈ステント留置術（CAS）　**142**, 143
内頚動脈閉塞症　134
内頚動脈瘤　5
内減圧術　60, 238
内水頭症　287
内側縦束症候群　216

内包　28
中村の基準　242
中村の分類　241
涙のしずくサイン　333
難治性てんかん（難治性けいれん）　69, 140, 303
難治性疼痛　**303**
難聴　33

に

ニボー　118, 258
ニューラプラキシア　332, 333
二細胞パターン　185
二次性頭痛（症候性頭痛）　63
二次性脳損傷　231
二重鞍底　78, 174
二点識別覚　22
二分脊椎　**270**
　　——の分類　270
二分頭蓋　**273**
　　——の分類　270
乳がん　188, 323
乳汁分泌　34
乳児揺さぶり症候群（shaken baby syndrome）　232
乳頭浮腫（うっ血乳頭）　31, 232
尿崩症　153
認知症　**64**, 66
　　——の鑑別　64
　　——を来す疾患　65

の

ノンヘリカルスキャン（コンベンショナルスキャン）　80
脳圧亢進　128
脳炎　130
脳幹　**29**
脳灌流圧　47
脳虚血のstage分類　110
脳血管撮影　**101**, 117, 156, 198, 201, 207, 234
　　——の適応　109
脳血管支配域　116, 124
脳血管障害（脳卒中）　129, **195**
　　——の危険因子　195
　　——の分類　195
脳血管性認知症　66
脳血管造影　175

脳血管内治療　**141**
　　——の合併症　144
脳血管の自動調節能　48
脳血栓症　129
脳血流測定　213
脳血流の虚血閾値　109
脳梗塞　115, 122, 124, 129, 212, 214, 295
　　——の経時的変化　115, 122, 212
　　——の予防　216
脳挫傷　**253**
脳死　**42**
　　——の必要条件　42
脳室炎　297
脳室ドレナージ　128, 130, 135, 288, 291
脳室-腹腔短絡術（脳室-腹腔シャント術，V-Pシャント術）　138, 139, 198, 290
脳腫脹　57
脳腫瘍　152
　　——における石灰化　118
　　——の好発部位　120
　　——の症状　151
　　——の組織別頻度　154
　　——の分類　151
脳腫瘍摘出術　134
脳静脈血栓症　**220**
脳静脈洞血栓症　**220**
脳神経　**11**
脳振盪　227
脳深部電気刺激術（DBS）　136, 140
脳槽造影法　**113**
脳塞栓症　91, 129, **211**
脳卒中（脳血管障害）　129, **195**
脳卒中様症状　258
脳動静脈奇形　123, 124, 143, **201**, 202
脳動静脈奇形摘出術　134, 135
脳動静脈瘻　143
脳動脈瘤　124, **196**
　　——の危険因子　197
脳動脈瘤クリッピング術　133, 200
脳動脈瘤塞栓術　**141**, 142
脳（内）出血　91, 129, 206
　　——のMRI信号値の変化　123
　　——の部位　207
脳膿瘍　59, 92, 123, 131, **295**, 298
　　——の外科的治療　299

　　——の血行性転移　296
　　——の原因　295, 296
脳波　234
脳浮腫　**57**, 214, 297
　　——の原因　58
　　——の治療　59
脳ヘルニア　**52**, 128, 157
　　——の種類　52
　　——の診断　55
脳瘤　273
膿瘍ドレナージ　131
囊胞　179, 180, 274

は

ハローベスト装置　330
バクロフェン　140
バリスム　308
バルビタール　238
バルビツレート　60
バルーンカテーテル　143
歯車現象　306
肺がん　188, 323
胚細胞腫　157, 323
胚細胞性腫瘍（生殖細胞腫瘍）　120, 155, **182**
　　——の組織発生　182
胚腫　182, 184
廃用症候群　221
白質　314
白血病　323
反射　**22**
反衝損傷　230
晩期てんかん　262

ひ

ヒト絨毛性性腺刺激ホルモン（hCG）　183
ピンポン球型骨折　241, 243
びまん性軸索損傷　229
びまん性星細胞腫　**158**
びまん性脳損傷（広範性脳損傷）　228
皮下血腫　239, 240
皮膚神経線維腫　282
非Hodgkinリンパ腫　166
非機能性腺腫　173
非交通性水頭症　152
非ステロイド性抗炎症薬（NSAID）　62

微小血管減圧術　134, 304
微小血管吻合術　134
表在感覚　20
表在静脈　105
表在反射　23
病的反射　23
平皿状変形　78, 155

ふ

α-フェトプロテイン（AFP）　183, 185
フェニトイン　70
フルオロデオキシグルコース（FDG）　157
フロセミド　60
ブドウ球菌　301
プラトー波　51
プロトン密度　88
プロラクチン産生腺腫　155, 173
不随意運動　**18**, 303, **305**
吹き抜け骨折（眼窩底破裂骨折）　245
負荷脳血流シンチグラフィ　110
部分発作　309
風船様拡大　78, 155, 174
副腎皮質刺激ホルモン産生腺腫　155, 173
副腎皮質ステロイド　167
複合感覚　20
複視　33

へ

ヘモジデリン　123
ヘリカルスキャン　80
ヘルペス脳炎　123
ベッドサイド筋力テスト　334
ペースメーカー　213
ペナンブラ　110, 214
閉鎖性頭蓋軟部外傷　239
閉鎖性二分脊椎　271, 272
閉塞性水頭症　287
片頭痛　62
片麻痺　17, 166, 249
変形性脊椎疾患　139

ほ

ポジトロン断層法（PET） 108, 157
母斑症 **281**
放射性同位元素（RI） 108
放射線照射機器の種類 144
放射線治療（放射線療法） **144**, 157, 159, 161, 166, 186, 190, 192, 323
　　——の合併症 146
放射線被曝 84
縫合離開 155
乏突起神経膠腫 **162**, 163
帽状腱膜下血腫 9, 239, 240
骨切り術 139

ま

マンニトール 60, 214, 237, 259
マルチスライスCT（多列検出器CT，MDCT） 80, 81
麻痺 91
末梢神経 **332**
　　——の固有知覚支配領域 333
　　——の手術法 335
　　——の麻痺肢位 333
末梢神経腫瘍 **338**
末梢神経損傷の病態 332
末梢性顔面神経麻痺 14
末梢性麻痺 17
睫毛徴候 14
慢性硬膜下血腫 118, 136, 232, **257**, 258, 259
　　——の合併症 260
慢性中耳炎 295
慢性頭蓋内圧亢進症状 49
慢性頭蓋内圧亢進の三徴候 49
慢性副鼻腔炎 295

み

ミオクローヌス 308

三日月状の血腫 118, 258
三日月状の高吸収域 118, 251
三日月状の低吸収域 300
右-左シャント 295
水強調画像 93
耳鳴 → じめい
宮坂の分類 325
脈管テスト 338

む

無月経 34
無頭蓋症 273

め

メディカルソーシャルワーカー 146
メトヘモグロビン 123

も

もやもや病（Willis動脈輪閉塞症） 123, 124, 217-219
毛様（細胞性）星細胞腫 121, **161**, 162

や

薬物治療 **127**

よ

溶血性レンサ球菌（溶連菌） 296, 300, 301
溶血メトヘモグロビン 123
腰椎穿刺 113, 118, 128, 130, 157, 196, 198, 297
腰椎椎間板ヘルニア **319**
腰椎-腹腔短絡術（腰椎-腹腔シャント術，L-Pシャント術） 138, 290
腰部脊柱管狭窄症 319

養子免疫治療 157

ら

ラクナ梗塞 209, 213
卵黄囊腫瘍 185

り

リニアック（直線加速器） 144, 157
リハビリテーション **146**, **220**
リング状造影効果（リング状増強） 60, 160, 189, 297, 298
理学療法士 146
流出静脈 123, 202
流入動脈 123, 202
粒子線治療 145
両耳側半盲 173, 179
両凸レンズ型の高吸収域 119, 249

る

涙滴骨折 327, 328
類上衣腫 92
類上皮腫 119

れ

裂脳症 275
攣縮 18

わ

ワルファリン 212
鷲手 333
腕神経叢圧迫型胸郭出口症候群 337
腕神経叢牽引型胸郭出口症候群 337

欧文索引

A

ABCDEs アプローチ　235
ABR（聴性脳幹反応）　235
Adamkiewicz 動脈　324, 327
AFP（α-フェトプロテイン）　183, 185
Alzheimer 病　65
Anton 症候群　153
Apert 症候群　279, 280
Argyll-Robertson 瞳孔　153, 183
Arnold-Chiari 奇形（Chiari II 型奇形）　139, 271, 276, 277
AVF（動静脈瘻）　143, 144, 201
AVM（動静脈奇形）　123, 143, 144, **201**, 202, **323**, 325, 326

B

Babinski 反射　24, 152
Barré 徴候　17
Battle 徴候　9, 231, 243, 244
BBB（血液脳関門）　57, 295, 306
BOLD 効果　99
Broca 失語　10
Broca の運動言語野　26
Brown-Séquard 症候群　314
Bruns 眼振　177
burst fracture　328

C

CAS（内頚動脈ステント留置術）　**142**, 143
CCF（内頚動脈-海綿静脈洞瘻）　143, 204, 234
CEA（内頚動脈（血栓）内膜剥離術）　137, 138, 214
Cheyne-Stokes 呼吸　44, 54
Chiari 奇形　**276**, 330
Chiari I 型奇形　276, 277
Chiari II 型奇形（Arnold-Chiari 奇形）　139, 271, 276, 277
Crouzon 病　279
CT　81, 115, 117, 156, 159, 160, 162, 164, 165, 170, 175, 177, 184, 189, 192, 198, 204, 207, 212, 220, 232, 249, 251, 255, 258, 263, 297, 300, 301, 318, 329
CT 値　80
CT 読影のポイント　85
CT 脳槽撮影　115, 255
CT 脳槽造影法　**114**
CT ミエログラム　316
CT angiography（CTA）　156, 198
Cushing 現象　48, 249
Cushing の三徴　49
Cushing 病　173

D

Dandy-Walker 症候群　**276**
dAVF（硬膜動静脈瘻）　124, 203, **325**, 326
DBS（脳深部電気刺激術）　136, 140
dural tail sign　120, 121
Duret 出血　54

E

early CT sign　115

F

Fallot 四徴症　295
FDG（フルオロデオキシグルコース）　157
FDG-PET　113
FLAIR 画像　90, 117, 156
flow void　98
flow void signal（シグナルボイド）　201, 202, 219
fMRI（機能的磁気共鳴画像）　99
4 vessel study　101, 198

G

Gerstmann 症候群　26, 153
Glasgow Coma Scale（GCS）　**39**, **228**, 238
Glasgow Outcome Scale（GOS）　238

H

Hachinski の脳虚血スコア　65
hangman's fracture（軸椎椎弓根骨折）　328, 329
hard disc　316
hCG（ヒト絨毛性性腺刺激ホルモン）　183
high-density（高吸収域）　80
Hockady の脳波分類　234
Horner 症候群　31, 33, 216
Hounsfield units　80
Huntington 舞踏病　308

I

ICP モニタリング（頭蓋内圧モニタリング）　50, 55, 234
^{123}I-DTPA　113
^{123}I-IMP-SPECT　111
iso-density（等吸収域）　80

J

Jackson 型てんかん　68, 246, 309
Japan Coma Scale（JCS）　**39**
Jefferson's fracture（環椎分離骨折）　328, 329

K

Kernig 徴候　24, 297
Klippel-Feil 症候群　280
Korsakoff 症候群　27

347

Korsakoff 脳症　124

L

Lasègue 徴候　319
L-dopa　306
Love 法　319
low-density（低吸収域）　80
L-P シャント術（腰椎-腹腔短絡術，腰椎-腹腔シャント術）　139, 290
Luschka 関節　315

M

macroadenoma　120, 172-174
MDCT（多列検出器 CT，マルチスライス CT）　80, 81
MEP（運動神経誘発電位）　133
microadenoma　120, 172-175
Millard-Gubler 症候群　216
MMT（徒手筋力テスト）　16
MRA（磁気共鳴血管撮影）　**98**, 99, 198, 219, 325
MRI（核磁気共鳴画像法）　**87**, 117, 156, 158-160, 162, 164-166, 170, 174, 177, 180, 184, 189, 201, 204, 207, 213, 219, 235, 255, 259, 263, 298, 301, 316, 318, 319, 321, 323, 325, 329, 330, 337
　——の安全管理　93
　——の利点　93
MR spectroscopy（MRS）　100

N

NMR（核磁気共鳴現象）　87
non-filling 現象　48
NSAID（非ステロイド性抗炎症薬）　62

O

OM line（眼窩外耳孔基準線）　84, **87**

P

Parinaud 徴候　153, 183
Parkinson 症候群　153, **307**
Parkinson 症状（Parkinsonism）　140, 305
Parkinson 病　**305**
　——の三主徴　305
pearl and string sign　124, 200
PET（ポジトロン断層法）　108, 157
Pringle 病（結節性硬化症）　**281**, 282

R

radiosurgery　178
Rathke 嚢　178
Rathke 嚢胞　120, 137
RI（放射性同位元素）　108
RI 脳槽撮影　114, 255
RI 脳槽造影法　**113**
Romberg 試験　19
root entry zone　303
root exit zone　308

S

salt and pepper appearance　253
Sedden の分類　332, 333
SEP（感覚神経誘発電位，体性感覚誘発電位）　133, 235
shaken baby syndrome（乳児揺さぶり症候群）　232
Simpson Grading　172
single photon emission CT（SPECT）　108, 134, 156, 213
soft disc　316
S-S シャント術（空洞-くも膜下腔シャント）　140, 277, 330
STA-MCA 吻合術（浅側頭動脈-中大脳動脈吻合術）　134, 215, 219
STA-SCA 吻合術（浅側頭動脈-上小脳動脈吻合術）　215
Sturge-Weber 症候群　**282**, 283

T

T_1 強調画像　90, 156, 158-160, 162, 164-166, 177, 180, 184, 189, 298
T_2 強調画像　90, 156, 158-160, 162, 164-166, 177, 180, 184, 189, 213, 298
$T_2{}^*$ 強調画像　90
TCDB（Traumatic Coma Data Bank）の分類　228, 233
tell tale lesion　271
3D-CT　156, 316, 323, 329
3D-CTA（3 次元 CT 血管撮影）　82, 83, 117
TIA（一過性脳虚血発作）　**210**, 217
Tinel 徴候　334
^{201}Tl-SPECT　112
Towne 撮影　75
t-PA（アルテプラーゼ，遺伝子組換え組織プラスミノーゲンアクチベーター）　115, 129, 214
Traumatic Coma Data Bank（TCDB）の分類　228, 233

V

von Hippel-Lindau 病　186, 322
von Recklinghausen 病（神経線維腫症 I 型）　176, **281**, 282, 338
V-P シャント術（脳室-腹腔短絡術，脳室-腹腔シャント術）　138, 139, 198, 290

W

Walker の診断基準　**262**
Wallenberg 症候群　31, 200, 216, 217
Waller 変性　332, 333
Waters 撮影　75
Weber 症候群　30, 216
Wernicke 失語　26
Wernicke 脳症　124
WHO 分類　**151**, 171
Willis 動脈輪　102, 103
Willis 動脈輪閉塞症（もやもや病）　123, 124, 217-219

X

X 線 CT（X 線コンピュータ断層撮影）　80
X 線撮影　**74**, 155, 162, 169, 174, 192, 234, 249, 255, 316, 318, 323, 329, 337

チャート　医師国家試験対策　脳神経外科	
1993 年 4 月 8 日	第 1 版第 1 刷発行
1994 年 5 月 30 日	第 1 版第 2 刷発行
1997 年 5 月 7 日	改訂第 1 版第 1 刷発行
1999 年 7 月 1 日	改訂第 1 版第 3 刷発行
2000 年 10 月 6 日	改訂第 2 版第 1 刷発行
2003 年 5 月 6 日	改訂第 3 版第 1 刷発行
2011 年 10 月 17 日	改訂第 4 版第 1 刷発行

編　集　三木　保
発行所　株式会社 医学評論社
　　　　〒169-0073 東京都新宿区百人町1-22-23
　　　　新宿ノモスビル 2F
　　　　TEL 03 (5330) 2441 （代表）
　　　　FAX 03 (5389) 6452
　　　　URL http://www.igakuhyoronsha.co.jp/
印刷所　中央印刷株式会社

ISBN 978-4-86399-107-1 C3047